胃癌の構造

第3版

中村恭一

東京医科歯科大学名誉教授
筑波大学名誉教授

医学書院

胃癌の構造

発　行	1982年8月15日　第1版第1刷
	1987年2月15日　第1版第3刷
	1990年9月1日　第2版第1刷
	1992年2月15日　第2版第2刷(増補)
	2000年1月15日　第2版第4刷
	2005年10月1日　第3版第1刷ⓒ
著　者	中村恭一
	なかむらきょういち
発行者	株式会社　医学書院
	代表取締役　金原　優
	〒113-8719　東京都文京区本郷5-24-3
	電話　03-3817-5600(社内案内)
印　刷	永和印刷
製　本	日進堂製本

本書の複製権・翻訳権・上映権・譲渡権・公衆送信権(送信可能化権を含む)
は㈱医学書院が保有します．

ISBN 4-260-00138-8　￥20000

JCLS　〈㈱日本著作出版権管理システム委託出版物〉
本書の無断複写は著作権法上での例外を除き，禁じられています．
複写される場合は，そのつど事前に㈱日本著作出版権管理システム
(電話 03-3817-5670, FAX 03-3815-8199)の許諾を得てください．

改訂第3版の出版にあたって
"胃癌の構造"事始め

　消化管病理学，なかでも胃癌と大腸癌の組織発生，およびその観点からの臨床病理学的な意義についての研究を手がけて，早くも40年余りが過ぎ去ってしまいました．医学部3, 4学年時代(1957, 58年)に聴講した胃癌や大腸癌の病理学，そして臨床の講義は，すべてが進行癌についてであり，胃癌の診断は触診で上腹部に腫瘤が触れること，胃X線検査の充盈像における陰影欠損と圧迫像による Shatten plus im Shatten minus などといった診断学で，胃癌であることの診断よりも，手術が可能か否かの診断が重要でした．胃癌を診断してもその治療法は姑息的なものばかりで，当然その予後は悪く，暗い結末の講義と臨床実習ばかりでした．卒業後1年のインターン生活を終えて，第一病理学講座(太田邦夫教授)の大学院生となり，病理学を勉強することになりました．

　大学院生となってからは，太田教授に肺癌の組織発生の研究をするようにと言われ，肺癌を重点的に勉強していました．大学院3年(1962)の4月には財団法人癌研究会癌研究所病理部に派遣され，多くの胃と大腸の切除標本に接することになりました．この年の6月，初めて病理学会(札幌)で『肺微小癌の8例』のポスター発表をしました．癌研病理では来る日も来る日も生検組織診断，そして胃と大腸，乳腺，子宮，肺の切除標本の病理組織診断に追われ，肺癌の組織発生をテーマとした学位論文を書く暇もなく困っていました．この時期の生検組織は，大部分が子宮頸部と乳腺からのもので，胃生検組織はまだありませんでした．

　この時代の胃癌発生母地に関する学説としては，胃癌は胃潰瘍，ポリープ，そして慢性胃炎を母地として発生するという学説が一般的に受け入れられていて，それぞれ潰瘍癌 Ulcer-cancer, ポリープ癌 Polypogenic carcinoma, そして胃炎癌 Gastritis carcinoma と呼ばれていました．それらのうち，日本では胃の潰瘍と癌が多いこともあって，潰瘍を母地として発生した"潰瘍癌"が重要視されていました．胃潰瘍の3大合併症として，潰瘍からの大出血，潰瘍穿孔，そして潰瘍の癌化が挙げられていて，胃潰瘍の診断がなされると，癌化するからということで胃切除が盛んに行われていました．

　胃切除標本の組織診断をしていたある日，胃の細網細胞肉腫(当時，悪性リンパ腫は細網肉腫，リンパ肉腫，Hodgkin肉腫に分類されていました)に遭遇したのですが，それは"潰瘍癌"の組織学的診断基準を満たしていました．"潰瘍癌"があるからには"潰瘍肉腫 Ulcer-sarcoma"もあって不思議はないと，その症例には"潰瘍細網肉腫 Ulcer-sarcoma"の診断を与えてみました．胃の細網肉腫のなかで潰瘍肉腫の頻度について興味があったので，過去の胃細網肉腫の手術症例を漁ってみますと，約20症例ありました．与えられた研究

テーマである肺は三次元臓器ですから，肺微小癌を病理組織学的に発掘するには大変な労力を必要とします．それに比べれば胃切除材料は二次元臓器ですから，胃の潰瘍細網肉腫の頻度を調べるのは，切除胃のほぼ全体を切り出して（全割）組織学的に検索しても肺のそれよりもはるかに容易であり，遊びの余裕もできるということで，学位論文のテーマを勝手に肺癌から"胃細網肉腫の病理組織学的研究，とくに組織発生について"(1964)に変更してしまいました．一次元の分だけ遊びの余裕ができたというものです．この三次元→二次元が，消化管病理学を勉強し研究するようになった動機です．

1960年代はまた，胃X線二重造影法および胃カメラ法による胃癌の早期診断に関する研究が行われ始めた時代です．さらに，癌研外科の高木ら(1964)は，開発されたばかりの胃ファイバースコープに生検鉗子をセロテープで固定して，胃の生検組織を採取して病理組織学的に胃病変の診断をするという，直視下胃生検法の研究を行っていました．その生検組織の診断をさせられていましたが，何しろ文献は何もありませんでした．また，胃生検組織を検鏡した経験はといえば，大学の病理で硬性胃鏡により採取された米粒大の胃底腺粘膜を数個検鏡したことがあるのみです．それでも，切除胃の癌組織所見と対比しながら，そして討論しながら生検組織診断をしていました．ある時，癌研付属病院長の黒川利雄先生から，胃生検の病理について論文を書くようにといわれ，書いてはみたのですが，今その論文をみると赤面の至りです(1965)．しかし，当時においては文献もなく，また，相談しようにも生検組織診断の経験者はほとんどいなかった時代でした．

今，消化管疾患を勉強し研究してきた短い過去を振り返ってみますと，胃癌と大腸癌の組織発生についての研究を行ってきた動機と考え方についての過程には共通点があることに気がつきました．すなわち，胃癌の組織発生を手がけ始めた頃の1960年代，そして大腸癌の組織発生を手がけ始めた頃の1970年代，その当時の胃と大腸の癌組織発生に関しての支配的な学説としては，前述したように，胃癌は潰瘍，ポリープ，慢性胃炎を母地として発生し，なかでも潰瘍から発生するとする"潰瘍癌説"，大腸癌はそのほとんどすべてが腺腫から発生するという"adenoma-carcinoma sequence（腺腫－癌連続学説）"が世界で一般的に受け容れられていました．しかし，それら学説の依ってきたる所以はというと，良性病変と癌に関する因果関係の主張であるにもかかわらず，それらの説がどのように証明されて得られた結論であるのかが不明瞭です．そして，良性病変の癌化とする所見も，因果関係を示しているものではありませんでした．良性病変と癌との好発部位は確かに同じですが，それをもって因果関係ありとすることはできません．何故に，因果関係の証明のない潰瘍癌説とポリープ癌説が一般的に受容されていたのでしょうか？　それは，"癌が発生するからには何らかの前癌病変なるものが存在しているはずである"という先入観念が支配的であったからではないかと思います．ちょうど，物理学で光の伝播のためにエーテルなる媒体を仮想していたようにです．

以上のように，世界で一般的に認容されていた潰瘍癌説とポリープ癌説には，良性病変と癌の因果関係，就中，潰瘍が癌に先行して存在していたことについての論理的証明がなされていないことに疑問を抱いたのが，"胃癌の構造"，そして"大腸癌の構造"を築き始

た動機です．病理組織学的な学説あるいは理論を確立するには，まず，ある問題（命題）を明らかにしようとする場合には，誰しもが真であると認めることを前提として，これから有効な推論，すなわちより客観的に把握できる所見に基づいて結論を導く，という論理的証明の手順，［命題］→推論→［結論］を踏襲することが必要です．さらに，そこで得られた結論から派生することを次の［命題］として推論を行い，次の［結論］を得るという論理的証明を繰り返すことによって，胃癌にまつわる臨床病理学的な事項の全体の構造あるいは関連性が正しく認識されるようになるのです．

　ここに至って，既存の胃癌の発生母地，胃癌組織発生および大腸癌組織発生とが実際とは乖離しているという素朴な問題意識と単純な思考から出発して，胃癌組織発生の礎である前提の見直しから始めて，新たな癌組織発生の学説を構築することになりました．そこで導かれた癌組織発生は実際とは矛盾せず，その癌組織発生から実際における諸々の臨床病理学的なことを眺めた場合に意義があることが要請されます．実際において意義を見出すことのできない癌組織発生は，所詮理論ではなく空論となるからです．さらには，導かれた癌組織発生からは新しい臨床的ならびに病理学的な命題が派生してきて，それを証明することによって，その癌組織発生を柱とした構造物を構築することができれば，この胃癌の構造は，実際において有用な理論ということになります．このような思いに至ったのは胃潰瘍癌について発表した1968年頃からのことです．

　以上のような観点から，ポリープつまり異型上皮巣の癌化の問題については，癌組織診断基準を見直し，潰瘍癌の問題については，潰瘍と癌の因果関係の問題であることから時間の物差を導入して解析を行い，"潰瘍癌・ポリープの癌化の頻度は低い"という，既存の学説とは全く逆の学説を発表しました．胃の潰瘍癌・ポリープ癌説が受け容れられていた時代であり，当然，体制側からの強い反論と無視とに遭遇しました．今まで一般的に信じられていた潰瘍癌とポリープ癌とを否定した以上は，当然ながら，どのような場から癌が発生しているのか？ということになり，癌発生の場を明らかにしなければなりません．癌発生の場を解明するためには，癌が発生してあまり時間を経過していないと見做される微小癌を対象とした病理組織学的解析が必要となります．しかし，この時代においては臨床的に微小癌を発見することは極めてまれであり，微小癌を手に入れるためには病理組織学的に発掘するしか方法はありません．このようなことから，微小癌を最大径5 mm以下と定義して，微小癌発見のために早期癌あるいは良性病変で切除された胃の大部分を切り出して組織学的に検査するという，"切除胃の全割切片作製による病理組織学的検索"を行うことにしました．

　"切除胃の全割切片作製による病理組織学的検索"に毎日が明け暮れていても，なかなか微小癌は姿を現しません．多数の組織標本を作製してもらっている癌研病理部の技術者諸兄姉に無駄な労力を強いているのではないか？　しかし，大きな胃癌が現実に存在しているからには，その過去の姿である微小癌は必ず存在しているはずである，と自問自答していました．1966年のある初夏の日の昼下がり，約30症例の全割標本の検索で，初めて微小癌が顕微鏡下にその姿を現してきました．この時の感動は今も忘れることができません．

その後は，なるべく微小びらん面の組織標本を作ることによって，徐々に微小癌数が増加しました．1968年には，胃微小癌から導かれる胃癌組織発生を発表しました．さらに，1970年には，その胃癌組織発生から派生する命題"胃底腺粘膜から発生する癌の組織型は未分化型癌である"は95％の確率をもって成り立つことの証明を発表しました．この命題を証明する過程においては，胃粘膜における腸上皮化生の経時的変化がどのようであるかを明らかにすることが必要となり，胃癌組織発生と同時に"F境界線の経時的変化"をも発表しました（1970）．1972年には，今日からみれば未完の胃癌の構造『胃癌の病理―微小癌と組織発生』（金芳堂）を出版しました．こうして，『胃癌の構造』のいわば基礎工事が完了したのでした．

　鹿鳴館思想の強い日本においては，概念の転換は容易ではないのでしょう．胃癌と大腸癌にまつわる複雑多岐にわたる臨床的病理学的な事項を，より単純化し，論理的思考過程を経て築いた"胃癌の組織発生"と"大腸癌の組織発生"でしたが，それに対する反論が下火になるのには共に十数年かかったように思います．さらには，胃癌・大腸癌の組織発生を視座として，胃癌・大腸癌の多くの臨床病理学的なことについての関連性を明確にして1つの構造ができあがりました．

　この『胃癌の構造』の初版を出版してから20年余りが過ぎ，2000年のある日，医学書院の窪田宏氏から「初版印刷時の鉛版がすり減って印刷に耐えない状態であるので，この際改訂をして写真も入れ換えては」との提言があり，これを機会にすぐにでも改訂しようと思い立ったのですが，何となく5年が過ぎてしまいました．ここに至ってやっとまとめることができました．

　改訂第3版『胃癌の構造』の骨子は，未完の構造および初版『胃癌の構造』と大局においては変わっていません．しかし，曲解されていることや，説明不十分なところがあるので，そのような部分を補足しました．また，この『胃癌の構造』を部分的にではなく，構造全体を把握するためには，構造のきっかけとなった時代的背景に始まり，そしてこの構造が建築されるに至った"考え方"の順序にしたがって記述したほうがよいと思われたので，項目の順序を変更しました．

　『胃癌の構造』樹の枝葉は繁茂しています．"胃癌の構造"の幹となっている胃癌の細胞・組織発生が導かれた過程を，相互の関連性を明確に把握できるように，論理的に単純化して"IX．胃癌発生のまとめ"として記述してみました．また，旧版の白黒写真の多くをカラー写真に変えましたが，なかには，いわば歴史的な症例を使用していて見難い写真もあります．目的とした所見は提示できていると思いますので，その点はご容赦願います．

　2005年8月21日　箱根二の平 *La casa dela bella vista* にて

中村恭一

改訂第2版の序
追加したこと，書き残したこと

　胃癌は，その組織発生の上から大きくは未分化型癌と分化型癌とに類別することが出来，そしてそのような立場からそれら2つの癌の生物学的なふるまいを眺める時，諸々の臨床病理学的事象において差異を認めることが出来ました．そのようなことで，それは"清水の舞台"から飛び降りる気持ちで1982年に『胃癌の構造』と題して第1版を世に問うことになりましたが，早や7年有余が過ぎ去りました．その間，数多くの学会・研究会または論文などを通して貴重な御意見，御批判などを賜わり，大変に参考となりました．何時も『胃癌の構造』の外に身を置いて，発表のデータあるいは結論から『胃癌の構造』樹という名の1本の木を眺め，さらに整合性をもたせつつその樹をバランスよく育成するためには，ということを考えていました．

　一方，その樹のそばに種類の違う苗木つまり『胃癌の構造』の新品種を植え育成することによって，既存のその樹を枯れさせるもっとよい樹が出来るか？　というようなことも考えてみました．『胃癌の構造』樹の下で陰樹は育ちますが，陽樹は枯れるか枯れなくともひ弱にしか育ちません．同じ大きさの陽樹では競合して，強い方の樹が発育していきます．しかし，まだそのような新品種がみつかりません．また，新品種かも知れないとして育成を試みてもみましたが，バランスよく生長せずに枯れ果ててしまいました．このようなことから，最近，4つの前提という名の根の上に育っている1本の『胃癌の構造』樹は，基本的には誤りではと思えるようになりました．

1. 『胃癌の構造』樹の根

　『胃癌の構造』樹の根に相当する前提は4つありますが，それが少ないほうが好ましいのです．それをさらに減らそうとすると，その行き着くところは『胃癌は胃にある上皮から発生する』ということになり，胃癌を分類することの必要性がなくなってしまいます．胃癌のすべてが微小癌で発見され治療される現実であるならば，胃癌，胃から発生する癌，ただその1つの類の分類で済むことです．これは理想でありますが現実にはそうでありませんから，今のところ4つの前提を受容しなければならないと考えています．

2. 『胃癌の構造』樹の幹

　次には，『胃癌の構造』樹の幹に相当する胃癌組織発生『胃固有粘膜からは未分化型癌，胃の腸上皮化生粘膜からは分化型癌が発生する』についてですが，それが導かれた主たる対象は最大径5mm以下の微小癌です．しかし，微小癌とはいっても，細胞水準からみれ

ば数多くの癌細胞からなっていて癌細胞発生からはかなりの時間を経過しています．また，その表面にはびらんが生じている場合が多いですから，微小癌が存在する場の粘膜は癌細胞増殖とびらんとによって二次的変化を蒙っています．ですから，微小癌から導かれた癌組織発生を確実なものとするためには，どうしても二次的変化のない場に存在する微小癌，それを対象とした癌組織発生の解析が必要となってまいります．そのような癌は微小であればあるほど良いと云うことになりますが，一方では，癌が微小になればなるほど癌であることのパターン認識が問題となってきます．このようなことから，凡そ最大径 0.5〜2.0 mm 位の微小癌であれば癌であるとの組織診断が容易にそして客観的になしえますから，そのような大きさの癌を"極微小癌"と定義して，極微小癌を対象とした癌組織発生の検討を改訂第 2 版に追加しました．その結論をここで云いますと，それは胃癌組織発生の主張をより強固にするものであり，さらには，未分化型癌と分化型癌とでは癌細胞の発生に引き続くその生体生着様式も異なっていることがわかりました．ですから，胃癌は基本的には 2 つに大別され，胃癌の病理学的ならびに臨床的な諸事象はそれに基づいて考えあるいは体系づけて行くことであろうと思われます．

　勿論，ヒトは一様均一な系ではありませんから，この胃癌組織発生はヒトにおける確実事象としての主張ではなく，生物系の中では確率の高い確率事象としての主張であります．しかし，微小癌の胃癌組織発生からは現在のところ，第三の胃癌を見い出すことが出来ません．また，未分化型癌と分化型癌とが混在しているような癌を 1 つの類として，3 つの胃癌あるいはそれ以上の胃癌からなる新品種『胃癌の構造』樹を育成しても，あまり臨床病理学的に意義あるものとはなりません．

　何故に，ここで第三の胃癌を取り上げたかと云うと，未分化型癌・分化型癌にあてはまらない，あるいは病理組織学的に両者が混在しているような癌があり，それらを 1 つの類とすることが議論されているからです．第三の胃癌の存在理由の 1 つ，細胞学的に胃固有上皮細胞と胃の腸上皮化生上皮細胞とに類似する癌細胞が混在しているものがあるということについては，"胃癌組織発生のまとめ"に記載してあるように，癌発生後の二次的変化によるものであり本質的なものではないものと見做されます．なぜならば，微小癌さらには極微小癌の所見からは，第三の胃癌を見い出すことが出来ないからです．正常の胃固有上皮細胞であっても，環境の変化によって腸上皮化生上皮細胞に見られる粘液産生が認められたりもしますから，正常細胞は機能面で決して変化しない硬直したものではなく，環境の変化に応じてある範囲内で変化しうる能力を有していると見るべきです．癌細胞の正常細胞との類似性を求める場合には，そのような変化の範囲を考慮して比較を行なうことが必要です．もし，正常細胞に環境適応能力が皆無であるとすると，胃粘膜そのもの，さらに極端なことを云うならばヒトや動物は地球上に生存していることが出来ず消滅していたでしょう．生物は生存に不都合な無数の外圧に柔軟に対処しながら生存しているわけです．

　もう 1 つの第三の胃癌の存在理由としては，癌の組織形態の観点からのことが挙げられています．具体的には，微小腺管を形成している癌 microtubular adenocarcinoma があり

ますが，それは組織発生の上で胃固有上皮と腸上皮化生上皮の中間に位置するようなものであるとする考え方であります．しかし，このようなことは癌パターン認識の問題であって，これもまた本質的なことではないと思います．なぜならば，癌細胞を点と見做して腺管形成の癌（分化型癌）を極端に単純化すると単純閉曲線となり，それを一平面上で連続収縮させて行くと1個の癌細胞つまり点（未分化型癌）になります．連続収縮の過程では形と大きさの異なる無数の単純閉曲線がありますから，それは連続体であります．癌組織発生の観点から，その連続体を何処で二分するかは，問題のあるところです．連続体の二分割である以上，どこで二分したとしてもどちらの組に属するのかが不確実となる領域が生じることは必然であるからです．ですから癌腺管の形と大きさとは無関係に，単純閉曲線であれば分化型癌，点であれば未分化型癌と，分類することが簡単明瞭です．また，そのように分類しても誤る率は低いものです．微小腺管を形成している癌 microtubular adenocarcinoma は胃癌全体からみればそんなに多くはないからです．しかしながら，そのような癌は存在し，それらの生物学的ふるまいは未分化型癌のそれに似ています．そして，細胞学的にも胃固有上皮細胞に類似が求められる場合が多いという傾向があります（図9, 11）．ですから癌組織発生の観点からは，そのような癌までを胃固有腺管由来の癌，未分化型癌の範疇に入れることが出来ます．だだし，どの位の大きさ形の腺管までを未分化型癌であるとパターン認識するかは問題となります．それは先にも述べたように，単純閉曲線から点までの連続体の分割の問題であるからです．以上のように胃固有腺管由来の癌は決して腺管形成をしないということではなく，その傾向が弱いということであります（表5）．現に，立派な腺管を形成している胃固有腺管由来の癌も稀ながら存在しています（図5, 6）．

　もし，癌組織発生において第三の癌組織型を設けようとするならば，胃の正常粘膜において胃固有粘膜と胃の腸上皮化生粘膜とは本質的に異質である第三の正常胃粘膜を見い出し，それを前提に加え，そして胃の第三の粘膜から発生した微小癌を証明することが必要となります．さらには，3つの癌についての臨床病理学的諸事象を矛盾なく取り込むことの出来る整合性のある新しい『胃癌の構造』樹が育つかどうかの検討をすることも必要となってきます．

　いずれにせよ，第三の胃癌は癌組織発生と癌組織型のパターン認識についての境界領域に関する問題であります．それら2つの問題は究極的には，ヒトの認識能力の限界に基づくところの『連続体の二分割では，必然的に不確実領域が生ずる』ということをどのように理解してそれを考慮に入れて『胃癌の構造』樹を眺めるか，あるいは全くそのことを無視するか，ということに尽きます．それを無視する場合には，その根拠は？

3.『胃癌の構造』樹の枝葉

　枝葉というと"枝葉末梢"という表現がありますので，"どうでもよいこと"のように受け取られかねませんが，樹は云うまでもなく根幹枝葉はそれぞれに重要な役割があり，そのうちのどれ1つが欠けても樹は枯れてしまいます．むしろ，『胃癌の構造』樹の枝葉は，

ヒトの生存という実際において最も重要な部分です．その樹の根幹は枝葉を支え，樹全体が整合性をもって大きく育つためのものです．

『胃癌の構造』樹の枝葉に相当する諸々の臨床病理学的な事象についてですが，改訂第2版では主として"Linitis plastica 型癌"そして"胃癌の発育速度"についての追加をいたしました．また，"異型上皮巣の良性悪性組織診断の客観化"，そして早期胃癌診断の究極の問題"微小癌の診断"と"IIbの問題"についても触れてみました．

Linitis plastica 型癌をなくすためには？ という問いに対して，"Linitis plastica への小径"が声を大きくして主張していることは，"胃底腺粘膜に発生した大きさ2cm以下のIIc型早期癌の発見"ということであります．胃底腺粘膜から発生した未分化型癌であることが病理組織学的に証明された症例は，1970年代まではそう沢山はありませんでした．当時，そのような症例に遭遇すると，それがどのような大きさの癌であっても貴重品扱いをしていたことを思い出します．ところが，1980年代になりますと胃底腺粘膜から発生した未分化型癌症例に出会う頻度が高くなり，さらにはその原発巣の小さい症例が増加するようになりました．最近では，協同研究グループである東京都がん検診センター(所長・西沢　護先生)において，linitis plastica 型癌の芽ともいうべき胃底腺粘膜から発生した粘膜内癌あるいは潜在的 linitis plastica 型癌が多く発見されています．このことは，"Linitis plastica 型癌を減少させることが出来る"ということを物語っているものであり，早期胃癌診断分野での究極的な問題の1つ"Linitis plastica 型癌の早期診断"をどのようにすればよいかとの解決もそう遠い将来ではないように思えます．

"胃癌の発育速度"については，凡そ $S=0.2\,t^2$ または $S=0.3\,t^2$ であろうとしています(ただし，$S\,cm^2$：癌の表面積，t 年：癌発生からの経過時間)．その後の追試によれば，まあそんなところであろうということであります．しかし，その癌の大きさと時間との関係は肉眼的に認めることの出来る大きさの癌についてであり，その多くが肉眼的に認めることの出来ない微小癌については，その関係を適用することが出来ません．なぜならば，それが導かれた癌の大きさと時間の尺度が微小癌にとっては大き過ぎるからです．知ろうとすることに，尺度を合わせなければなりません．ということからは，細胞分裂周期の単位は日であり，癌細胞発生から極微小癌に発育するまでの大きさの単位は癌細胞数であることになります．そのようなことからは，増殖関数といわれている $n=n_0 e^{kt}$ の n_0 と k になんらかの方法でもって数値を与えればよいことになります(ただし，n_0：はじめの癌細胞発生数，k：増殖係数，t 日：癌細胞発生からの経過時間，n：t 日経過の癌細胞数)．未分化型癌においてそれを推定してみたところ，$n_0>1$，$k\leq 0.05$ が得られました．つまり，癌細胞発生は原則として多腺管性発生，多細胞性発生であろうという癌細胞発生に関する仮説が導かれました．それらのことに関しては，仮説をあらゆる視座において対決させ実証あるいは修正を加えながら，より確実なものとしていくことが必要であります．この部分は，癌細胞発生に関する問題提起あるいは"たたき台"であります．

"異型上皮巣の良性悪性組織診断の客観化"についてですが，このことは拙著『大腸癌の構造』(医学書院，1989)にその詳細が記述されていますが，それと同じように胃の腸上皮化

生系列の異型上皮巣と分化型癌とについての異型所見について，その異型度の数値化であります．それによると，一般的に行われている良性悪性の病理組織診断は，大腸のそれよりも一致度がよいようであります．

　以上が，改訂第2版『胃癌の構造』に追加した部分であり，また書き残したことの追加であります．今，この『胃癌の構造』樹は枯れ果てるのであろうか？　それは何時？　どのような新品種の『胃癌の構造』樹によって？　などと思いをめぐらせてもいます．新しい"うねり"は既存の知識の破壊からはじまる─ Todo avance se inicia al momento de derrumbar el muro del presente. ─と．ただし，理由なき破壊ではなく，論理的にです．

　1990年7月3日　茅ヶ崎にて

中村恭一

初版出版によせて

　本書は明治38年(1905)東京本郷の半田屋医籍商店より出版された山極勝三郎先生の『胃癌発生論』以来の名著である．本書はヒト胃癌に関する最も重要な成書として長く歴史に残ることになるであろうことは疑いない．

　著者はちょうど10年前，1972年京都の金芳堂書店より『胃癌の病理—微小癌と組織発生』を出版し，胃癌の組織発生に関する独自の見解を世に問い，大きい賛同を得た，本書は前書の主張を基本とし，その後の研究成果を加え，かつ，この10年間に暖め醸成した胃癌に対する体系的見解を正面からとり上げたものである．臨床との対比ないし臨床との関係を明確に意図し，著者自身の研究成果を客観視して他の研究者の成果もとり入れながら，胃癌の組織発生という基本概念の下に統一的に記述し，見事な写真や図表と共にこれが渾然とした一体感を与えている．

　筆者が著者らと共に癌研究所において胃癌の研究をはじめたのは潰瘍癌説の完成した1965年である．戦後の胃癌の診断技術の開発と外科手術の進歩は胃癌研究の黄金時代をもたらした．その中心的課題は潰瘍癌説，即ち，慢性潰瘍癌化説であった．慢性消化性潰瘍といわゆる潰瘍癌は山極先生が強調された如く，組織形態的に極めて類似していること，潰瘍辺縁が再生を繰り返すことによって癌化の機会が多いであろうと考えられたこと，などから我々もまた潰瘍癌説の信奉者であった．より小さい癌でより小さい潰瘍との関係をみれば，癌の初期像をさらに正確につかまえることができるであろうとの考えの下により小さな癌を追跡して行った．意外にも気がついてみると，微小癌は潰瘍と無関係であったのである．癌はまず粘膜に発生して潰瘍はその後におこるのであることを知った，我々は潰瘍癌説の絆から解放されたことを感じ，広々とした胃癌発生の野に立っていることを覚えた．そして，微小癌とその周囲粘膜との関係，組織型との関係等々はるかにつづく広大な研究領域がそこに開けていることを展望したのであった．その実際の足跡は本書にみる如くである．

　我々の関心のもう一つは悪性の形態学的表現は何か，胃の悪性・良性の境界をどこにおくか，どの所見を悪性とするか，をできるだけ明らかにすることであった．患者の診療に際し，病理診断が癌か否かは決定的重要性を持つということは明瞭である．この問題は病理形態診断学には常に必ずつきまとう問題で，我々は胃癌の診断基準を確立しなければならない．そのやり方は，まず明らかに良性なものから明らかに悪性のものまでを含めて幅広く症例をとり上げる．次に明らかに良性なものと悪性なものを取り除いて行く．残りを一応境界病変としてさらにその範囲をできるだけ狭くする努力を行う．組織レベル，細胞

レベルにおいて異型の基準化を行う．異型上皮巣はこれらの作業中に生まれた胃の新しい疾患概念である．胃生検が新しい技術として導入され，胃の病理は新しい局面を迎えることとなった．生検組織における診断基準の確立は重要な問題であったが，我々の方法と実績はこの際も大いに役に立ったのである．

著者は，臨床をよく知り臨床家と共に研究をすすめる優れた臨床病理学者であるが，本質的には理論家である．本書にみる如く，一般の筆のすすめ方はもとよりであるが，胃癌の組織構築，癌の成長の推定などいたるところに独特の数学的取扱いがみられる．数学的取扱いは物事を客観化するが，往々にして物事を平均化し，特徴を失わせるものである．本書では理論に溺れることなく，有効に用いられているのはヒト胃癌をモノとして知りぬいている著者にしてはじめてできたことである．

本書の重量感あふるる内容は癌研病院内科・外科・病理の優れた症例を縦横に駆使していることにもよるが，特筆すべきは約2,000例にのぼる胃の全割症例を用いていることにもある．これは微小癌を発見し，胃粘膜の状態を全般的に知るためにはじめられたものであるが，腸上皮化生の分布，幽門腺領域の移動，微小異型上皮巣の発見など，胃粘膜の全体像の把握に極めて有益であった．数万のパラフィンブロックを能率よく処理してくれた癌研病理部の技術員諸氏の労を多としたい．

本書が胃癌に関心をもつすべての研究者，臨床家に愛読愛用されることを望むと共に，広くヒト臓器癌の研究や診療に携わるすべての方々に有益な示唆を与えるものと信じ，ご一読をおすすめしたい．

1982.8.15　癌研究所に於て

癌研究会癌研究所所長　菅野晴夫

初版の序
本書を書くにあたって

　胃癌を放置しておくと胃癌を宿す生体内の秩序は乱れ，その行きつくところは生体の死であることは明らかです．その胃癌による生体の死からまぬがれるためには，胃癌を発見して治療することであることも，また明らかなことであります．さらには，胃癌をより早期に発見して治療することが，死からまぬがれる確率を高くします．近年のわが国では，胃癌のX線・内視鏡診断学の著しい進歩によって，胃癌の早期診断が可能であり，胃癌による死からまぬがれることのできる確率が高くなっています．日常行われている早期胃癌の診断においては，胃癌の診断に関する知識のみが必要であって，胃癌ということに付随する胃癌の組織型分類とか，胃癌の組織発生あるいは腸上皮化生などという概念そして知識は，診断に直接必要のないことがらです．それらを知っていたとしても，所詮，それは実際には直接役立たぬ知識，概念，理論であって，それらを知らずとも早期胃癌の診断は可能であるからです．

　何故に胃癌の組織型，胃癌の組織発生そして腸上皮化生などということを問題としなければならないのであろうか？　それらを知ろうとすることの目的は何であろうか？　という疑問が生ずる，あるいは疑問を抱くのは，当然の成り行きでありましょう．その疑問に対しては，「そこに山があるからのぼる」あるいは「人間は未知のものを知りたがる特性がある」などと，日常胃癌と対峙しているわれわれにとってはそのような悠長なことをいってはいられません．少なくとも，それらを知ることの実際的な意義を知る，あるいは見い出すことが必要であります．

　20年余，臨床病理学，特に胃癌の組織発生を研究している一人の病理医として考えている意義とは，次のようなことです．すなわち，胃癌について個々に細切れに知られている事象，概念あるいは理論などがどのような関係によってどのように相互に関連しあっているのかを知るために，胃癌組織型，腸上皮化生そして胃癌組織発生などということが必要であるということにあると思います．それらを知ることによって，個々にばらばらである事象とか概念などを整理統合することができ，胃癌にまつわる種々のことを体系づけることができます．

　胃癌に関することを体系づけることの必要性は，日常の診療においてその体系を通して胃癌を眺めるということにあります．なぜならば，胃癌に関する個々のことを知っていて，その知っていることに遭遇した場合にはそれを指摘することができますが，そのようなことはそれのみを知っているが体系を知らない素人にも可能なことであるからです．そこには，少しも発展性がありません．

胃癌を体系づけるためには，その基礎となる概念あるいは法則が必要であります．本書に記述されている胃癌に関することは，一つの胃癌組織発生の概念あるいは法則が基礎となっています．それでは，何故，組織発生が胃癌の体系の基礎とならなければならないのであろうか？ということが問題となります．それは，"全体は個の集まりから成り立っている"ということであるからです．つまり，胃癌それ自体と胃癌が生体に及ぼす影響など胃癌にまつわるすべてのことを全体とすると，全体は胃癌細胞という個の集まりの結果の現われであるからです．たとえば，胃癌の病理的肉眼所見，X線所見，そして内視鏡所見は，形態認識という点では同じ肉眼水準での所見であり，ただその観察手段が異なるというだけのことであり，同じものを観察しているわけですからそれらの所見の間には必ず1対1対応が成り立っているはずです（その対応づけが容易なものほど，診断のためによい資料であるということになります）．それら肉眼水準での所見の拠ったところはというと，それは組織水準での癌細胞とそれに伴っている組織の所見の集まりにあります．したがって，胃癌に関する所見，生物学的ふるまいそして概念など，個々のことをある何かをもって関係づけて胃癌の構造とするためには，その基礎となるものは組織水準での胃癌組織発生ということになります（図参照）．

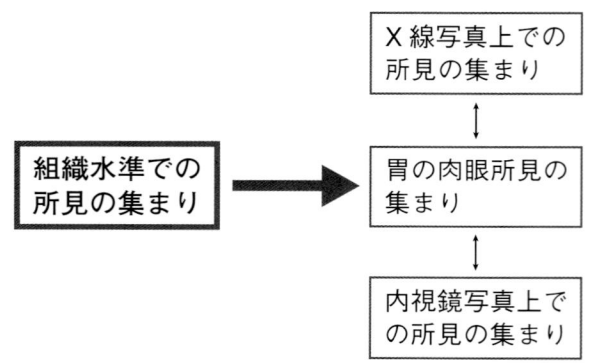

　ある胃癌組織発生の概念が確立されたその次には，既知の胃癌に関することをそれに関係づけて胃癌の構造を築くことが必要となります．その胃癌組織発生の概念の観点から，既知の胃癌に関することをより多く繰り込むことのできる組織発生の概念であればあるほど，その概念は確かなものとなり，また実際にも有用であるということになります．また，胃癌組織発生を導く過程において副次的に派生する命題を証明して，新たな概念あるいは理論を確立して行くことができる胃癌組織発生の概念であることも望まれます．なぜならば，実際に役立たぬ胃癌組織発生の概念，そして拡張，展開することのできない硬直した胃癌組織発生の概念は，それを導く過程にたとえ論理性があったとしても，所詮，それは机上の空論となってしまうからです．そのような場合，前提が誤りであるのかあるいは証明のための所見に客観性がないことが多いと考えられます．

　そこで，どのようにして胃癌の組織発生を導いたらよいかということになります．

まず第1には，胃癌という対象が一つであるからには，X線・内視鏡診断学あるいは病理学といった方法の違い，あるいは分野の違いといった枠にこだわることなく，証明に適した方法を用いることが必要であることはいうまでもありません．あることを知ろうとする場合には，それを知ろうとする目的があってはじめて，それを証明するための最良の方法は何かということであるからです．なぜこのようなことを強調するかというと，思考においても同様なことがいえるからです．というのは，本書には多少の初歩的な数学そして臨床的なことが含まれています．それは物事をいたずらに複雑・難解なものにしようとすることではなく，そのようなことを用いることによって物事をより明瞭に証明できる，あるいは物事の本質をより客観的に把握でき表現することが可能となるからです．

　第2には，あることを証明する場合には，前提を明確にして，そして客観性のある所見をもって論理的に思考して結論を導くことであります．

　第3には，導かれた結論に対しては，別の視座からその結論が矛盾するかどうかの対決が必要となります．

　本書の目的は，以上のような観点に立って，今まで研究してきた胃癌の組織発生，胃癌組織発生を導く過程において副次的に派生する命題の証明とその実際への応用，そしてその胃癌組織発生を基礎として繰り込むことのできる既知のこと，ということについての相互関係を明確にすることにあります．つまり，胃癌に関することを個々に無関係に記述するのではなく，臨床的・病理学的な種々のことに対して胃癌の組織発生ということを基礎として体系化する，胃癌に構造を与えるということにあります．本書の題名を"**胃癌の構造・Structure of the Gastric Cancer**"とした理由はそこにあります．

　この，ある前提から出発して導かれた胃癌の組織発生，それを基礎とした胃癌の構造が，もとより完成されたものなどとは思ってもいません．まだ，この体系に繰り込まれていない胃癌についての知見あるいはその生物学的ふるまいは多くあると思います．また，前提をかえることによって新たな胃癌組織発生が導かれ，そしてそれが胃癌に関する病理学的なそして臨床的なことをより多く包含できるようなものを確立することができるかも知れません．ユークリッド幾何学の平行線に関する公準を変えることによって，球面上のそして擬球面上の幾何学が確立されたように，です．

　本書を読むにあたっては，どのような順でも，あるいは個々の章の拾い読みでもよいのですが，あえていうならばPART B，C，A，Dの順で読むのがより相互の関連性を明確に把握することができるかと思われます．

　なお，本書で使用している資料の多くは，癌研究所病理部のご好意によるものです．また，胃のX線・内視鏡写真などを快く提供してくださった癌研内科・外科ならびに東京都がん検診センター第一診断部の諸先生に厚く御礼申し上げます．

　本書の骨子となっている研究の大部分は，文部省がん特別研究費による胃癌に関する班会議での発表に対する諸先生のご批判とご助言の賜であります．

　10数年の長い年月にわたり，十分にそして自由に討論を交わすことのできるそのような場に存在することができたからこそ，息切れもせずに胃癌の研究を続けることができ，

そして胃癌の構造を私なりに確立することができました．ともすれば無味乾燥になりがちな研究生活から逃避する自分を呼び戻してくれる場でもあったればこそです．今，諸先生方からのご批判を恐れおののきながら期待して……．

　最後に，未完ながらこのような胃癌の構造を確立するまでには，次々と派生する幾多の命題についての証明にたずさわっていただいた諸先生に感謝の意を表します．さらには，著者に病理学を指導して下さった恩師　太田邦夫教授ならびに癌研究所所長　菅野晴夫先生にあらためて感謝します．

　1982年7月

中村恭一

目次

Ⅰ. プロローグ —————————————————————————1

Ⅱ. 早期胃癌，胃癌の発生母地病変および胃癌組織発生研究の歴史的考察 —————5
 1. 早期胃癌研究の歴史 ……………………………………………5
 2. 胃癌の発生母地および組織発生 ………………………………8
  a. 胃癌発生母地病変 　8
  b. 胃癌の組織発生 　9

Ⅲ. 胃の潰瘍と癌の因果関係：潰瘍癌について —————————————13
 1. 潰瘍癌についての問題点：潰瘍癌の組織学的判定基準は潰瘍の癌化を意味しているか？ ……………………13
 2. 潰瘍と空間的に重なっている癌の組織所見のうち，癌発生からの経過時間の物差しとなる所見は？ ……………16
 3. 潰瘍癌の検討：時間的に ………………………………………19
 4. 潰瘍癌の検討：空間的に ………………………………………21
 5. 潰瘍癌の検討：潰瘍と微小癌 …………………………………23
 6. 潰瘍癌の検討：四次元的に ……………………………………26
 7. 潰瘍癌の検討：胃底腺粘膜から発生した癌と潰瘍 …………29
 8. "潰瘍と癌の因果関係"のまとめ ………………………………30

Ⅳ. 胃のポリープと癌 —————————————————————————33
 1. ポリープの組織学的分類 ………………………………………34
 2. 異型性とは ………………………………………………………36
 3. "異型度の物差し"による過形成性ポリープ，腺腫，癌の組織学的診断 ……………………………38
  a. 胃腺窩上皮系列の隆起性病変　39
  b. 腸上皮化生上皮系列の隆起性病変　45
 4. 腸型腺腫(異型上皮巣)の組織発生 ……………………………51

5．腸型腺腫（異型上皮巣）の癌化の組織学的判定基準と癌化の頻度 ………52
　　a．腸型腺腫の癌化の組織学的判定基準　53
　　b．腸型腺腫の癌化の頻度　56

Ⅴ．胃癌発生の場 ─────────────────────────── 59
1．胃固有粘膜と腸上皮化生粘膜 ……………………………………………… 59
2．胃粘膜の加齢に伴うF境界線の経時的移動 …………………………… 64
　　a．腸上皮化生上皮の発生と拡がり　67
　　b．腸上皮化生の程度と年齢　69
　　c．腸上皮化生のない胃底腺粘膜領域を限界づける
　　　　境界線の定義　69
　　d．境界線の型　71
　　e．F境界線の経時的変化　79
　　f．性・年齢別にみたF境界線と腸上皮化生の程度　81
　　g．何故，胃に腸上皮化生が起こるのか？　83

Ⅵ．胃癌の組織発生 ───────────────────────── 87
1．胃癌の組織発生を導くための前提 ………………………………………… 88
　　a．［前提1］腫瘍はそれが発生した臓器・組織の形態・機能を
　　　　多少とも模倣している　88
　　b．［前提2］癌は時間の経過とともに大きくなる　89
　　c．［前提3］胃にある粘膜は，本質的に異なる2つの粘膜，
　　　　胃固有粘膜と腸上皮化生粘膜とから成り立っている　89
　　d．［前提4］胃固有粘膜は定常的ではなく，加齢によって
　　　　部分的に腸上皮化生粘膜によって置き換えられていく　90
　　e．前提のまとめ　90
2．微小癌から導かれる胃癌の組織発生 …………………………………… 91
　　a．微小癌の背景病変　91
　　b．微小癌の組織型とその近傍粘膜との関係　97
　　c．微小癌細胞の光学顕微鏡水準での所見　104
　　d．微小癌から導かれる胃癌組織発生の仮説　104
　　e．胃癌の組織発生の仮説からみた胃癌の組織型　105

Ⅶ．微小胃癌から導かれた胃癌組織発生の検討
── 一般的な大きさの癌で ─────────────── 107
1．仮説の検討Ⅰ：癌組織型と癌発生の場の粘膜性状との関係 …………107
　　a．大きさ0.6〜4cmの粘膜内癌：鳥瞰的に　107

b．F境界線による領域別にみた大きさ0.6〜2 cm の癌：
　　　　虫瞰的に　*109*
　　　c．AMC 領域における癌組織型：鳥瞰的に　*112*
　　　d．年齢層別にみた進行癌の組織型と腸上皮化生の程度：
　　　　巨視的に　*112*
　2．仮説の検討Ⅱ：胃底腺粘膜から発生した癌とその組織型 ……………114
　　　a．胃底腺粘膜から発生した癌であることの証明は？　*115*
　　　b．癌の粘膜内進展部が F 境界線内部領域に限局している癌の
　　　　組織型　*117*
　　　c．胃底腺粘膜から発生した癌，それから導かれる胃癌の
　　　　組織発生　*118*
　3．仮説の検討Ⅲ：細胞水準における癌細胞と正常細胞との類似性………120
　　　a．未分化型癌　*120*
　　　b．分化型癌　*129*
　　　c．組織学的に診断が困難であった症例　*133*
　4．胃の微小な癌と胃癌組織発生に関する文献的考察 ………………………140
　5．細胞水準・分子水準における癌細胞の所見と
　　　胃癌の組織発生についての文献的考察 ……………………………………142

Ⅷ．胃癌の細胞発生とその初期における癌細胞の生体生着様式 ──── 149

　1．胃癌細胞の発生部位 ………………………………………………………149
　　　a．大きさ2 mm 以下の極微小癌：未分化型癌　*151*
　　　b．大きさ2 mm 以下の極微小癌：分化型癌　*154*
　2．胃癌細胞の発生初期における癌細胞の生体生着様式 ………………156
　　　a．未分化型癌細胞発生初期における生体生着様式　*156*
　　　b．未分化型癌細胞の発生とそれに引き続く癌細胞の
　　　　生体生着様式に関する文献的考察　*160*
　　　c．分化型癌細胞発生初期における生体生着様式　*162*
　　　d．分化型癌細胞の発生とそれに引き続く癌細胞の
　　　　生体生着様式に関する文献的考察　*168*
　3．未分化型癌細胞の発生は単細胞性か多細胞性か？ ……………………169
　　　a．大きさ5 mm の微小癌の癌細胞数とその発生からの
　　　　経過時間との関係　*172*
　　　b．極微小癌から導かれる増加係数 k の値からみた
　　　　最初の癌細胞発生数（n_0）の推定　*175*
　　　c．極微小癌の癌細胞の分布からみた癌細胞発生　*176*
　　　d．未分化型癌細胞発生様式のまとめ　*181*
　4．慢性胃炎状態は癌細胞発生にとって必要か？ ……………………………181

IX. 胃癌発生のまとめ ────185

1. 胃癌の発生母地 …………………………………185
2. 胃癌の組織発生 …………………………………186
   a. 胃癌の組織発生の仮説を導く　186
   b. 仮説の検討　187
3. 胃癌の細胞発生 …………………………………190
4. 胃癌発生のまとめ ………………………………191

X. 胃癌の組織発生からみた胃癌の組織型 ────193

1. 胃癌の組織発生の観点から多種多様な胃癌組織を
   どのように分類するか？ ………………………193
   a. 胃癌組織発生からみた胃癌組織型分類　194
   b. 優勢な癌組織像をもって分類する胃癌の組織型分類　195
   c. 粘液腺癌, 髄様腺癌（充実型低分化腺癌), 腺扁平上皮癌を
      胃癌の組織発生による組織型分類にいかに繰り込むか　198
   d. 硬性腺癌（低分化腺癌, 非充実型）の癌組織型分類への
      繰り込み　210
2. 未分化型癌と分化型癌を組織学的にどのように振り分けるか？ ………211
   a. 未分化型癌の粘膜内における一般的な組織所見　212
   b. 胃固有粘膜から発生する癌, 未分化型癌の
      形態的認識は？　215
3. 胃癌組織型分類のあり方：胃癌の組織発生の観点から …………223

XI. 未分化型癌と分化型癌の臨床病理学的差異 ────227

1. 胃癌組織型と肉眼所見 …………………………227
   a. 進行胃癌　227
   b. 早期胃癌　229
   c. 胃癌の組織型と陥凹型早期胃癌のX線所見　235
2. 胃癌組織型と臨床病理像 ………………………240
   a. 肝転移　240
   b. 黄疸　241
   c. 肺転移と胸水　241
   d. 腹膜播種　243
   e. 腹水貯留　243
   f. 予後　243
   g. 年齢・性　246

XII. 胃癌組織発生の観点からの胃癌診断：
胃底腺粘膜から発生した癌のX線・内視鏡診断 ────── 249

    1．腸上皮化生のない胃底腺粘膜領域における
       潰瘍性病変の質的診断 ────── 249
    2．胃底腺粘膜に発生した癌の深達度と浸潤範囲 ────── 261

XIII. 胃癌の組織発生から導かれる胃癌の発育速度 ────── 267

    1．胃癌の大きさとその癌発生からの経過時間を導くにあたって ────── 267
    2．胃癌組織発生の観点から：胃癌発育関数の仮説 ────── 268
    3．胃癌の発育関数の仮説の検討：結果的に微小病変にまで
       内視鏡的逆追跡が可能であった早期癌症例で ────── 272
    4．胃癌発育関数の仮説の検討：結果的にX腺による逆追跡が
       可能であった早期癌症例で ────── 278
    5．胃癌の発育関数のまとめ ────── 280
    6．胃癌の発育関数からみた胃癌集団検診 ────── 280

XIV. linitis plastica 型癌，その癌発生から完成までの発育進展過程：
── linitis plastica への小径（Caminito a la linitis plástica） ────── 283

    1．linitis plastica の名称とその原発巣に関する疑問 ────── 283
    2．linitis plastica 型癌の原発巣の部位について ────── 289
    3．胃体部粘膜下組織における未分化型癌の拡がりの大きさと
       粘膜下組織浸潤からの経過時間 ────── 293
    4．linitis plastica 型癌の発育進展過程の仮説を導くための前提 ────── 299
    5．linitis plastica 型癌の粘膜と粘膜下組織における
       癌の大きさと経過時間 ────── 300
       linitis plastica 型癌の状態の定義　301
    6．胃底腺粘膜から発生した未分化型癌のうち，どのような癌が
       linitis plastica 型癌へと発育進展していくのか？ ────── 309
    7．癌発生から linitis plastica 型癌完成までの発育進展過程の仮説
       "linitis plastica 型癌への小径（Caminito a la linitis plástica）" ────── 314
    8．仮説"linitis plastica 型癌への小径"の検討 ────── 315
       a．linitis plastica 型癌の切除時の平均年齢　315
       b．結果的に逆追跡が可能であった linitis plastica 型癌症例　317
    9．例外的な linitis plastica 型癌症例 ────── 322
   10．linitis plastica 型癌の早期発見のための所見 ────── 329
   11．linitis plastica 型癌の頻度 ────── 334
   12．スキルス癌と Borrmann 4 型癌と linitis plastica 型癌と ────── 336
       a．スキルス癌のなかで臨床病理学的に問題とならない癌　336

　　　　b．スキルス癌のなかで臨床病理学的に問題となる癌，
　　　　　　およびその呼び名　337
　　13．linitis plastica 型癌の発育過程からみた病期分類……………………340
　　　　a．典型的 linitis plastica 型癌期
　　　　　　（typical linitis plastica type of carinoma）　340
　　　　b．潜在的 linitis plastica 型癌期
　　　　　　（latent linitis plastica type of carinoma）　341
　　　　c．前 linitis plastica 型癌期
　　　　　　（pre-linitis plastica type of carinoma）　344
　　　　d．linitis plastica 型癌の病期のまとめ　347
　　14．"linitis plastica 型癌への小径"の風景：まとめにかえて　………………349
　　　　a．癌細胞発生とその生体生着様式：
　　　　　　大きさ径 2 mm 以下の癌で　349
　　　　b．粘膜内における癌細胞増殖と形態変化：
　　　　　　3〜5 mm の癌で　349
　　　　c．癌細胞の粘膜下組織浸潤：0.6〜1 cm の癌で　350
　　　　d．linitis plastica 型癌の成立：1.1〜2 cm の癌で　350

XV．胃癌組織発生からみた胃癌診断の考え方："胃癌の三角" ────353

　　1．癌発生の「場」…………………………………………………………354
　　2．胃癌の組織発生と組織型 …………………………………………360
　　3．癌組織型と癌肉眼型 ………………………………………………361
　　4．領域別にみた"胃癌の三角" ………………………………………362
　　　　a．F 境界線内部領域の"胃癌の三角"　362
　　　　b．F 境界線外部領域の"胃癌の三角"　365
　　　　c．F 境界線近傍の"胃癌の三角"　366

XVI．胃癌あれこれ ────────────────────369

　　1．胃癌術前診断の極限（1）：微小癌 …………………………………369
　　　　a．微小癌の肉眼所見　370
　　　　b．微小癌の組織所見　373
　　　　c．術前に発見された微小癌の臨床病理学的所見　374
　　2．胃癌術前診断の極限（2）：IIb 型胃癌 ……………………………380
　　　　a．IIb 型の"かたち"の認識はどのようになされているか　381
　　　　b．IIb 類似の癌における各観察方法間の所見の一致率　387
　　3．胃固有粘膜と胃の腸上皮化生粘膜の癌化率の大小関係 ……………393
　　　　a．胃癌発生率は変化しているか？　393
　　　　b．胃癌は質的な面で変化しているか　396

　　　　c．胃固有粘膜と胃の腸上皮化生粘膜の癌化率の
　　　　　　大小関係は？　*399*
　　4．腸型異型上皮巣(腸型腺腫)の良性悪性組織診断の客観化：
　　　　異型度係数と良性悪性振り分けのための判別式 ················402
　　　　a．ヒトのパターン認識による病理組織診断過程　*402*
　　　　b．複雑な組織模様のパターン認識の客観化　*405*
　　　　c．異型度係数 ING と ISA の関係　*409*
　　　　d．明らかな良性異型上皮巣，および癌以外の
　　　　　　良性悪性境界領域病変の ING と ISA　*409*
　　　　e．異型度係数 ING と ISA のまとめ　*410*
　　　　f．異型度係数値から導かれる良性悪性振り分けのための
　　　　　　判別式(Fca)　*411*

XVII. エピローグ ——————————————————————415

索引 ——————————————————————————419

I. プロローグ

　本書は，従来から胃癌の発生母地として重要視されていた潰瘍とポリープ，その癌化による潰瘍癌とポリープ癌についての検討に始まり，続いて微小胃癌から導かれる胃癌組織発生の仮説，一般的大きさの癌による仮説の検討，胃癌細胞発生，そして胃癌組織発生の概念に到達するまでの記述である．さらに，胃癌組織発生を導く過程において副次的に派生する臨床病理学的命題を証明して体系に取り込み，またその臨床病理への応用について記述しようとするものである（図I-1）．

　胃癌の発生母地として潰瘍とポリープが重要視され，それらの悪性化による潰瘍癌とポリープ癌の存在が一般的に認められていたが，それらの学説は潰瘍と癌，そしてポリープと癌の因果関係であるにもかかわらず，それら良性病変が，癌発生に先行して存在していたという因果関係の証明はなく，その学説が導かれた根拠が明らかでない．この因果関係を明らかにするためには，時間の概念を導入した検討が必要となる．

　そこで，まずはじめには，潰瘍と癌，およびポリープと癌の因果関係について，時間の物差しとなる所見を導入し，潰瘍癌とポリープ癌の存在と頻度について検討する．

　続いて，胃癌が発生した時点での状態をよりよく保存しているとみなされる微小癌（最大径5 mm以下と定義）を対象として，胃癌組織発生の病理組織学的解析を行い，1つの胃癌組織発生の仮説を導く．さらに，その仮説と，一般的な大きさの癌との組織水準・細胞水準でのさまざまな面での対決によって，これを検証する．

　この胃癌組織発生では，胃癌は大きくは胃固有粘膜から発生する未分化型癌 undifferentiated carcinoma（胃型 gastric type）と，腸上皮化生粘膜から発生する分化型癌 differentiated carcinoma（腸型 intestinal type）との2つの型に類別される．

　ひるがえって，胃癌の組織型分類については，従来から数多くの分類が提唱されている．それらの分類の多くは，ある広さの局面にみられる量的に多い組織像をもって分類するという，純形態的な立場からの分類である．それらの分類に従って癌の類別を行い，数多くの胃癌の臨床病理学的事象をそれぞれの類について眺めてみると，ある事象については，組織型が異なることによって多少の差は認められても，それらを統一的に眺めて体系づけることができないという憾みがある．癌組織型を分類することは誰でも自由にでき，それが世界で広く用いられるならば，組織像を伝達するためのある種の共通用語としての意味はある．しかしながら，少なくとも胃癌組織型をいくつかの数に分類する以上は，胃癌にみられるいろいろな臨床病理学的事象においても，その分類を行うことによる意義が存在することが必要であろう．もし，臨床病理学的意義が存在しないのであれば，それは複

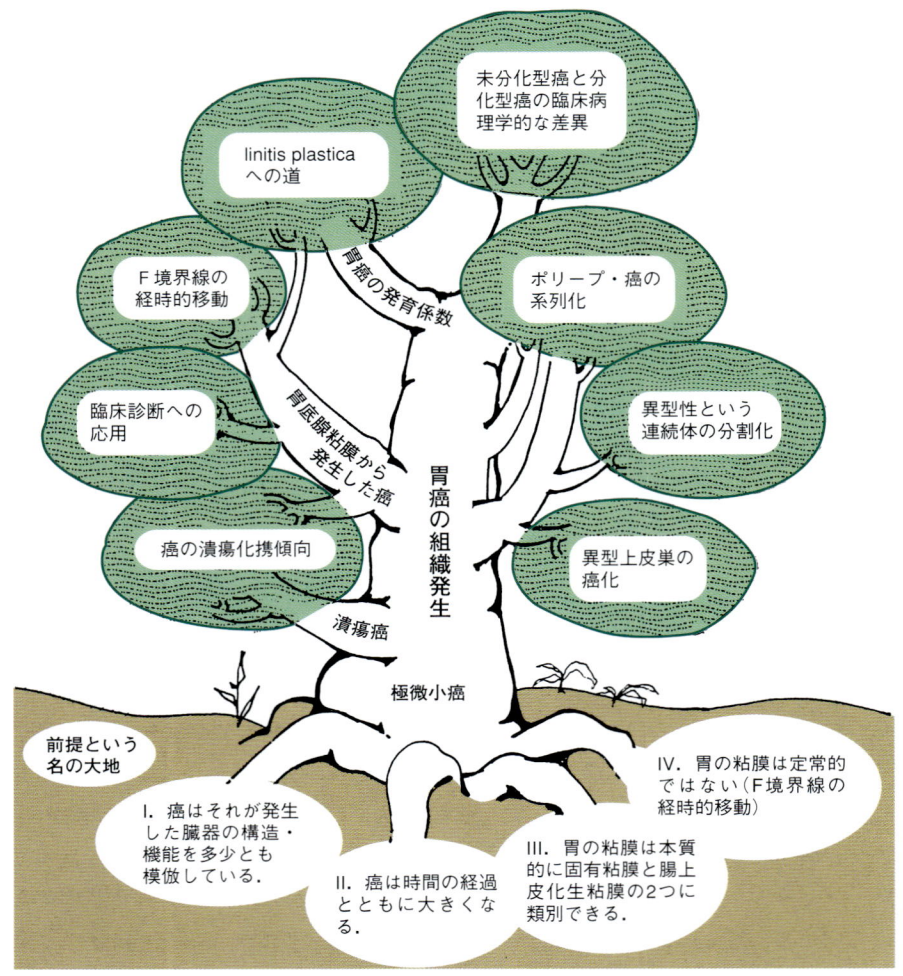

図 I-1　胃癌の構造

雑な癌組織模様の単なる類別であって，分類のための分類にしかすぎず，胃癌という用語があればすむことである．

　われわれは，胃癌の組織を顕微鏡でみて，その組織・細胞水準での正常粘膜構造からのかけ離れ，あるいは乱れの程度（異型度）をもって，癌であると認識する．その次には，多種多様な癌組織像をいくつかの類にまとめようとするのであるが，その場合には前提が必要である．優勢な組織像をもって分類するとか，癌組織発生あるいは癌の進展様式によるとか，どのような前提から出発して分類を行ってもよい．必要なことは，作られた胃癌組織型分類を基準とした場合に，胃癌に関する既知の臨床病理学的な事象をより多く包括できるような，そしてそれら相互の関係が明らかになるような，さらには別のことが新たに展開できるような柔軟性に富んだものであることである．すなわち，胃癌の組織型を分類するということの最終目的あるいは意義は，その胃癌組織型分類を基底とした胃癌の臨床

と病理を含む体系を築くということである．共通用語として，あるいは2,3の点において意義があるからといって，胃癌組織型分類はこうあるべきであるというところで終わってしまうような分類では，それは弾力性のない硬直した分類法と言わざるをえない．

　微小癌から導かれた仮説を種々の面から検証することによって確立された胃癌の組織発生，それに基づいて胃癌組織型は大きく未分化型癌と分化型癌とに分類された．胃癌をそのように分類するとき，種々の点で臨床病理学的な差異が認められる．

II. 早期胃癌，胃癌の発生母地病変および胃癌組織発生研究の歴史的考察

　日本および世界における胃癌全般についての歴史の詳細については，胃癌研究会（編）『日本の胃癌』[2,11]に記述されているので，ここでは1970年頃までの早期胃癌の報告，胃癌に関する臨床病理学的なこと，特に胃癌の発生母地および胃癌組織発生に関する歴史を簡潔に記述し，またそこから派生する問題点を浮き彫りにしたうえで，後続の諸章においてそれ以後の胃癌の発生母地と胃癌組織発生，そしてそれらから派生してくる臨床病理学的な事象について展開していく．

1．早期胃癌研究の歴史

　胃癌細胞が粘膜内に限局している粘膜内癌 intramucosal carcinoma，および癌細胞が粘膜および粘膜下組織を浸潤している癌症例は，1930年頃から第二次世界大戦終戦の1945年頃までは散発的に報告がなされている（表 II-1）．このように，胃における早期の状態の癌の存在は知られていたが，まだ症例数が少ないために，早期癌の臨床的・病理学的な詳細についての研究はほとんど行われていず，当然のことながら，胃癌に関する研究は進行胃癌を対象として行われていた．

　終戦後，日本では胃癌の頻度が高いこともあって，再び胃癌の臨床的・病理学的な研究が行われるようになった．1950年以降，胃カメラ法（崎田，多賀須）[11]および胃X線二重造

表 II-1　早期胃癌研究の黎明期

Carcinoma in situ	Mallory T.B.(1935)
Superficial carcinoma	Ewing(1936)
Le cancer gastrique erosif a marche lente	Gutmann(1938)
興味ある胃癌早期診断例（症例報告）	岡田清三郎(1938)
Le cancer au debut	Gutmann(1939)
Oberflachliche Schleimhautkrebs	Konjetzny G.E.(1940)
（胃粘膜癌の症例報告）	鈴木(1941)
Superficial spreading carcinoma	Stout A.P.(1942)
Oberflachenkrebs	Rossle(1944)
―第二次世界大戦終戦(1945)―	
所謂胃粘膜癌	綾部正大(1949)
初期胃癌	村上忠重(1951)
表層拡大型早期胃癌	長与健夫(1959)
胃粘膜癌	高木国夫(1959)

（高木国夫による）

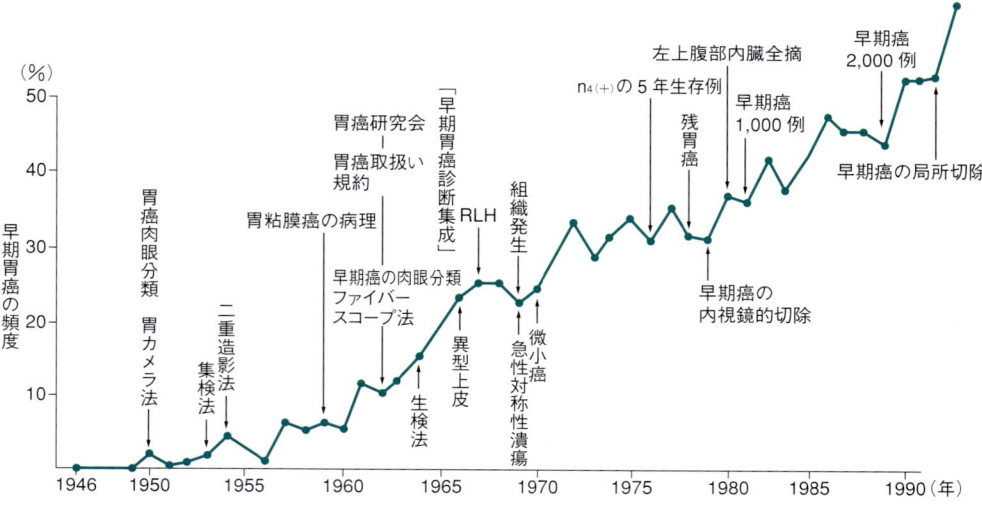

図 II-1　胃癌の早期診断と治療の変遷(高木国夫, 1990)[43]

影法(白壁, 市川, 熊倉)[3]の開発と進歩によって，日本では早期胃癌の術前診断が可能となり，早期胃癌の発見数が徐々に増加した．1962 年には日本消化器内視鏡学会で早期癌の肉眼型分類が発表され，この分類は現在では広く世界で用いられている．

1960 年代になるとファイバースコープが開発された．さらには，ファイバースコープの横に生検鉗子をセロテープで巻き付けて固定して，病変部からの直視下胃生検が試みられた(黒川，淵上，高木，三隅：1964，高木，淵上：1966)[1,16]．このファイバースコープ直視下胃生検法によって得られた生検組織の病理診断は，術前の早期癌診断を確実なものとし，さらには癌以外の他の小病変についても，術前に病理組織学的診断が可能となった．それとともに，新たに癌の組織学的診断基準が問題となる良性悪性境界領域病変の組織が採取されるようになり，異型上皮からなる限局性小病変が長与(1965, 1966)[7,17]および中村ら(1965, 1966)[4-6,15,18]によって浮き彫りにされた．そのような問題となる病変に対して，中村ら(1965, 1966)[15,18]は"異型上皮巣 atypical epithelium lesion"として，長与(1965, 1966)[7,17]は"異型増殖"として発表した．また，高木ら(1967)[15]は異型上皮巣と IIa 型分化型癌との内視鏡的・肉眼的鑑別について報告した．

胃 X 線二重造影法，内視鏡検査法および生検組織診断法は，早期胃癌診断の画期的な進歩をもたらし，早期胃癌症例数は急速に増加した(図 II-1)．また，X 線二重造影法に内視鏡検査を加えた胃癌集団検診は，無症状の早期胃癌症例の発見数の増加に大いに貢献した．

ファイバースコープ直視下胃生検法の普及に伴って，生検組織による病理組織診断がなされるようになると，生検組織片が小さくそこから得られる情報量が少ないために，診断は相当にばらついていた．それ以前の胃の病理組織診断は進行癌の手術胃および剖検例を対象としていたので，それら大きな癌の病理組織診断は癌としての所見が豊富であり，悪性としての診断が問題となることはなかったのである．ところが，胃生検で採取される

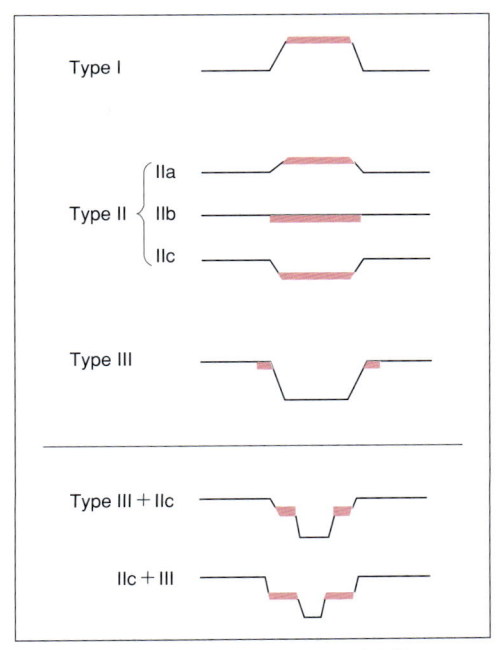

図 II-2　早期胃癌の肉眼型分類

　組織片は米粒大と小さく，そこから得られる癌としての情報量が乏しいために，そして胃の粘膜内癌の病理組織の未経験者が大部分であったために，1960年代後半から1970年代には，IIa型分化型癌から採取される生検組織が良性と診断され，また，粘液細胞性腺癌がまれならずキサントーマと診断されていた．そこで，1969年に胃癌研究会では生検組織診断のための指針として，また生検組織診断を統一するためとして，組織診断基準を試案として提唱した[12]．その後，良性悪性境界領域病変の経過観察などの研究がなされ，1983年に改正が行われて現在に至っている．

　早期癌肉眼型分類は，早期癌の肉眼形態の全貌をよく表しているので，当然，胃癌研究会による『胃癌取扱い規約』でも採用し，現在では世界で広く用いられている早期胃癌肉眼型分類となっている（図II-2）．1970年代後半には，胃早期癌診断はX線二重造影法による検査，ファイバースコープ内視鏡検査，および胃生検による病理組織学的検査の3種類によってなされるようになり，現在の日本では胃癌の早期診断が日常茶飯事のようになされていて，胃癌の予後が大きく改善されている．さらには，小さな粘膜内癌に対して内視鏡的粘膜切除術が行われるようになり，外科的侵襲を最小限にとどめる治療がなされるようになっている．

2. 胃癌の発生母地および組織発生

a. 胃癌発生母地病変

潰瘍を母地として発生する癌すなわち潰瘍癌 ulcer-cancer を最初に報告したのは，Newcomb(1932)[19]によれば Cruveilhier(1839) であるという．Konjetzny(1928, 1938)[20]は，胃癌は潰瘍と胃炎を背景として発生するとしている．Riets and Broders(1945, 1946)はポリープを腺腫（過形成ポリープ）と乳頭腺腫とに分類して，乳頭腺腫は癌化しやすいと報告している[21]．その後，近年に至るまで，胃癌の発生母地に関しては，反論も多少はあったものの，一般的には潰瘍，ポリープ，慢性胃炎が重要視されていた．胃において頻度の高い病変は潰瘍，ポリープ，そして慢性胃炎である．担癌胃にはそれら病変を併存している場合が多く，そして進行した胃癌の大部分は潰瘍化している．そうすると，潰瘍，ポリープ，慢性胃炎は癌発生と関係があるのではないかと，あるいは癌発生母地ではないかと考えるのは，早期胃癌をほとんど経験することのなかった当時においては無理もないことだったようにも思える．

日本における胃癌に関する研究報告の始まりは，石川浩一・酒井シヅ(1996)[22]によると坂本章〔1878（明治11）年〕であるという．胃癌の病理および組織発生に関しては山際勝三郎がその著『胃癌発生論』〔1905（明治38）年〕で，胃癌の多くは潰瘍から発生したものであろうと推論している．その後の研究に関する記述は『日本の胃癌』に詳細に述べられてある．

1945年（昭和20年）に第二次世界大戦が終了すると，日本人に多い胃癌の研究がいち早く開始された．胃癌の発生母地については，当時世界的に受け容れられていた既存の学説"胃癌は胃潰瘍，慢性胃炎，ポリープを母地として発生する"ということを前提として臨床病理学的な研究が行われていた．なかでも，日本においては胃潰瘍が多いこともあって，潰瘍癌の組織学的判定基準の拡大解釈がなされ，日本人の胃潰瘍癌の頻度は相当に高いとみなされていた[23-25]（III．胃の潰瘍と癌の因果関係：潰瘍癌について；13～16頁参照）．一方では，今井環(1962)[26]は潰瘍癌の存在そのものを否定はしないが，潰瘍癌の組織学的判定基準は必ずしも潰瘍の癌化を意味するものではなく，癌の潰瘍化によっても基準を満足する場合があると反論している．しかし，このような潰瘍癌とその組織学的判定基準についての論争は，その基準の正否を決定する根拠あるいは論理もなく常に水掛け論に終始していた．

1970年代前半頃までは，日本における胃癌発生母地に関する考えは潰瘍癌説が一般的に受け容れられていた．このような時期に，岡部ら(1965, 1968, 1971)[27,28]は，結果的に内視鏡的経過観察がなされた早期癌の表面変化について，癌病変のなかにおける潰瘍病変が治癒・再燃を繰り返していることを見いだし報告している．今までは胃癌の潰瘍は治癒しないと考えられていたのであるが，この報告によって潰瘍癌に対する考え方について修正が必要となった．村上忠重(1967)[29]は，良性および癌性潰瘍の消長を「良性サイクル」および「悪性サイクル」として報告している．

Ming and Goldman(1965)[30]は，胃のポリープを再生性ポリープ regenerative polyp，異型上皮からなるポリープを腺腫性ポリープ adenomatous polyp と分類し，腺腫性ポリープは癌化するとしている．また，中村卓次(1969)[31]は胃ポリープを3つの型に分類し，そのうち異型上皮からなるポリープをⅢ型として，癌化の頻度が他のポリープに比べて高いとしている．

　慢性胃炎と胃癌との関係については，Konjetzny(1938)[20]は慢性胃炎は潰瘍と癌の発生母地であるとしている．今井ら(1971)[32]は日本人と米国白人の剖検胃および切除胃の慢性胃炎についての比較を行い，日本人は米国白人に比べて慢性胃炎の頻度が高く，そして日本人には胃癌が多いことから，疫学的に慢性胃炎と胃癌との間に関係があるのではないかと推測している．

b. 胃癌の組織発生

　胃癌の組織発生についての系統的な研究は，まずは Järvi 学派[33-35]による研究を挙げねばならない．Järvi and Laurén(1951)[33]は，胃癌細胞のなかには腸上皮化生上皮の刷子縁 striated border のある癌細胞が存在していることから，胃癌のあるものは胃の腸上皮化生粘膜から発生したものであろうと報告している．その後，Laurén(1964)[34]は，胃癌の組織型，細胞形態，粘液分泌および癌の発育形態から，胃癌を大きく intestinal-type gastric carcinoma と diffuse gastric carcinoma とに分類し，そしてその他 others の類を含めて胃癌を合計3つの類に分類している．さらに Järvi(1974)[35]は，その他に分類されていた粘液癌について HID(high iron diamine)を用いた粘液組織化学的研究で，それらは intestinal-type gastric carcinoma あるいは diffuse gastric carcinoma のいずれかに分類できると報告している．

　Mulligan and Rember(1954)[36]は，胃癌の組織像と胃正常上皮細胞との類似性から，mucous cell carcinoma, pylorocardiac carcinoma, intestinal cell carcinoma の3つに分類し，その組織発生は，mucous cell carcinoma は正常表面粘液細胞から，pylorocardiac carcinoma は幽門腺または噴門腺から，そして intestinal cell carcinoma は腸上皮化生上皮から発生するとしている．

　Morson(1955)[37,38]は5例のポリポイド癌の症例から，また，胃癌症例の粘膜における腸上皮化生の程度は胃潰瘍症例の粘膜よりも著明である傾向があることから，腸上皮化生粘膜は癌発生に関して重要であろうと述べている．

　以上のような胃癌および関連病変についての研究の歴史を背景として，筆者は胃癌の発生母地および組織発生に関する既存の学説には因果律に基づいた客観的な証明がなされていないことに着目し，より小さな癌を対象としてその検討を行った．その結果，異型上皮巣(腺腫)から発生する癌(中村ら：1965, 1966)[5,6]および胃の潰瘍から発生する癌(中村ら：1966, 1967)[41,42]の頻度は，今まで報告されているよりもかなり低く，5%あるいはそれ以下であるとの結論が得られた．

　そうすると，そこからは命題"胃癌の発生母地は良性限局性病変とは無関係にいわゆる

表 II-2　胃癌の組織発生と組織型分類

Mulligan RM and Rember RR (1954)：癌の組織構造と細胞の類似性から
 1. Intestinal cell carcinoma
 2. Mucous cell carcinoma
 3. Pylorocardiac carcinoma

Lauren P and Järvi O (1965, 1974)：進行癌の癌細胞と正常上皮細胞との類似性から
 1. Intestinal-type carcinoma
 2. Diffuse gastric carcinoma
 3. Others

Nakamura K and Sugano H (1967, 1968, 1969)：微小癌の解析から
 1. 分化型癌（腸型）Differentiated carcinoma (Intestinal type)
 2. 未分化型癌（胃型）Undifferentiated carcinoma (Gastric type)

Ming SiC (1977)：進行癌の発育様式から
 1. Expanding carcinoma
 2. Infiltrative carcinoma

正常粘膜あるいは慢性胃炎状態の胃粘膜から発生する"が派生する．この命題を証明するためには，胃癌発生初期の状態をよりよく保存しているとみなされる，より小さな癌，すなわち微小癌を対象として検討することが必要となる．そこで，微小癌の大きさを最大径5 mm以下と定義して微小胃癌の組織発生の解析を行い，胃癌の組織発生についての結論"未分化型癌は胃固有粘膜から，一方，分化型癌は腸上皮化生粘膜から発生する（中村ら：1968, 1969）[39, 40]"が得られた．この胃癌組織発生の意味するところは，表 II-2 に示すように，胃癌は大きく2つの類に分けられるということである．そして，そのように分類することによって未分化型癌と分化型癌の生物学的振る舞いの差が浮き彫りにされる．さらには，胃癌組織発生を導く過程において，臨床病理学的な多くの命題が派生し，それらの命題を証明することによって実際において有用な多くの結論が得られた．それらは以後の各章で詳述する．

【文献】

1) 黒川利雄，淵上在弥，高木国夫，三隅厚信：ファイバースコープによる直視下胃生検法．消化器病の臨床 6：927-934，1964
2) 日本胃癌研究会（編）：胃癌研究会69回のあゆみ．1998
3) 白壁彦夫：胃腸X線検査における二重造影法の利点と弱点．臨床研究 40：768-770，1963
4) 中村恭一：生検による胃癌の早期診断：直視下胃生検材料とその手術胃の病理組織学的比較．癌の臨床（別冊）：癌・早期診断．pp 153-159，医歯薬出版，1965
5) 中村恭一，菅野晴夫，高木国夫，淵上在弥：II 型の分化型癌および異型上皮巣について．第24回日本癌学会総会記事，p 185，1965年10月（福岡）
6) Nakamura K, Sugano H, Takagi K, Fuchigami A : Histopathological study on early carcinoma of the stomach : Criteria for diagnosis of atypical epithelium. GANN 57 : 613-620, 1966
7) 長与健夫：胃粘膜上皮の異型増殖について．癌の臨床 12：400-405，1966
8) 高木国夫，淵上在弥：胃生検による早期胃癌の診断．癌の臨床 12：13-21，1966
9) 天野育造，中村恭一，菅野晴夫，高木国夫：胃生検と切除胃の病理組織学的対応．癌の臨床 17：517-528，1971
10) 福地創太郎，檜山　護，望月孝規：胃の IIa 様境界領域病変（IIa-subtype）の内視鏡診断．胃と腸 10：1487-1493，1975

11) 崎田隆夫，多賀須幸男：第6章　内視鏡および細胞診，生検診断．In 胃癌研究会（編）：日本の胃癌．pp 241-347，金原出版，1996
12) 長与健夫，望月孝規，佐野量造，菅野晴夫：胃癌診断のための胃生検組織分類試案．癌の臨床 15：937-952，1969
13) 胃癌研究会生検組織分類委員会：胃生検組織診断分類（Group 分類）改正案．癌の臨床 29：737-754，1983
14) 中村恭一：胃癌の病理—微小癌と組織発生．金芳堂，1972
15) 高木国夫，菅野晴夫，熊倉賢二，中村恭一：胃隆起性病変—良性悪性の境界領域，異型上支を中心に．癌の臨床 13：809-817，1967
16) 高木国夫，淵上在弥：胃生検による早期胃癌の診断．癌の臨床 12：13-21，1966
17) 長与健夫：IX．悪性良性境界領域　I．胃粘膜癌．第24回癌学会総会記事，p 22，1965
18) 中村恭一，菅野晴夫，高木国夫，淵上在弥：早期胃癌の病理組織学的研究：組織水準における異型上皮巣の悪性所見．第9回胃癌研究会，p 29，1967年7月（金沢）
19) Newcomb WD：The relationship between peptic ulcerations and gastric carcinoma. Br J Surg 20：279-308, 1932
20) Konjetzny GE：Der Magenkrebs. Stuttgart, 1938
21) 柳沢昭夫，加藤　洋：第15章　病理，C．組織発生と前癌病変．In 胃癌研究会（編）：日本の胃癌．pp 653-659，金原出版，1996
22) 石川浩一：第15章　病理，A．歴史的考察．In 胃癌研究会（編）：日本の胃癌．pp 625-633，金原出版，1996
23) 太田邦夫：胃癌・胃潰瘍・胃炎の病理．日本の医学の1959年，第15回日本医学会総会学術集会記録III．pp106-113，1959
24) 久留　勝：胃癌の発生母地について．外科 15：1-17，1953
25) 村上忠重，中村暁史：胃潰瘍と癌．最新医学 11：1836-1846，1956
26) 今井　環：胃潰瘍癌について．日病会誌 51：484-485，1962
27) 岡部治弥：胃癌の経過に関する研究（第3報）．悪性潰瘍の表面変化について．第7回日本内視鏡学会総会講演．Gastroenterol Endosc 7：94-96，1956
28) 岡部治弥：良性潰瘍として経過観察中に発見された胃癌の分析．胃と腸 3：705-710，1968
29) 村上忠重：胃潰瘍に関する新しい考え方．順天堂医学誌 13：157-165，1967
30) Ming Si-C, Goldman H：Gastric polyps. A histogenetic classification to carcinoma. Cancer 18：721-726, 1965
31) 中村卓次：胃ポリープ．日本臨牀 22：1979-1987，1969
32) Imai T, Kubo T, Watanabe H：Chronic gastritis in Japanese with reference to high incidence of gastric carcinoma. J Natl Cancer Inst 47：179-195, 1971
33) Järvi O, Laurén P：On the role of heterotopias of the intestinal epithelium in the pathogenesis of gastric cancer. Acta Pathol Microbiol Scand 29：26-44, 1951
34) Laurén P：The two histological main types of gastric carcinoma：diffuse and so-called intestinal-type carcinoma. Acta Pathol Microbiol Scand 64：31-49, 1965
35) Järvi O：Histogenesis of gastric cancer. XI International Cancer Congress. Abstracts 1. p 105, Florence, 1974
36) Mulligan RM, Rember RR：Histogenesis and biologic behavior of gastric carcinoma. Arch Pathol 58：1-25, 1954
37) Morson BC：Carcinoma arising from areas of intestinal metaplasia in the gastric mucosa. Br J Cancer 9：377-385, 1955
38) Morson BC：Intestinal metaplasia of the gastric mucosa. Br J Cancer 9：365-376, 1955
39) Nakamura K, Sugano H, Takagi K：Carcinoma of the stomach in incipient phase：Its histogenesis and histological appearances. GANN 59：251-258, 1968
40) 中村恭一，菅野晴夫，高木国夫，熊倉賢二：胃癌の組織発生．原発性微小癌を中心とした胃癌の光顕，電顕的ならびに統計的研究．癌の臨床 15：627-647，1969
41) 中村恭一，菅野晴夫，高木国夫，淵上在弥：早期胃癌の病理学的研究—初期癌の発生母地について．第25回日本癌学会総会，1966年12月（大阪）
42) Nakamura K, et al：Histopathological study on early carcinoma of the stomach：Some considerations on the ulcer-cancer by analysis of 144 foci of the superficial spreading carcinomas. GANN 58：377-387, 1967
43) 高木国夫：早期の癌に挑んで．クニ企画，1990

III. 胃の潰瘍と癌の因果関係：
潰瘍癌について

　胃癌の発生母地として消化性潰瘍，ポリープ，そして慢性胃炎が重要視されていて，長い歳月にわたってそれら良性病変と癌との関係について臨床的ならびに病理組織学的に論じられてきた．胃の消化性潰瘍を母地として発生する癌"**潰瘍癌 Ulcer-cancer**"の存在を最初に主張したのは，Newcomb (1932)[14]によれば Cruveilhier (1839) であるという．その後，世界的に潰瘍癌の存在あるいはその頻度についての論争が 1980 年頃まで行われた．潰瘍癌に関する歴史的論争の詳細については他にゆずり，ここではその論争のなかに含まれている問題点を浮き彫りにして，それに基づいて潰瘍と癌の因果関係の見直しを行ってみよう．なお，以下に述べる因果関係の検討のうち，"**微小癌と潰瘍**"そして"**胃底腺粘膜から発生した癌と潰瘍**"についての検討は，それぞれ微小癌および胃底腺粘膜から発生した癌を対象とした胃癌組織発生の解析の過程で副次的に派生した命題"**胃潰瘍の癌化はまれである**"の証明である．

1. 潰瘍癌についての問題点：潰瘍癌の組織学的判定基準は潰瘍の癌化を意味しているか？

　胃に発生する消化性潰瘍と癌の好発部位は，幽門前庭部，なかでも小彎沿いであり（図III-1），潰瘍と癌の好発年齢はそれぞれ 40〜50 歳代，50〜60 歳代である．また，胃癌は潰瘍化している症例が多い．これらのことから，潰瘍と癌との間には癌の発生に関して密接な関係があるのではないかと考えられたのは自然の成り行きであろう．しかし，潰瘍と癌にみられる好発部位と好発年齢は，単に相関関係があるということであって因果関係を示しているものとはいえない．

　潰瘍を母地として発生した癌の病理組織学的基準は，まずはじめに Hauser (1910, 1926)[2]によって発表され（図III-2, 17 頁参照），その後 Warthin (1925)[33]，Newcomb (1932)[14]らによって若干修正された．その組織学的判定基準をまとめると，"陳旧化した Ul-IV 度の潰瘍辺縁の一部に存在する比較的早期の状態の癌"ということである（図III-4, 22 頁参照）．この判定基準は久留 (1950)[6,7]，Morgan and Lee (1954)[9]らによって支持された．さらに日本においては，久留，村上（忠重）(1952)[10]，太田 (1964)[24]らによって，Hauser の潰瘍癌の組織学的判定基準を浅い潰瘍（Ul-II，Ul-III）を伴っている癌にも適用すべく拡大解釈が試みられた．すなわち，Hauser の潰瘍癌の組織学的判定基準を正しいものとして全面的に認

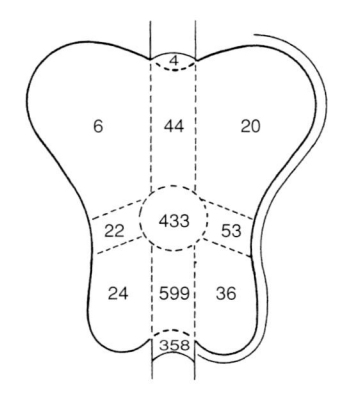

図 III-1　消化性胃潰瘍の発生部位(太田邦夫：1964)[24]

表 III-1　潰瘍癌の組織学的判定基準(村上忠重)[10]

1. 固有筋層の断裂と切れ上がり	5. 潰瘍底に埋没された異物および異物巨細胞
2. 潰瘍底の癌浸潤のない胼胝	6. 閉塞性動脈内膜炎
3. 潰瘍縁における粘膜筋板と固有筋層の融合	7. 再生腺腔よりの癌発生点
4. 潰瘍底の断端神経腫	8. 筋層断端に対する直角方向の癌浸潤

注)　1.を基本条件，他を付加条件とし，(基本)＋(付加2項目以上)を必要とする．

表 III-2　良性潰瘍の組織学的判定基準および潰瘍癌と癌の潰瘍化との鑑別(太田邦夫)[24]

組織所見	Ul-I	Ul-II	Ul-III	Ul-IV
1. 潰瘍縁における房状再生粘膜	(＋)	(＋)	(＋)	(＋)
2. 粘膜筋板の断裂と再生	(−)	(＋)	(＋)	(＋)
3. 粘膜下組織の線維化	(−)	(＋)	(＋)	(＋)
4. 粘膜筋板と固有筋層の癒合	(−)	(−)	(＋)	(＋)
5. 固有筋層内層の断裂	(−)	(−)	(＋)	(＋)
6. 固有筋層外層の断裂	(−)	(−)	(−)	(＋)
7. 漿膜下組織の線維化	(−)	(−)	(−)	(＋)

癌の潰瘍化による組織欠損との鑑別
1. 極めて安定した粘膜筋板・固有筋層間の癒合
2. 安定した粘膜下層線維症
3. 表層が癌浸潤を示した場合にも，なお再生粘膜底部に残存する再生の特徴，ことに再生腺管
4. 特有な房状形態を有する再生粘膜の存在
5. 肉眼的および組織学的に証明されるひだ収斂像

めたうえで，潰瘍癌は潰瘍辺縁の再生粘膜，あるいはその近傍粘膜から発生するものであるから，その潰瘍辺縁における粘膜状態は潰瘍の癌化という点では潰瘍の深さとは無関係に同じであるということを前提とした．そして，表 III-1, 2 に示すように，浅い潰瘍(Ul-II, Ul-III)を伴う癌にまで拡大解釈をした潰瘍癌の組織学的判定基準を発表した．長与(1965)[15,16]，佐野(1965)[32]らもその判定基準を支持した．また佐野ら(1970)[35]は，早期胃癌300例の病理組織学的検討を報告した．それによると，潰瘍を伴っている早期癌症例は211例

表 III-3　早期胃癌における潰瘍癌の頻度(1967)[25]

報告者(年)	早期癌総数	潰瘍癌総数	潰瘍の深さ別による潰瘍癌の頻度		
			Ul-II	Ul-III	Ul-IV
長与健夫	322	256(79%)	76(30%)	84(33%)	96(37%)
佐野量造	170	114(67%)	56(50%)	32(27%)	26(23%)
今井　環(1962〜66)	69	40(58%)	21(52%)	11(28%)	8(20%)
石川浩一(1960〜65)	71	37(52%)	14(38%)	13(35%)	10(27%)
村上忠重(1952〜66)	46	18(39%)	3(17%)	6(33%)	9(50%)
太田邦夫(1964〜66)	77	30(39%)	9(30%)	12(40%)	9(30%)
望月孝規(1963〜66)	51	19(38%)	5(26%)	7(37%)	7(37%)
菅野晴夫(1964〜66)	144	46(32%)	21(46%)	17(37%)	8(17%)
合計	950	560(59%)	205(35%)	182(33%)	173(31%)

あり，その大部分は粘液細胞性腺癌で，癌は潰瘍の辺縁粘膜より発生して再生上皮に浸潤したと考えられる症例が大部分であると述べている．しかし，潰瘍の癌化による癌であることの証拠は示されていない．

一方，潰瘍癌の組織学的判定基準に対してMallory(1940)[8]および今井(1962)[4]らは，癌の潰瘍化によっても潰瘍癌の組織学的判定基準を満足する組織形態をとりうると報告し，これらの基準に対して否定的であった．また，Palmer and Humphery(1944)[31]は，潰瘍底にのみ存在する癌症例を報告し，癌は二次的に潰瘍化しやすく，潰瘍を伴っている癌は癌の二次的潰瘍化によるものであろうと述べている．

以上のように，潰瘍癌肯定論は，Hauserの潰瘍癌の組織学的判定基準を前提としているもので，その判定基準は"癌が発生する以前に潰瘍が存在していた"ということを証明するものとはなっていない．一方，潰瘍癌否定論は，数少ない癌の二次的な潰瘍化症例の呈示から全体を類推しているものである．潰瘍癌とは，癌発生以前に潰瘍が存在していて，そこに癌が発生するという，潰瘍と癌の因果関係を意味するものであるから，その因果関係を論ずるためには，どうしても時間の所見を加味した解析が必要である．なぜならば，結果が原因に先行することは決してないからである．潰瘍癌に関する歴史的な論争においては，癌発生からの経過時間を測るための物差しとなるような所見を加えた解析はなされておらず，また，Hauserの基準が，潰瘍の発生に続いて癌が発生したことを意味する時間の物差しとなりうるかどうかの検討もなされていなかった．

この潰瘍と癌の因果関係は，"潰瘍の癌化"のみならず，それと双対である"癌の潰瘍化"ということをも含んでいる．**"潰瘍病変と重なっている癌は，潰瘍の癌化あるいは癌の潰瘍化のうちどちらの場合の確率が高いのか？"**という問題に対して，癌発生からの経過時間の指標となる所見を加味した解析の次には，潰瘍の癌化の頻度が問題となる．ちなみに，潰瘍癌の頻度を文献的にみると，Newcombの論文によれば，0〜90%の間に広く分布しているが，その母数となっている癌の条件は不明である．日本においては，全早期癌における潰瘍癌の頻度は，**表 III-3**に示すように，30〜80%(1967)[25]と報告されている．

以上のように，潰瘍癌についての論争の歴史は，"癌が発生するからには，その背景に

は何らかの病変が存在している"ということを，何ら因果関係の有無を問うこともなく，またそれを証明することもなく受け容れてそれを前提としていた．また，消化性潰瘍と胃癌との相関関係を因果関係とみなし，その因果関係の解析においてはそれを証明するべき時間の物差しとなる所見の検討がなされていなかった，という2つのことを挙げることができる．科学の歴史は，"背後にあることを証明することなく主張してはならない"（光の伝播に関するエーテルの存在[*1]）ということをわれわれに教えているのであるが，この潰瘍癌の論争も正しくそれを物語っているといえるであろう．

2. 潰瘍と空間的に重なっている癌[*2]の組織所見のうち，癌発生からの経過時間の物差しとなる所見は？

　潰瘍癌の組織学的判定基準（表III-1, 2）とされている組織学的所見のうち，どの所見が癌発生からの経過時間を示す指標となりうるかを検討してみよう．

　まず第1に，潰瘍癌の組織学的判定基準を満足する粘膜内癌について眺めてみると，粘膜内癌の大小とは無関係に潰瘍癌が存在している．このことは何を意味しているかというと，小さい癌は大きい癌よりも癌発生からの経過時間が短く，それらの間には経過時間に差があるから，組織学的に潰瘍癌と判定される癌の粘膜所見は，時間が経過しても保存されているということになる．しかしながら，結果的に内視鏡・X線検査で逆追跡が可能であった早期癌症例の経過観察では，粘膜表面からみた癌の潰瘍性病変には，潰瘍化・治癒瘢痕化の繰り返しがあって，癌巣内の潰瘍所見は定常的ではないという事実が岡部ら（1965, 1968）[26, 27]によって報告された．したがって，癌局面の粘膜所見は時間の経過を示す指標とはなりえないことは明らかであろう．また，たとえ粘膜所見が定常的であるとしても，その粘膜所見からは潰瘍の経過時間を推定することはできない．すなわち，村上（忠重）（1967）は癌巣における潰瘍病変の消長を，図III-2 に示すように，潰瘍の良性・悪性サイクルとして報告しているが，われわれは潰瘍と空間的に重なりを示す粘膜内癌の一時点での組織像を垣間見て，それが悪性サイクルを何回転した癌であるかを指摘することはできない．

　第2に，潰瘍化による胃壁の線維性組織の粗密は経過時間の指標となりうるであろう

[*1] 光に波動の性質があることはわかっていたが，波動は真空中を伝播しないと考えられていた．光が宇宙空間を伝わるという事実があるので，宇宙は光を伝える何らかの媒体で満たされていなければならない．その目に見えない光を伝播する媒体は「エーテル」と名づけられていた．しかしエーテルが存在するという証拠は検出されていなかった．1881年，マイケルソンとモーレイはエーテルの存在を証明するために，エーテル風測定実験を行った．その結果，光速度は発光体の運動にまったく影響されないという，エーテルの存在の証拠となる光の速度差は検出されなかった．このことは，「証明なくして，背後にあることを想像して主張してはならない」ということをわれわれに教えている．

[*2] ここで"潰瘍と空間的に重なっている癌"という表現を用いているのは，共存あるいは併存という紛らわしい用語を避けるためにである．すなわち，潰瘍と癌とが同一胃の異なった場所に存在している場合も，それら2病変の共存あるいは併存と表現されている場合があるからである．

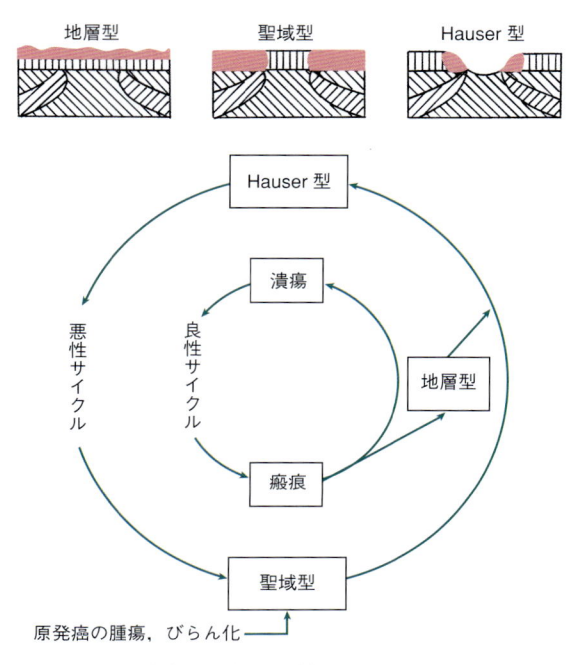

図 III-2　胃潰瘍の良性・悪性サイクル(村上忠重による)

か？　潰瘍における線維性組織は，それが形成されてからあまり時間を経過していない場合は浮腫性で粗であり，時間の経過とともに線維性組織は密となり，その収縮によって陳旧化した硬い線維性組織となる．確かに，浮腫性の粗な線維性組織，密な線維性組織，そして陳旧化した線維性組織という3つの所見は，その順で経過時間が長いということをわれわれは知っている．しかし，浮腫性で粗な線維性組織の場合を別にすると，ここに2つ以上の線維化組織像を並べて比べてみても，それらを経過時間の長さでもって順序づけることはできない．線維化組織はある一定時間を経過すればいずれも密となってしまい，時間の経過を示す指標とはなりえないのである．

　第3に，潰瘍の深さを示す固有筋層の粘膜筋板との癒合，あるいは固有筋層の切断という組織所見は，潰瘍発生からの経過時間の指標となりうるであろうか？　Ul-II度の潰瘍が，時間の経過とともにUl-III度の潰瘍を経てUl-IV度の潰瘍になるという病変が存在するが，潰瘍の多くは，村上の良性サイクルが示すように(図III-2)，良性潰瘍もまた治癒－再燃を繰り返し(五ノ井ら：1978)[1]，その再燃のある時点で潰瘍の深さが決定されているのである．われわれは，切除胃における一時点での潰瘍組織所見から，その潰瘍が良性サイクルを何回転しているのかを知ることができない．

　以上のように，われわれは潰瘍の組織所見のみをもって，多数の潰瘍をその発生からの経過時間の長さによって順序づけることはできない．すなわち，潰瘍癌の組織判定基準には，"**潰瘍が癌に先行して存在していて，そこに癌が発生した**"ということを物語る連続的な時間の指標となる組織所見が含まれていないのである．その基準はただ単なる潰瘍病変

表 III-4 粘膜内癌の大きさ別にみた潰瘍癌の組織学的判定基準を満足する癌の頻度[18,19]

最大径(cm)	潰瘍癌数	非潰瘍癌数	合計	潰瘍癌の頻度
0.6～1.0	2	29	31	6.5%
1.1～2.0	6	18	24	25.5%
2.1～3.0	9	11	20	45.5%
3.1～4.0	10	10	20	50.0%
4.1～	19	30	49	38.0%
合計	46	98	144	31.9%

(癌研病理：1966)

と癌の空間的重なりの組織所見にしかすぎない．

　それでは，潰瘍癌の問題を解析するうえで連続的な時間の指標となりうるものにどのような組織所見が癌巣に存在するか？ということになる．胃癌組織発生を導くための前提-II，すなわち"癌は発生してから連続的に大きくなる"ということを考慮すれば(89頁参照)，癌の大きさは，癌発生からの経過時間を測るための粗な時間の物差しとなりうるであろう．しかも，粘膜内癌症例に限ってみるならば，粘膜内癌の発育・進展の場は粘膜という同一条件下にあるから，症例間の比較が可能である．また，進行癌においても粘膜内進展部における癌の発育・進展は，粘膜下組織・固有筋層における癌の発育・進展に影響されることなく独立していて粘膜内を発育・発展しているから，癌の粘膜内進展部の癌の大きさは胃癌深達度とは無関係に癌発生からの経過時間を知るための指標となるであろう．

　癌の粘膜内進展部の表面積の拡大速度は，癌辺縁における癌細胞の増殖速度と，びらんによる癌細胞の胃内腔への脱落の総和によって決定される．潰瘍瘢痕収縮によって一時的な癌面積の縮小はあるとしても，それは年単位でみればほぼ無視できる．これらのことから，個々の粘膜内癌の表面積の大きさを，癌発生からの経過時間の長さの指標として採用することができる．もちろん，粘膜内癌の表面積の差がわずかな場合には，経過時間の長い癌のほうの表面積が小さいという場合もあるであろう．そのようなことは，ヒト生体は完全一様な系ではないから当然あってしかるべきことではあるが，全体的にみた場合には，ある幅をもった一定の傾向があるはずである．検討対象の数が多くなれば，そのような夾雑症例は全体的傾向からは排除される．

　粘膜内癌の大きさを癌発生からの経過時間の指標として採用し，再び潰瘍癌の組織学的判定基準を検討してみよう．潰瘍癌の組織学的判定基準を満足する粘膜内癌の頻度を癌の大きさ別に眺めてみると，表III-4に示すように，癌巣が大きくなるにしたがって潰瘍癌の頻度が高くなっている．潰瘍癌の判定基準が正しく，潰瘍にはある一定の癌化率があるとすれば，潰瘍癌の頻度は癌の大きさとは無関係に近似値を示さなければならないはずである．実際には，最大径が1cm以下の小さい粘膜内癌では潰瘍癌の頻度は6.5%と低く，最大径3.1～4cmの大きい粘膜内癌のそれは50%と高い．このように，粘膜内癌が大きくなるにしたがって潰瘍癌の頻度が高くなるということは，粘膜内癌の発育過程において潰瘍化が生じていること，つまり潰瘍の癌化ではなく癌の潰瘍化によっても，潰瘍癌の組

織学的判定基準を満足する症例が存在していることを意味している．したがって，より確実な潰瘍癌の頻度は，癌が発生してからの経過時間の短い微小癌における頻度を調べなければならないということになる．

なお，表III-4で最大径が4.1 cm以上の粘膜内癌では潰瘍癌の頻度がやや減少している．この所見は，癌が長い時間胃に存在していると進行癌となり，そして粘膜内癌では潰瘍癌の組織学的判定基準の所見の破壊があることを示しているとみなされる．特に，潰瘍辺縁における房状再生粘膜は陳旧化した潰瘍では消失している場合が多い．

以上のように，潰瘍癌の組織学的判定基準は**"潰瘍の癌化による癌"**を意味するものではなく，癌と潰瘍の空間的重なりの組織所見である．潰瘍と癌の因果関係である"潰瘍の癌化"および"癌の潰瘍化"の2つのことのうち，いずれの場合の確率が高いのか？という問題を解決するために，潰瘍の個々の組織所見を，あるいは潰瘍所見の全体を検討しても無意味である．組織標本というものは，病変が経過してきたある一時点での所見であって，そこにはその病変が経過してきた過去の出来事を物語る遺跡が完全に保存されているわけではないからである．組織標本の背後にあることを，乏しい遺跡からいろいろと詮索してみても，所詮，因果関係の証明とはなりえない．癌発生母地としての潰瘍と癌の関係を知ろうとする場合には，癌の大きさ（癌発生からの経過時間の指標），および潰瘍と癌の空間的な重なりの有無にのみ着目することが要請される．

3．潰瘍癌の検討：時間的に

日常，胃癌に接していて誰もが気づくことは，胃癌は潰瘍性病変と空間的に重なっている，つまりBorrmann 2型，3型，4型，IIc＋III型が多いということである．このことは，潰瘍と癌との間に因果関係が存在しているということを示している．この因果関係には**"潰瘍の癌化"**および**"癌の二次的潰瘍化"**という2つの事象が含まれていて，そのうちどの場合の頻度が高いのか？ということが，ここでの検討課題である．それは因果関係の解析であるから，癌発生からの経過時間を示す指標となる所見を用いて検討することが必要であることは前にも述べた通りである．

粘膜内癌で癌発生からの経過時間の指標として癌の表面積の大きさを採用し，潰瘍病変（潰瘍瘢痕をも含んでいる）と重なっている粘膜内癌の頻度を癌の大きさ別にみると，**表III-5**に示すように，粘膜内癌の表面積（または癌の表面積を円とみなした場合の直径）が大きくなるにしたがって，潰瘍性病変と空間的に重なっている粘膜内癌の頻度が高くなる傾向がみられる[18-22]．この傾向は，粘膜内癌の症例数が増加しても変わらない（**表III-6**）．これは，今井(1967)[25]および佐野(1967)[32]らによる追試においても同様の結果が示されている．粘膜内癌における癌の大きさと潰瘍病変の有無との関係について，それらの2属性は無関係であるとの仮説をたててカイ二乗検定を行うと，**表III-7**に示すように，その仮説を棄却して誤る率は極めて低い（$P<0.01$）．すなわち，粘膜内癌が大きくなるにしたが

表 III-5　粘膜内癌の大きさ別にみた潰瘍と重なっている癌の頻度

最大径(cm)	表面積(cm^2)	潰瘍病変との重なり あり	潰瘍病変との重なり なし	合計	潰瘍病変と重なっている癌の頻度
0.6〜1.0	0.3〜 0.8	6	22	28	21%
1.1〜2.0	0.9〜 3.1	26	37	63	41%
2.1〜4.0	3.2〜12.5	82	37	119	69%
4.1〜	12.6〜	66	9	75	88%
合計		180	105	285	63%

(癌研病理：1964〜1970)

表 III-6　粘膜内癌の大きさ別にみた潰瘍と重なっている癌の頻度[20]

最大径(cm)	表面積(cm^2)	潰瘍病変との重なり あり	潰瘍病変との重なり なし	合計	潰瘍病変と重なっている癌の頻度
〜0.5	〜 0.2	5	87	92	5%
0.6〜1.0	0.3〜 0.8	8	23	31	26%
1.1〜2.0	0.9〜 3.1	45	45	90	50%
2.1〜4.0	3.2〜12.5	114	68	182	63%
4.1〜	12.6〜	81	42	123	66%
合計		253	265	518	49%

表 III-7　粘膜内癌の大きさと潰瘍病変の関係（表 III-6 の 2×2 表）

最大径(cm)	潰瘍病変 あり	潰瘍病変 なし	合計	潰瘍病変と重なっている癌の頻度
〜2.0	155 (109)	58 (104)	213	27%
2.1〜	110 (156)	195 (149)	305	64%
合計	265	253	518	

( ) 理論的期待値
$\chi^2 = 67.52$,
$\chi^2(1, 0.01) = 6.635$
$P < 0.01$

って，癌局面が潰瘍化している頻度が高くなるということである．

　以上のように，粘膜内癌ではその癌発生からの経過時間が長ければ長いほど，潰瘍病変を伴う頻度が高くなるということは，癌は潰瘍化しやすい傾向があることを物語っているものである．したがって，潰瘍癌の頻度を知るためには，二次的潰瘍化をこうむっていることの少ないより小さな癌，さらには癌が発生してからあまり時間を経過していない，そして癌が発生した時点での状態をよりよく保存しているとみなされる微小癌で検討する必要があるということになる．微小癌の発生母地の検討では，潰瘍と空間的に重なっている微小癌の頻度はわずかに3%であり，微小癌数は増加しても潰瘍と重なっている微小癌とはほとんど出会わない（表 III-9，23頁参照）．潰瘍の癌化の頻度は極めて低いという結論

表 III-8 粘膜内癌の組織型別,大きさ別にみた潰瘍を伴っている癌の頻度
(表 III-6 の微小癌を除いてある)

【分化型癌】

最大径(cm)	表面積(cm²)	潰瘍病変との重なり あり	潰瘍病変との重なり なし	合計	潰瘍病変と重なっている癌の頻度
0.6〜1.0	0.3〜 0.8	4	15	19	21%
1.1〜2.0	0.9〜 3.1	26	37	63	41%
2.1〜4.0	3.2〜12.5	42	56	98	43%
4.1〜	12.6〜	19	30	49	39%
合計		91	138	229	40%

【未分化型癌】

最大径(cm)	表面積(cm²)	潰瘍病変との重なり あり	潰瘍病変との重なり なし	合計	潰瘍病変と重なっている癌の頻度
0.6〜1.0	0.3〜 0.8	4	8	12	33%
1.1〜2.0	0.9〜 3.1	19	8	27	70%
2.1〜4.0	3.2〜12.5	72	12	84	86%
4.1〜	12.6〜	62	12	74	84%
合計		157	40	197	80%

となる(微小癌の背景病変,93頁参照).これらのことから,潰瘍病変と空間的に重なっている癌をみた場合には,その潰瘍病変は癌の二次的潰瘍化によるものであって,潰瘍の癌化によるものではないと言明して誤る率は極めて低いということができる.

癌の潰瘍化しやすいという傾向は,癌の組織型とは無関係に,単に癌ということで条件づけられた集合のなかで導かれているのであるが,さらにそれを癌の組織型別の部分集合でみても,**表 III-8** に示すように,癌が大きくなるにしたがって潰瘍病変を伴っている粘膜内癌の頻度が高くなるという,同様の傾向がみられている.そして,未分化型癌は分化型癌よりも癌巣が潰瘍化しやすい傾向があり,さらに未分化型癌は分化型癌よりも癌巣が小さいうちから潰瘍化する傾向がみられる.これらのことから,未分化型癌は分化型癌よりも潰瘍化の傾向が強いということができる.

4．潰瘍癌の検討：空間的に

粘膜内癌の表面積は癌の発生からの経過時間の指標となるということを前提として潰瘍癌についての検討を行ったところ,潰瘍癌の組織学的判定基準は潰瘍の癌化を意味するものではなく,潰瘍病変を伴っている粘膜内癌の潰瘍は癌の二次的潰瘍化によるものであるとの結論が導かれた.この癌発生からの経過時間の指標が誤りであるとすると,この結論の真偽は不明であることになる.その真偽を決定するためには,癌の大きさを考慮しない他の観点からの検討が必要となる.

粘膜内癌の大きさとは無関係に，癌と潰瘍との空間的な重なりを一平面に正射影して単純な図形化を行うと，図 III-3 に示すように，4 つの図形に類別できる．これらの図形のうち，潰瘍と癌の空間的な重なりのみから，明らかに潰瘍が先行していてその後で癌が発生したということができるのは，(d)の図形，すなわち癌が潰瘍瘢痕上に限局している癌である．そのような癌は大きさ 0.6 cm 以上の癌では 0 個である．図形(b)と(c)は，潰瘍癌，癌の二次的潰瘍化，そして癌の潰瘍病変への浸潤，の 3 つの場合があり，癌発生から癌が歩んできた一時点を垣間見る組織標本のみからは，どの場合であるかを指摘することはできない(図 III-4)．Hauser 型潰瘍癌である図 III-3 の図形(c)あるいは図 III-4 の 2-C を潰瘍の癌化であると認めたとしても，その粘膜内癌に占める率は 0.7％である．

以上のように，微小癌以外の一般的な大きさの粘膜内癌における癌と潰瘍の三次元的重

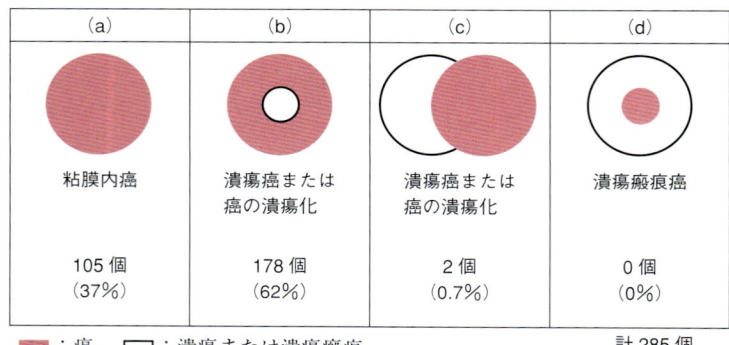

図 III-3 表 III-5 の症例における潰瘍と癌の空間的な重なり方の図形とその頻度

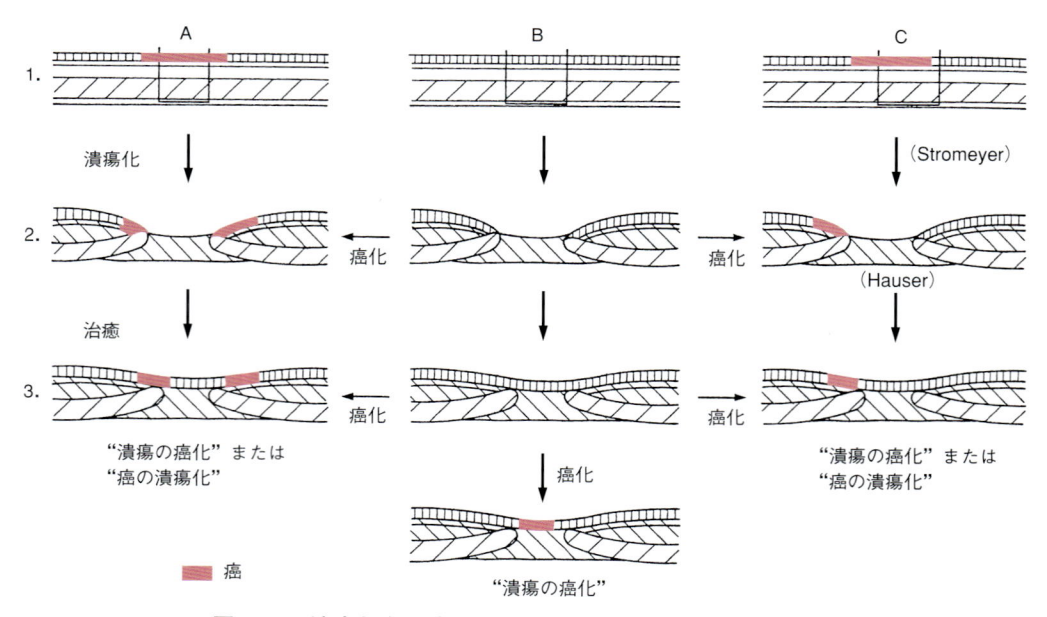

図 III-4 潰瘍と癌の重なり方とその成り立ちの経路(割面の図)
図形 2-C に至る経路は潰瘍の癌化と癌の潰瘍化の 2 つの場合がある．

なりの図形からも，潰瘍の癌化と明確に言明できる癌の頻度は極めて低く，潰瘍病変と空間的に重なっている大部分の粘膜内癌病変は，癌の二次的潰瘍化によるものであるということができる．それでは，潰瘍癌の頻度は？ということになるが，それには微小癌を対象とした検討が必要となる．なぜならば，微小癌は癌発生からあまり時間を経過していないから，癌が発生した時点での状態をよりよく保存しているとみなされるからである．

5．潰瘍癌の検討：潰瘍と微小癌

微小癌の多くは，他の胃病変で切除された胃の全割切片作製による組織学的検索によって発見されたものである．その微小癌発見の過程では，数多くの消化性潰瘍あるいは潰瘍瘢痕も組織学的に検索されている．しかしながら，潰瘍と空間的に重なりを示している微小癌は，表III-9 に示すように，微小癌 200 病変中 3 病変（1.5％）のみである．大部分（98％）の微小癌は，限局性良性病変とは無関係に，いわゆる正常粘膜に存在している．さらには，潰瘍あるいは潰瘍瘢痕は臨床的に発見が容易であり，そこからの生検組織診断も数多く行われているのにもかかわらず（図III-1 参照），潰瘍病変から微小癌が発見される頻度は極めて低い．このように，潰瘍癌はまれであるということを実際面からも指摘することができる．

潰瘍と空間的に重なっている微小癌 3 病変を潰瘍癌であると仮定して，その全微小癌 200 病変における頻度をみると 1.5％となる．次に，潰瘍病変と微小癌が重なっているこ

表 III-9　微小癌の発生母地病変（「微小癌の項」の表 VI-2 と表 VI-4 より，93，98 頁参照）

いわゆる正常粘膜	195 病変（97.5％）
大型異型上皮巣（腸型腺腫）	2　　（ 1.0％）
潰瘍（潰瘍瘢痕をも含む）	3*　（ 1.5％）
合計	200 病変（100％）

＊2 病変は Hauser 型潰瘍癌

(a) 潰瘍癌
1 個
（図 VI-6〜10，95〜97頁）

(b) 潰瘍癌または癌の二次的潰瘍化
1 個
（図 III-6〜8）

(c) 潰瘍癌または癌の二次的潰瘍化
1 個

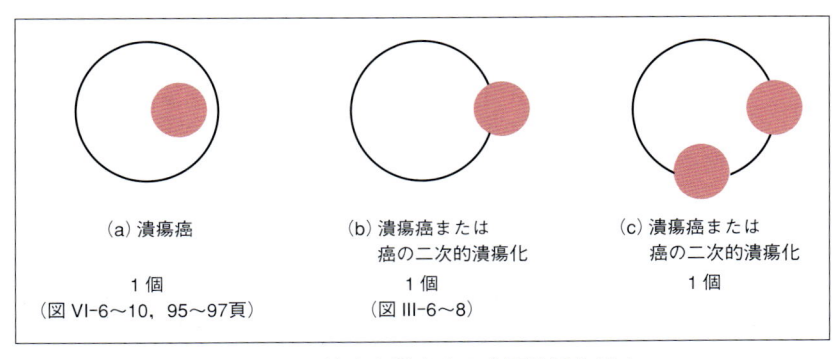

図 III-5　潰瘍と微小癌の空間的重なり方

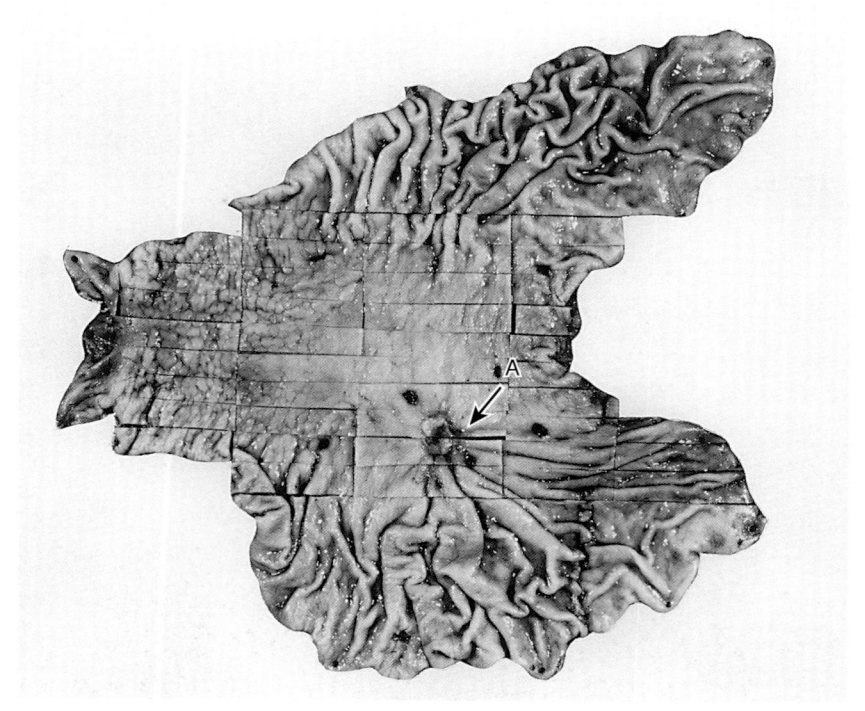

図 III-6　潰瘍の一縁に存在する微小癌の肉眼標本　図 III-5 の (b)

の3個の癌の空間的な重なり方をみると，図 III-5 に示すように，潰瘍瘢痕内の粘膜に限局している微小癌は1個であり(図 VI-6〜10，95〜97頁参照)，他は潰瘍の辺縁に存在する微小癌である(図 III-6〜8)．これらの微小癌のうち，切除胃というある一時点における潰瘍と癌との空間的な重なりの所見のみをもって，潰瘍が癌の発生以前から存在していたと言明できる微小癌は，図 III-5 の(a)の場合のみである．この微小癌の存在する Ul-IV 度の潰瘍瘢痕内には，その癌発生以前には粘膜の欠損があったことが明らかであるからである(図 VI-6〜10)[20,21]．他の2病変，すなわち図 III-5 の(b)と(c)の微小癌は，"潰瘍の辺縁に存在していて，その癌の大部分が癌の二次的潰瘍化によって脱落した"という可能性を完全に除外することができない(図 III-6〜8)．切除胃における潰瘍と癌の重なり方は，ある一時点での所見でしかないからである．したがって，潰瘍と癌との空間的な重なり方の所見のみから潰瘍癌と言明できる微小癌の頻度は，200個の微小癌のなかでわずかに1個 0.5％ということになる(図 III-5，図 VI-6〜10)．

以上のように，癌が発生してからあまり時間を経過していないとみなされる微小癌において，微小癌発見に至るまでの臨床的ならびに病理組織学的なこと，および切除胃というある一時点における潰瘍と癌の空間的重なり方からは，"**潰瘍癌は極めて少ない**"という結論が導かれる．

なお，この極めてまれな潰瘍瘢痕癌において，潰瘍病変が発癌にどのように関与したのかはわからない．ただ，偶然に潰瘍瘢痕上における粘膜から癌細胞が発生したに過ぎない

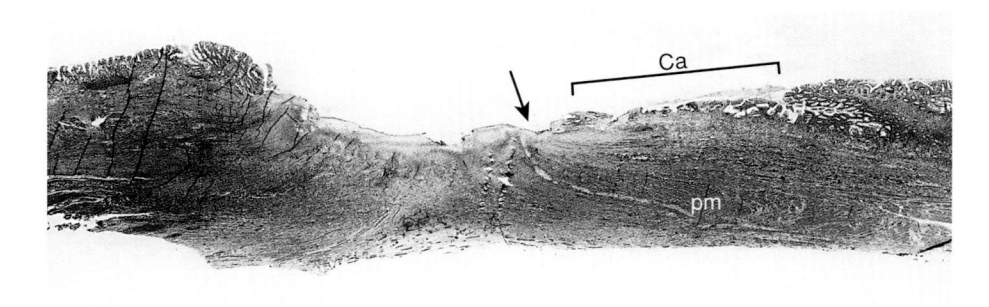

図 III-7 図 III-6 のルーペ像（A）
潰瘍辺縁における粘膜筋板と断裂した固有筋層の癒合（矢印）.

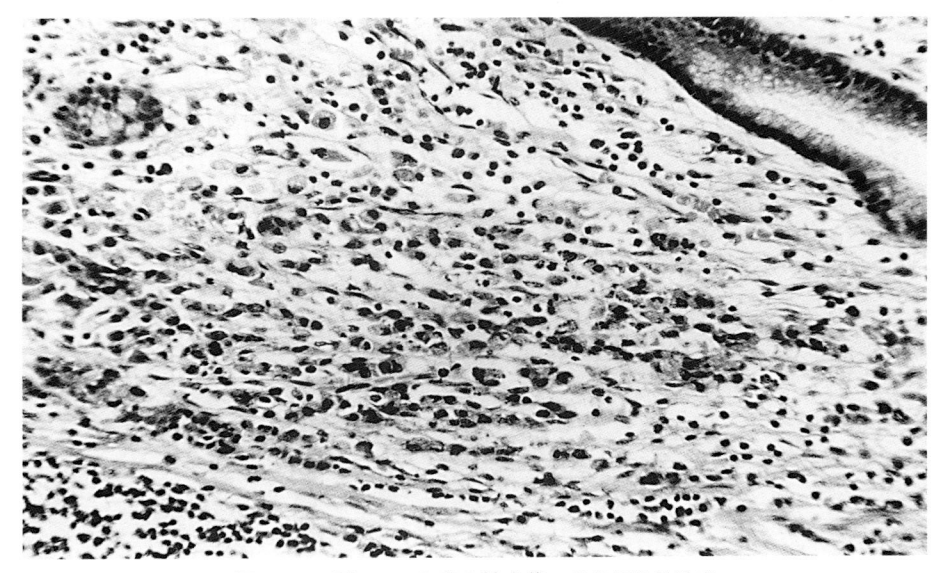

図 III-8 図 III-7 の癌の拡大像 粘液細胞性腺癌

のかもしれない．なぜならば，癌腫とは上皮細胞分裂時の突然変異によって発生した突然変異細胞であり，それが生体から排除されずに細胞分裂を繰り返して生着した細胞塊である．胃では上皮細胞分裂は各腺管で上皮若返りのために頻繁に行われていて（63頁参照），潰瘍辺縁では潰瘍修復のために上皮細胞の細胞分裂の頻度が一時的に他の粘膜部分よりも増加したとしても，その増加分は細胞の突然変異頻度からみれば無視できるであろうからである．もし，潰瘍病変が発癌に関与しているのであれば，潰瘍癌の頻度はもう少し高くなければならないであろう．炎症と多数の潰瘍の発生とその治癒・再燃が長期にわたって持続する潰瘍性大腸炎における癌発生のようにである．

　この潰瘍と空間的な重なりを示す微小癌の頻度を文献的に眺めてみると，**表 III-10** に示すように，0〜34% の間を示していて，全体では 23% となる[3,17,29,30,34]．表 III-9 の微小癌を表 III-10 の結果に加えると，10.6%（38/357）となる．しかし，それらの微小癌のほとんどは潰瘍辺縁における微小癌（図 III-4 の b または c）の重なり方であるから，それらは

表 III-10　潰瘍と空間的に重なっている微小癌の頻度

報告者(年度)	微小癌数	潰瘍と重なっている微小癌数	潰瘍と重なっている微小癌の割合
長与(1975)[17]	67	23	34%
大原(1979)[30]	46	6	13%
廣田ら(1979)[3]	18	5	28%
鎗田ら(1979)[34]	19	1	5%
岡崎ら(1979)[29]	7	0	0%
合計	157	35	23%

5 mm 以上の粘膜内癌の二次的潰瘍化の結果であることを否定することのできない微小癌である(図 III-4).

6．潰瘍癌の検討：四次元的に

潰瘍癌について，時間的に，空間的に個々に検討して得られた結論，および癌発生の時点での状態をよりよく保存しているとみなされる微小癌を対象とした検討から得られた結

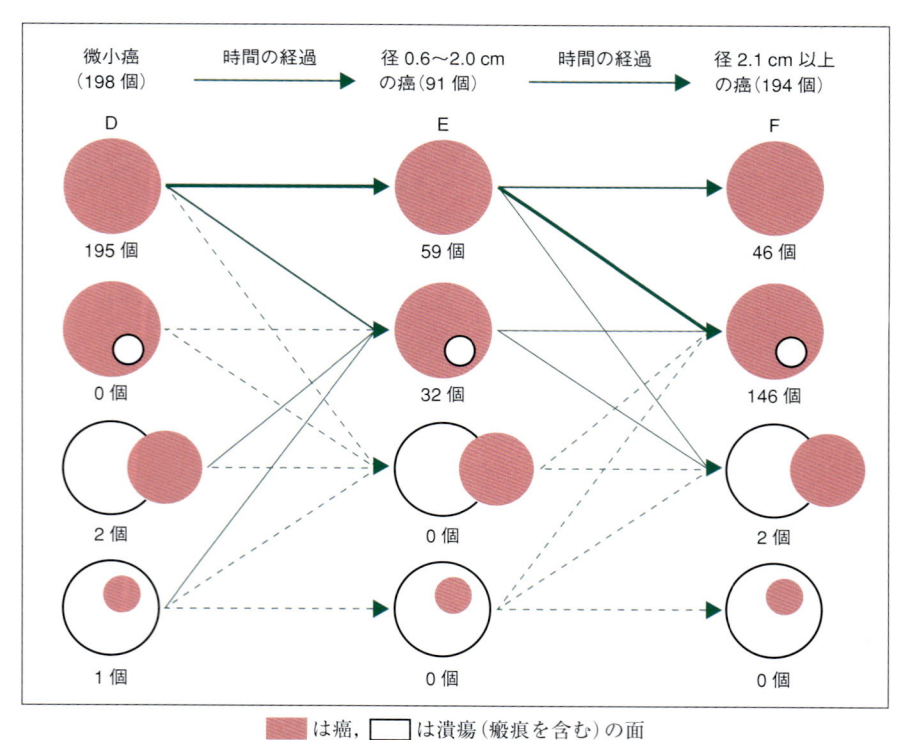

図 III-9　四次元的にみた潰瘍と癌

論は，潰瘍の癌化は極めてまれであり，潰瘍病変と空間的に重なっている癌病巣は癌の二次的潰瘍化によるものであるということである．この潰瘍と癌の問題について，微小癌をも含めた粘膜内癌というレベルで，時間の指標としての癌の大きさと，潰瘍と癌の空間的な重なりの図形とを一緒にした，いわば四次元的な考察を行ってみよう．

　図III-9は，微小癌と一般的な大きさの粘膜内癌について，潰瘍病変と癌の空間的な重なりの図形およびそれらの症例数を示している．癌は時間の経過とともに増大するから（前提2），その過程において生起する事象，つまり"癌の二次的潰瘍化"と"癌の潰瘍病変部への浸潤"を考慮して矢印を記入してみよう．実線の矢印はそれぞれの大きさの癌の集合のなかに存在する図形のみを互いに結合したもので，実線の太さは頻度を考慮したものである．点線の矢印は可能性を考慮したもので，その道を辿る癌は，その頻度が示しているように，存在していたとしても極めて少ないであろう．ただし，微小癌全部の脱落による癌の治癒への道は，証明できないから別である．図III-9の太い実線の矢印の道は，頻度の高い図形を結んだものであって，癌の多くはこの道を通っている．つまり，癌の発育に伴って癌の潰瘍化が生起する道である．

　このことをさらに単純化して幾何学的にみてみると[20]，潰瘍性病変と空間的に重なっている粘膜内癌の潰瘍は，癌の発育過程のどこかの時点で癌が潰瘍化することによって生じたものであることが一目瞭然となる．すなわち，図III-9の実線で結んだ癌のみを取り上げて癌の大きさを径2cmを境として二分してみると，表III-11に示すように，径2cm

表III-11　粘膜内癌の図形化とその癌の大きさによる頻度

図形	癌の大きさ（最大径）	
	～2.0 cm	2.1 cm～
円盤	189（86%）	46（24%）
アニュラス	32（14%）	146（76%）
合計	221（100%）	192（100%）

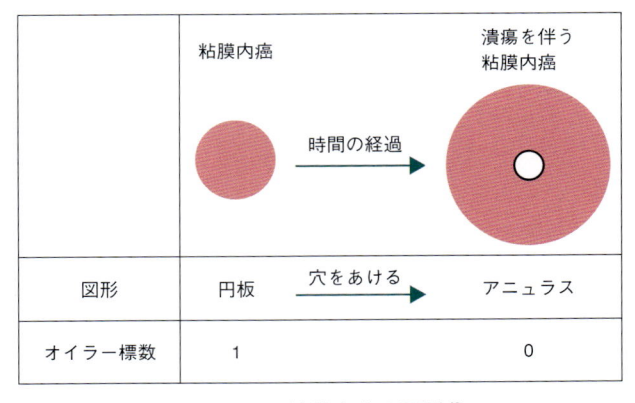

図III-10　粘膜内癌の図形化

以下の粘膜内癌の大部分は潰瘍性病変のない癌，つまり幾何学的には円盤である癌が86％と多い（その比は約9：1となる）．一方，径 2.1 cm 以上の粘膜内癌ではその大部分が潰瘍性病変を有する癌，つまり円盤に1個の穴をあけた図形アニュラスである癌が76％と多くなる（その比は約1：3と逆転する）．癌が時間の経過とともに大きくなる（前提2），つまり円盤が連続的に大きくなっていって（**図 III-10**），円盤：アニュラス＝9：1の比が1：3と逆転するということは，オイラー標数*1の図形である円盤からオイラー標数0の図形であるアニュラスを作ることである．オイラー標数1の図形からオイラー標数0の図形を作るためには，標数1の図形に1個の穴をあけなければならない．すなわち，癌の潰瘍化である．

---

*オイラー標数 Euler's characteristic（K）：多面体で，頂点の数を v，辺の数を e，そして面の数を f とすると

$$v - e + f = 2 \text{（オイラーの定理）}$$

と一定である．例えば，三角錐では v＝4，e＝6，f＝4 であるから，4－6＋4＝2 となる．

ここで，多面体を過伸展しても破れることのない理想的なゴム膜からできているものとして，多面体の辺に線を引いておき，その中に空気を十分入れると多面体は球となる．そうすると，球面上では多面体の頂点・辺は球面上に画かれた網目模様となり，多面体の面はそれら辺によって囲まれた球面の部分面となる（図 A）．

この球面の1つの部分面を取りはずすと球面には1つの穴があき，そのあいた穴を過伸展して穴のある球面を平面にすることができる．そうすると，その平面上の網目模様はオイラーの定理である v－e＋f＝2 で，点と辺の数は変わらないが面を1つ取りはずしたのであるから，v－e＋f＝1 となる．このように，一平面上に画かれた網目模様の点・辺・面の数，v－e＋f＝K の K は1となる．たとえば，三角形では頂点3，辺3，面1であるから K＝1である．最も単純な厚みのない円板では，v＝2，e＝2，f＝1で K＝1である（図 B）．

次に，球面から2つの部分面を取り除いて2個の穴のあいた球面となし，その過伸展を行うと，1個の穴のあいた円板となる（図 C）．

この図形は，球面上に画かれた網目模様で，頂点・辺の数は変わらないが2個の面が減少したものであるから，K＝0である．

このように，e－v＋f＝K の K をオイラー標数という．

この K の値は，図形の連続的な変形によっても保存されているものであって，同じ K の値の図形は同相 homeomorph であるという．この位相幾何学における同相は，ユークリッド幾何学の合同に対比されるものである．

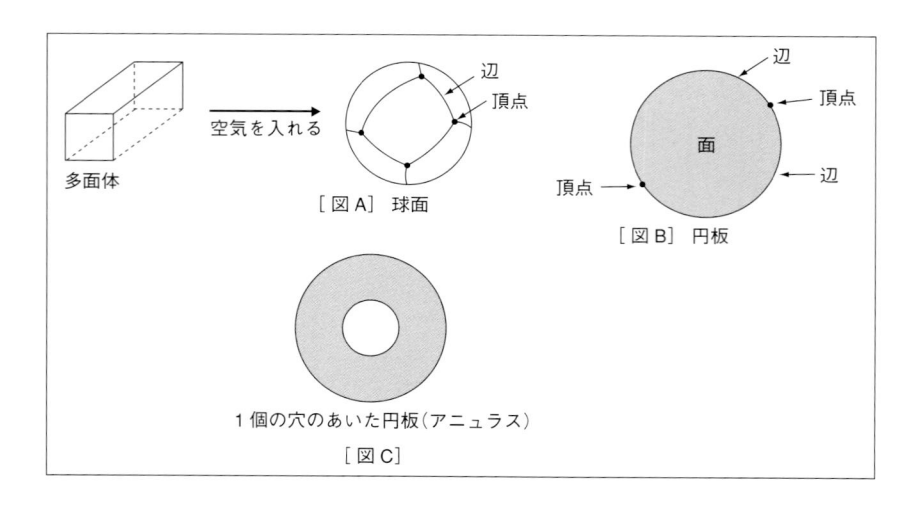

[図 A] 球面

[図 B] 円板

[図 C] 1個の穴のあいた円板（アニュラス）

表 III-12　組織学的にみた消化性胃潰瘍の発生部位

腸上皮化生のない胃底腺粘膜領域	2 例　(0.3%)
上記以外の部位	770 例 (99.7%)
合計	772 例

(1959〜1969：癌研病理)

表 III-13　胃底腺粘膜から発生した癌における潰瘍病変を伴っている頻度

	潰瘍病変		合計	潰瘍を伴っている癌の頻度
	なし	あり		
早期癌	32	62	94	66.0%
進行癌	11	93	104	89.4%
合計	43	155	198	78.3%

7．潰瘍癌の検討：胃底腺粘膜から発生した癌と潰瘍

　良性潰瘍の好発部位は幽門前庭部，なかでもその小彎沿いおよび腺境界近傍(F 境界線近傍，72 頁参照)の幽門腺粘膜側である．腸上皮化生のない胃底腺粘膜領域に発生する消化性潰瘍は極めて少ない(表 III-12)．胃底腺粘膜領域に発生する潰瘍の大部分は，急性多発性の不規則形をした浅い潰瘍(Ul-II)で，急性胃粘膜病変あるいはストレス潰瘍と呼ばれている潰瘍である[22]．

　一方，腸上皮化生のない胃底腺粘膜領域に存在している癌について，その癌巣内における潰瘍性病変の有無をみると，表 III-13 に示すように，78% の癌はその癌巣内に潰瘍性病変を有している．これらの癌と潰瘍性病変が空間的に重なっている病変は潰瘍癌であって，癌の二次的潰瘍化によるものではないと仮定してみよう．そうすると，良性潰瘍が極めてまれにしか発生しない腸上皮化生のない胃底腺粘膜領域に存在する癌は，その多くが潰瘍性病変との重なりを示している潰瘍癌であるということになる．すなわち，腸上皮化生のない胃底腺粘膜領域に発生した良性潰瘍のほとんどは癌化するということになる．このことは，微小癌から導かれた結論と全く正反対の結論である．同じ胃の中で良性潰瘍の発生する場が幽門腺粘膜領域(F 境界線外部領域)と胃底腺粘膜領域(F 境界線内部領域)と異なることによって，潰瘍の癌化が 0 と 100% と両極端を示すようなことが存在するであろうか？　もしこのようなことが現実にあるならば，胃底腺粘膜領域における良性びらんは極めて癌化しやすく危険であるということになる．なぜならば，潰瘍とびらんとは，粘膜に部分的欠損があるということで，それら 2 つの病変は癌化という点では等価であるからである．

　以上のように，"胃底腺粘膜から発生した癌" と条件付けられた集合のなかで潰瘍癌について検討すると，潰瘍の癌化を意味する潰瘍癌の全癌に対する頻度，あるいは良性潰瘍の癌化の頻度は極めて低いという結論が導かれる．

8. "潰瘍と癌の因果関係"のまとめ

　粘膜内癌の大きさは癌発生からの経過時間の指標となりうるという前提のもとに(前提2)，消化性潰瘍の発生頻度が高い幽門前庭部における一般的な大きさの粘膜内癌を対象として，客観的な所見である潰瘍病変の有無と，潰瘍と癌の重なり方の2点に着目して"潰瘍と癌の因果関係"についての検討を行った．その結果，"**潰瘍の癌化はまれであって，潰瘍と空間的に重なっている癌の潰瘍病変は，癌の二次的潰瘍化による**"という結論が得られた．

　さらに，癌が発生した時点での状態をよりよく保存している微小癌，そして良性潰瘍の発生が極めてまれな腸上皮化生のない胃底腺粘膜領域における癌，という2つの特殊な状態の癌を対象として潰瘍癌について検討した結果からも，一般的な大きさの粘膜内癌から導かれた結論と同様の結論が得られた．

　もし，逆に"潰瘍は癌化しやすい"ということになると，日常行われている胃部分切除は極めて危険な治療であることになる．なぜならば，胃部分切除による吻合部は，組織学的には Ul-IV 度の線状潰瘍あるいは線状潰瘍瘢痕と同じであるからである．実際には，吻合部の胃粘膜から発生する癌の頻度は極めて低い[11]．

　以上のことから，癌と潰瘍の因果関係を次の2点にまとめることができる．すなわち，

1. 潰瘍の癌化は極めて少ない．したがって，癌と重なっている潰瘍病変は癌の二次的潰瘍化によるものである．
2. 癌組織は正常組織に比べてびらん・潰瘍化しやすく，その傾向は分化型癌よりも未分化型癌において著しい．

　良性潰瘍の癌化は極めて少ないということになると，潰瘍の存在の重要性が軽減するような錯覚に陥るのであるが，潰瘍の癌化はまれであっても，実際には相変わらず人間存在にとって重要な病変である．潰瘍は自覚的にも他覚的にも癌発見のための1つの有力な手がかりとなるからである．特に，linitis plastica 型癌の癌発生からの発育過程においては，癌の潰瘍化は，宿主にとっては早期発見に繋がる重要な出来事である(linitis plastica への道，283頁参照)．癌組織がびらん・潰瘍化しやすいことは，合目的的にみるならば，癌宿主に与える1つの警告反応 alarm reaction であるとすることもできよう．

　最後に，潰瘍癌と診断することのできる組織学的所見は何かというと，図III-11 に示すように，潰瘍瘢痕内に限局して存在する癌ということであろう．潰瘍瘢痕の組織構造は潰瘍の深さによって異なるから，潰瘍癌と診断するための所見も，自ずから潰瘍瘢痕の深さによって異なってくる．すなわち，Ul-IV 度の潰瘍瘢痕癌は，切断された固有筋層の間にある再生粘膜内に限局して存在している微小癌である．Ul-III 度の潰瘍瘢痕癌は固有筋層と粘膜筋板とが癒合している部分の上にある粘膜内に限局している微小癌である．そして，Ul-II 度の潰瘍瘢痕癌の場合は，粘膜筋板の消失または瘢痕化した粘膜筋板の上の粘膜に

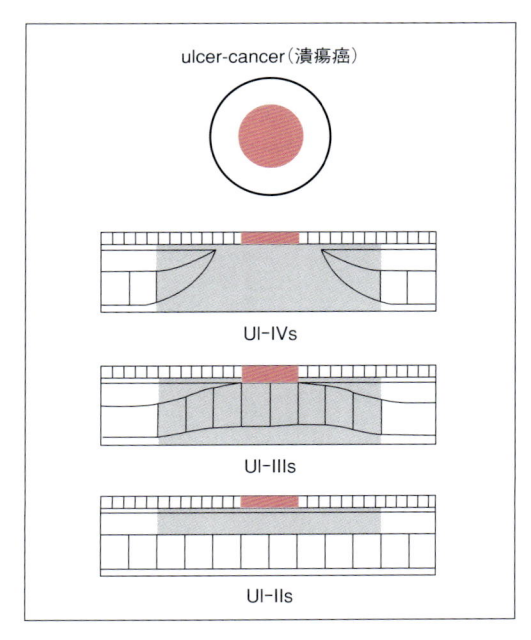

図 III-11　潰瘍癌の割面

限局している微小癌ということになるが，小さなIIc型粘膜内癌のなかには，潰瘍化がなくとも癌表面の深いびらんによる炎症の波及によって粘膜下組織の線維化が生じている場合がある．そのような場合とUl-II度の潰瘍瘢痕癌との組織学的鑑別は不可能である．したがって，組織学的に潰瘍瘢痕癌と診断できるのはUl-IIIとUl-IV度の潰瘍瘢痕癌であり，その頻度は極めてまれである．そして，潰瘍瘢痕癌ではあっても，その瘢痕が発癌に大きく関与したかというと否定的であり，それは単なる偶然の重なりである．胃腸吻合部の癌は極めて少ないことがこれを示している．

【文献】

1) 五ノ井哲朗，五十嵐勤，児玉健夫：胃潰瘍のNatural History．胃と腸 13：751-759，1978
2) Hauser G : "Ulkus-Karcinom" in Henke-Lubarsch: Handbuch der spez Path Anat u Histol Vol IV/I, Springer Verlag, Berlin, 1926
3) 広田映五，板橋正幸，鈴木邦夫，他：微小胃癌の病理．背景粘膜環境からみた胃癌の組織発生．胃と腸 14：1027-1036，1979
4) 今井　環：胃潰瘍癌について．日病会誌 51：484-485，1962
5) Johansen A : Early Gastric Cancer : A contribution to the pathology and to gastric cancer hsitogenesis. Department of Pathology, Bispebjerg Hospital, Copenhagen, 1981
6) Kuru M : On cancers developed upon ulcerative lesions of the stomach. A study of the regeneration of the mucous membrane of the stomach with special reference to its malignant transformation. GANN 44 : 47-54, 1953
7) 久留　勝：胃癌の発生母地について．外科 15：1-17，1963
8) Mallory TB : Carcinoma in situ of the stomach and its bearing to histogenesis of malignant ulcers. Arch Path 30 : 348-362, 1940
9) Morgan AD, Lee ES : The incidence of ulcer-cancer. Br J Surg 41 : 595-598, 1954

10) 村上忠重，中村暁史：胃潰瘍と癌．最新医学 11：1836-1846，1956
11) 村上忠重，戸部 勇：吻合部癌の症例報告．外科治療 12：1-8，1965
12) 村上忠重：胃潰瘍癌に関する新しい考え方．順天堂医学誌 13：157-165，1967
13) 村上栄一郎，他：日本における胃癌研究のあゆみ．日本臨牀 25：1513-1550，1967
14) Newcomb WD：The relationship between peptic ulcerations and gastric carcinoma. Br J Surg 20：279-308, 1932
15) Nagayo T, et al：Early phases of human gastric cancer. Morphological study. GANN 56：101-120, 1965
16) 長与健夫：胃潰瘍癌の再検討．癌の臨床 13：464-490，1967
17) Nagayo T：Microscopical cancer of the stomach. A study on histogenesis of gastric carcinoma. Int J Cancer 16：52-60, 1975
18) 中村恭一，菅野晴夫，高木国夫，淵上在弥：早期胃癌の病理学的研究．初期癌の発生母地について．第25回日本癌学会総会記事，p125，大阪，1966
19) Nakamura K, Sugano H, et al：Histopathological study on early carcinoma of the stomach. Some considerations on the ulcer-cancer by analysis of 144 foci of the superficial spreading carcinomas. GANN 58：377-387, 1967
20) 中村恭一，菅野晴夫，高木国夫，熊倉賢二：胃の潰瘍と癌の因果律．陥凹性早期胃癌の問題点．胃と腸 6：145-156，1971
21) 中村恭一，菅野晴夫：潰瘍と癌．内科シリーズ No.8，早期胃癌のすべて．pp118-134，南江堂，1972
22) 中村恭一：胃潰瘍の病理―癌との関連において．In 内科セミナー GE 二，消化性潰瘍：成因から治療まで．pp49-81，永井書店，1981
23) 中谷太郎：新しい数学へのアプローチ 2．論理．共立出版，1972
24) 太田邦夫：胃癌の発生．日病会誌 53：3-16，1964
25) 太田邦夫，他：胃潰瘍癌の再検討．がん特別研究"胃癌の組織発生"班協議会から．癌の臨床 13：464-490，1967
26) 岡部治弥：胃癌の経過に関する研究（第3報），悪性潰瘍の表面変化について．第7回日本内視鏡学会総会講演．Gastroenterol Endosc 7：94-96，1965
27) 岡部治弥：良性潰瘍として経過観察中に発見された胃癌の分析．胃と腸 3：705-710，1968
28) 岡部治弥：胃潰瘍の長期経過，再燃，再発，癌化，悪性サイクルなど．内科シリーズ No.2 胃・十二指腸潰瘍のすべて．pp263-278，南江堂，1971
29) 岡崎幸紀，藤田 潔，河原清博，他：微小胃癌の内視鏡診断の現状と今後の方向づけ．胃と腸 14：1059-1063，1979
30) 大原 毅：微小胃癌（長径 5mm 以下の胃癌）の臨床病理．胃と腸 14：1037-1044，1979
31) Palmer WL and Humphreys EM：Gastric carcinoma, observations on peptic ulceration and healing. Gastroenterology 3：257-274, 1944
32) 佐野量造：潰瘍癌の再検討．癌の臨床 13：464-490，1967
33) Warthin AS：Etiology of cancer of the stomach. A review of 116 consecutive cases of cancer of the stomach with particular relation to etiology. Ann Surg 82：86-108, 1925
34) 鎗田 正，白壁彦夫，岡田文親，他：微小胃癌の X 線診断．胃と腸 14：1045-1058，1979
35) 佐野量造，廣田映五，下田忠和：早期胃癌 300 例の病理学的集計―とくに潰瘍癌について．内科 26：15-21，1970

IV. 胃のポリープと癌

　ポリープ polyp とは，消化管粘膜のみならず他の臓器・組織に発生する限局性隆起性病変に対して用いられている名称で，肉眼的に，粘膜表面からみた限局性隆起の総称である．したがって，ポリープの組織学的な構成成分は問わない．なお，このポリープという名称は腔腸動物の幼生であるポリープに由来している．

　消化管でポリープといった場合には，一般に上皮の増殖による限局性隆起を意味している．このポリープのなかには組織学的に異型上皮からなる隆起性病変があり，その異型性が著明である場合には，組織学的に良性か悪性かの鑑別診断が問題となる．一方，ポリープ状を呈する癌が存在していて，胃癌学会による取扱い規約によれば，早期癌ではI型癌，IIa型癌，そして進行癌では1型癌(Borrmann)と命名されている．また，癌ではないが異型上皮からなるポリープがあり，その一部に癌が認められる場合がある．このように，胃癌のなかにはポリープ状を呈する癌が存在し，そして，異型上皮(腺腫)からなるポリープのなかに癌が存在していることがあるという2つのことから，胃のポリープは癌の発生母地の1つとみなされていた．そして異型性ポリープの癌化の組織学的判定基準とその頻度が問題となっていた．

　ファイバースコープによる直視下胃生検が行われるようになり(高木ら：1964)[1,8,9]，肉眼的に小さな扁平隆起性病変からの生検組織が採取されるようになった．この生検組織のなかには，分化型癌との組織学的鑑別が困難な異型上皮性隆起病変からの組織があり，その組織診断が問題となった(中村：1965，高木：1967)[6,8,9]．それは，胃の小さなIIa型分化型癌に肉眼的・組織学的に類似するIIa様隆起性病変である(Nakamura K, et al：1965, 1966, 長与：1965, 1966)[3-5]．そのような病変に対して中村ら(1966)[5]は，分化型癌との鑑別に問題があるということから，"異型上皮巣 atypical epithelium lesion"として，長与(1966)[3]は"異型増殖"として，分化型癌との鑑別および癌化について報告している．高木ら(1967)[36]は，IIa様異型上皮巣の内視鏡的・肉眼的所見およびIIa型分化型癌との鑑別について報告している．なお，このような粘膜に発生する異型上皮巣の症例について Konjetzny (1928)[7]は，Chronische atrophisch-hyperplastische Gastritis の肉眼的ならびに組織学的な1つの所見として，"腺腫様性格を示す花壇状またはポリープ様の粘膜上皮増生"と記載している．また，山際(1907)は"疣状腺腫"として記載しているという[18]．中村(卓)(1962～1968)[14]は胃のポリープをI～IV型に分類していて，異型上皮からなるポリープをIII型に分類している．

　一方，異型上皮によって構成されているポリープについては，Ming and Goldman(1965)[15]

表 IV-1　胃上皮性ポリープの系列化(1972, 1976)[15,16]

異型度	上皮系列	
	胃腺窩上皮系列	腸上皮化生上皮系列
なし ↓ 著明	過形成性(再生性)ポリープ Hyperplastic polyp, foveolar epithelium type ↓ A 胃型腺腫(胃型異型上皮巣) Adenoma, foveolar epithelium type ↓ C 未分化型癌Ⅰ型，Ⅱa型， undifferentiated carcinoma, protruded type	過形成性(再生性)ポリープ Hyperplastic polyp, intestinal type ↓ B 腸型腺腫(腸型異型上皮巣) Adenoma, intestinal type ↓ D 分化型癌Ⅰ型，Ⅱa型，Borrmann1型 differentiated carcinoma, protruded type

は，腺腫または腺腫性ポリープであるとしていて，それらの良性・悪性の鑑別および癌化の問題に触れている．ポリープの癌化は極めて少ないという見方もあって，文献上ではポリープの癌化率には0〜66％の大きい幅がみられる．このように，ポリープの癌化率についての見解が幅広く分かれているのは，ポリープの組織学的分類，異型性と癌の組織学的診断基準，そしてポリープの癌化による癌すなわちポリープ癌の組織学的判定基準の3点に問題があることによる．

　ポリープについて論ずる場合には，当然のことながら，ポリープの組織学的にみた質ということが問題となる．上皮性ポリープは，それを構成する上皮の性質および異型性という2つの点から，**表 IV-1**に示すように，2つの系列に大別することができ，さらに，それぞれの系列は異型性の程度によって過形成性(再生性)，異型上皮(腺腫)，癌の3つの類に分類することができるので，ポリープは組織学的に合計6つの類に分けられる[16,17]．そして，それらの類には頻度の点で差がみられる．

1．ポリープの組織学的分類

　ここでは系列別にみた隆起性病変について簡潔に記述して，どこに問題があるかを浮き彫りにしてみよう．なお，ここでいうところの胃腺窩上皮系列 series of gastric foveolar epithelium の病変には粘液細胞性腺癌も含まれているが，それを除いた病変の組織学的共通点は，上皮細胞は円柱状で比較的大型の腺管を形成し，腺管自由面に刷子縁は認められない点である．HE染色で細胞質が淡染し明るく，PAS陽性の粘液産生が認められるが，異型度が著明となると細胞質はHE染色で濃染する．時に，PAS-Alcian blue陽性の粘液産生が認められる．

表 IV-2　胃ポリープの名称とポリープ系列へのあてはめ

異型度	上皮系列	
	胃腺窩上皮系列	腸上皮化生上皮系列
なし～軽度：	Regenerative polyp(Ming & Goldman)[15] Foveolar hyperplasia(Elster)[2] 過形成性ポリープ(長与) I, II 型(中村卓次)[14]	
軽度～中等度：	Hyperplasiogenous polyp(Elster) Adenoma(Elster) 胃型腺腫(喜納)[10]	Adenomatous polyp(Ming & Goldman)[15] Borderline lesion(Elster) 腺腫性ポリープ(長与) III 型(中村卓次) 扁平腺腫(喜納) 腺腫(遠城寺・渡辺、谷口、石館)[11,20,21] IIa-subtype(福地,望月)[19]
著明：	未分化型癌 腺窩上皮型腺癌	分化型癌

　一方，腸上皮化生上皮系列 series of metaplastic epithelium of intestinal type の病変では，腺管を形成する細胞は円柱状で，細胞質は HE 染色で濃染して暗色調，自由面に刷子縁を認めることができ，細胞の間に杯細胞あるいはパネート細胞が介在している場合がある．なお，ここではポリープあるいは隆起性病変という 2 つの用語を用いているが，それは同義語である．ポリープというと有茎性ポリープを想起しがちなので，それを避けるためである．

　以上のように，上皮性ポリープは上皮の性質とその細胞異型度の点から統一的に整理・分類することができるのであるが，異型性とは後で述べるように連続的な性質があるので，異型度をもって病変の質を分類する場合には境界領域が生じ(表 IV-1A, B, C, D)，それは必然である．この境界領域のうち，異型の認識とポリープの頻度とから問題となるのは，表 IV-1 に示してある胃腺窩上皮系列では過形成性と異型上皮の間 A(過形成・腺腫境界領域病変)，腸上皮化生上皮系列では腺腫と癌腫との間 D(腺腫・癌境界領域病変または良性悪性境界領域病変)である．また，胃腺窩上皮系列で腺腫と癌腫の間 C(腺腫・癌腫境界領域)も良性悪性の鑑別が困難であるが，その頻度は低く，また，そのような病変は一般的に大きいので，良性悪性境界領域病変として切除される場合が多い．胃固有上皮には腸上皮化生が生ずるから，当然のことながら，胃腺窩上皮系列のポリープには腸上皮化生が生じて，腸上皮化生上皮を混じたポリープも存在する．杯細胞化生 goblet cell metaplasia(喜納)[26]もその 1 つである．

　上皮性ポリープの組織型分類は報告者によってさまざまな命名がなされているが，それらを表 IV-1 の各類に当てはめてみると，**表 IV-2** に示すように，多くは細胞異型のない

胃腺窩上皮系列の過形成性ポリープと，細胞異型のある腸上皮化生上皮系列の腺腫あるいは腺腫性ポリープとの2型に大別されることがわかる．

ポリープと癌との関係において一番問題となるのは，表IV-1の腸上皮化生系列の腸型腺腫（腸型異型上皮巣）と分化型癌の間（D）の境界領域である．ここには腸型腺腫の癌化率の問題があり，それはすなわちポリープの癌化という問題の主たる論点でもある．この問題を論ずるにあたっては，異型ということの性質を無視することはできない．なぜならば，良性か悪性かの組織学的鑑別は，異型性を"物差し"としており，この物差しの使い方によっては，ポリープの癌化率が高くなったり，または低くなったりもするからである．

2．異型性とは

腫瘍の良性悪性の振り分けは，組織学的に異型 atypia という所見を用いて診断している．この異型の概念あるいは性質を無視しては，実際において良性悪性の組織診断をすることはできず，良性悪性を論ずることもできない．腫瘍病理組織学の根底に横たわる礎となることであるからである．異型とは，"**細胞・構造水準における正常細胞・組織からの形態的かけ離れ morphological departure from the normal tissue at the cellular and histological levels**" である．すなわち，対象となる組織が正常の細胞・組織と比べて細胞・組織構造水準で乱れている，あるいは不規則であるということである．この形態的かけ離れの具体的な所見は，表IV-3に示すように，細胞水準および構造水準に分けられる．それらの所見には，さらに種々の程度の乱れあるいは不規則性があり，その正常からの"**かけ離れの程度**" が異型度 grade of atypia である．

個々の細胞・構造水準における所見には，無数のかけ離れの程度，すなわち無数の異型度があり，決して同一の異型度は存在しない．例えば，異型性のある組織標本を顕微鏡で

表IV-3　腺上皮の腫瘍および腫瘍様病変が呈する細胞異型および構造異型の所見[15,16)]

異型の組織所見 (i)	異型度 (x_i)	異型度の重み (a_i)
細胞異型：		
1. 核・細胞質比 (N/C)	x_1	a_1
2. 核の大小不同	x_2	a_2
3. 核配列の乱れ	x_3	a_3
⋮	⋮	⋮
構造異型：		
4. 腺管密度の増加	x_4	a_4
5. 腺管の大小不同	x_5	a_5
6. 不規則形腺管の出現	x_6	a_6
⋮	⋮	⋮
n	x_n	a_n

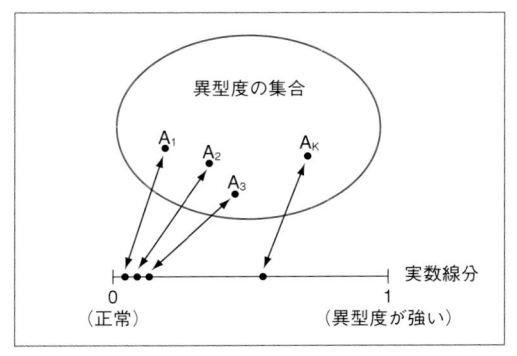

図 IV-1 各異型所見の異型度と実数線分上の点との 1 対 1 対応：異型度線分

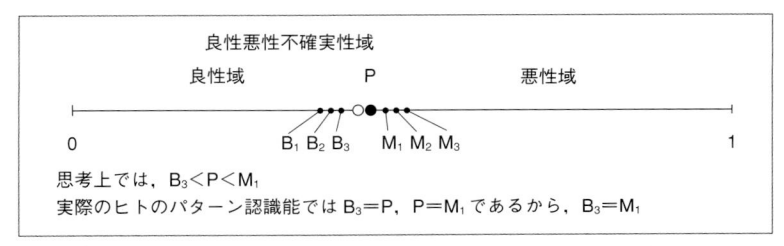

図 IV-2 良性悪性境界領域の存在は必然であること

観察するとき，組織標本を少し動かすことによって顕微鏡下に異なる組織模様を切り取ることができ，それは移動前の組織模様とは異なるから，それ自体に固有の異型度がある．その操作を繰り返すことによってわれわれは無数の異なる組織模様，すなわち無数の異型度を切り取ることができる．われわれはこの無数の異型度を，思考上で，かけ離れの程度の順に並べることができ，異型度全体の集合のなかの 1 つひとつの異型度を，実数線分上の点に 1 対 1 に対応づけることができる．その対応によって異型度は実数線分を埋め尽くす．すなわち，異型とは連続的な性質のものである（**図 IV-1**）．

　良性悪性の組織学的鑑別診断とは，この連続的な性質の異型を尺度として，実数線分，すなわち異型度線分のある 1 点で良性と悪性の 2 つの組に切断することである（**図 IV-2 の点 P**）．図 IV-2 において，異型度線分を点 P で良性と悪性とに切断したとしよう．そうすると，良性と悪性の各組には，それぞれ P 点に限りなく近づく無数の点（異型度）B_1，B_2，B_3，…と M_1，M_2，M_3，…が存在する．思考上ではそれら各点を区別することができるが，実際上は不可能である．思考上では異型のかけ離れの距離の長短関係つまり異型度は $B_3 < P < M_1$ であるが，実際には隣り合う異型度を区別することができず，それらは同じ異型度としか認識することができない．すなわち，$B_3 = P$，$P = M_1$ である．ヒトのパターン認識能には限界があるからである．そうすると $B_3 = M_1$ となり，同様のことが各点で生じ，すべての点がつながってしまう．このことが，実際の体験あるいは認識から生ずる連続性ということである．したがって，良性と悪性とを"異型度の物差し"をもって決定しようとする場合には，必然的にその間に良性悪性を決定することのできない境界領域が存

在することを常に念頭に置いて対処する必要がある．もし異型の連続性を無視して，またヒトのパターン認識能の限界を意識せずに，能力を過信して診断すると過ちを冒すことになる．

3．"異型度の物差し"による過形成性ポリープ，腺腫，癌の組織学的診断

　上皮性ポリープは，上皮の性質とその細胞異型度の点から統一的に整理・分類することができるが，異型とは連続的なものであるから，異型度をもって病変の質を分類する場合には必然的に境界領域が生じることになる．この境界領域のうち，異型の認識とポリープの頻度とから問題となるのは，表IV-1に示したように，胃腺窩上皮系列では過形成性と異型上皮の間A（過形成・腺腫境界領域病変），腸上皮化生上皮系列では腸型腺腫（腸型異型上皮巣）と分化型癌の間（D）の境界領域である．ここには腸型腺腫と癌の組織学的鑑別診断，そして腸型腺腫の癌化率の問題があり，それはポリープの癌化という問題の主たる論点となるところでもある．この問題を論ずるにあたっては，異型ということの性質を無視することはできない．なぜならば，良性か悪性かの組織学的鑑別は，異型を"物差し"としており，この物差しの使い方によってはポリープの癌化率が高くなったり低くなったりするからである．

　異型度の物差しを用いてポリープの組織診断を行う場合，過形成性と腺腫との間（表IV-1のA），腺腫と癌の間（表IV-1のD）に存在する異型度線分上の不確実性域をどのように取り扱うかが問題となる．不確実性域が存在するからといって，それを1つの類として独立させることもできるが，そうすると良性域と不確実性域（良性悪性境界域）との間，および不確実性域（良性悪性境界域）と悪性域との間に，それぞれ不確実性域が生じて，"わからない領域"が2か所となる．はじめに不確実性域を1つの類として認めて，次に認めない理由は何もないから，これら2つの不確実性域を類として認めると，不確実性域は4つとなる．これの繰り返しの行き着くところは，個々の異型度が1つずつの類をなし，分類の意味がなくなってしまう[16]．実際上において意味がなければ，それは分類のための分類となってしまうから，類別は実際に意味のあるところにとどめるべきである．

　異型度の分類で実際的・現実的に意味があるのは，良性と悪性とに類別することであるから，異型度の分類は良性と悪性との2つの組に分けるのがよい．そうすることによって，不確実性域（良性悪性境界域）の存在は1つとなる．そして，臨床病理学的に不確実性域に属する病変の場合には，再生検あるいは経過観察を行うことによって，正確な診断に到達することが可能になる．

　以上のことから，連続的な性質の異型度によって腺腫の癌化を解析するためには，"明らかに良性"および"明らかに悪性"とされる異型度のものを対象とすることがより客観的であり，良性悪性境界領域に属するような異型度の病変は解析の対象としてはならないということである．そのような病巣は，異型度の弱い癌なのか，あるいは腺腫の癌化なのか，

異型度の物差しを用いる限り，もともと知ることのできないものだからである．腺腫の癌化の頻度を推測することの実際上の意義は，明らかに良性とされる腺腫にある．なぜならば，もし腺腫の癌化の頻度が高いということであれば，前癌病変として治療することが必要となるからである．そして，良性悪性境界領域の病変は切除すればすむことであるし，また切除の適応があると考えられるからである．

次に，各系列における組織学的鑑別について簡潔に記述する．

a. 胃腺窩上皮系列の隆起性病変

胃腺窩上皮系列における隆起性病変あるいはポリープで最も頻度が高いのは，過形成性あるいは再生性ポリープ hyperplastic or regenerative polyp of foveolar epithelium type である（表IV-1）．その大きさは一般的に径2cm以下で，大部分は径1cm以下である（図IV-3, 4）．過形成性ポリープの上皮に軽度～中等度の異型がみられる隆起性病変は腺窩上皮型腺腫 adenoma of foveolar epithelium type とされるが，その頻度は低い（図IV-5, 6）[26,27]．過形成性ポリープに炎症が加わっていると軽度～中等度異型を呈する場合があり，腺腫との区別が困難となる（表IV-1のAの部分）．この部分は良性病変のなかの鑑別ということで，実際上ではほとんど問題とされていない．なぜならば，胃型の腺腫とされる隆起性病変の頻度は低く，一般的に大型であるため，切除の適応となるからである．

このポリープが問題となるのは，過形成性あるいは腺腫性という概念と，それらの鑑別についてである．腺腫の癌化率を論ずる場合には，この部分，すなわち過形成性と腺腫性との境界を組織学的に明確にしておく必要がある．なぜならば，腺腫の異型度の範囲が不明瞭であると，腺腫の癌化率を導くのに影響するからである．胃型の過形成性ポリープと胃型腺腫（胃型異型上皮巣）の間（表IV-1のA）には，ポリープは大型であるにもかかわらず，腺管の上皮には細胞異型がない，あるいはあってもそれを異型として認識できないような隆起性病変がある．そのようなポリープは，質的には過形成で大きく発育したものなのか，あるいは良性腫瘍であって，その異型性を見いだすことができない病変なのか，明確にはわからない．Elster(1976)[2]は，そのような隆起性病変を hyperplasiogenous polyp と呼んでいる．

胃腺窩上皮系列の異型度著明の項にある隆起型未分化型癌（表IV-1）では，その組織像が粘液細胞性腺癌であることはまれである．粘液細胞性腺癌と同じ胃固有粘膜から発生し，組織発生の点では未分化型癌に属する大型腺管形成の腺窩上皮型腺癌 adenocarcinoma of foveolar epithelium type も胃腺窩上皮系列の癌に属するが，その頻度は低く，一般的に大きさ径2cm以上の隆起性病変である場合が多い（図IV-7, 8）．この腺窩上皮型腺癌が粘膜内に限局している場合には，腺窩上皮型腺腫との組織学的鑑別が問題となる（表IV-1のCの部分）．この鑑別は異型度によって良性悪性に振り分ける異型度診断ということになる．異型度著明な胃腺窩上皮性隆起性病変の場合，粘膜内で粘液細胞性腺癌あるいは印環細胞癌が部分的に混在している場合がある．また，粘膜内で腺窩上皮型腺癌である場合，その粘膜下組織以深への浸潤部が硬性腺癌型を呈している場合がある．

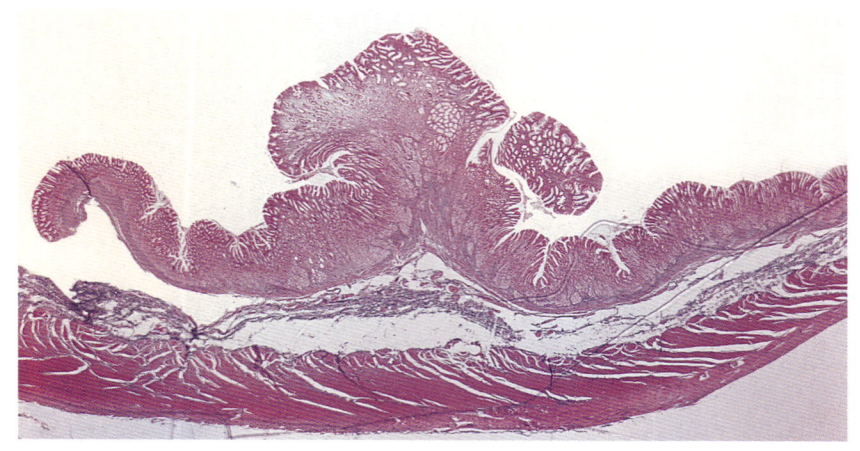

図 IV-3 大きさ8 mmの胃腺窩上皮過形成性ポリープの割面
（Masson-trichrome）

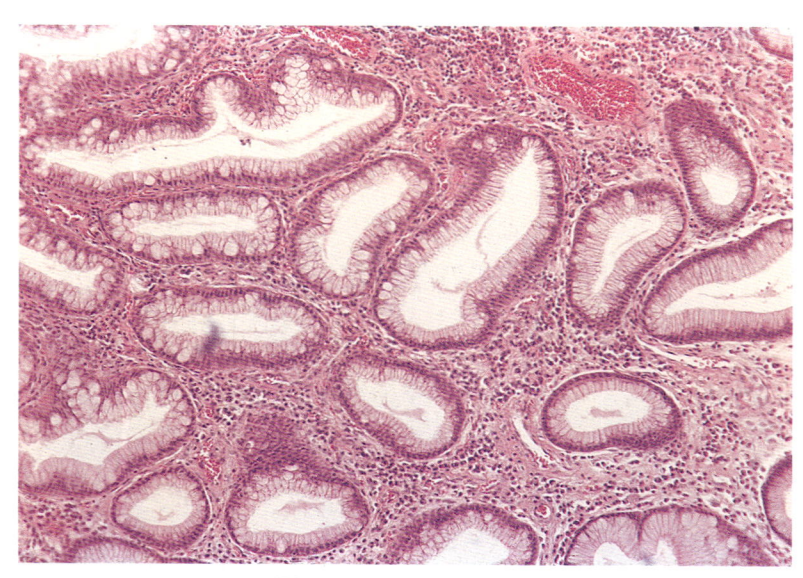

図 IV-4 図 IV-3 の拡大
ポリープは胃腺窩上皮性過形成である．高円柱状細胞が大型の腺管を形成している．HE染色で細胞質は淡染し明るい．核は基底側に配列していて，大小不同はみられない．このような所見は，再生性あるいは過形成性と呼ばれている．

一方，まれではあるが胃型腺腫の癌化とすることができる症例も報告されている[28-31]．**図 IV-9** は胃型腺腫あるいは胃型異型上皮巣から発生した癌であり，その癌の組織発生は，胃腺窩上皮系列の上皮から発生した腺管を形成している癌で，その組織発生は未分化型癌に属する癌である（図 IV-9〜13）．

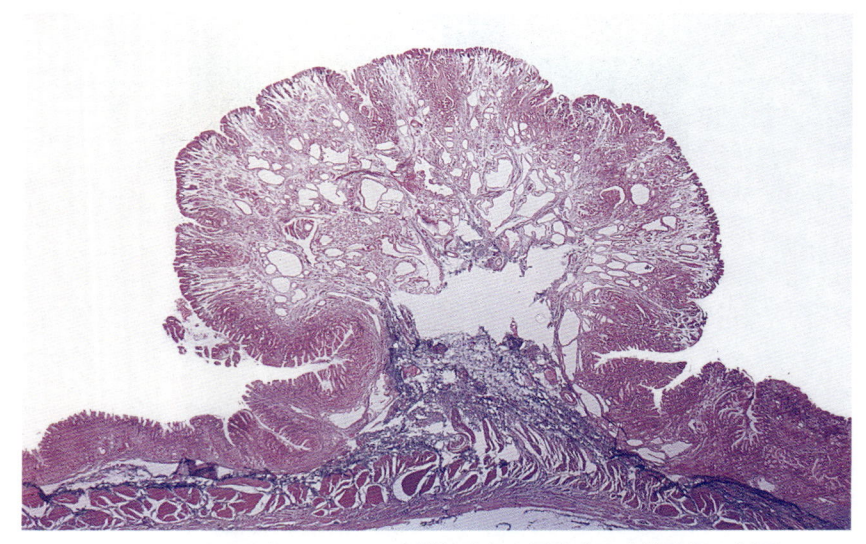

図 IV-5　大きさ径 1.5 cm の広基性隆起の胃腺窩上皮性腺腫の割面
隆起の表層は HE 染色で濃染する異型腺管からなり，粘膜深層には既存の腺管が嚢胞状に拡張している．

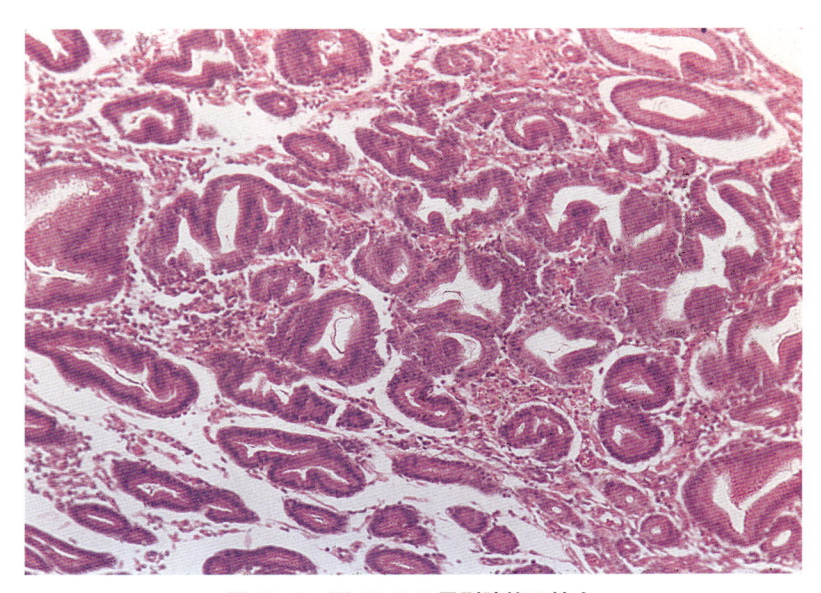

図 IV-6　図 IV-5 の異型腺管の拡大
円柱状細胞からなる腺管の大きさは比較的整っていて，それらの分布も比較的一様である．核はやや大きくなっていて N/C が軽度増加しているが，基底側に配列していて大小不同はみられない．軽度異型の胃腺窩上皮性腺腫である．

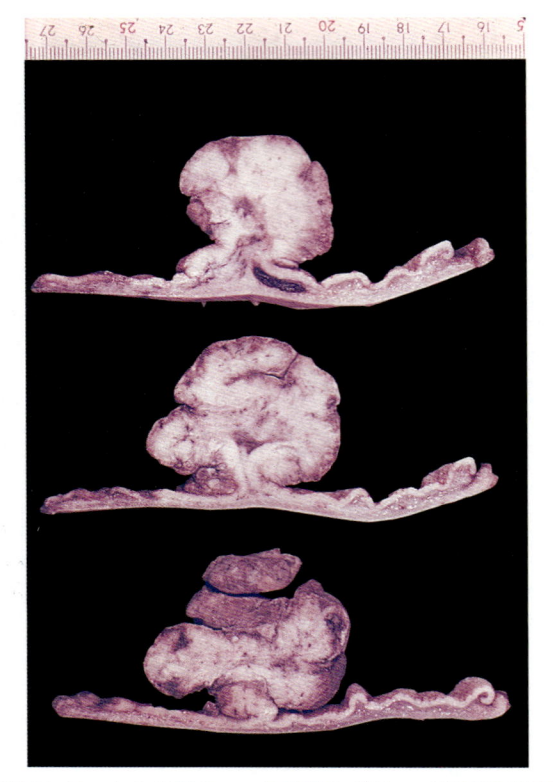

図IV-7　大きさ径3cmの有茎性ポリープ状癌の割面

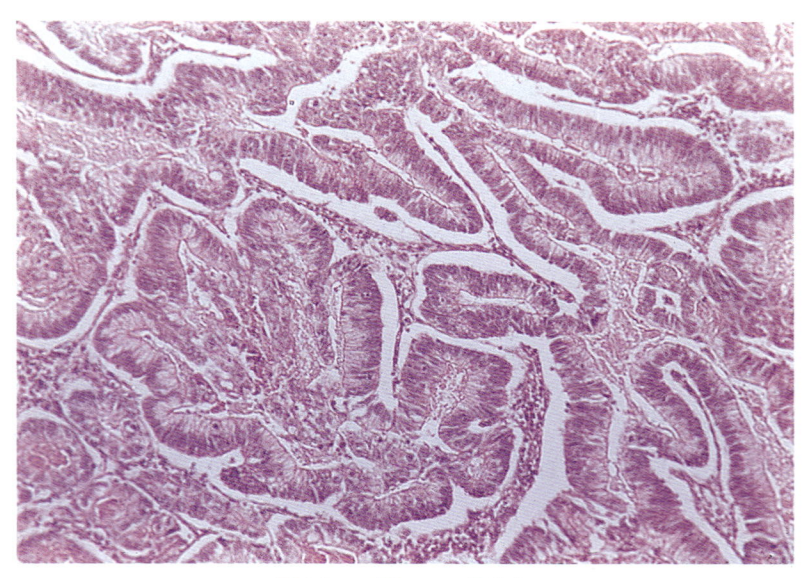

図IV-8　図IV-7の拡大
不規則形の大型腺管が乳頭状に密に増殖している．腺管を形成している細胞は高円柱状で細胞質は明るい．細胞表面には刷子縁はみられない．核の大小不同と配列の乱れがみられる．胃腺窩上皮型管状腺癌である．

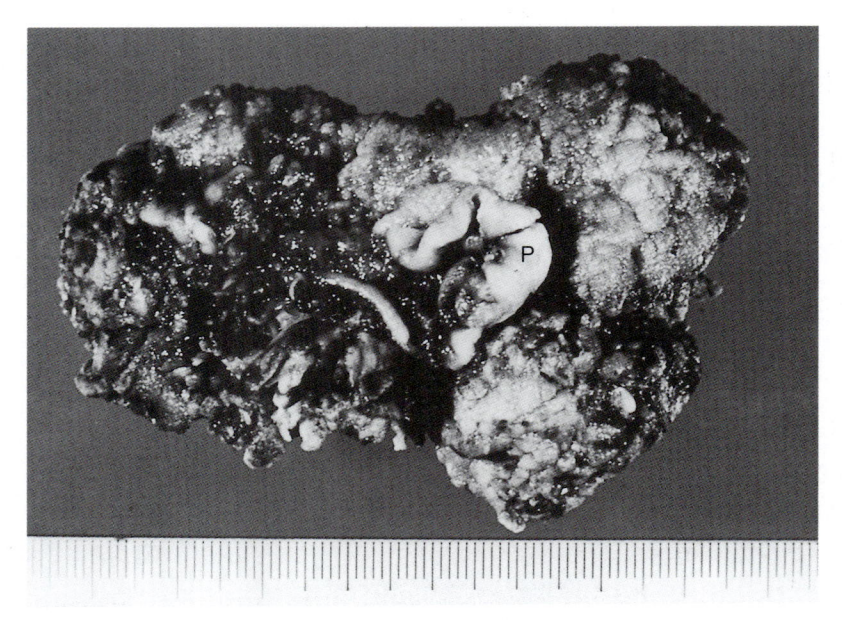

図 IV-9　胃腺窩上皮型腺腫の癌化症例(68歳，女性)
大きさ 8×6×3.5 cm の有茎性ポリープが胃体部大彎側にありポリペクトミーされた．
P：ポリープの茎部

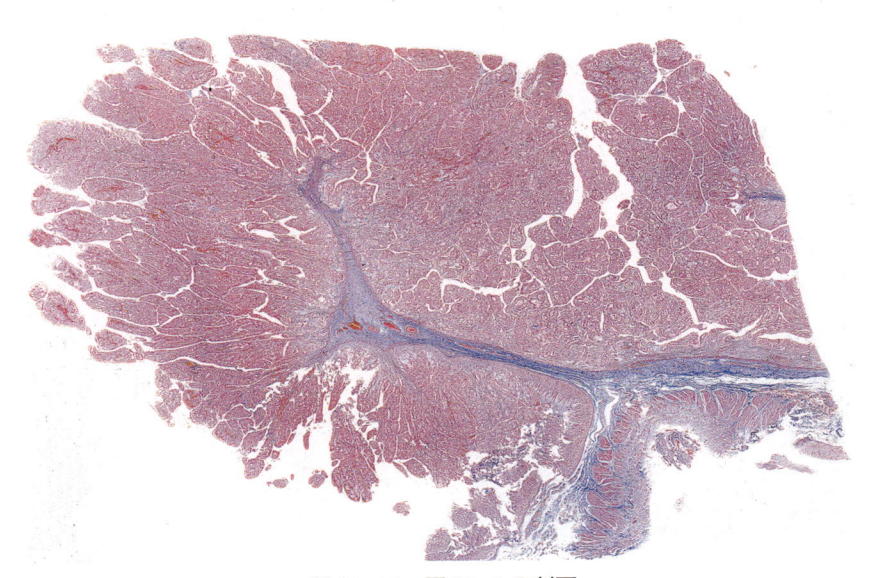

図 IV-10　図 IV-9 の割面
腫瘍は乳頭状増殖を呈している（Masson-trichrome 染色）．

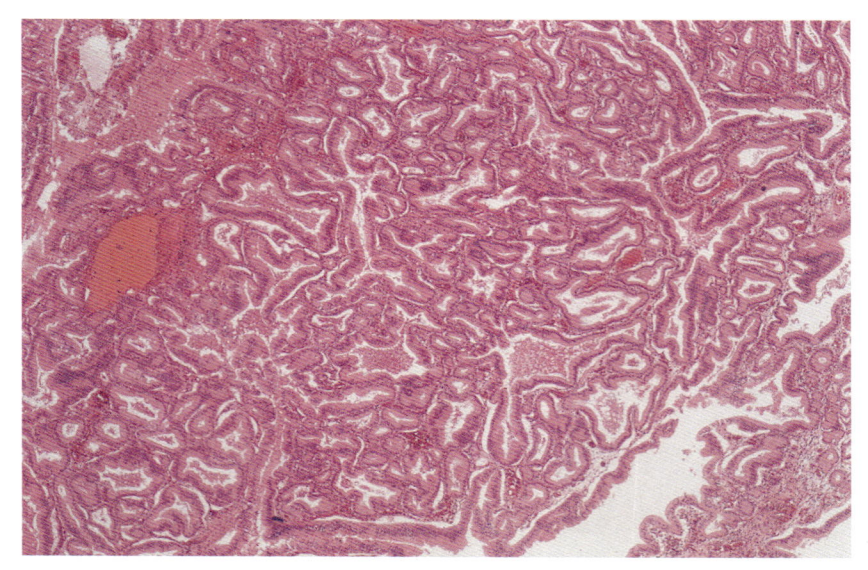

図 IV-11　図 IV-10 の拡大
腺管が密に増殖している．

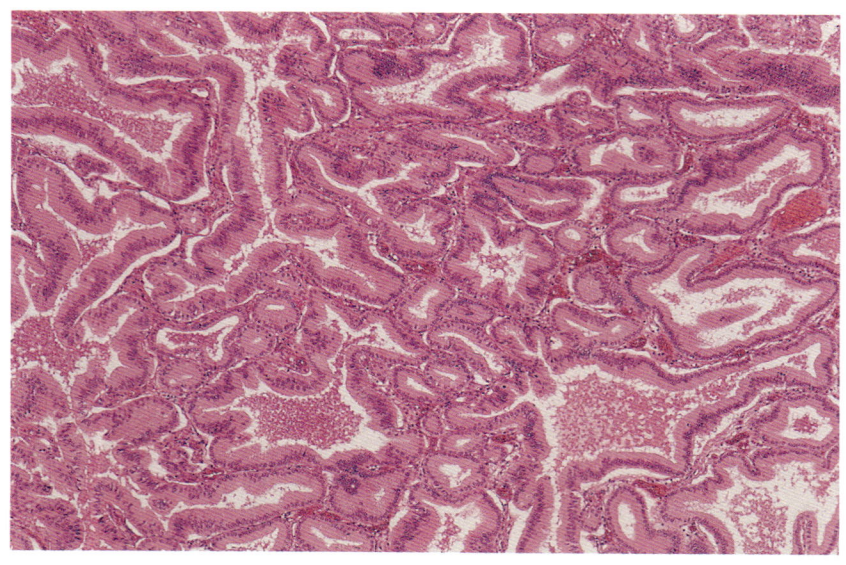

図 IV-12　図 IV-11 の拡大
異型腺管は高円柱状細胞からなり，核は棍棒状で細胞基底側に配列している．核の大小不同は軽度である．胃腺窩上皮に類似する上皮である．細胞異型度は軽度～中等度で良性とみなされるが，腺管の密度が高く不規則形腺管の多いことからは悪性も疑われる．

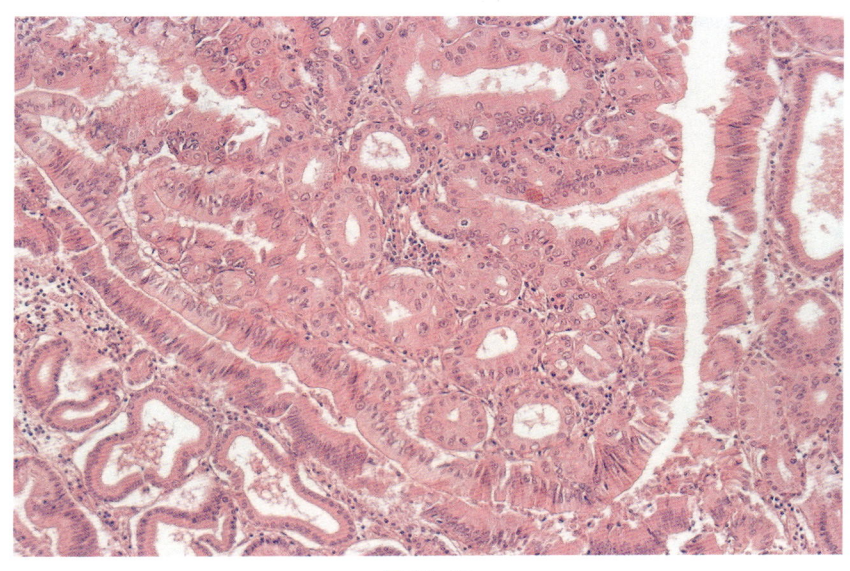

図 IV-13

この大きなポリープの大部分は図 IV-12 に示すような胃腺窩上皮系列の腺腫-癌腫境界領域病変ともいうべき腫瘍であるが，一部に異型度著明な部分が認められた．胃腺窩上皮型管状腺癌である．

b. 腸上皮化生上皮系列の隆起性病変

　腸上皮化生上皮系列における過形成性ポリープ(**図 IV-14, 15**)の頻度は低いので，腸型腺腫との鑑別はほとんど問題とはならない．ただし，まれながら腸上皮化生粘膜に限りなく類似している分化型癌が存在し，この場合には正常粘膜との鑑別が問題となる(VII-3-C．組織学的に診断が困難であった症例，図 VII-32〜44)．この系列で異型性のあるポリープは一般に腸型腺腫 adenoma of intestinal type，腺腫性ポリープ adenomatous polyp と呼ばれていて，頻度は比較的多く，肉眼的・組織学的に分化型癌との鑑別が問題となる．この類に属するポリープは多くの場合，肉眼的に IIa 様の扁平隆起を呈し，その大きさは大部分が径 2 cm 以下であり，組織学的には異型度軽度から中等度である(**図 IV-16〜19**)．電子顕微鏡的にも，腸上皮の特徴がみられる(**図 IV-20**)．

　腸上皮化生上皮系列のポリープのなかで，肉眼的・組織学的鑑別診断が一番問題となる病変は，異型度および頻度の点から，大きさ径 1〜2 cm の IIa 型を呈する，腸型腺腫と分化型癌との間に位置する表 IV-1 の D の部分である．この IIa 型様の腸型腺腫が問題視されるようになったのは胃生検が行われるようになってからであり，当初は病変の本態ではなく良悪性の鑑別に焦点があてられ，異型上皮巣(中村，菅野：1965, 1966)[4,5,12,13]，異型増殖(長与：1965, 1966)[3]，IIa-subtype(福地，望月：1975)[19,25]のように命名されていた．また，Ming and Goldman(1965)[15]は腺腫性ポリープとしている．その後，遠城寺・渡辺(1975)[11]，谷口ら(1975)[20]，石館(1975)[21]は腺腫としている．喜納ら(1976, 1980)[10]は扁平腺腫 flat adenoma とし，その理由を明確に記述している．すなわち，この病変は年単位で存続し

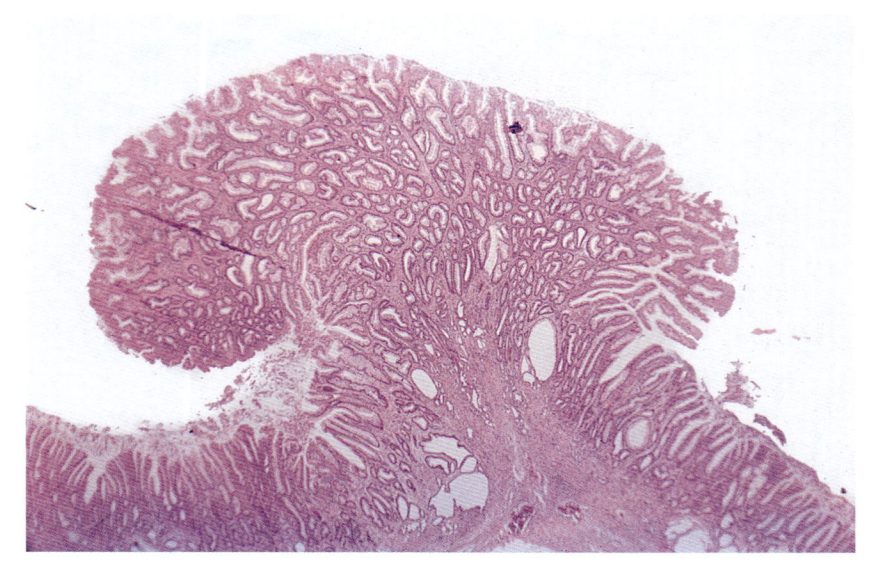

図 IV-14　腸上皮型過形成性ポリープの割面
腸上皮化生上皮の過形成によるポリープである．

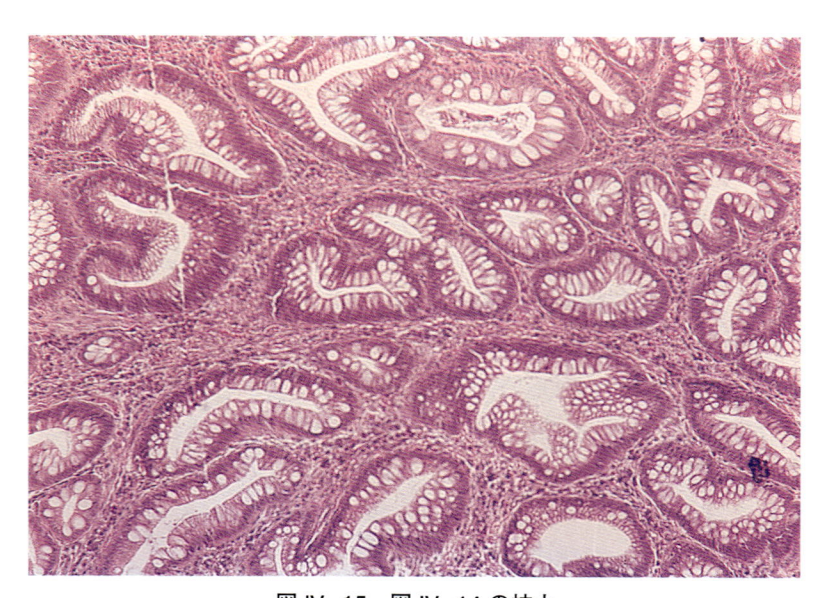

図 IV-15　図 IV-14 の拡大
腺管の分布は一様で，腺管は吸収細胞と杯細胞からなる腸上皮化生上皮である．

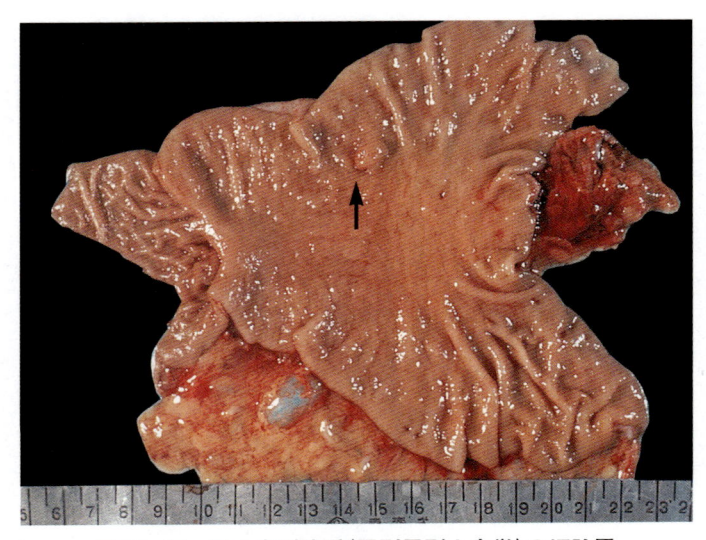

図 IV-16 腸上皮型腺腫(腸型異型上皮巣)の切除胃
大きさ径 1.5 cm の扁平隆起性病変が胃中部前壁にみられる(矢印).
隆起の表面は平滑.

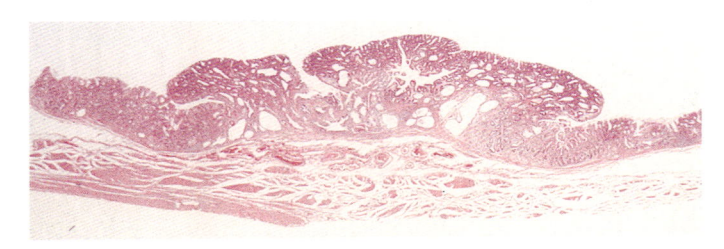

図 IV-17 図 IV-16 の扁平隆起の割面
隆起の表層 1/2 は異型上皮からなる腺管が,そしてその深層 1/2 は囊胞状に拡張した既存の腺管が占めている.

ているいわば不可逆性病変であること,肉眼的・組織学的に境界明瞭な病変で異型を伴う新生腺管で形成されていること,悪性化すること,の 3 点を挙げている.現在では,腸上皮化生上皮に類似する異型上皮からなる腫瘍については,良性腫瘍すなわち腺腫ということに落ち着いている.

この系列における癌は,組織学的に腸上皮化生粘膜から発生する分化型癌であり,肉眼的に隆起型の発育を呈する IIa 型分化型癌である(図 IV-21～24).

腸型腺腫(腸型異型上皮巣)の臨床病理については,分化型癌との肉眼的・組織学的鑑別が重要であり,また腸型腺腫の組織発生の問題があるので,項を改めて記述する.

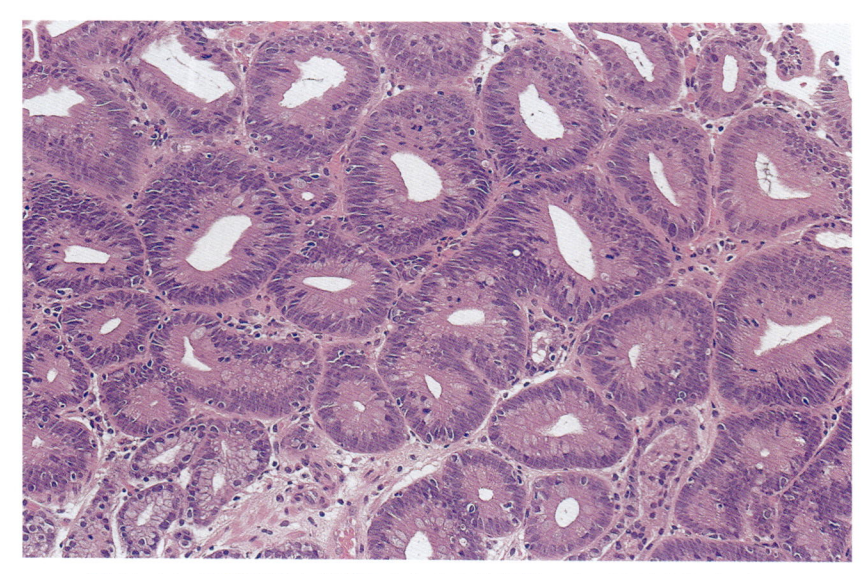

図 IV-18　扁平隆起より採取された生検組織，その異型腺管群の拡大
腺管は一般的に大型で，腺管分布は比較的一様である．腺管を構成する細胞は円柱状で細胞質は HE 染色でやや濃染し，核は棍棒状で基底側に配列している．核の大小不同は軽度である．

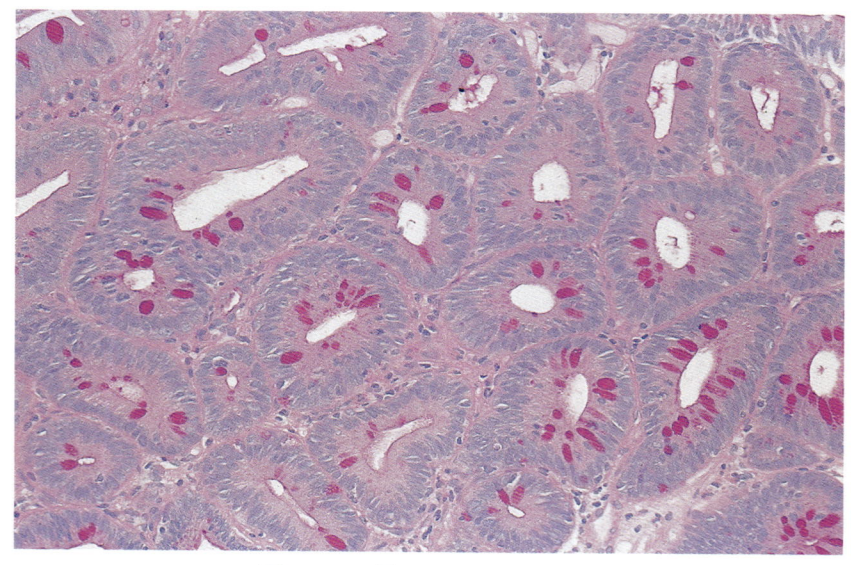

図 IV-19　図 IV-18 の PAS 染色
異型細胞からなる腺管の自由面には刷子縁がみられ，また杯細胞が異型細胞間に介在している．

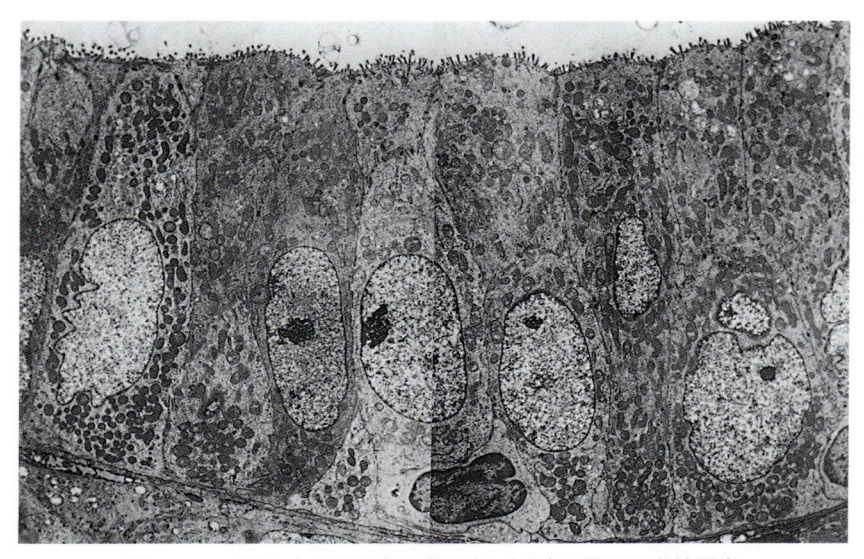

図 IV-20　腸上皮型腺腫（腸型異型上皮巣）の電子顕微鏡写真
細胞は高円柱状で，核は基底側に位置している．核は1個の核小体を入れている．
細胞自由面には，直線状に伸びる絨毛が多数認められ，その長さ，密度はやや不規則
である．

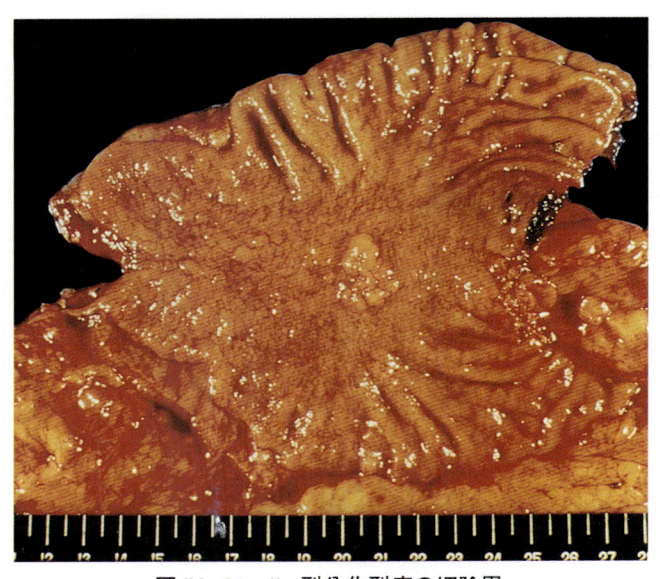

図 IV-21　IIa 型分化型癌の切除胃
胃中部小彎側に大きさ径 2 cm の隆起がみられる．その隆起の辺縁は
不規則で，表面は小結節状である．

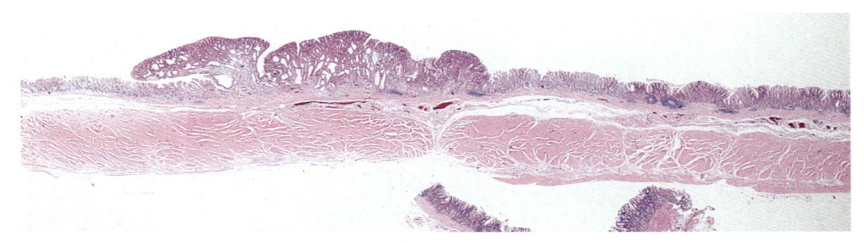

図IV-22　図IV-21の隆起の割面　異型腺管は粘膜全層を占めている．

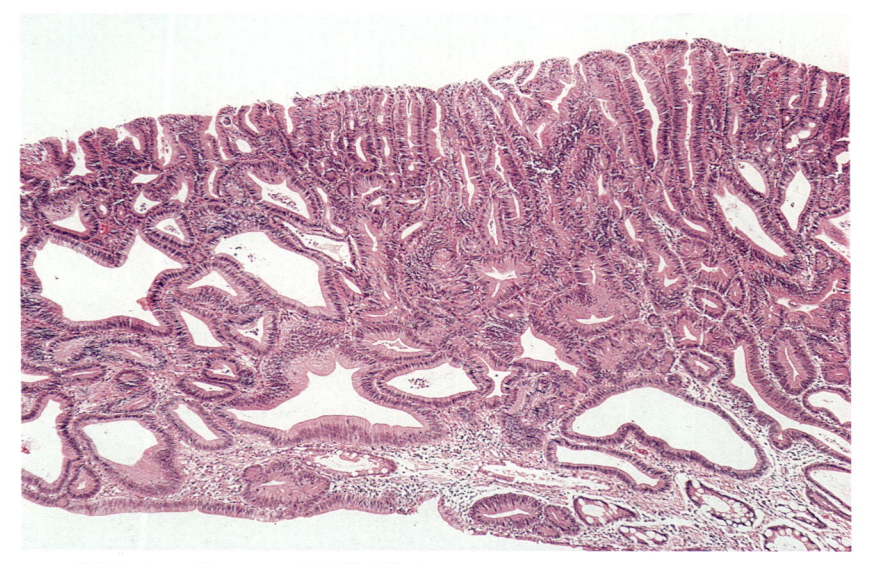

図IV-23　図IV-22の隆起の拡大　大小不同の腺管が密に存在している．

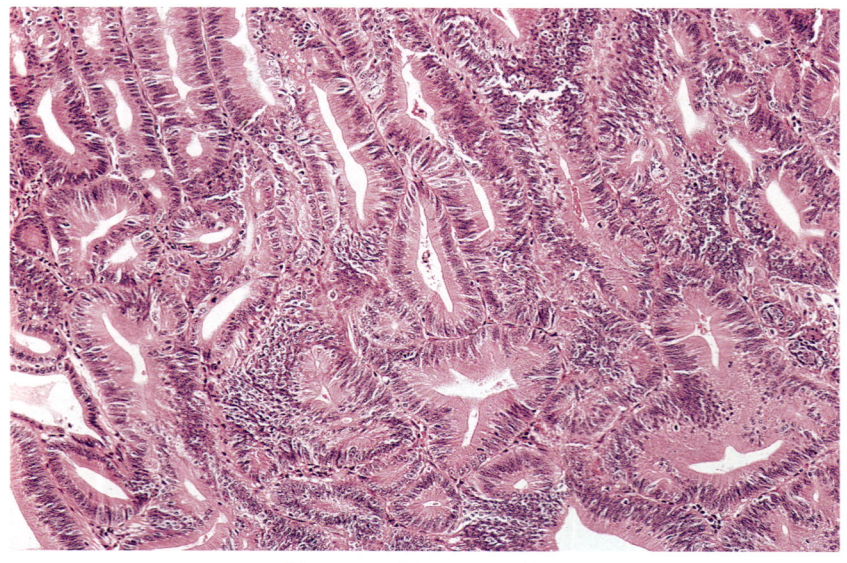

図IV-24　図IV-23の拡大
不規則形腺管が密に増殖している．異型腺管は円柱状細胞からなり，核は棍棒状で軽度の大小不同と配列の乱れがみられる．分化型癌である．

表 IV-4　腸型腺腫(異型上皮巣)の肉眼形態と大きさ

【腸型腺腫】

肉眼型	最大径(cm)			合計
	～1.0	1.1～2.0	2.1～4.0	
隆起型	87	28	8	123 病変
平坦型	19	0	0	19
陥凹型	18	3	0	21
合計	124	31	8	163 病変

【分化型粘膜内癌】

肉眼型	最大径(cm)			合計
	～1.0	1.1～2.0	2.1～4.0	
隆起型	25	59	79	163 病変
平坦型	28	4	1	33
陥凹型	74	36	61	171
合計	127	99	141	367 病変

(遠藤ら：1975)[13]

4．腸型腺腫(異型上皮巣)の組織発生

　腸型腺腫(異型上皮巣)の大部分は，それを構成する上皮の異型度を問わなければ，分化型癌と同様に組織学的ならびに電子顕微鏡的に腸上皮化生上皮に類似している(図 IV-16～20)．この腸型腺腫(異型上皮巣)は，表 IV-4 に示すように，大部分が肉眼的に扁平隆起性であって，大きさは径 2 cm 以下である．組織学的には，隆起の表層 1/2 に異型上皮からなる腺管が存在し，深層 1/2 には既存の幽門腺腺管とそれが囊胞化した腺管があって，いわば二層構造を呈している(図 IV-17)．異型上皮からなる腺管は正常の腺窩上皮からなる腺管よりも大きく，その腺管の大きさは一様で分布は規則的である(図 IV-18)．異型上皮は高円柱状で細胞質は HE 染色で濃染し，核は一般的に基底側にあり，軽度の核配列の乱れがみられる．この異型細胞からなる腺管の自由面には刷子縁が認められ，杯細胞あるいはパネート細胞が介在している場合がある．

　大きさが径 5 mm 以下の微小腸型腺腫 30 病巣の近傍粘膜の性状をみると，表 IV-5 に示すように，腸上皮化生の著明な病巣と，腸上皮化生の程度が軽度か胃固有粘膜に囲まれている病巣とが約半数ずつである．一方，腸型腺腫の切除胃の腸上皮化生の程度は，大部分の症例において腸上皮化生の程度が著明である(表 IV-6)．以上のような所見からは，腸上皮化生上皮に類似する異型上皮巣の組織発生は，図 IV-25 に示すように，腸上皮化生粘膜から発生する場合と，胃固有粘膜，特に幽門腺粘膜の腸上皮化生の過程で発生する場合との 2 通りが考えられる[5,12,13]．

　この腸上皮化生上皮に類似する異型上皮巣の本態については，前述したように，組織学的に異型上皮の過剰増殖であることから良性腫瘍であり，そのような腫瘍を腺腫 ade-

表 IV-5 微小腸型異型上皮巣（腸型腺腫）の近傍粘膜の性状

腸上皮化生の程度	微小異型上皮巣
著明	15 病巣
中等度	2
軽度～無	13
合計	30 病巣

表 IV-6 大きさ径 6 mm 以上の腸型異型上皮巣を宿している切除胃の腸上皮化生の程度

腸上皮化生の程度	異型上皮巣
著明	30 病巣
中等度	6
軽度～無	2
合計	38 病巣

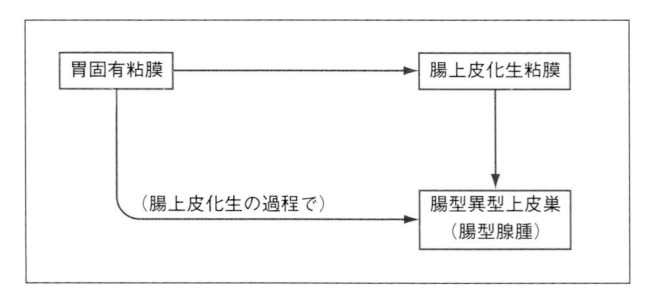

図 IV-25 腸型異型上皮巣（腸型腺腫）の組織発生

noma と呼んでいる場合が多い．しかし，長与(1975, 1976)[23,32]は腺腫ではなく異形成 dysplasia，菅野(1972)[33]は類臓器性過形成 organoid hyperplasia であるとしている．このように，腸上皮化生上皮に類似し，かつ上皮に異型性があるが悪性とは認められないような限局性隆起の上皮性病変に対して，考え方あるいは定義が異なっている．

このような病変は，実際面からみた場合，上皮性の増殖で上皮には異型性が認められるけれども異型度は軽度～中等度であり，悪性つまり癌とすることはできない．放置しておいても宿主を死に追いやることはないので，宿主にとっては良性の病変である．病理組織学的には，過剰に増殖する限局性の上皮性病変に対しては，上皮が呈する異型度によって過形成性，腺腫，癌腫と分類している．したがって，このような病変は統一的に腺腫と呼ぶのがよいのであろう．本態がどのようであっても，重要なことは良性悪性の鑑別であり，そしてそれが悪性化する頻度である．

5．腸型腺腫（異型上皮巣）の癌化の組織学的判定基準と癌化の頻度

腸型腺腫の癌化を検討する場合，まず基本的に良性悪性を決定する基準となる異型度は連続的なものであること，そして，良性か悪性かの診断を行うことは連続体の分割であるという2つのことから，異型度の点で明らかに良性とみなされる腸型腺腫を対象とすることが必要である．なぜならば，異型度が著明な腸型腺腫であると，それ自体全体が癌であ

ることを完全に除外することができないからである．次には，胃切除の時点で腸型腺腫の癌化とすることのできる所見は何か，ということが問題になる．

a. 腸型腺腫の癌化の組織学的判定基準

　腸型腺腫の癌化であると組織学的に認識できる所見は，まず第一に，腸型腺腫と癌とが空間的に重なっていることである(図IV-26～28)．腸型腺腫と癌とが重なっている病巣は，① 腺腫が癌化したもの，② 腺腫と癌とが互いに独立して発生し，それらが大きくなって重なったもの，そして ③ 全体が高分化型の癌であって一部が中分化型の癌であるもの，の3つの場合を意味している．

　腸型腺腫の一部が癌化した病巣(①)であるとするためには，腸型腺腫が癌よりも前に存在していて，その後で癌が発生したという因果関係を物語る組織学的所見がなければならない．この時間を示す所見は，組織標本上では，腺腫の組織量に比べて癌の組織量が少ないということである(図IV-27)．癌の組織量が腺腫のそれに比べて小さければ小さいほど，腺腫の癌化であることの確からしさが増加する．一方では，癌の組織量が少なくなるにつれて癌であることの確からしさが減少してゆく．つまり，癌であることの認識は，異型腺管が形成するある大きさの局面があってなされるので，腺管単位になると，腸上皮化生粘膜あるいは炎症性変化のある粘膜にも，局所的にそれだけをみれば癌においてみられる悪性腺管と区別し難い腺管が存在するからである．われわれが組織学的に癌であると認識するのは，少なくとも局所的に個々の細胞あるいは腺管を，そして全局的に組織単位での所見，あるいは近傍正常粘膜との比較を繰り返し観察して，総合的に判断しているのである．癌の局面が小さくなることは，判断のための全局的な所見が少なくなることを意味する．したがって，それが癌であるとするための癌の最小単位は1個の細胞あるいは腺管ではなく，複数の腺管が形成するある大きさの局面とすることが必要である(図IV-27, 29)．

　次に問題となるのは，腺腫あるいは癌とする異型度についてである．腺腫の癌化と主張するためには，腺腫の異型度と癌の異型度とが明らかにかけ離れていて(図IV-29, 30)，しかも病巣内では異型度が不連続であり，両者の間には明らかな境界が形成されていることである(図IV-27, 28)．なぜならば，両者の異型度が近接していて境界が形成さていないような場合には，全体が癌あるいは異型度著明な腺腫であることを否定できなくなるからである．

　以上のことから，腸型腺腫の癌化の組織学的判定基準を次の3条件にまとめることができる．すなわち，

腸型腺腫の癌化の組織学的判定基準
1. 腺腫(異型上皮巣)と癌とが空間的に重なっている．
2. 癌の大きさは腺腫の大きさに比べて微小である．
3. 腺腫性上皮と癌の異型度には明らかなかけ離れがあり，そして腺腫性上皮の異型度は明らかに良性と認識される．

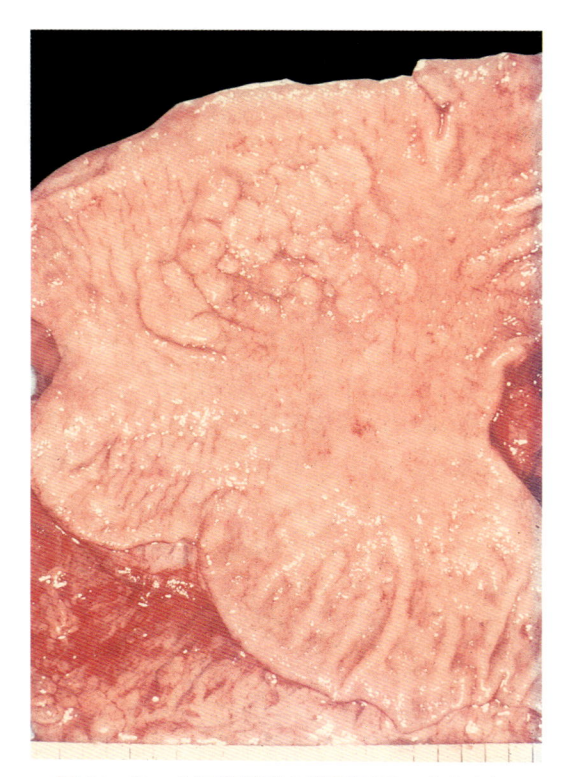

図 IV-26　中等度異型の腸型腺腫の癌化症例
大きさ径 4 cm の腸型腺腫の切除胃．幽門前庭部前壁における大きさ径 4 cm の扁平隆起がみられる．隆起の表面は粗大結節状である．

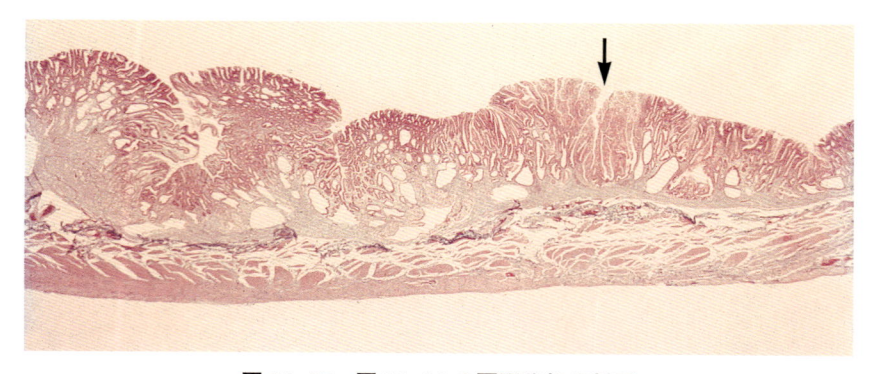

図 IV-27　図 IV-26 の扁平隆起の割面
隆起部分の粘膜は，組織学的に粘膜表層 1/2 は異型上皮，そして深層 1/2 には嚢胞化した既存の腺管がみられる．隆起の一部に大きさ径 7 mm の腺管が密に存在している充実性の部分がみられる（矢印）．

5. 腸型腺腫（異型上皮巣）の癌化の組織学的判定基準と癌化の頻度　55

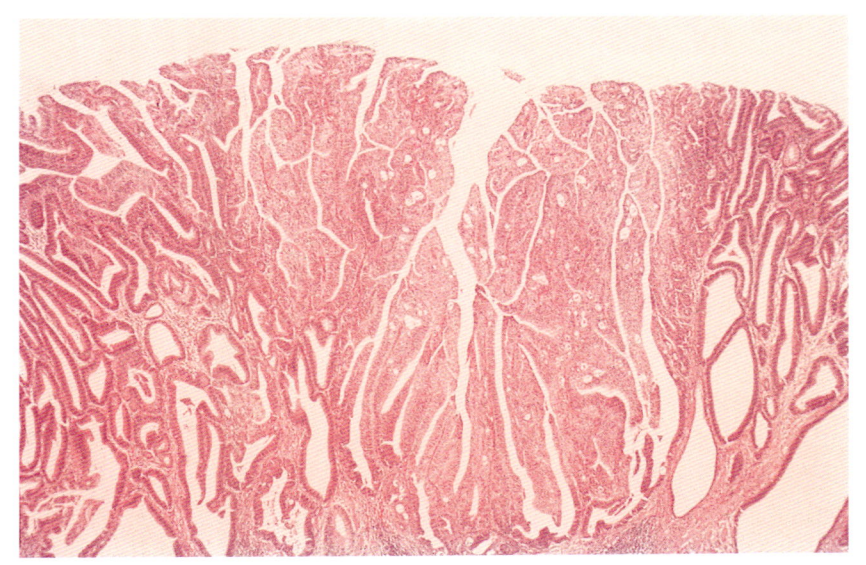

図 IV-28　図 IV-27 の充実性部分（矢印）とその周囲の異型腺癌からなる粘膜の拡大
　　周囲異型腺管群と充実性部分との境界は明瞭である．

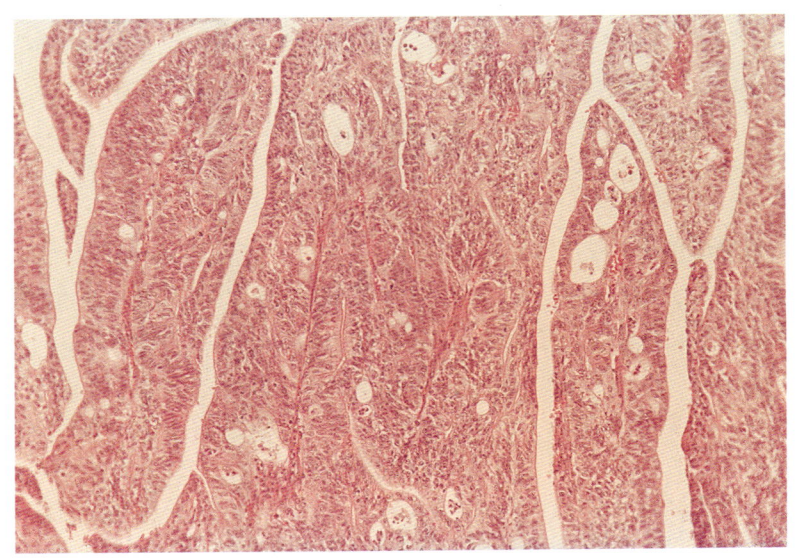

図 IV-29　図 IV-28 の充実性部分の拡大
　　乳頭管状腺癌である．

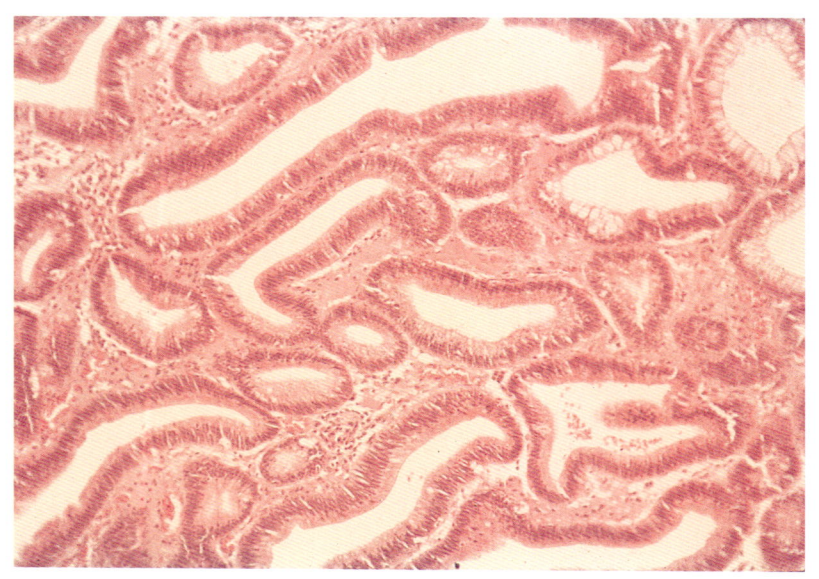

図 IV-30　図 IV-27 の異型腺管からなる粘膜の拡大
中等度異型を示す腸型腺腫である．

　ポリープの癌化の組織学的判定基準に関して，長与(1975)[22,23]は，有茎性ポリープで組織学的に癌と腺腫性上皮とが空間的に重なっている場合に，癌が小さければポリープの癌化であることが明らかであるとしている．さらに，ポリープに癌と腺腫性上皮とが混在していれば，それらの組織量の割合とは無関係に癌化とすることができるとしている．その理由として，I型早期癌には胃固有粘膜の過形成性腺窩上皮をみることができないということを挙げている．

b. 腸型腺腫の癌化の頻度

　腸型腺腫の癌化とされる病巣は，遠藤ら(1975)によれば，良性悪性境界領域の腺腫を除外した 170 病巣中に 7 病巣(4%)認められている[13]．これらの腺腫の癌化症例は，隆起の大きさが径 2 cm 以上である(図 IV-26～30 および図 IV-2a～5, 92 頁参照)．経過観察中の腸型腺腫の存在，および発見されていない病変の存在を考慮すると，この腸型腺腫の癌化率 4% は上限の値と考えてよい．大部分の腸型腺腫の大きさは径 2 cm 以下であるということから，大きさ径 2 cm 以下の腸型腺腫の癌化率は 4% 以下となり，腸型腺腫全体の癌化率は相当に低いことになる．微小癌の発生母地という点からみても，微小癌 145 病変中，腸型腺腫の中に微小癌が存在していたのは 2 病変(1.4%)（表 VI-2, 93 頁参照）であり，腸型腺腫の癌化はまれであるとみなされる．福地ら(1975)[25]は IIa-subtype の経過観察を報告しているが，それによると腸型腺腫の大部分は変化せずにそのままであるという．また，癌研付属病院における腸型腺腫の経過観察においても，**表 IV-7** に示すように，大部分の腸型腺腫は大きさが不変である．一方，胃腺窩上皮系列の腺腫をも含めた腺腫の癌化率を文献的にみると，**表 IV-8** に示すように，腸型腺腫では 0～15% と分布が広い．

表 IV-7　腸型異型上皮巣の追跡成績

追跡時間(年)	症例数	追跡結果		
		不変	増大	消失
0.5〜1	17	15	0	2 病変
〜2	12	12	0	0
〜3	6	5	1	0
〜4	7	6	1	0
〜5	2	1	0	1
5.1〜	6	5	1	0
合計	50	44	3	3 病変

(菅野：1980)[24]

表 IV-8　文献的にみたポリープの癌化率

報告者	癌化率	備考
中村(恭)ら(1966, 1972)[5, 16]	1〜5%	腸型異型上皮巣(腸型腺腫)
遠藤ら(1975)[13]	4.3%以下	腸型異型上皮巣(腸型腺腫)
福地ら(1975)[25]	0%(94病巣)	過形成性ポリープの生検・内視鏡による経過観察(6か月〜9年)
	0%(30病巣)	IIa-subtype の生検・内視鏡による経過観察
長与(1975)[22]	0.3〜0.6%	有茎性過形成性ポリープ
	70〜80%	有茎性腺腫性ポリープ
中野・中村(卓)(1975)[35]	2.1%	I 型
	0%	II 型
	14.6%	III 型
	26.7%	IV 型
佐野ら(1975)[31]	1.8%	X 線・内視鏡・生検による経過観察
山城ら(1977)[34]	6.3〜14.3%	60 歳以上の高齢者

　以上のことから，腺腫の大部分を占めている腸型腺腫の癌化について，臨床的ならびに病理組織学的に問題となるのは最大径 2 cm 以上の病巣であり，最大径 2 cm 以下の腸型腺腫の場合は，癌化の問題よりもむしろ良性悪性境界の異型度を呈している病巣の組織学的鑑別診断が重要になる．そのような異型度の腸型腺腫は，内視鏡的粘膜切除の適応がある．組織形態のうえで分化のよい癌である可能性があるからである．

【文献】

1) 黒川利雄, 淵上在弥, 高木国夫, 三隅厚信：ファイバースコープによる直視下胃生検法．消化器病の臨床 6：927-934, 1964
2) Elster K : Histologic classification of gastric polyp. Pathology of the gastro-intestinal tract. In Morson BC(ed) : Current Topics in Pathology 63. p77, Springer-Verlag, Berlin, 1976
3) 長与健夫：胃粘膜上皮の異型増殖について．癌の臨床 12：400-405, 1966
4) 中村恭一, 菅野晴夫, 高木国夫, 淵上在弥：II 型の分化型癌および異型上皮巣について．第 24 回癌学会総会記事．p185, 1965 年 10 月(福岡)
5) Nakamura K, Sugano H, Takagi K, Fuchigami A : Histopathological study on early carcinoma of the stomach : Criteria for diagnosis of atypical epithelium. GANN 57 : 613-620, 1966
6) 中村恭一：生検による胃癌の早期診断：直視下胃生検材料とその手術胃の病理組織学的比較．癌の臨床(別冊)『癌・早期診断』, pp153-159, 医歯薬出版, 1965

7) Konjetzny GE : Die Entzndungen des Magens. Henke-Lubarsch: Handbuch der spez path Anatomie und Histologie. IV/2, Springer Verlag, Berlin, 1928
8) 高木国夫：胃生検(I)．胃と腸 2：93，1967
9) 高木国夫：胃生検(II)各種疾患に対して．胃と腸 2：261，1967
10) 喜納　勇，加藤　洋，保坂茂文：胃の扁平腺腫(flat adenoma)の病理組織学的ならびに電顕的研究．特にその本態についての考察．日病会誌 65：211，1976
11) 遠城寺宗知，渡辺英伸：胃の良・悪性境界領域病変．胃と腸 10：1443-1447，1975
12) 中村恭一，菅野晴夫，高木国夫，熊倉賢二：胃の異型上皮巣の組織発生．微小異型上皮巣を中心とした光顕的ならびに電顕的研究．癌の臨床 15：955-969，1969
13) 遠藤次彦，中村恭一，菅野晴夫：胃の異型上皮巣と分化型癌の病理組織学的研究．癌の臨床 21：1242-1253，1975
14) 中村卓次：胃ポリープ．日本臨牀 22：1979-1987，1964
15) Ming Si-C, Goldman H : Gastric polyp : A histogenetic classification to carcinoma. Cancer 18 : 721-726, 1965.
16) 中村恭一：胃癌の病理―微小癌と組織発生．金芳堂，1972
17) 中村恭一，高木国夫，菅野晴夫：胃ポリープの病理と癌化の問題．日本臨牀 34：1341-1349，1976
18) 柳沢昭夫，加藤　洋：第 15 章　病理 C．組織発生と前癌病変．In 胃癌研究会（編）：日本の胃癌．pp 653-659，金原出版，1996
19) 福地創太郎，望月孝規：胃隆起性病変の診断における FGS 生検の意義．Gastrointest Endosc 9：105，1967
20) 谷口春生，和田　昭，建石竜平，他：胃の良性・悪性境界領域病変．胃と腸 10：1449-1454，1975
21) 石館卓三：胃の良性・悪性境界領域病変．胃と腸 10：1465-1469，1975
22) 長与健夫：胃ポリープ癌化の組織学的判定及びその結果について．胃と腸 10：301-308，1975
23) 長与健夫：胃の良性・悪性境界領域病変．胃と腸 10：1437-1441，1975
24) 菅野晴夫：ヒト癌の自然史．日病会誌 69：2757，1980
25) 福地創太郎，檜山　護，望月孝規：胃の IIa 様境界領域病変(IIa-subtype)の内視鏡診断．胃と腸 10：1487-1493，1975
26) 喜納　勇：胃ポリープ．In 消化管の病理と生検組織診断．医学書院，1980
27) 加藤　洋，柳沢昭夫，菅野晴夫：胃の良性・悪性境界領域病変．最新医学 36：21-30，1981
28) 藤本茂博，谷山信夫，中村克衛，他：胃ポリポージスに合併した胃ポリープ癌の一症例．胃と腸 10：335-340，1975
29) 藤井　彰，他：胃ポリペクトミーの成績．消化器内視鏡の進歩 10：112-115，1977
30) 望月福治，上野恒太郎，久道　茂，他：胃ポリープの癌化例．胃と腸 10：347-350，1975
31) 佐野元哉，奥田　茂，谷口春生，他：経過観察により癌化を認めた胃ポリープの一例．胃と腸 10：329-334，1975
32) 長与健夫：胃癌発生に関する組織学的，実験的研究．日病会誌 65：3-25，1976
33) 菅野晴夫，他：消化管境界病変の病理形態．胃の異型上皮．癌の臨床 18：834-842，1972
34) 山城守也，中村恭一，橋本　肇，他：高齢者の胃病変．剖検例を中心に．胃と腸 12：615-625，1977
35) 中野眼一，中村卓次，緒方伸男，他：胃ポリープの癌化，とくに IV 型ポリープについて．胃と腸 10：351-354，1975
36) 高木国夫，熊倉賢二，菅野晴夫，中村恭一：胃隆起性病変，良性悪性の境界病変；異型上皮を中心に．癌の臨床 13：809-817，1967

V. 胃癌発生の場

　胃癌の発生母地病変として，胃に発生頻度の高い潰瘍およびポリープが重要視され，そのような限局性良性病変を母地として発生したとみなされた癌を，それぞれ潰瘍癌 ulcer-cancer，ポリープ癌 polypogenic carcinoma と呼んでいた．しかし，前節でみたように，潰瘍癌とポリープ癌についてその因果関係を検討すると，それらの良性病変は癌発生母地として重要ではないとの結論が得られた．この結論から，次には胃癌発生に関する命題**"胃癌の大部分は良性限局性病変（潰瘍，ポリープ）とは無関係に，直接胃の粘膜から発生する"**が派生する．この命題を証明するためには，癌発生の場である胃粘膜上皮の形態および機能を知っておくことが必要となる．なぜならば，胃癌は胃の粘膜上皮から発生するのであり，腫瘍病理組織学の大前提**"腫瘍はそれが発生した臓器・組織の構造・機能を多少とも模倣している"**ということがあるからである（胃癌組織発生を導くための［前提］．

　したがって，胃癌の組織発生の解析にあたっては，胃の粘膜を構成する上皮に類似を求める必要がある．ここでは，胃癌発生の場である胃の粘膜の組織学[15]とその加齢に伴う変化の一般的傾向について考察する．

1．胃固有粘膜と腸上皮化生粘膜

　胃に固有な粘膜 gastric proper mucosa, ordinary mucosa は，幽門輪から口側に向かって幽門腺粘膜 pyloric gland mucosa（図 V-1），胃底腺粘膜 fundic gland mucosa（図 V-2），噴門腺粘膜 cardiac gland mucosa（図 V-3）の3種類に分類されている．胃固有粘膜には腸上皮化生が生じて腸上皮化生粘膜 metaplastic mucosa of intestinal type（図 V-4）が介在するようになる．このように，胃に存在する粘膜は本質的には胃固有粘膜と胃の腸上皮化生粘膜との2種類に類別される（表 V-1）．

　胃固有粘膜は，組織学的に，表層1/5～1/3は高円柱状粘液細胞からなる腺窩上皮で覆われており，その下に固有胃腺である幽門腺，胃底腺，噴門腺が存在している．それらの粘膜上皮は常に細胞分裂によって若返っている．その細胞分裂が行われている部分は，腺窩上皮と固有胃腺の間の腺管頸部であり（図 V-5,6），細胞分裂帯あるいは細胞増殖帯と呼ばれている．そこでは，上皮細胞新生のための細胞分裂が行われていて，分裂した細胞のうちの1個は，腺管の粘膜表層あるいは腺底部に向かって粘液細胞，壁細胞あるいは主細

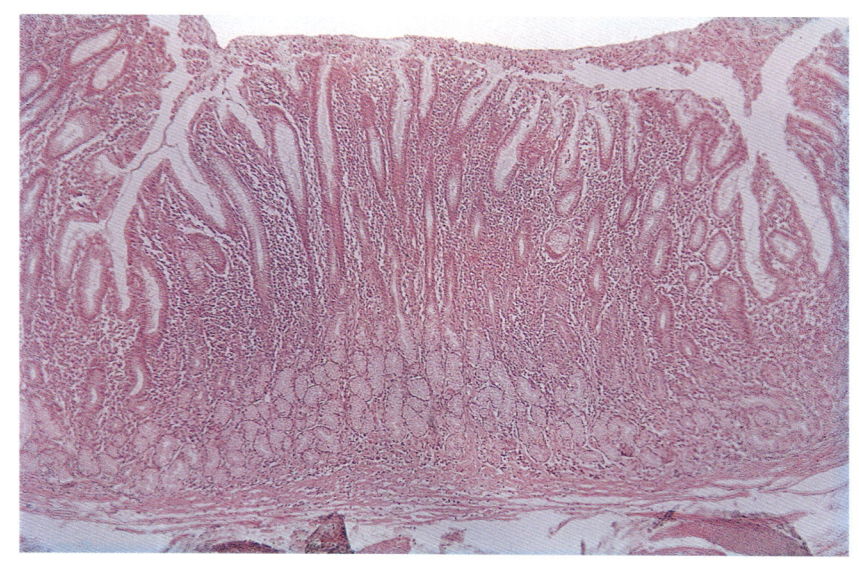

図 V-1　幽門腺粘膜

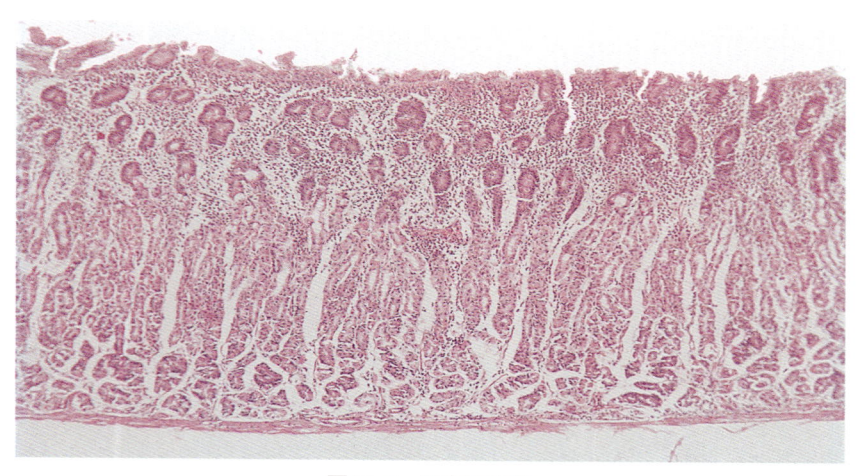

図 V-2　胃底腺粘膜

胞に分化しながら移動し，それぞれ粘膜表層あるいは腺底部から排除される（アポトーシス apoptosis）(**図 V-7**)．腸上皮化生腺管の細胞分裂帯は腺管下部 1/2 である(**図 V-8**)．上皮細胞の寿命は，腺窩上皮の粘液細胞は 2〜3 日，幽門腺細胞 14〜20 日，壁細胞と主細胞は 150〜200 日といわれている(Lipkin ら：1963，服部，藤田：1977)[16,17]．

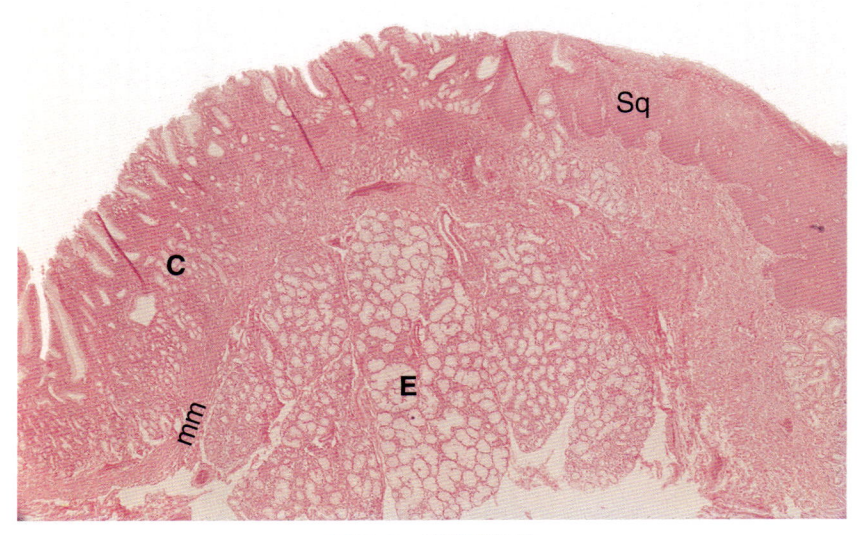

図 V-3　噴門腺粘膜
C：噴門腺，E：食道腺，mm：粘膜筋板，Sq：食道扁平上皮

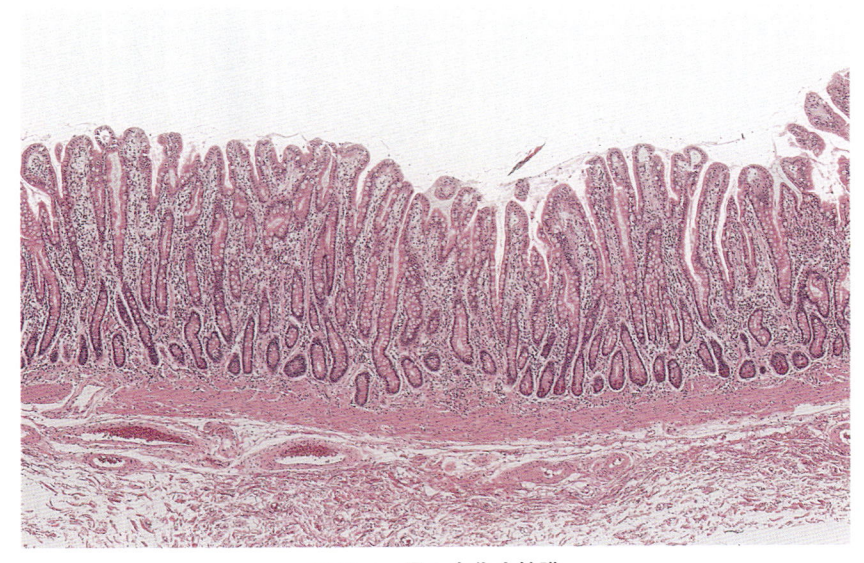

図 V-4　腸上皮化生粘膜

表 V-1　胃に存在する粘膜

胃固有粘膜 gastric proper mucosa
　　幽門腺粘膜 pyloric gland mucosa（図 V-1）
　　胃底腺粘膜 fundic gland mucosa（図 V-2）
　　噴門腺粘膜 cardiac gland mucosa（図 V-3）
腸上皮化生粘膜 metaplastic mucosa of intestinal type（図 V-4）

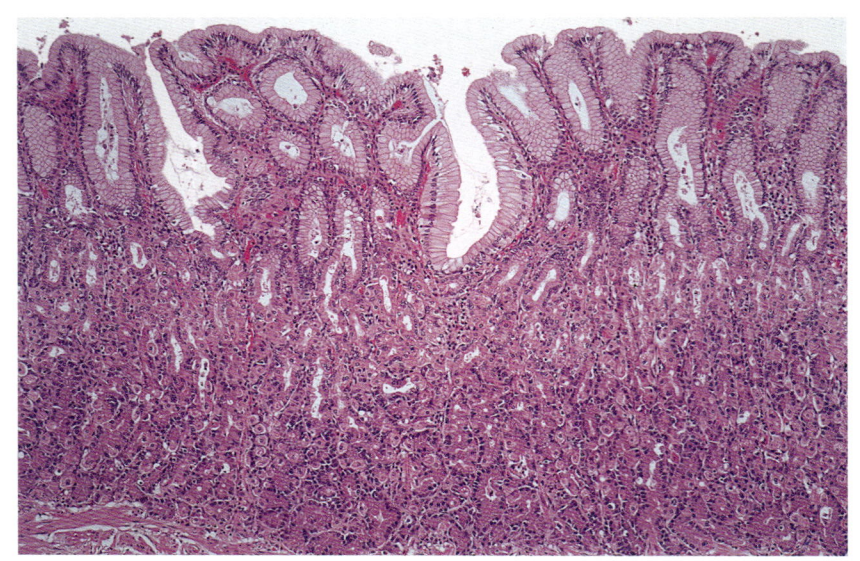

a：HE 染色

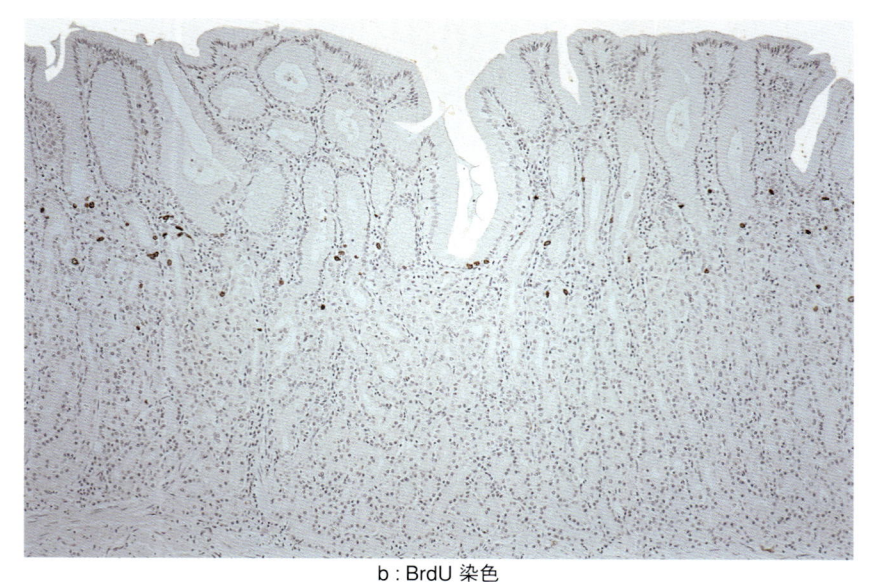

b：BrdU 染色

図 V-5　胃底腺粘膜の割面

胃底腺管の細胞分裂帯は表面の腺窩上皮と胃底腺の間の腺頸部に存在している．腺頸部に褐色に染色されている細胞が分裂細胞である（b）．

a：HE 染色　　　　　　　　　　　　　　b：BrdU 染色

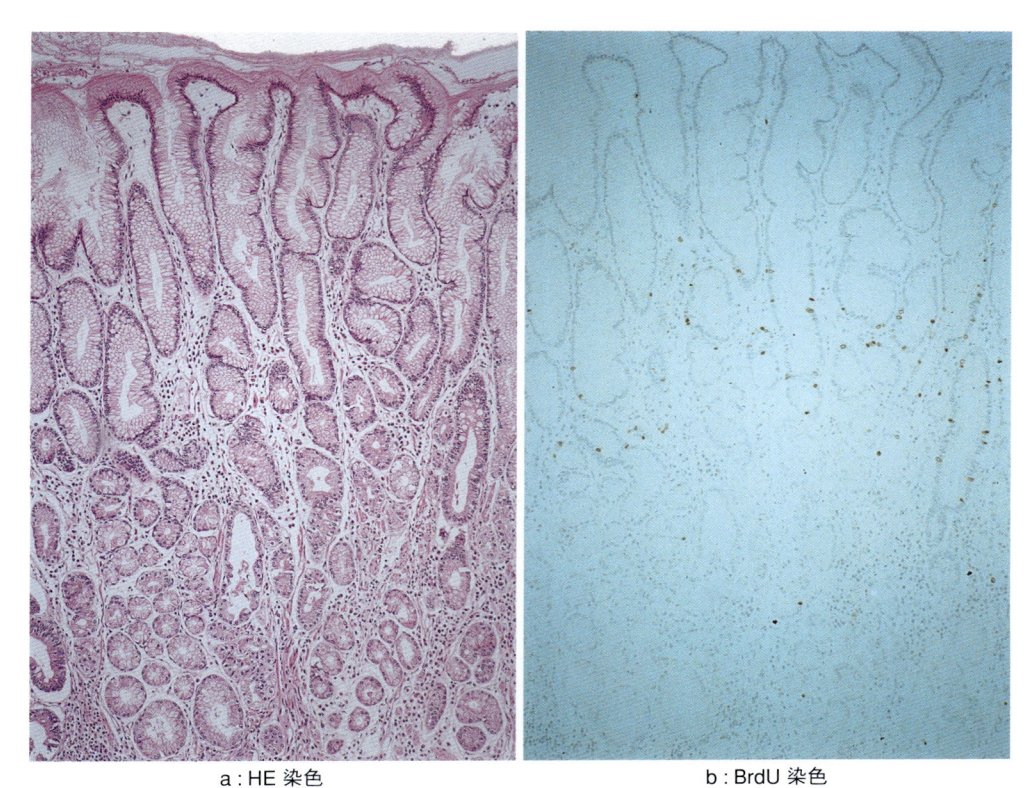

図 V-6　胃幽門腺粘膜の割面
胃幽門腺管の細胞分裂帯は表面腺窩上皮と幽門腺腺管の間に存在している．

寿命

腺窩上皮細胞：
2～3日

幽門腺細胞：
14～20日

壁細胞と主細胞
150日～200日

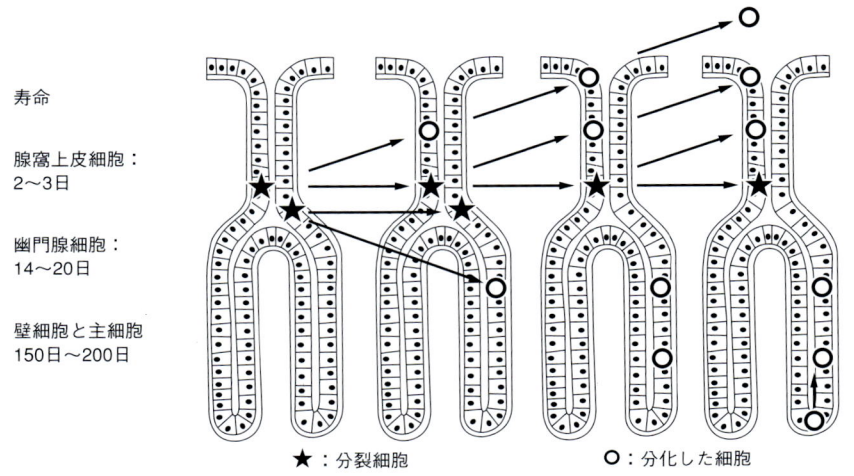

★：分裂細胞　　　　○：分化した細胞

図 V-7　上皮若返りのための細胞分裂と上皮細胞の移動

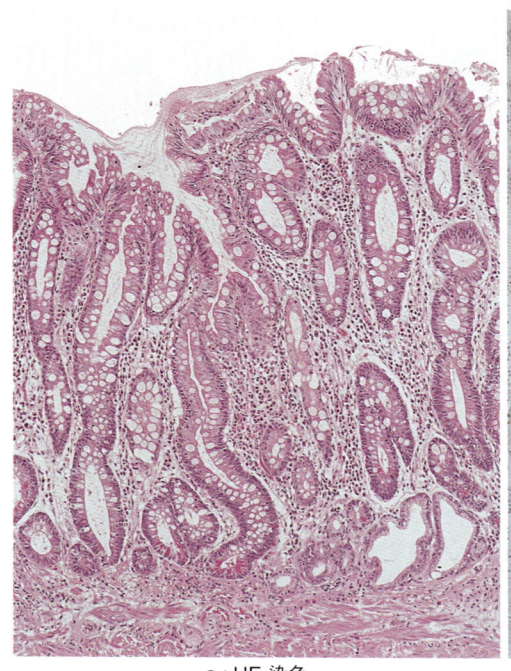

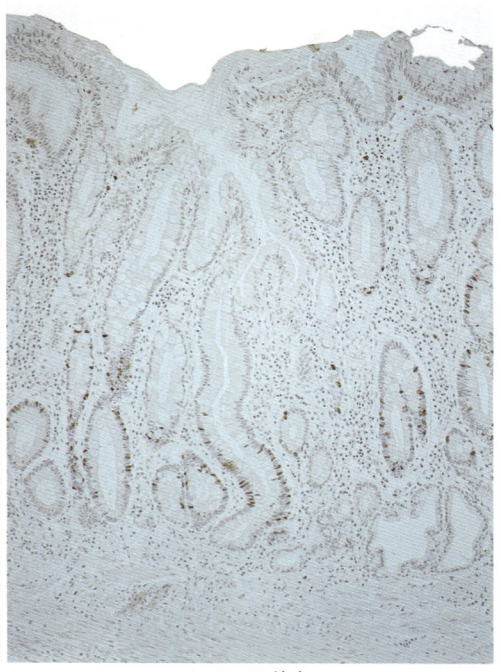

a：HE 染色　　　　　　　　　　　　　　b：BrdU 染色

図 V-8　腸上皮化生粘膜の割面
腸上皮化生腺管の細胞分裂帯は腺管の下 1/2 に存在している．

2．胃粘膜の加齢に伴う F 境界線の経時的移動

　胃の表面を覆っている胃に固有な粘膜，すなわち胃固有粘膜は，原因はまだ明らかではないが，加齢とともにかなりの頻度をもって部分的に腸上皮に置き換えられている．その置き換えの現象を腸上皮化生 intestinal metaplasia，置き換えられた粘膜を腸上皮化生粘膜 metaplastic mucosa of intestinal type と呼んでいる（図 V-4，図 V-8）．胃粘膜における腸上皮化生の程度は，高齢者ほど著明である傾向があることを，われわれは切除胃および剖検胃を通して経験的に知っている．

　このように，胃固有粘膜は生来一定不変ではなく，加齢によって粘膜は萎縮し，腸上皮化生が生じるなど変化している．しかしながら，腸上皮化生の発生様式，進展様式および加齢による腸上皮化生の程度の一般的傾向についてはあまり明らかにされてはいない．ここでは，腸上皮化生上皮がどのように発生し，そして進展していくのかを眺めてみよう．

　なお，化生 metaplasia とは，持続的に加えられた刺激に対する組織の適応現象の 1 つであって，組織修復のための細胞増殖の際に，再生増殖細胞の分化が外因に対してより安定した方向に向かう現象である．化生は同一胚葉起源の組織のなかで変化するのであって，上皮が結合組織に変化したり，あるいは逆に結合組織が上皮に変化することはない．例えば，円柱上皮が扁平上皮に変化する扁平上皮化生 squamous metaplasia は，子宮頸部の

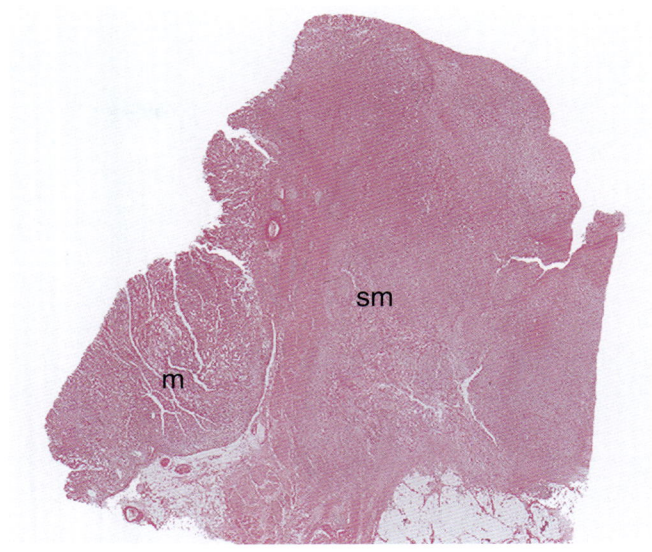

図 V-9　胃の腺扁平上皮癌(弱拡大, ルーペ像)
癌の粘膜進展部(m)は腺癌である．sm：癌の粘膜下組織，固有筋層，漿膜下組織への浸潤がみられ，この部分は肉腫様である．

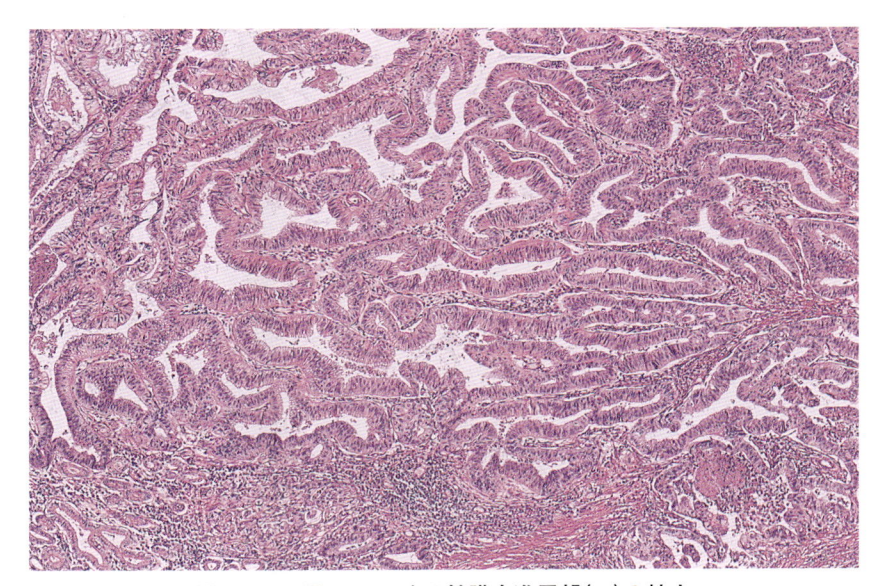

図 V-10　図 V-9 の癌の粘膜内進展部(m)の拡大
管状腺癌である．

粘液腺管においてよくみられる化生である．化生の原因となる慢性刺激として，炎症，化学的刺激，物理的刺激，そして機能要求の変化などが挙げられている．この化生は正常組織においてのみならず，胃，胆嚢，子宮頸部に発生する腺癌，その他の臓器に発生する腺癌においてもみられる現象である．腺癌に扁平上皮化生が生じている癌を腺扁平上皮癌 adenosquamous carcinoma と呼んでいる(図 V-9〜12)．

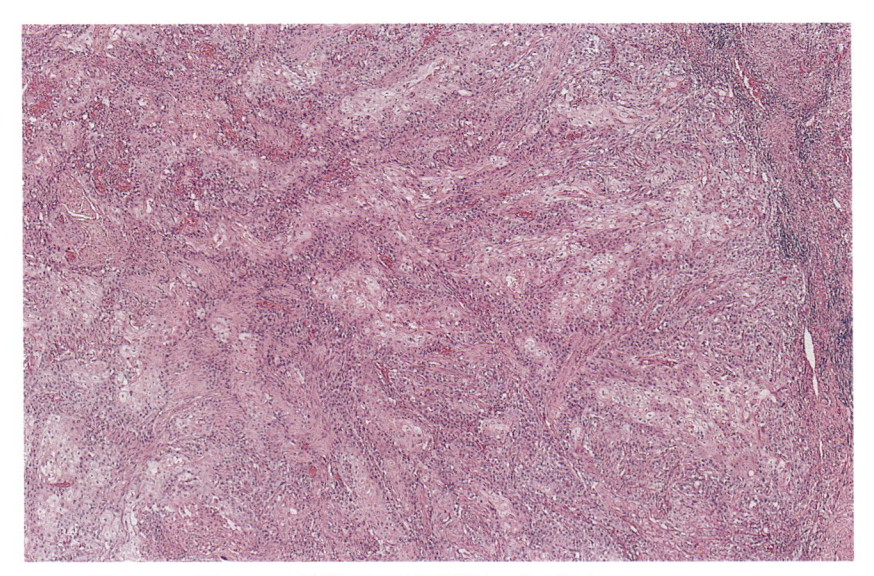

図 V-11　図 VI-9 の粘膜下組織浸潤部(sm)の拡大　扁平上皮癌である

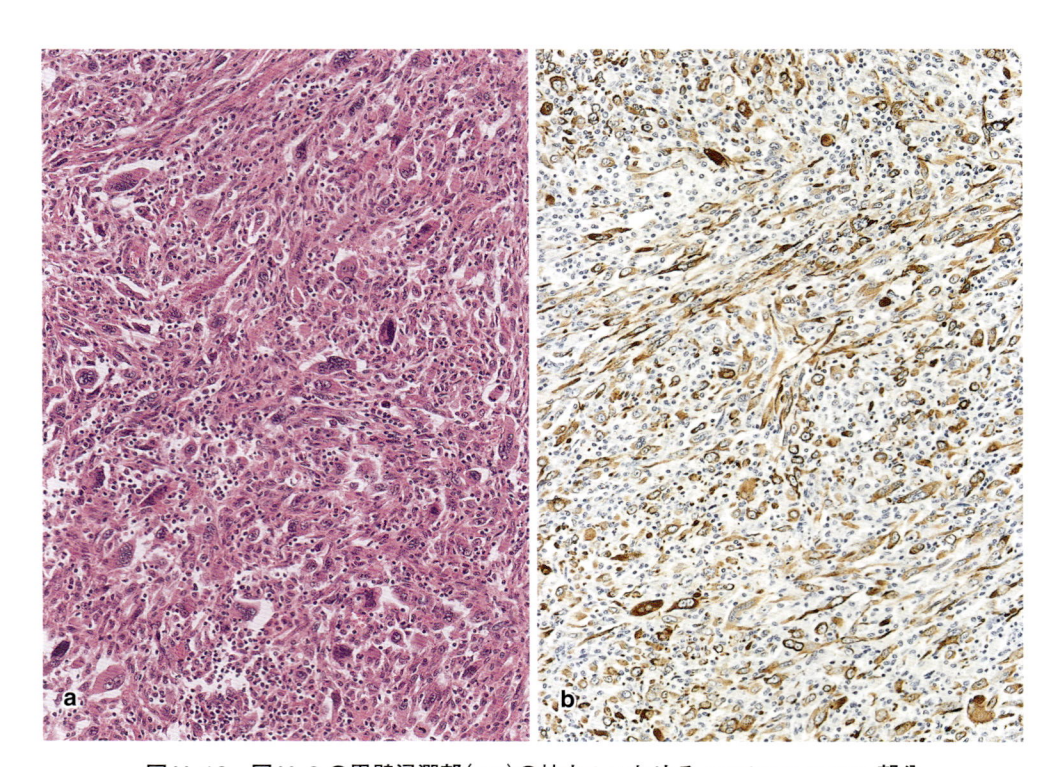

図 V-12　図 V-9 の胃壁浸潤部(sm)の拡大；いわゆる carcinosarcoma 部分
a：HE 染色．一見肉腫様である．この部分のみの観察からは腺癌あるいは扁平上皮癌と診断することはできない．
b：CAM(cell adhesion molecule)免疫組織染色．上皮細胞に発現するサイトケラチン陽性であることから，この組織像は食道にまれならず発生するいわゆる carcinosarcoma の組織像を呈している．腺癌→扁平上皮癌→肉腫様の形態変化を示している癌である．

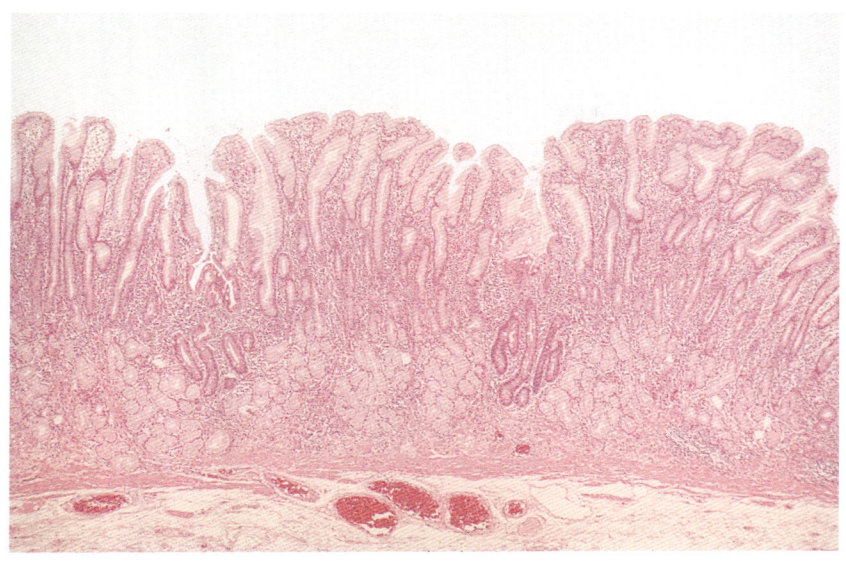

図 V-13　幽門腺粘膜における巣状の腸上皮化生（ルーペ像）
幽門腺粘膜に巣状の腸上皮化生粘膜が2カ所にみられる．

a. 腸上皮化生上皮の発生と拡がり

　腸上皮化生粘膜の面が極めて少ない症例で，腸上皮化生粘膜の初発部位をみると，腸上皮化生は小彎側幽門腺粘膜および噴門腺粘膜に巣状，点状に発生している．腸上皮化生粘膜の拡がり方は非連続的で，多中心性に巣状に発生する（図 V-13, 14）．すなわち，個々の腺管が腸上皮に置き換えられ，それらの化生腺管が増加して巣状の腸上皮化生粘膜を形成する形で腸上皮化生は進展していく．腸上皮化生は幽門前庭部の小彎沿いに多中心性に発生し，漸次，幽門前庭部では大彎側へ向かって，幽門腺粘膜と胃底腺粘膜との境界部では胃底腺粘膜領域へ向かって進展していく．胃固有粘膜が完全に腸上皮化生粘膜に置き換えられることはないが，最終的には，胃粘膜の大部分は腸上皮化生粘膜に置き換えられて，胃固有粘膜が島状に残存している状態となる（図 V-30，81頁参照）．なお，悪性貧血の場合の胃粘膜は，胃固有粘膜が腸上皮化生粘膜に置き換えられて，胃底腺管はほとんど消失している．腸上皮化生の程度は，一般的に小彎沿いが著明であり，大彎側へいくほど軽度となる傾向がある．

　一方，幽門腺粘膜および胃底腺粘膜の2つの領域に比べて，極端に面積の狭い噴門腺粘膜領域においても，幽門腺粘膜領域と同様に腸上皮化生が巣状に生じ，漸次，胃底腺粘膜領域へと進展していく（図 V-15）．腸上皮化生は，一般的には幽門腺粘膜領域と噴門腺粘膜領域から始まり，胃底腺粘膜領域から始まることは少ない．腸上皮化生巣が胃底腺粘膜領域に散在性に存在することもあるが，その頻度は低い．

　以上が腸上皮化生の発生から腸上皮化生粘膜が拡大していく一般的な過程である．

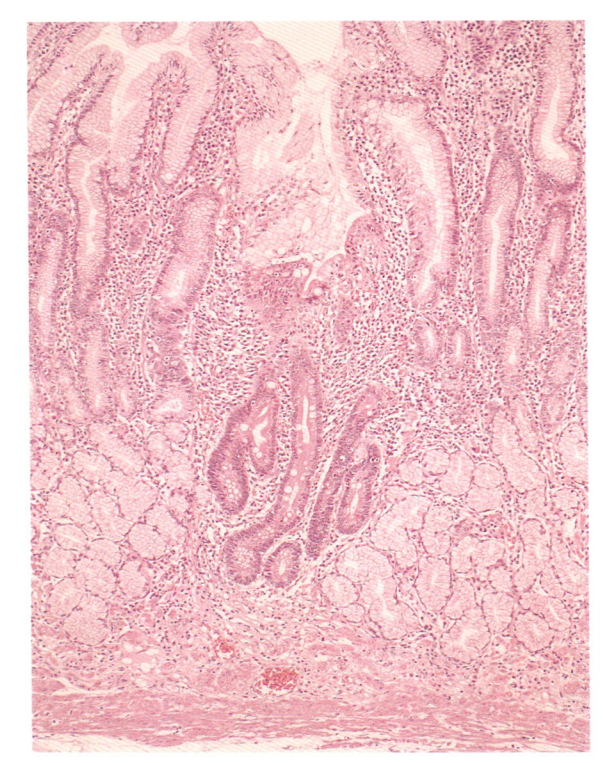

図 V-14　図 V-13 の拡大
幽門腺の間に腸上皮化生腺管がみられる．

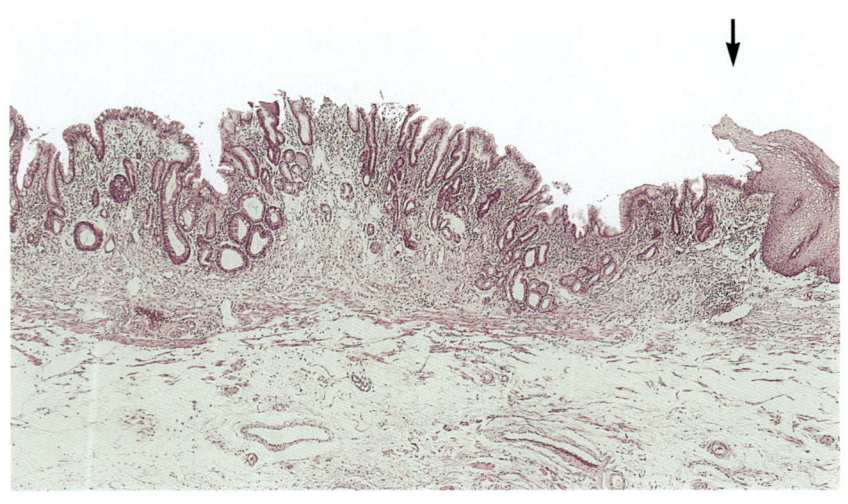

図 V-15　噴門腺粘膜における腸上皮化生
噴門腺の多くは消失していて，腸上皮化生腺管が噴門部を置き換えている．食道扁平上皮がみられる（矢印）．

表 V-2　年齢層別にみた腸上皮化生の程度の比

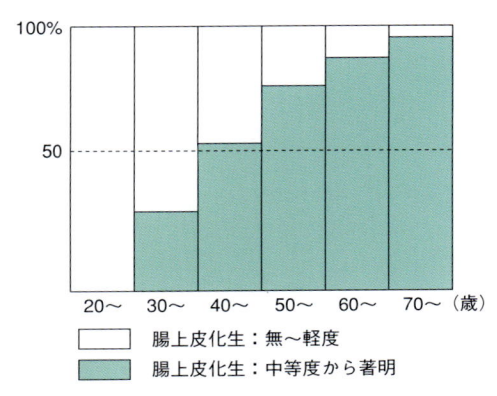

腸上皮化生の程度	年齢層（歳）						合計
	20〜	30〜	40〜	50〜	60〜	70〜	
無〜軽度	26 (100%)	68 (73%)	80 (49%)	56 (25%)	18 (10%)	2 (3%)	250 (33%)
中等度〜著明	0 (0%)	25 (27%)	84 (51%)	171 (75%)	165 (90%)	69 (97%)	514 (67%)
合計	26	93	164	227	183	71	764

(癌研病理：1964〜1973)

図 V-16　年齢層別にみた腸上皮化生の程度の比

b. 腸上皮化生の程度と年齢

　胃微小癌の発見を目的として，潰瘍，ポリープおよび早期癌で切除された胃の大部分を切り出して組織標本を作製し（全割標本），組織学的に検索を行った症例，すなわち切除胃の全割症例 764 例について，年齢層別に腸上皮化生の程度をみると，表 V-2 と図 V-16 に示すように，年齢が増加するにしたがって腸上皮化生の程度が中等度〜著明である症例が増加し，無〜軽度の症例は減少するという傾向が認められる．そして，年齢層別にみた腸上皮化生の程度の比（無〜軽度/中等度〜著明）は一方的に減少している．これらの所見からは，腸上皮化生の程度は，一般的に年齢が増加するにしたがって著明となっていき，その変化は不可逆的であるということができる．なお，腸上皮化生の程度については，幽門腺粘膜領域において腸上皮化生粘膜の面積が 1/2 前後を占めている状態を中等度とし，それを基準として軽度，著明と 3 分類した．

c. 腸上皮化生のない胃底腺粘膜領域を限界づける境界線の定義[6-8]

　腸上皮化生の程度とその発生の場における傾向とは逆に，"腸上皮化生のない胃底腺粘膜領域を限界づける線"に着目すると，腸上皮化生に関する種々のことを"加齢に伴う境界線

の変化"として表現することができる．この境界線を定義してみよう．

　何かを定義する場合，その対象がどのようなことであっても，定義すること自体は自由である．しかし，その定義が実際において有効でなければ，また，その定義によっていろいろなことが体系化されるのでなければ，その定義は定義のための定義であって無意味なことになる．もちろん定義づけには客観性が要求される．

　質の異なる粘膜の領域を境する境界線を定義するにあたっては，境界線決定のためにそれぞれの粘膜の質をどのように分けるか，そして境界線決定のための所見をどのような水準 ― 細胞水準，組織水準 ― で求めるか，の2点が問題となる．

　まずはじめに，境界線決定のための所見を細胞水準で求めてみよう．胃固有粘膜は幽門腺粘膜，胃底腺粘膜，噴門腺粘膜の3種類から成り立っており，それら質の異なる粘膜が接するところには境界が生ずる．この境界部分は腺境界あるいは中間帯 intermediate zone と呼ばれ，文献的に，それは壁細胞，主細胞あるいは両者の出現部位を指標として定義されている[4,9,10]．このような細胞水準における腺境界の定義は，解剖学的なものである．この定義にしたがって実際に腺境界の部位を決定しようとすると，壁細胞あるいは主細胞を組織標本上から探り出さねばならないという煩雑さがある．また，壁細胞は幽門輪に近い幽門腺，特に大彎側の幽門腺にも見いだすことができ，かなり広範に分布している．そのため腺境界の個体差が著しくなり，腺境界の存在部位の一般的傾向を把握することは困難である．さらに細胞水準で腺境界を定義すると，腸上皮化生は腺管単位で認識されるものなので，腺境界の定義には腸上皮化生粘膜が含まれないことになる．胃病変のあるものは腸上皮化生と関係があるということ，そして，胃の粘膜は本質的に胃固有粘膜と腸上皮化生粘膜の2種類に類別できる［前提3］（89頁参照）ということの2つの点を考慮すると，腸上皮化生粘膜を無視した定義，あるいは細胞水準での境界決定は，臨床病理学の観点からは実際的ではないことになる．

　次に境界線決定のための所見を組織水準に求めてみる．質の異なる2つの粘膜が接するところに境界が生じる．粘膜とは組織水準での構造をもったものであり，質の異なる2つの粘膜が接してできる境界の決定には，細胞水準よりも組織水準での指標を用いるほうが正確となる．「正確」とは，知ろうとすることに対していたずらに尺度を細かく（細胞水準）して調べることではなく，知ろうとすることに尺度を合わせる（構造水準）ことであるからである．例えば，有効数字*がそのよい例である．

---

*「ある数値を示す数字のうち，実際の目的に有効な，または有意義な桁数を採用した数字」（広辞苑）．例えば，16車両編成の新幹線列車の長さを知ろうとしたときに，ノギスあるいはセンチメートル単位の物差しで計測する人はいないであろう．1,000回計測してもその分布は平坦となり正規分布を示さない．すなわち，正確な長さを得ることができない．同様に，胃・大腸癌の粘膜下組織浸潤の深さをミクロン単位で計測することは，この有効数字を無視したことである．なぜならば，切除材料のホルマリン固定時の伸展具合，パラフィン切片の薄切の方向などによって，粗な粘膜下組織層の厚さはミリ単位で変化する．したがって，粘膜下組織における癌浸潤の深さをミクロン単位で計測するのは有効数字を無視した行為であり，意味がない．

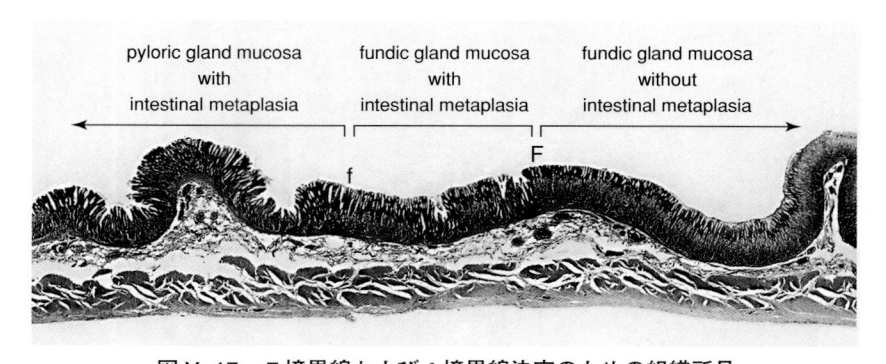

図 V-17　F 境界線および f 境界線決定のための組織所見
F より右側の粘膜は腸上皮化生のない胃底腺粘膜である．f と F の間の粘膜は腸上皮化生を伴う胃底腺粘膜である．f より左側は腸上皮化生を伴う幽門腺粘膜である．

　組織水準での腺境界の決定のための指標は，壁細胞・主細胞からなる腺管群である．しかし，このような指標では腸上皮化生を無視することになる．ただ，この指標を用いると，後で述べるように，腸上皮化生が著しくとも，解剖学的な幽門腺粘膜と胃底腺粘膜の境界を知ることができる場合がある（f 境界線）．
　以上のように，粘膜のある大きさの面，つまり腺管数本からなる粘膜面を境界線決定のための組織単位とすることがより実際的である．境界線を定義するにあたって，以上の 2 つの条件，つまり腸上皮化生腺管群と胃底腺管群とを考慮して，境界線を次のように定義する．

境界線の定義：
1．腸上皮化生のない胃底腺粘膜領域を限界づける線を F 境界線（F boundary line）
2．胃底腺粘膜が巣状に出現する領域を限界づける線を f 境界線（f boundary line）

　この定義では，図 V-17 に示すように，組織学的にそれぞれ腸上皮化生のない胃底腺粘膜の辺縁，および腸上皮化生を伴っている胃底腺粘膜の辺縁を見いだして（**図 V-17, 18**），それぞれの辺縁を結んだ線が F 境界線と f 境界線である（**図 V-19**）．図 V-19 で，F 境界線によって限界づけられた面 A は腸上皮化生のない胃底腺粘膜領域であり，帯状の面 B は腸上皮化生を伴う胃底腺粘膜領域，面 C は腸上皮化生を伴う幽門腺粘膜領域である．胃底腺粘膜に腸上皮化生が波及していない症例では，定義から，f 境界線は存在しない．

d．境界線の型

　全割によって組織学的検索の行われた切除胃の写真に境界線を描いてみると，**図 V-20〜24** に示すように，5 つの F 境界線の型が存在する．これら 5 つの F 境界線の型に着目して，胃を円筒面とみなして F 境界線を円筒面上に描いてみると，F 境界線の型は本質的に 2 つの型に類別することができる（**図 V-25**）．すなわち 1 つの型は図 V-25 左に示すように，F 境界線が 2 本あって，それら境界線は円筒面を取り巻いている（図 V-20, 21）．

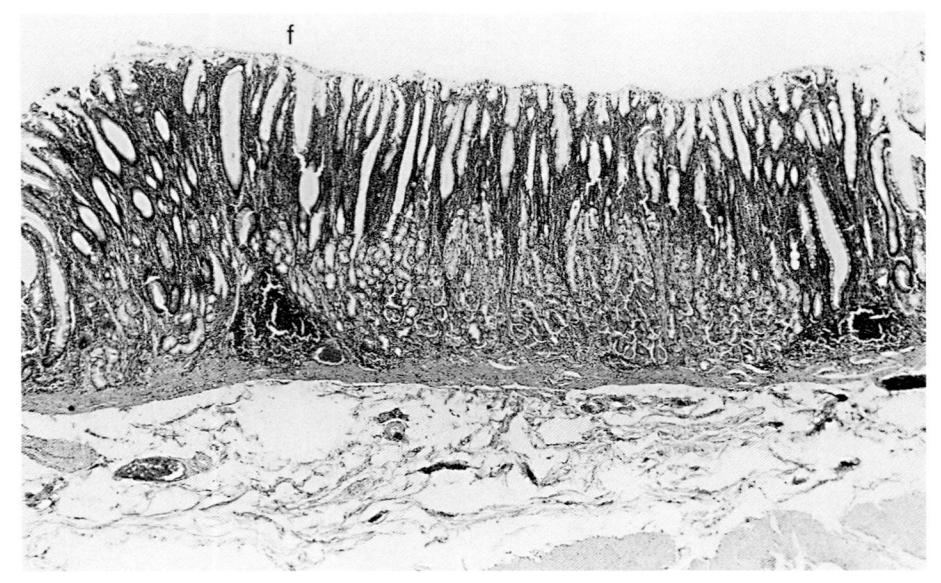

図 V-18　図 V-17 の f と F との間の粘膜の拡大
写真中央には巣状の胃底腺管群があり，両側は腸上皮化生粘膜である．f より左側は腸上皮化生を伴う幽門腺粘膜である．

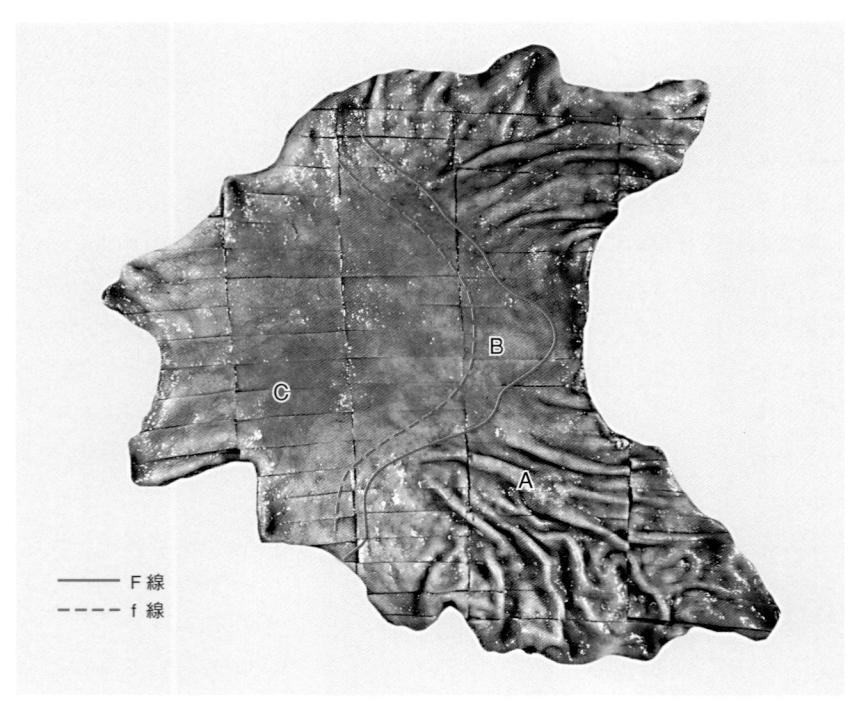

図 V-19　切除胃上における F 境界線と f 境界線
面 A は腸上皮化生のない胃底腺粘膜領域，帯状の面 B は腸上皮化生を伴う胃底腺粘膜領域，面 C は腸上皮化生を伴う幽門腺（噴門腺）粘膜領域である．

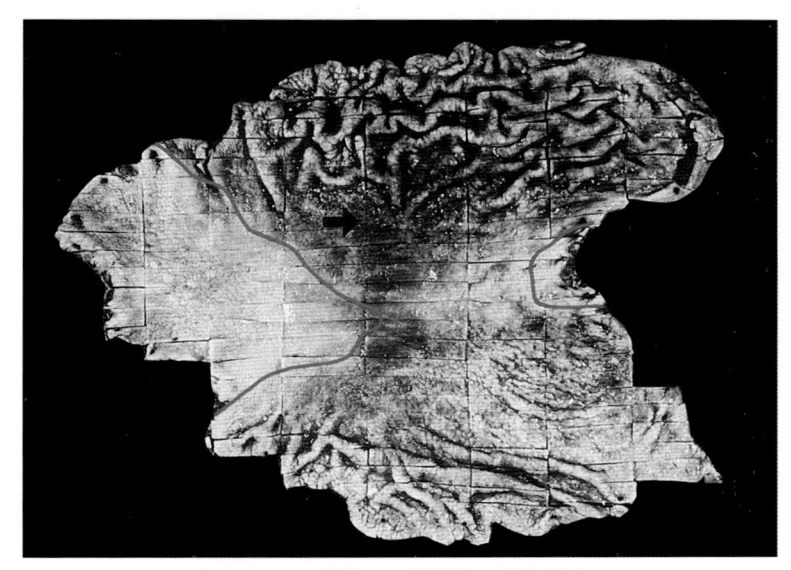

2. 胃粘膜の加齢に伴う F 境界線の経時的移動　73

図 V-20　F 境界線, 通常型. f 境界線なし

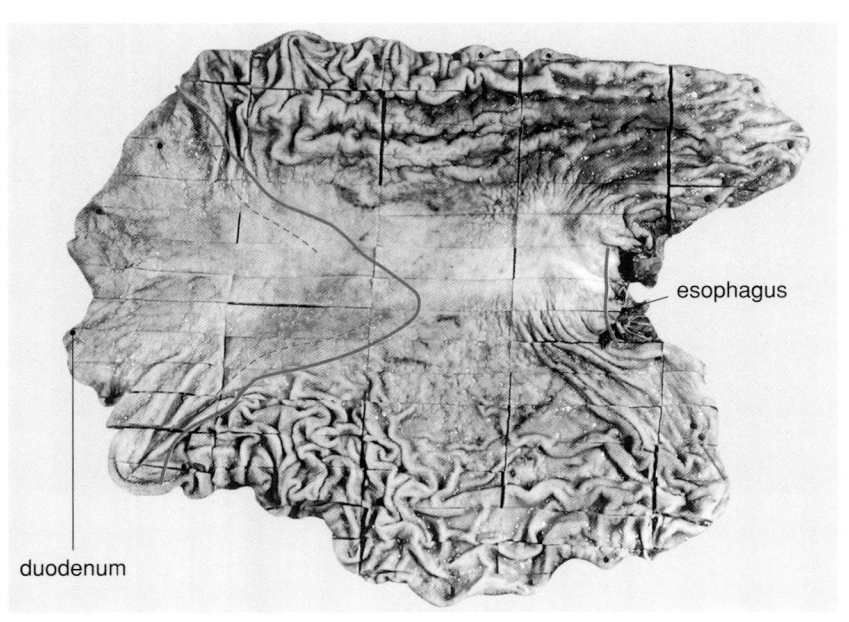

図 V-21　F 境界線, 通常型. f 境界線あり

74　V．胃癌発生の場

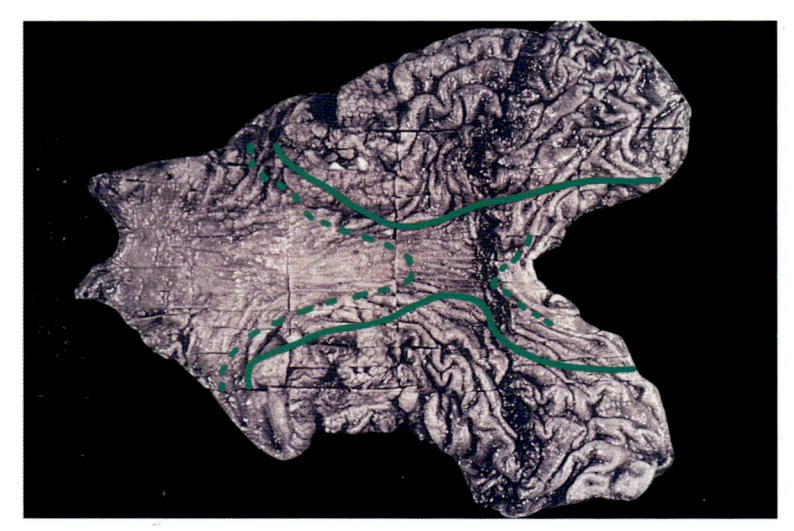

図V-22　F境界線，軽度萎縮型

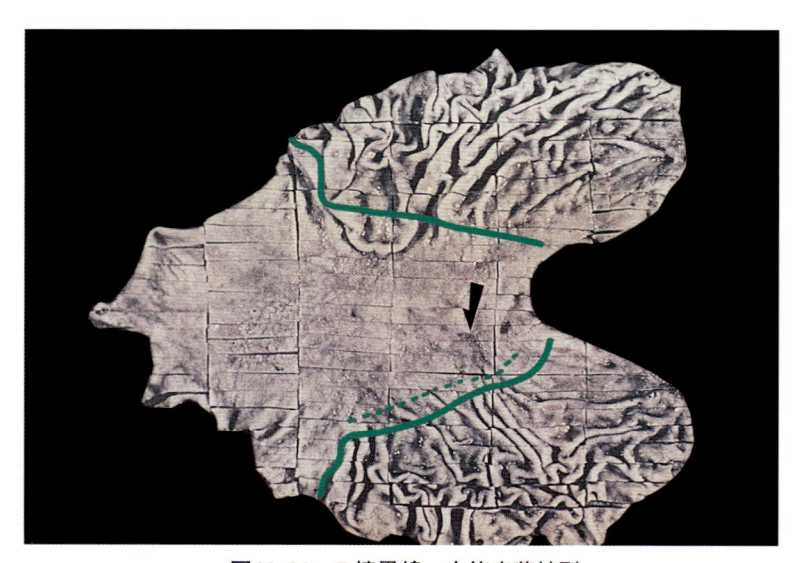

図V-23　F境界線，中等度萎縮型

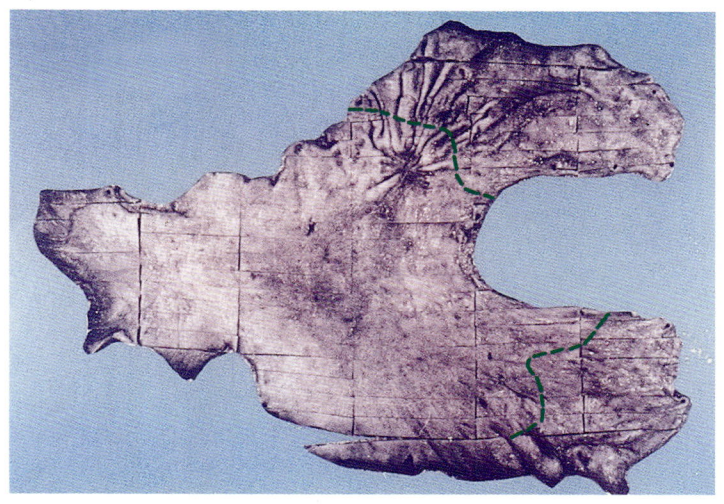

図 V-24　F 境界線，高度萎縮型

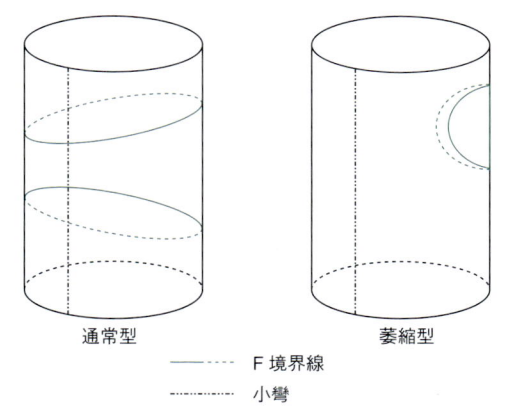

図 V-25　胃を円筒に単純化した場合の F 境界線の型

これを腸上皮化生のない胃底腺粘膜領域の面をもって表現すれば，その面は円筒面を取り巻く帯 girdle である．この型を通常型 ordinary pattern と呼ぶ．他の型の F 境界線は図 V-25 の右に示すように，大彎側の円筒面上に画かれた 1 本の単純閉曲線*である（図 V-

---

*単純閉曲線：1つの平面上に曲線を描くとき，始点と終点が一致した閉じた図形を描く曲線を閉曲線といい，それ自身が自分と交わらないものを単純閉曲線という．a, b, c は単純閉曲線であるが d, e は曲線が交わっているので単純閉曲線ではない．

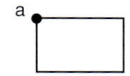

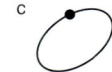

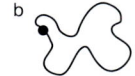

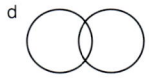

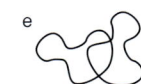

表V-3　通常型と萎縮型のF境界線の差異

	通常型 ordinary pattern	萎縮型 atrophic pattern
腸上皮化生のない胃底腺粘膜領域を限界づけるのに必要な境界線の数	2本	1本
境界線の位置	胃壁を取り巻く単純閉曲線	胃壁面上における単純閉曲線

表V-4　F境界線の型と腸上皮化生の程度との関係

腸上皮化生の程度	F境界線の型		合計
	通常型	萎縮型	
無～軽度	175 (75.9)	75 (174.1)	250
中等度～著明	57 (156.1)	457 (357.9)	514
合計	232	532	764

（　）：理論的期待値　　　　　　　　　　（癌研病理：1973）
$\chi^2=276.2$, $P<0.01$

22, 23)．これを腸上皮化生のない胃底腺粘膜領域の面をもって表現すれば，それは円筒面上における斑状の面である．これを萎縮型 atrophic pattern と呼ぼう．通常型と萎縮型とは図形の点で本質的に異なる．その違いをまとめると**表V-3**のようになる．

　図V-24の症例にはF境界線がなくf境界線のみであるが，F境界線が消失してしまった状態ではない．f境界線によって囲まれた腸上皮化生を伴う胃底腺粘膜面の内部には，小さなF境界線による単純閉曲線が多数存在（巣状の胃底腺管群を限界づけるF境界線）するのだが，われわれはそれらのうちのどの小さな単純閉曲線が最後のF境界線かを指摘できないということなのである．

　以上のように，F境界線は本質的に2つの型に類別できるのであるが，それらのF境界線と幽門輪あるいは噴門との間の距離は種々である．F境界線を分類する場合，本質的な図形上の差異のみを取り上げて通常型と萎縮型の2分類とする方法以外に，F境界線と幽門輪の間の距離をも考慮した類別を行うこともできよう．しかし，ここで距離という量的な差を考慮した類別を行うと，主観的な要素が入り込んでしまう．距離という連続量の分割ということと，胃の大きさは個体によって千差万別であるという2つの点があるからである．

　境界線の定義から，F境界線の型と腸上皮化生の程度を関係づけることができる．F境界線の型と腸上皮化生の程度との間には，**表V-4**に示すように，幽門腺粘膜領域で腸上皮化生の程度が無～軽度である場合はF境界線の型は通常型であり，中等度～著明である場合はF境界線の型は萎縮型である（$P<0.01$）という関係が成り立つ．

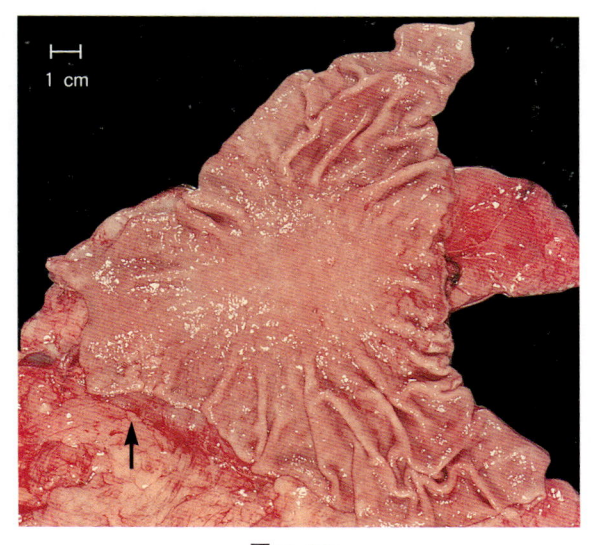

図 V-26a
幽門前庭部大彎寄りの後壁における大きさ径1cmの
IIc 型粘膜内癌で切除された新鮮肉眼標本．

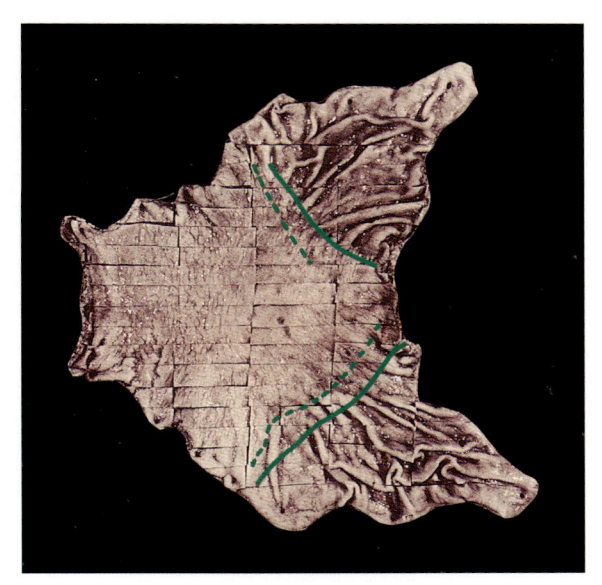

**図 V-26b　図 V-26a の組織学的再構築による粘膜
　　　　　　ひだと F 境界線の位置との関係**

肉眼的に粘膜ひだの途切れたところを結んだ線が，組織
学的に決定された F 境界線と大体において一致する．
実線：組織学的な F 境界線，破線：組織学的な f 境界線

通常型(ordinary pattern)

萎縮型(atrophic pattern)

〜〜 粘膜ひだ
―― 組織学的F境界線
―― 肉眼的F境界線
▨ 腸上皮化生のない胃底腺粘膜領域

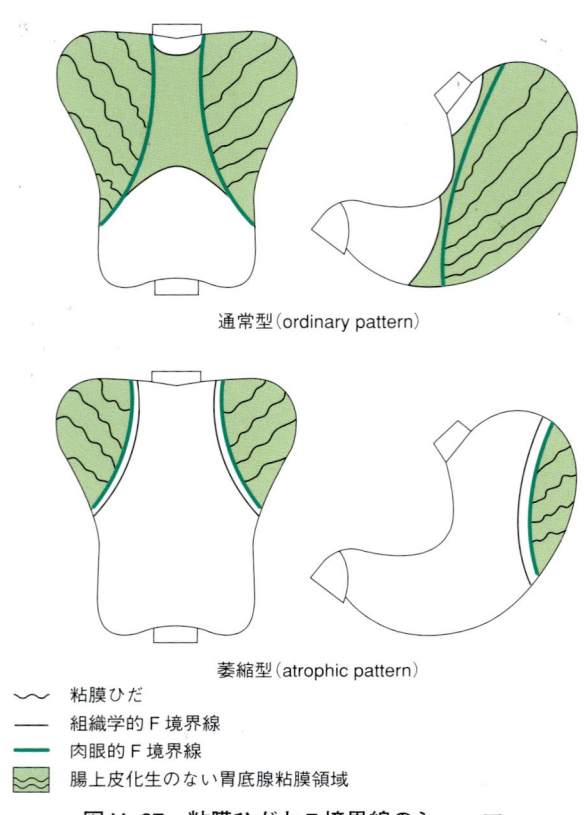

図 V-27　粘膜ひだとF境界線のシェーマ

　腺管を単位とした粘膜構造によって，組織学的に定義されたF境界線の位置を肉眼的に同定することができるであろうか．粘膜ひだを指標とすることによって，おおよそではあるがF境界線の位置を知ることができる．すなわち，適当な伸展状態の切除胃で，萎縮型のF境界線は粘膜ひだの消失するところを結んだ線にほぼ一致している(図 V-26)．F境界線が通常型である場合，胃体部小彎側には粘膜ひだがないから，胃体部小彎側における境界線の存在部位を肉眼的に決定することはできない．しかし，前後壁にある粘膜ひだが小彎で接近している場合には通常型とみなすことができる．

　以上のように，肉眼的にF境界線の位置を決定する場合には，粘膜ひだを指標とする限り，組織学的には通常型であっても肉眼的には萎縮型としてしか認められない場合がある(図 V-27)．

　粘膜ひだの著明な粘膜面を境する線を肉眼的なF境界線とした場合，その境界線によって境された腸上皮化生のない胃底腺粘膜領域の広さは，組織学的なF境界線による場合のそれの広さとほぼ同じであるか，またはそれよりも狭小となる．なぜならば，胃はある幅をもって収縮状態と伸展状態とをとりうる臓器であるからである．その伸縮状態には限界があり，胃はその両極の間で連続的伸縮状態をとる臓器である．胃を伸展すればする

表 V-5　年齢層別にみた F 境界線の型の比

境界線の型	年齢層（歳）						合計
	20〜	30〜	40〜	50〜	60〜	70〜	
通常型	25 (96%)	55 (59%)	71 (43%)	53 (23%)	25 (14%)	3 (4%)	232 (30%)
萎縮型	1 (4%)	38 (41%)	93 (57%)	174 (77%)	158 (86%)	68 (96%)	532 (70%)
合計	26	93	164	227	183	71	764

（癌研病理：1964〜1973）

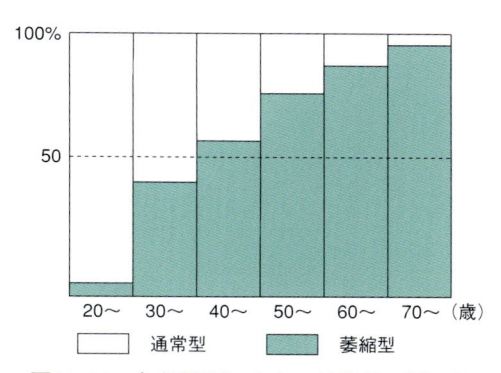

図 V-28　年齢層別にみた F 境界線の型の比

ほど粘膜ひだは消失していくから，胃がどのような伸展状態であっても，粘膜ひだの著明な領域は，腸上皮化生のない胃底腺粘膜領域と判断して誤る率は低い．

e．F 境界線の経時的変化

　年齢層別に腸上皮化生の程度の比を調べた切除胃 764 症例（表 V-2，図 V-16，69 頁）において，F 境界線の型の比（通常型/萎縮型）を年齢層別にみると，**表 V-5** および**図 V-28** に示すように，加齢に伴って通常型が減少し萎縮型が増加しており，その比は加齢に伴って増減することなく一方的に減少している．一方，萎縮型においては，胃体部の前後壁における F 境界線が小彎側で近接している大きな単純閉曲線である型（軽度萎縮型）から，F 境界線が胃体部大彎側に小さな単純閉曲線として存在している型（高度萎縮型）まで，F 境界線で囲まれた無数の広さの面が存在する．すなわち，胃の大きさの個体差を考慮すると，F 境界線の幽門輪からの相対的距離は種々様々である．

　以上の 2 点，すなわち加齢に伴って F 境界線の型の比（通常型/萎縮型）は増減することなく一方的に減少すること，そして萎縮型の程度は種々様々であるということから，F 境界線の加齢に伴う移動は次のようであると結論することができる．すなわち，

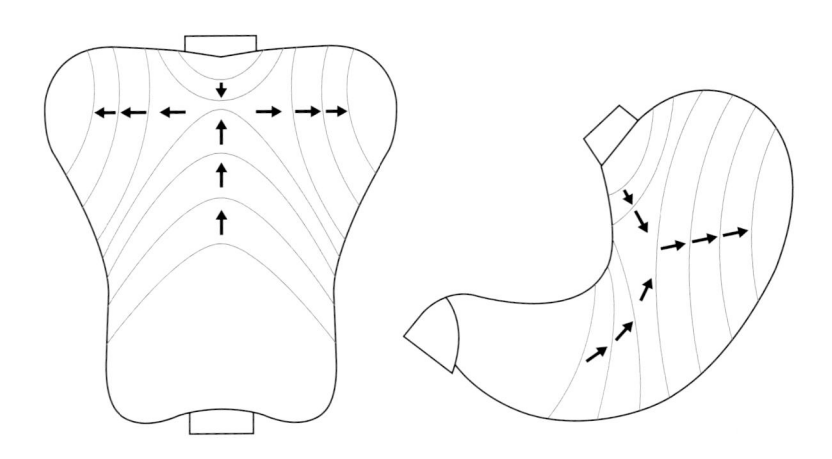

図 V-29　加齢に伴う F 境界線の経時的移動

加齢に伴う F 境界線の経時的移動：
　　F 境界線は腸上皮化生のない胃底腺粘膜領域の収縮する方向に移動し，その変化は不可逆的である（図 V-29）

　この加齢に伴う F 境界線の移動を順を追って記述してみよう．まず通常型の胃壁を取り巻く 2 本の F 境界線は，腸上皮化生によって小彎側で互いに接近し，胃体部小彎上で癒合して胃壁上における 1 本の単純閉曲線となる．1 本の単純閉曲線となった F 境界線は，漸次，胃体部大彎側に向かって連続的に収縮していき（図 V-29），最終的に，腸上皮化生のない胃底腺粘膜領域は胃体部大彎側上における 1 つの小さな斑となる（図 V-30a）．しかし，われわれはその最終の斑がどれであるかを指摘することはできない．すなわち，腸上皮化生を伴う胃底腺粘膜領域を境する f 境界線の内部には，腸上皮化生の程度が著しくなると，腸上皮化生のない胃底腺粘膜領域を取り囲む F 境界線が多数存在するようになり，その多数の F 境界線である単純閉曲線のうちのどれが最終の面であるかを指摘することはできないのである（図 V-30b）．

　以上述べた F 境界線の経時的移動は一般的な傾向であって，個体によっては 80 歳以上の高齢者であってもなお腸上皮化生がないか，あってもその程度が弱く，F 境界線が通常型である場合が存在する[3,8,11]．また図 V-29, 30 では，2 本の F 境界線の移動について，噴門側の線よりも幽門側の線の動きが強調されている．これは，腸上皮化生は噴門腺粘膜よりも幽門腺粘膜に好発するから，F 境界線の定義からして，幽門腺粘膜側の F 境界線の動きが噴門腺粘膜側のそれよりも大きいことを意味している．噴門腺粘膜側の F 境界線が不動ではないということは，通常型の噴門腺粘膜にも腸上皮化生が存在すること，および通常型で腸上皮化生のある噴門腺粘膜領域の広さは種々であることから，明らかである．ただ，噴門腺粘膜領域は幽門腺粘膜領域に比べて広さが極端に小さく，その F 境界線の変化が少ないために一見不動のようにみえる場合もある．

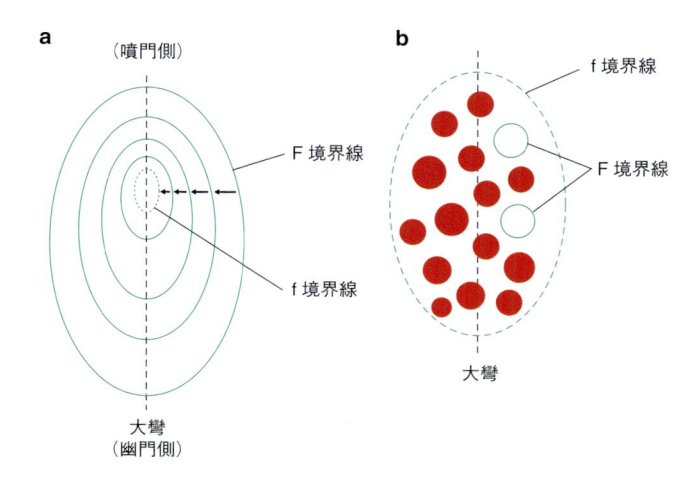

図 V-30 小彎側で胃を切り開いた場合の萎縮型 F 境界線の経時的移動(a)，およびその組織学的にみた最終局面(b)

　また，全割切除胃の組織学的検索を行って F 境界線を描く場合に，まれではあるが，F 境界線から飛び離れた部位の胃底腺粘膜に少数の腸上皮化生腺管が散在性に認められる場合がある．このような腸上皮化生腺管を F 境界線を描くときに取り上げると，前述したように，構造水準での腺境界あるいは F 境界線の決定において，特定の細胞の出現をもって F 境界線を描くことになり，水準の異なる尺度を用いることになる．
　以上のように，F 境界線の経時的移動は，ある小さな限局性病変を有する切除胃を対象として組織学的に導かれた結論である．このような現象が，生体内で実際に生起しているかどうかが問題となる．赤坂ら(1980)[2]は，色素染色法による経時的内視鏡観察によって，F 境界線の経時的移動を確認している．また，日本人とは人種が異なるチリ人の胃粘膜においても，この F 境界線の加齢による変化は観察されている(Lorens P, 1984)[12]．したがって，F 境界線は不動ではなく経時的に変化していることは確実である．
　一方，この腺境界の型は先天的に決定されているとする学説があった(大井ら，1957，1970)[13, 14]．もし F 境界線は不動であるとすると，その型は先天的に決定されることになる．そうすると，表 V-5 および図 V-28 からわかるように，F 境界線には時代による型の流行があるという奇妙な現象が存在することになる．それはあたかも衣服のデザインの流行のように，大正，昭和初期に生まれたヒトには F 境界線の萎縮型が，そして昭和後半，平成生まれのヒトにはその通常型が流行していた，というようにである．これから生まれるヒトの F 境界線の型は!?

f. 性・年齢別にみた F 境界線と腸上皮化生の程度
　性・年齢別に F 境界線の型の比をみると，図 V-31 および表 V-6 に示すように，加齢とともに減少している．つまり，加齢とともに通常型が減少し萎縮型が増加する傾向が男女共にみられている．しかし，それら型の比(通常型/萎縮型)が 1 となるのは，男性では 30 〜

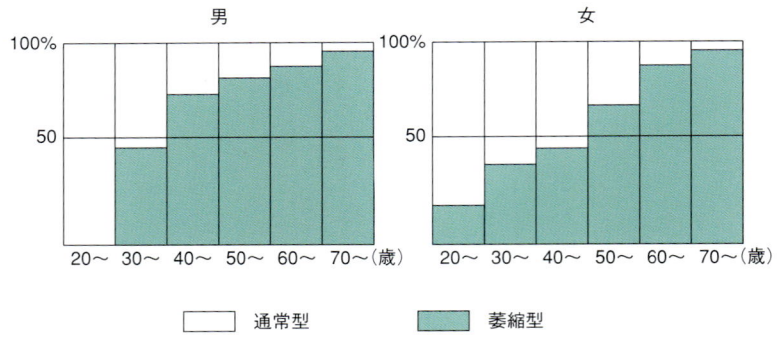

図 V-31　性・年齢層別にみたF境界線の型の比

表 V-6　性・年齢層別に見たF境界線の型の比

【男性】

境界線の型	年齢層（歳）						合計
	20〜	30〜	40〜	50〜	60〜	70〜	
通常型	21 (100%)	29 (56%)	26 (30%)	31 (20%)	18 (14%)	2 (4%)	127 (26%)
萎縮型	0 (0%)	23 (44%)	60 (70%)	123 (80%)	110 (86%)	52 (96%)	368 (74%)
合計	21	52	86	154	128	54	495

【女性】

境界線の型	年齢層（歳）						合計
	20〜	30〜	40〜	50〜	60〜	70〜	
通常型	4 (80%)	26 (63%)	45 (58%)	22 (30%)	7 (13%)	1 (6%)	105 (39%)
萎縮型	1 (20%)	15 (37%)	33 (42%)	51 (70%)	48 (87%)	16 (94%)	164 (61%)
合計	5	41	78	73	55	17	269

（癌研病理：1964〜1973）

40歳代の間であり，女性では40〜50歳代の間である．性別によるF境界線の型の比には，約10年の差がみられる．すなわち，男性は女性に比べて一般的に約10年早くから腸上皮化生が始まって萎縮型となる傾向がみられる．

　同様に，腸上皮化生の程度についてみると，図V-32および表V-7に示すように，腸上皮化生の程度の比"無〜軽度/中等度〜著明"が1となるのは，男性では30〜40歳代の間，女性では40〜50歳代の間である．この傾向はF境界線の型の比と同じである．すなわち，一般的に，男性は女性に比べて10年早くから腸上皮化生が発生する傾向がみられ，同年代では男性は女性よりも腸上皮化生の程度が著明であるということである．

　以上の年齢・性別にみた腸上皮化生の頻度と程度は，"現在の日本人の胃において"という条件での傾向である．この傾向は，当然のことながら，時代によって多少の変動がある

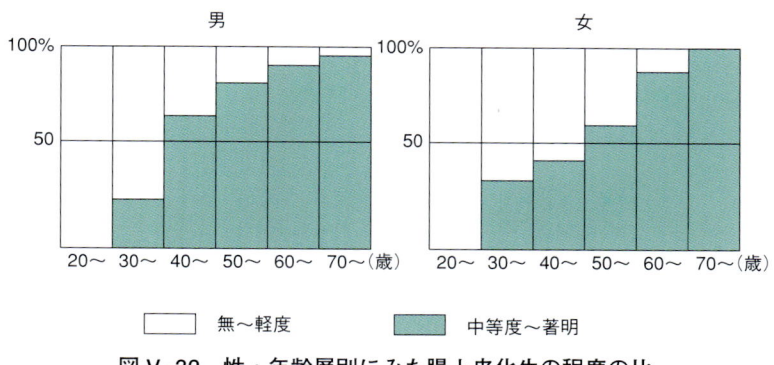

図 V-32　性・年齢層別にみた腸上皮化生の程度の比

表 V-7　性・年齢層別にみた腸上皮化生の程度の比

【男性】

腸上皮化生の程度	年齢層(歳)						合計
	20～	30～	40～	50～	60～	70～	
無～軽度	21 (100%)	38 (73%)	34 (40%)	27 (18%)	10 (8%)	2 (4%)	132 (27%)
中等度～著明	0 (0%)	14 (27%)	52 (60%)	127 (82%)	118 (92%)	52 (96%)	363 (73%)
合計	21	52	86	154	128	54	495

【女性】

腸上皮化生の程度	年齢層(歳)						合計
	20～	30～	40～	50～	60～	70～	
無～軽度	5 (100%)	30 (73%)	46 (59%)	29 (40%)	8 (15%)	0 (0%)	118 (44%)
中等度～著明	0 (0%)	11 (27%)	32 (41%)	44 (60%)	47 (85%)	17 (100%)	151 (56%)
合計	5	41	78	73	55	17	269

(癌研病理：1964〜1973)

ものと考えられる．すなわち，今井ら(1967)[5]は，日本人と米国人との剖検胃粘膜の腸上皮化生の程度の比較において，日本人の胃粘膜の腸上皮化生の程度は米国人のそれよりも各年齢層において著明であると報告している．この腸上皮化生の程度の差は，人種の差によるよりも，食習慣の差に原因が求められると思われる．

g. 何故，胃に腸上皮化生が起こるのか？

前述したように，化生 metaplasia は長時間にわたる断続的あるいは持続的な慢性刺激によって生じる現象である．化生の原因となる慢性刺激として，炎症，化学的刺激，物理的刺激，機能要求の変化などが挙げられている．胃においては，胃固有粘膜が腸粘膜に置き換えられる腸上皮化生が生じるが，その腸上皮化生粘膜は一般的に慢性胃炎の結果であ

るとされている．一方，胃の粘膜は外界に面していて，飲食物および胃酸という物理的化学的刺激に頻繁に曝されている．このような過酷な環境に置かれている胃粘膜が，加齢によっても変化せず定常的であるとは考えられない．他の臓器・組織では加齢とともに老化現象としての変化である萎縮あるいは変性があり，胃粘膜のみが加齢による変化を示さないわけがないからである．

　もし，腸上皮化生の原因が慢性胃炎の結果であるとすると，多くの成人が慢性胃炎を患っている，あるいは患ったことがあることになる．しかし，それら多くのヒトは，病的意識はなく健康であると自覚している．病気とは，あることが原因となって日常の生活において不都合さ・不愉快さを感じることであり，さらには生命を脅かす生理現象のことである．このような観点からは，症候的にもまた組織学的にも腸上皮化生をもって病的すなわち胃炎とすることはできない．むしろ，化生の定義および腸上皮化生の経時的変化の傾向を考慮すれば，それは1つの老化現象とみなすことができる．それを支持する現象として，高齢者では腸上皮化生の程度の著しいものが相対的に増加していることを挙げることができる（表V-7）．なお，高齢者の剖検で胃粘膜に萎縮はなく腸上皮化生の程度が軽度である症例が，頻度は少ないが存在する．この場合，一般的に全身の臓器の萎縮が弱いという傾向がみられる．すなわちこの傾向は，老化の程度が弱いがゆえに長寿を全うしたとみなすことができるからである．

　腸上皮化生が慢性胃炎の結果だとするとどういうことになるか．消化性胃潰瘍はその病変の周囲粘膜に随伴性胃炎を伴っている．そして，その潰瘍は治癒・再燃を繰り返す．腸上皮化生が慢性胃炎の結果であるならば，潰瘍周囲粘膜には環状の腸上皮化生粘膜帯ともいうべき所見がみられてしかるべきであろう．しかし，全割による組織学的検索でそのような傾向は認められていない．何故か？

【文献】

1) 中村恭一：胃癌の病理—微小癌と組織発生．金芳堂，1972
2) 赤坂裕三，窪田吉克，奥田順一，他：腺境界と胃病変—腺境界の識別法と腺境界の局在に関連する諸因子を中心に．胃と腸 15：155-165，1980
3) 江崎行芳，山城守也：腺境界と胃病変—老年者剖検例の検索より．胃と腸 15：137-144，1980
4) Grossman MI, Marks IN : Secretion of pepsinogen by the pyloric glands of the dog, with some observations on the histology of the gastric mucosa. Gastroenterology 38 : 343-352, 1960
5) 今井 環，久保利夫：日本人胃粘膜の特異—性胃癌多発との関連において．医学のあゆみ 60：404-410，1967
6) 中村恭一：高位の胃癌の組織発生．胃と腸 5：1111-1119，1970
7) 中村恭一，菅野晴夫，高木国夫，熊倉賢二：胃癌の組織発生，胃粘膜の経時的変化とその立場から見た胃癌の組織発生．外科治療 23：435-448，1970
8) 中村恭一，菅野晴夫，加藤 洋：臨床病理学的にみた腺境界，腸上皮化生のない胃底腺粘膜を限界づける線について．胃と腸 15：125-136，1980
9) 大島 昌：胃底腺—幽門腺境界部に関する研究：胃・十二指腸潰瘍，慢性胃炎と正常胃との比較．臨床外科 17：57-68，1962
10) 渡辺博芳：胃の中間帯に関する病理組織学的研究，とくに正常胃ならびに慢性胃炎例について．日外会誌 67：808-832，1965
11) 山城守也，中村恭一，橋本 肇，他：高齢者の胃病変，剖検例を中心に．胃と腸 12：615-625，1977

12) Llorens P : Diagnóstico Diferencial: Lesiones deprimidas o ulceradas. *In* Llorens P, Nakamura K (eds) : Diagnóstico de las Afecciones Gástricas. pp 251-265, Hospital Paula Haraquemada, Santiago, 1984
13) 大井　実：胃潰瘍症．南江堂，1957
14) 大井　実，山口吉康：潰瘍．*In* 現代外科学大系（胃・十二指腸Ⅰ）．p 257，中山書店，1970
15) 滝沢登一郎：胃の病理形態学．医学書院，2003
16) Lipkin M, Sherlock P, Bell B : Cell proliferation kinetics in the gastrointestinal tract of man: II. Cell renewal in stomach, ileum, colon and rectum. Gastroenterology 45 : 721-729, 1964
17) 服部隆則，藤田哲也：胃粘膜の細胞動態．代謝 14 : 877-891, 1977

VI. 胃癌の組織発生

あることを体系化する，あるいはある問題を証明しようとする場合には，［前提］を明確にし，［命題］を証明するための客観的な所見に基づくデータから［推論］を行って，［結論］に至るという，論理的思考過程を踏まえる必要があることはいうまでもない．この場合，［前提］には，証明の必要のない，誰しもが事実であると認める事柄，あるいはすでに証明されている事柄を採用しなければならない．また，客観的に把握しうる所見に基づくデータから［推論］を行うという場合，証明なしにそのデータの背後にあることを探ってはならない．証明によって得られた［結論］，その［結論］を前提として生じる［命題］について再び［命題→推論→結論］の論理を踏襲し，それを繰り返すことによって，あることについての体系化がなされる．

胃癌についても，胃癌の組織発生を明らかにし，それを前提として，胃癌に関する諸々の臨床病理学的な事象を繰り込んで体系化することが必要である．胃癌に関する諸々の臨床病理学的事象を，ある前提から出発して体系化しなければ，それらの事象は互いに無関係な細切れの経験的知識の集まりでしかないことになる．ここでは，胃癌に関する諸々の臨床病理学的事象を体系化するために，その礎となる胃癌の組織発生がいかにして導かれるかを示したい．

胃癌の組織発生を明らかにするためには，胃粘膜の加齢に伴う経時的変化を前提として採用する必要がある．前述したように，胃粘膜は生来不変ではなく，胃固有粘膜上皮は化生によって腸上皮に置き換えられていることをわれわれは経験的に知っている．胃癌は胃の粘膜から発生してくるのであるから，胃癌の組織発生を導くためには，胃粘膜の経時的変化の一般的な傾向を知っておかなければならない．これは証明の必要な事柄であるので，以下の4つの前提を挙げる前に，『胃粘膜の加齢に伴うF境界線の経時的移動』の証明を記述してある(V．胃癌発生の場，59頁参照)．

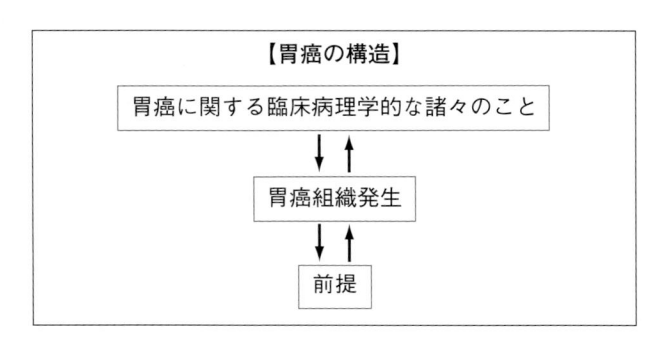

【胃癌の構造】

胃癌に関する臨床病理学的な諸々のこと
↓↑
胃癌組織発生
↓↑
前提

1. 胃癌の組織発生を導くための前提

胃癌の組織発生 histogenesis of the gastric carcinoma とは，組織水準で胃癌組織はどのような場すなわちどのような粘膜を背景として発生しているのかということであり，**胃癌の細胞発生** carcinogenesis of the gastric carcinoma とは，細胞水準で胃癌細胞はどのような腺管のどの部分から発生しているのかということである．

　胃癌の発生を解明するにあたっては，その礎となる前提を設定しなければならない．その前提をどのように選ぶかは自由ではあるが，より根源的な事柄である必要があり，また前提が複数ある場合には，それらは互いに矛盾せず，かつ独立であることが必要である．独立であるということは，1つの前提から他の前提を導くことができないことを意味する．

　前提から出発して胃癌の組織発生を導いた次には，それを前提として実際面における種々の臨床的ならびに病理組織学的な所見あるいは事象を眺めた場合に，矛盾しない，あるいはよりよく説明しうるものであるかどうかの検証が必要となる．さらには，その胃癌の組織発生を礎として，胃癌の細胞発生を眺めた場合に，矛盾がないことを証明しなければならない．また，副次的に派生する実際面における諸々の命題を証明しなければならない．そうすることによって，実際面において臨床病理学的に有用な胃癌の臨床病理学的体系が確立される．

　もし，ある前提から導かれた胃癌の組織発生が実際面における胃癌の諸々の事象を説明しえないとなると，導かれた胃癌の組織発生がたとえ論理的な帰結であったとしても，所詮，それはただ単なる机上の空論にしか過ぎないことになる．このような場合は前提が誤りであることになるから，原点に戻って，つまり新たな前提から出発して，より実際と矛盾のない胃癌の組織発生・細胞発生を導かなければならない．

　さて，ここで胃癌の組織発生を導くためにはどのようなことを前提として採用するかが問題となる．腫瘍病理組織学はどのようなことを前提として成り立っているかといえば，それは"腫瘍はそれが発生した臓器・組織の形態・機能を多少とも模倣している"ということである．胃癌もその例外ではありえないから，この腫瘍全体に関するいわば腫瘍病理組織学の大前提ともいうべきことが胃癌においても成り立つことが要請される（前提1）．さらには悪性腫瘍は時間の経過とともに大きくなるから，癌発生初期の状態を知るためには癌がより小さいことが求められる（前提2）．一方，胃癌が存在しているということは，存在する場があってのことである．したがって，癌が存在している場の状態についての前提が必要となる（前提3, 前提4）．

a. ［前提1］腫瘍はそれが発生した臓器・組織の形態・機能を多少とも模倣している．

　胃癌の組織発生を導くにあたって，どのようなことを前提として出発すべきであろう

か？　胃癌は数ある人体腫瘍のうちの1つであるから，人体腫瘍病理組織学の根底に横たわっている大前提ともいうべきこと，『**腫瘍はそれが発生した臓器・組織の形態・機能を多少とも模倣している**』を，まず第一に前提として採用しなくてはならない．もし，この大前提を認めないとすると，長い年月を経て確立されている現在の腫瘍病理組織学を根本から否定することになる．

　すなわち，人体腫瘍はその発生母地組織との類似性をもって命名され，また腫瘍の組織学的診断は，腫瘍細胞がどの正常組織・細胞に類似しているかを求めることによってなされている．例えば，正常扁平上皮には基底細胞層から角化層に向かう規則的な細胞分化の勾配がみられ，扁平上皮から発生する扁平上皮癌にもその角化の勾配をみることができる．しかし，扁平上皮癌の角化への細胞分化勾配は，正常のそれとは異なり不規則（構造異型）である．非上皮性腫瘍においては，脂肪組織から発生する脂肪腫，血管から発生する血管腫などは，それぞれ発生母地組織と類似した構造を呈している．機能の点では，脂肪腫の細胞は脂肪を産生し，ホルモン産生腫瘍はそれぞれ腫瘍が発生した臓器が産生するホルモンを産生している場合がある．ある腫瘍があって，それが日常用いられている光学顕微鏡による観察において正常細胞・組織に類似が求められないような場合には，免疫組織学的あるいは電子顕微鏡的に，いろいろな手法を用いて類似性を追求するという検索あるいは研究が行われる．

　このように，胃癌組織発生の解析にあたっては，腫瘍病理組織学の根底に横たわる"腫瘍はそれが発生した臓器・組織の形態・機能を多少とも模倣している"ということを前提として採用する必要がある．むしろこのことは，前提の前提となる大前提ともいうべきことである．

b. ［前提2］癌は時間の経過とともに大きくなる．

　われわれは日常の癌の診断・治療を通して，癌発育速度には個体差や癌組織型による遅速の差が多少は認められるものの，癌は時間の経過とともに大きくなっていくことを経験的に知っている．このことは証明の必要のない事実であるが，胃癌においてはその発育経過に伴う形態変化のX線・内視鏡的研究において，胃癌は時間の経過とともに大きくなっていることが証明されている[8]．胃癌の部分的潰瘍化に伴う線維性組織の収縮による胃癌の縮小が観察されているが，それは癌の存在する場の変化であって，癌それ自体の治癒に向かう縮小ではない．また，胃癌が部分的に脱落する場合があるが，それは癌発育の全経過からみれば癌の一時的な縮小であって，癌は時間の経過とともに増大していることは明らかである．

c. ［前提3］胃にある粘膜は，本質的に異なる2つの粘膜，胃固有粘膜と腸上皮化生粘膜とから成り立っている．

　癌発生の場である胃粘膜上皮の形態・機能に関することを前提として採用することが必要である．なぜならば，胃癌は胃にある粘膜上皮から発生するものであり，胃癌の組織発

生の解析にあたっては胃の粘膜を構成する上皮に類似を求める必要があるからである．

　胃に固有な粘膜 gastric proper mucosa は，幽門輪から口側に向かって幽門腺粘膜 pyloric gland mucosa，胃底腺粘膜 fundic gland mucosa，および噴門腺粘膜 cardiac gland mucosa の 3 種類に分類されている．成人になるとそれら胃固有粘膜は部分的に腸上皮化生粘膜 metaplastic mucosa of intestinal type に置き換えられる場合がある．このように，胃に存在する粘膜は本質的に異なる 2 種類の粘膜 ― 胃固有粘膜および腸上皮化生粘膜 ― から成り立っている(V．胃癌発生の場，59 頁参照)．

d．[前提 4] 胃固有粘膜は定常的ではなく，加齢によって部分的に腸上皮化生粘膜によって置き換えられていく（加齢に伴う F 境界線の経時的移動）

　[前提 3]は，胃には本質的に異なる 2 種類の胃粘膜が存在するというものであった．これら 2 種類の粘膜は，生来一定の割合で存在しているのかどうか，不変であるのかどうかということについては触れていない．

　われわれは，胃粘膜の腸上皮化生は一般的に高齢者において観察される頻度が高く，若年者では頻度が低いこと，腸上皮化生の程度は若年者に比べて高齢者に著しい傾向があること，を経験的に知っている．すなわち，胃固有粘膜は定常的ではない．したがって，胃癌組織発生を導くにあたっては，胃粘膜の加齢による経時的変化を前提として採用する必要がある．加齢とともに胃固有粘膜が腸上皮化生粘膜に置き換えられる頻度とその程度は？ そして，その置き換えの様式は？ という問題である．この点については，F 境界線を『腸上皮化生のない胃底腺粘膜領域を限界づける線』と定義することによって，加齢に伴う F 境界線の経時的移動として前述してある(V．胃癌発生の場，59 頁参照)．

e．前提のまとめ

　胃癌組織発生を解析するにあたって，その礎となる 4 つの前提を設定した．そのうちの[前提 1]と[前提 2]は，胃癌それ自体に関する基本的なことであり，他の 2 つ[前提 3]と[前提 4]は癌が発生する場についてである．この 4 つの前提は，胃癌の組織発生を導き，それを幹として胃癌の細胞発生，胃癌の臨床病理学的な諸々のことを論理的に展開して胃癌の臨床病理学的体系を確立するための出発点である．

胃癌組織発生を導くための前提
[前提 1] 腫瘍はそれが発生した臓器・組織の形態・機能を多少とも模倣している．
[前提 2] 癌は時間の経過とともに大きくなる．
[前提 3] 胃にある粘膜は，本質的に異なる 2 つの粘膜，胃固有粘膜と腸上皮化生粘膜とから成り立っている．
[前提 4] 胃固有粘膜は定常的ではなく，加齢によって部分的に腸上皮化生粘膜によって置き換えられていく（加齢に伴う F 境界線の経時的移動）．

2. 微小癌から導かれる胃癌の組織発生

　胃癌の組織発生，すなわち"どのような場からどのような癌が発生しているか"を知るためには，まずはじめに，［前提1］からは胃癌が存在している場の粘膜性状と胃癌組織型との関係を明らかにすることが必要となる．この場合，癌は時間の経過とともに大きくなり［前提2］，癌が存在する場の性質は定常的ではなく時間の経過とともに変化する［前提4］から，発生した時点での癌と，それが存在している場の状態とがよりよく保存されているとみなされる，より小さな微小癌を対象とすることが要請される．ここで，微小癌の大きさ，および微小癌が存在している場の近傍粘膜領域を次のように定義する．すなわち，

微小癌とその近傍粘膜領域の定義（図VI-1）
　　微小癌：最大径5mm以下の癌
　　微小癌の近傍粘膜：微小癌の中心から半径5mmの円の内部領域

　微小癌の組織型とその近傍粘膜の性状との関係を検討したうえで，次に［前提1］と［前提3］から，胃癌細胞と，胃固有粘膜および腸上皮化生粘膜を構成している細胞との類似性を求めることが要請される．

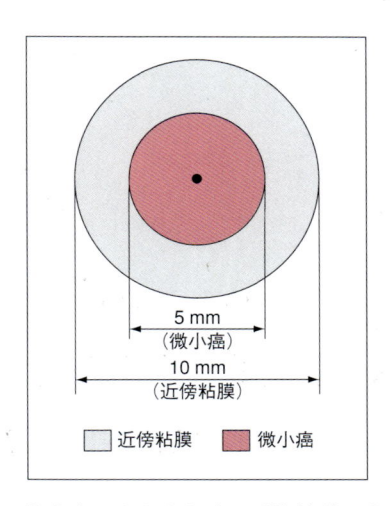

図VI-1　微小癌の大きさとその近傍粘膜の広さの定義

a. 微小癌の背景病変

　限局性小病変を有する切除胃の全割切片を作製することによって，組織学的に診断された微小癌は，切除胃125症例中に145個発見されている（**表VI-1**）．なお，全割切片作製による病理組織学的検索とは，切除胃の大部分を切り出して組織標本を作製して検索するこ

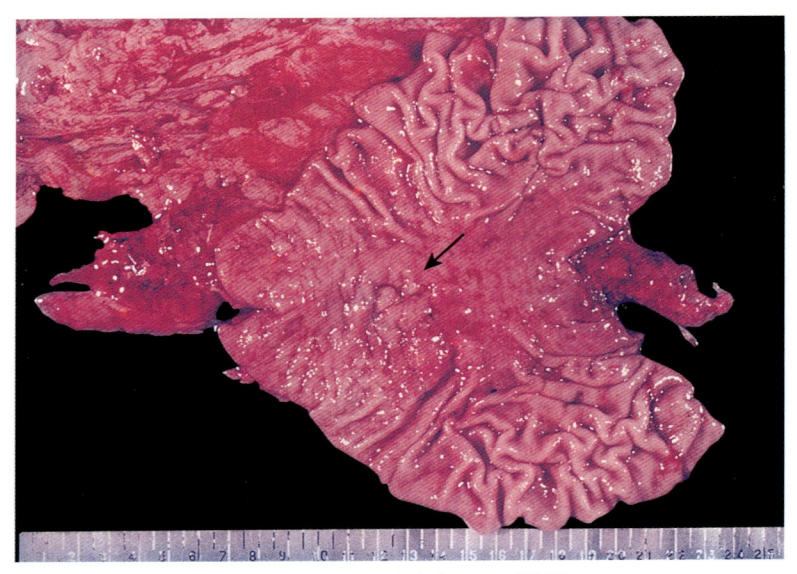

図 VI-2a　微小癌を含む大型腺腫
大きさ約5×4cmの軽度隆起を示す病変が幽門前庭部小彎側後壁寄りにみられる(矢印).

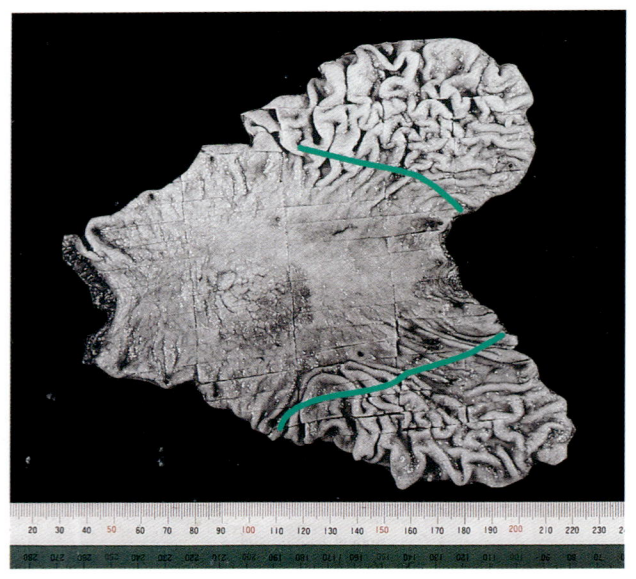

図 VI-2b　図 VI-2a の全割による切り出し図
緑色の線は組織学的検索によって決定されたF境界線である.

とである(図 VI-2b).微小癌が存在している場の状態をみると,表 VI-2 に示すように,2個は大型の腸型腺腫のなかに(図 VI-2〜5),3個は潰瘍性病変と空間的な重なりを呈している(図 VI-6〜10).残りの微小癌 140 個は,限局性良性病変とは無関係に,いわゆる正常粘膜に存在していた.このように,微小癌の発生母地病変の頻度からは,次の2つの主

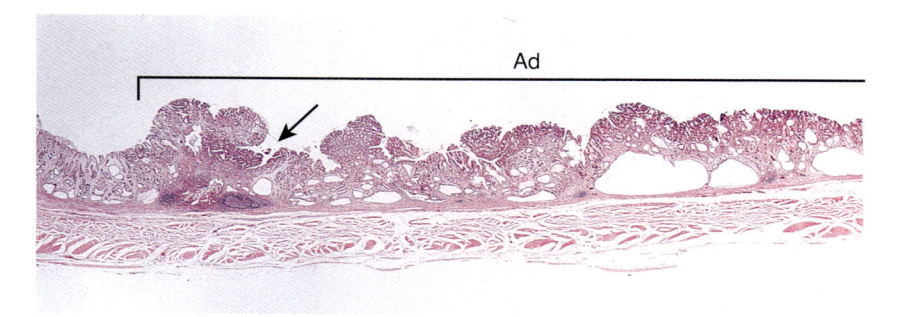

図 VI-3　図 VI-2 の隆起性病変の微小癌を含む 1 割面
異型上皮は隆起部表層 1/2 にあり，その下の深層 1/2 は既存の幽門腺と囊胞状拡張した腺管である（Ad）．微小癌の大きさは 3 mm（矢印）．

表 VI-1　微小癌を有する切除胃の標的病変

癌	90 症例
早期癌	53 例
進行癌	37 例
微小癌	11 症例
潰瘍	15 症例*
腺腫，腸型	8 症例**
偽リンパ腫	1 症例
合計	125 症例

＊Hauser 型潰瘍癌 1 個を含む
＊＊2 例は大型の腸型腺腫の中における微小癌

（癌研病理：1979）

表 VI-2　微小癌の組織型と背景病変

背景病変	癌組織型		合計
	腺管を形成している癌	腺管を形成していない癌	
腺腫，腸型	2	0	2（1%）
潰瘍（含，潰瘍瘢痕）	1	2	3（2%）
胃粘膜	120	20	140（97%）
合計	123	22	145（100%）

（癌研病理：1979）

張が成り立つ．すなわち，
(1) 微小癌の大部分は良性限局性病変とは無関係に，いわゆる正常粘膜から発生する．
(2) 良性限局性病変である潰瘍と腺腫の癌化は極めて少ない（潰瘍癌，13 頁；ポリープ癌，33 頁参照）．

このうち(1)については，［前提 1］と［前提 3］からは，胃癌組織発生を導くためには微小癌の近傍粘膜であるいわゆる正常粘膜の性状と癌組織型との関係を解析する必要がある．なお(2)については，日常の検査において多数の潰瘍およびポリープを組織学的に検索しても，それらの病変から微小癌が見いだされる頻度は極めて低いという事実を挙げることができる．

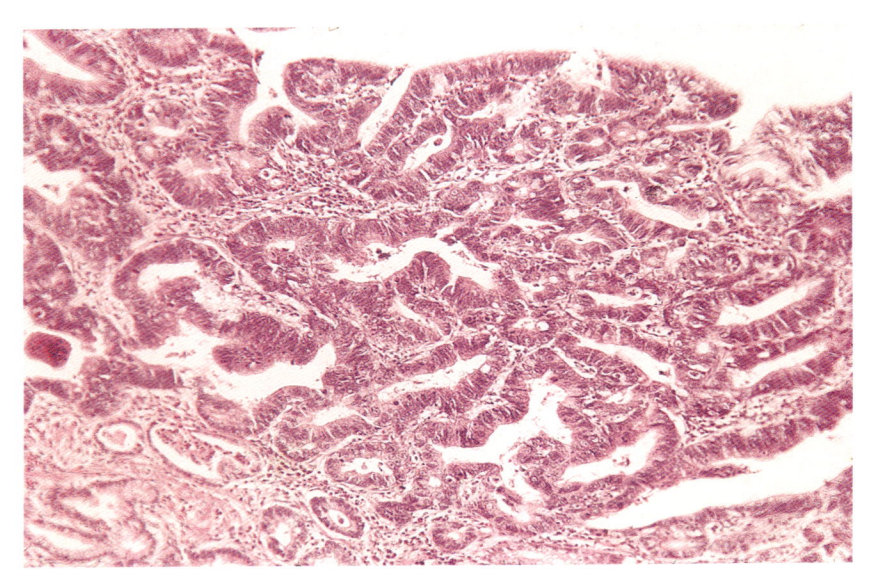

図 VI-4　図 VI-3 の癌の拡大
癌細胞は大小不同の腺管を形成している．分化型癌（管状腺癌）である．

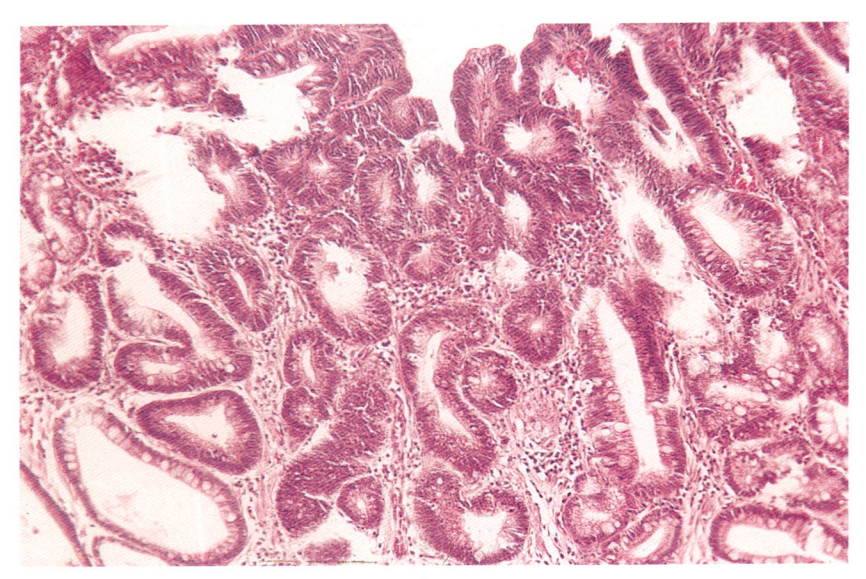

図 VI-5　図 VI-3 の大型異型上皮巣の拡大
高円柱状の細胞が大型の腺管を形成している．腺管の内腔面には刷子縁が認められる．核の大小不同，核配列の乱れは中等度で，腸型腺腫である．

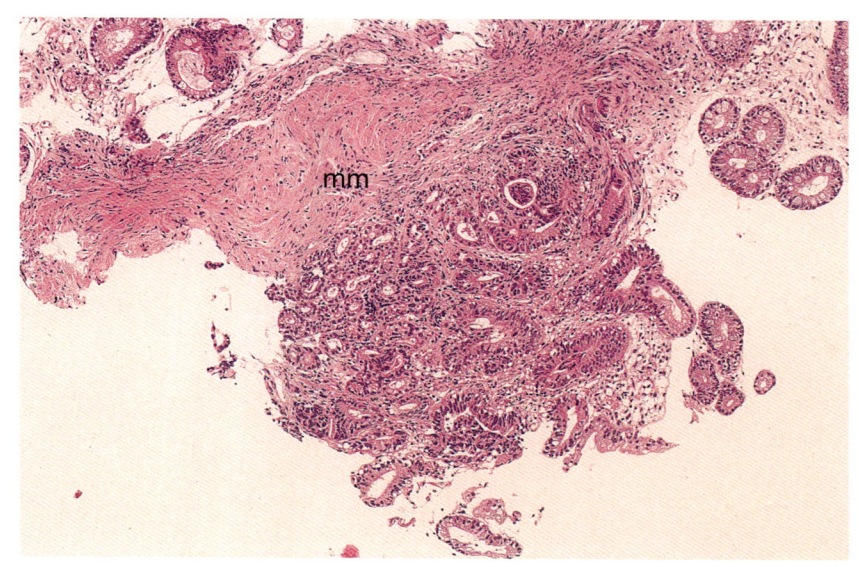

図 VI-6 潰瘍瘢痕部から採取された生検組織
異型腺管群と線維化した粘膜筋板(mm)がみられる.

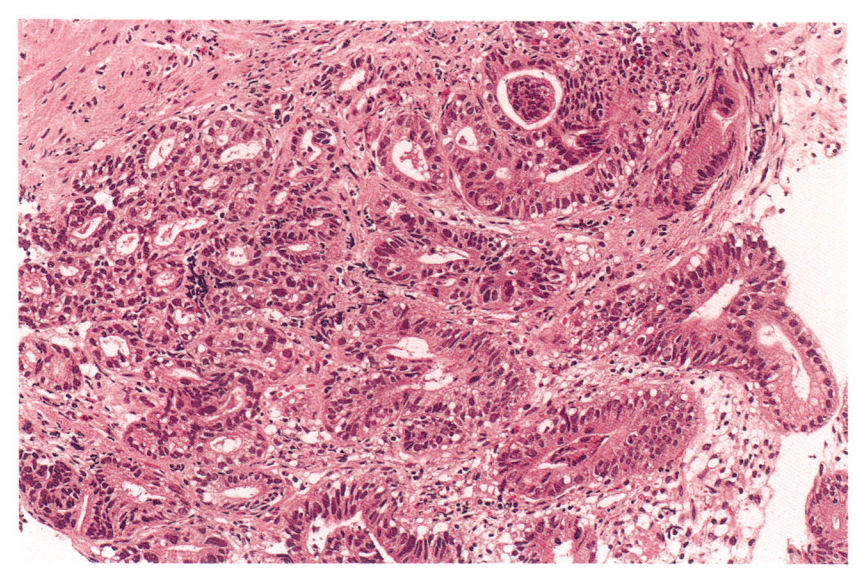

図 VI-7 図 VI-6 の拡大
分化型癌(管状腺癌)である.

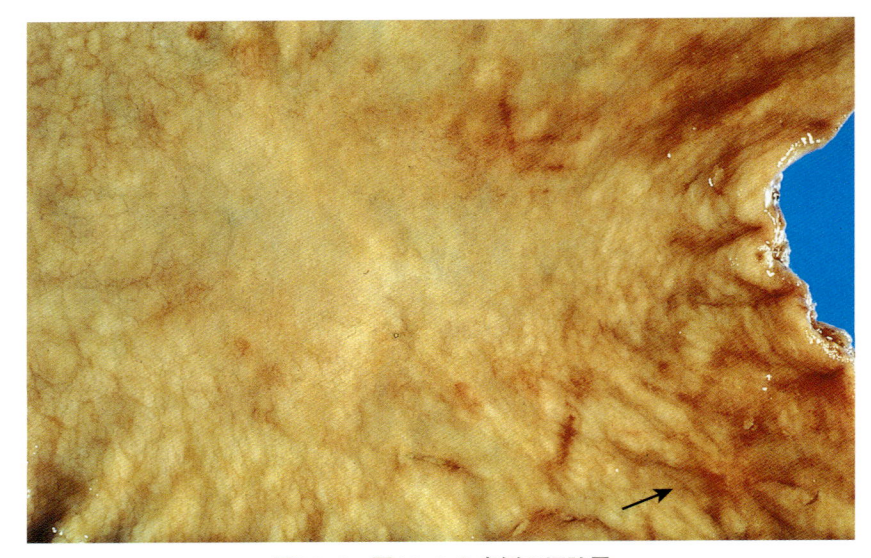

図 VI-8　図 VI-6 の症例の切除胃
胃中部後壁の小彎寄りに粘膜ひだ集中を伴う潰瘍瘢痕がみられる（矢印）．

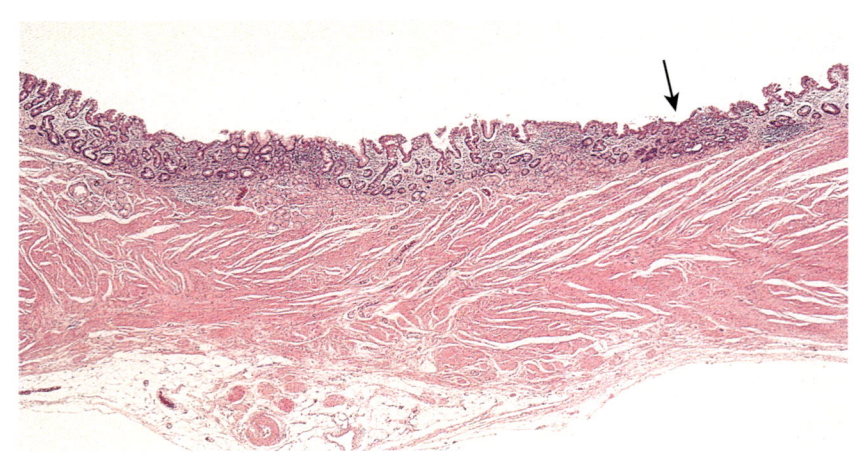

図 VI-9　図 VI-8 の潰瘍瘢痕の割面
潰瘍瘢痕部では固有筋層と粘膜筋板との癒着がみられ（Ul-IIIs），表面は再生粘膜で覆われている．その癒着部分の上の再生粘膜に微小癌が認められる（矢印）．微小癌は粘膜筋板と固有筋層との癒着部分の上の再生粘膜内に存在している．したがって，この症例は潰瘍病変が癌発生に先行して存在していて，そこから癌が発生したことが明らかである．すなわち，潰瘍癌 ulcer-cancer である．

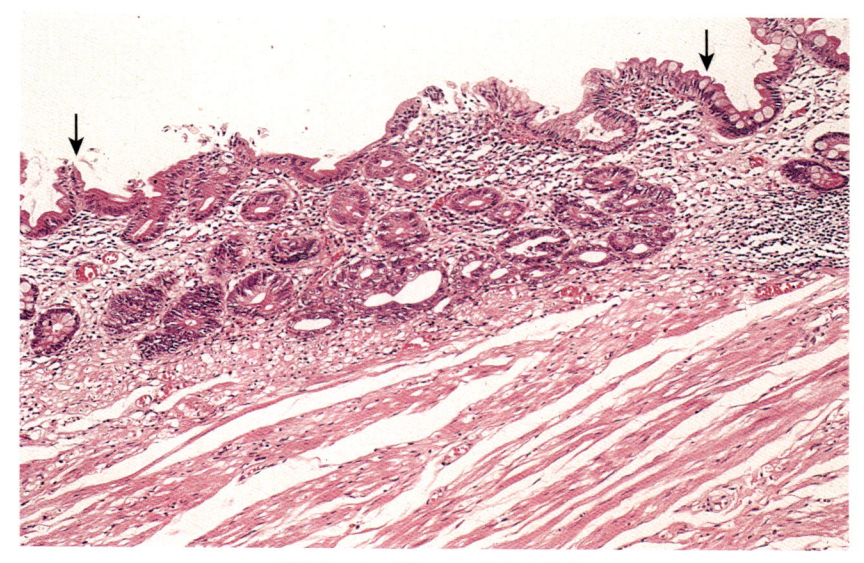

図 VI-10　図 VI-9 の癌の拡大
分化型癌(管状腺癌)．癌の辺縁の再生粘膜は腸上皮化生粘膜である(矢印)．

b. 微小癌の組織型とその近傍粘膜との関係

　さて，ここで問題となるのは，癌組織型の分類と近傍粘膜の性状の分類についてである．癌組織型の分類については数多くの分類が提唱されていて，胃癌組織発生の解析を行う際にどの分類を用いるのがより妥当であるか，ということになるが，これに対する論理的な解答を見いだすことはできない．

　胃癌の組織像は，組織形態の点で大きな腺管を形成する管状腺癌から，小さな腺管を形成する管状腺癌，さらには腺管腔の消失した索状腺癌，そして索が短縮して個々の癌細胞がばらばらである粘液細胞性腺癌まで存在している．このように，大型腺管から癌細胞1個までの間には無数の形・大きさの腺管が連続的に存在しているから(図 X-40, 221頁参照)，腺管の形や大きさによって胃癌組織型を分類したとしても，それは所詮主観的な分類としかなりえない．先にも述べたように，連続体の分割であるからである．

　微小癌の組織像は，一般的に発見される大きさの早期癌や進行癌にみられる多種多様な組織像を呈することなく，一様かつ単調である．この点で，粘膜内における微小癌の組織型を腺管形成の有無をもって客観的に二大別することができる．すなわち，腺管形成の癌と，腺管を形成していない癌 ― 索状そして個々の癌細胞がバラバラな癌 ― の2つの類にである．微小癌の近傍粘膜の性状は，[前提3]から，腸上皮化生の程度によって類別することになる．

　いわゆる正常粘膜を発生母地としている微小癌140個(表 VI-2)について，微小癌の腺管形成の有無と，その近傍粘膜の腸上皮化生の程度との関係をみると，**表 VI-3** に示すように，腺管形成の癌の近傍粘膜は腸上皮化生が著明である傾向がみられ(**図 VI-11～14**)，

表 VI-3　微小癌の組織型とその近傍粘膜の性状 — その1

近傍粘膜の 腸上皮化生の程度	癌組織型		合計
	腺管を形成している癌	腺管を形成していない癌	
著明	97	0	97
軽度	22	4	26
無	1	16*	17
合計	120	20	140

($P<0.01$)，*幽門腺粘膜　12個，胃底腺粘膜4個　　　　　　（癌研病理：1979）

表 VI-4　微小癌の組織型とその近傍粘膜の性状 — その2

近傍粘膜の 腸上皮化生の程度	癌組織型		合計
	腺管を形成している癌	腺管を形成していない癌	
中等度〜著明	130 (105)	4 (29)	134
無〜軽度	23 (48)	38 (13)	61
合計	153	42	195

（　）：理論的期待値　　　　　　　　　　　　　　　　（癌研病理+筑波大病理：1985）
$\chi^2(1, 0.01) = 6.635$
$\chi^2 = 83.78, \chi^2 > \chi^2(1, 0.01)$

　一方，腺管形成のない癌あるいは索状配列を呈する癌の近傍粘膜は腸上皮化生腺管がないか，あっても極めて少ない粘膜であるという傾向がみられる（図 VI-15〜19）．癌組織型とその近傍粘膜の腸上皮化生の程度との2属性間には，カイ二乗検定で有意差（$P<0.01$）が認められる．すなわち，腺管形成の癌は腸上皮化生粘膜に，一方，腺管形成のない癌は胃固有粘膜に存在していると言明して誤る率は極めて低いということである．

　その後，微小癌の発見数が195個と増加したので同様の検討を行ったのが**表 VI-4**である[7]．表 VI-4では，表 VI-3で腸上皮化生が軽度とした項の微小癌を，それぞれ上記傾向に対して悪い条件となるように配分してある．すなわち，微小癌の近傍粘膜の腸上皮化生が軽度である癌について，腺管を形成している癌（22例）は腸上皮化生が無〜軽度の項に配分して23例とし，一方，腺管を形成していない癌（4例）は腸上皮化生が中等度〜著明の項に配分して計4例とした．このようにして，癌組織型と近傍粘膜の腸上皮化生の程度との2属性間のカイ二乗検定を行った結果，微小癌の数が増加しても同様の傾向が得られた．したがって，癌組織型とその近傍粘膜の性状との間には強い関係があるということができる．すなわち，腺管形成の癌の近傍粘膜は腸上皮化生粘膜であり，一方，腺管を形成していない癌のそれは胃固有粘膜であると言明して誤る率は極めて低いということである．

　しかし，ここで重要なことは，この癌組織型と近傍粘膜の性状との関係は相関関係が強いということであって，腸上皮化生粘膜から腺管形成の癌が，一方，胃固有粘膜から腺管

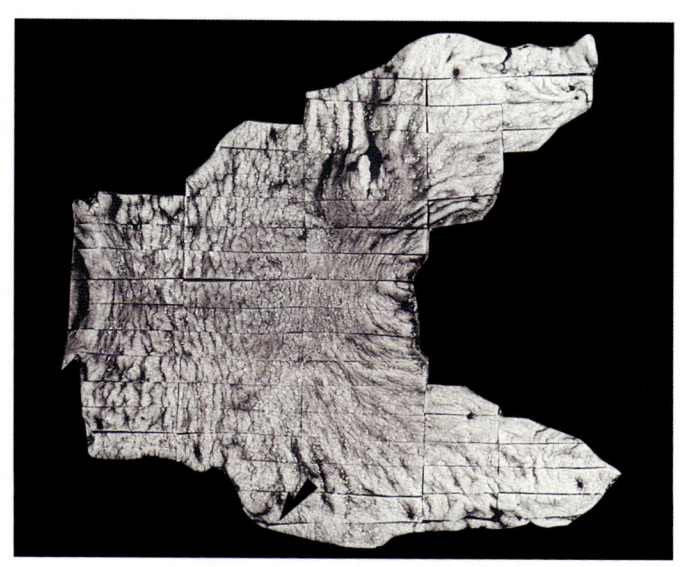

図 VI-11　偽リンパ腫の診断で切除された手術胃の切り出し図
胃体部前壁に粘膜下腫瘍がみられる．切除胃の全割切片作製による検索で，組織学的に微小癌（管状腺癌）が発見された（矢印）．F境界線は認められない．

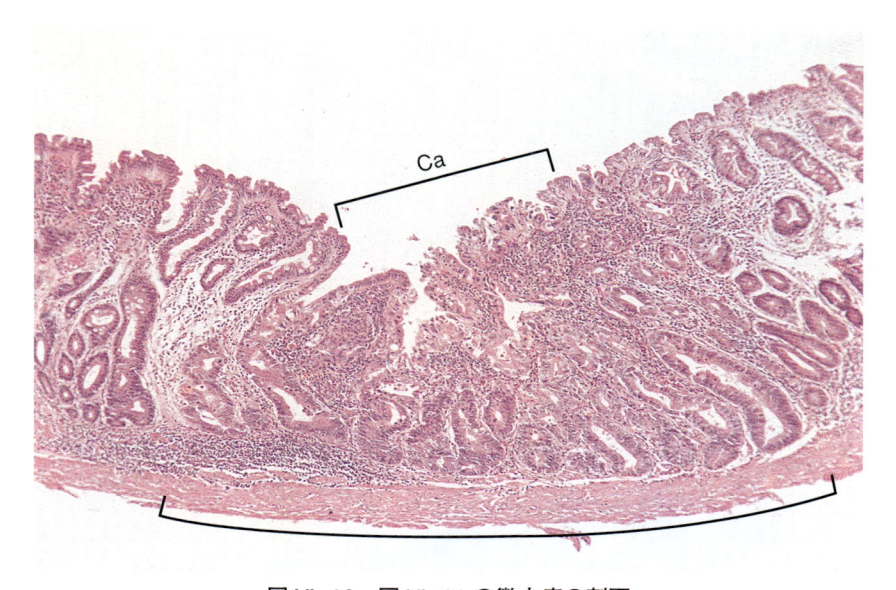

図 VI-12　図 VI-11 の微小癌の割面
大きさ約3mm．微小癌（Ca）の近傍粘膜は腸上皮化生粘膜である．

形成のない癌が発生するという因果関係を示すものではない．言うまでもなく，相関関係と因果関係とは別個であるからである．微小癌の組織型と近傍粘膜との関係を因果関係として論ずるためには，［前提1］から，腺管形成の癌細胞が腸上皮化生粘膜を構成する細胞に，一方，腺管形成のない癌細胞が胃固有粘膜を構成する細胞に類似していることが必要である．

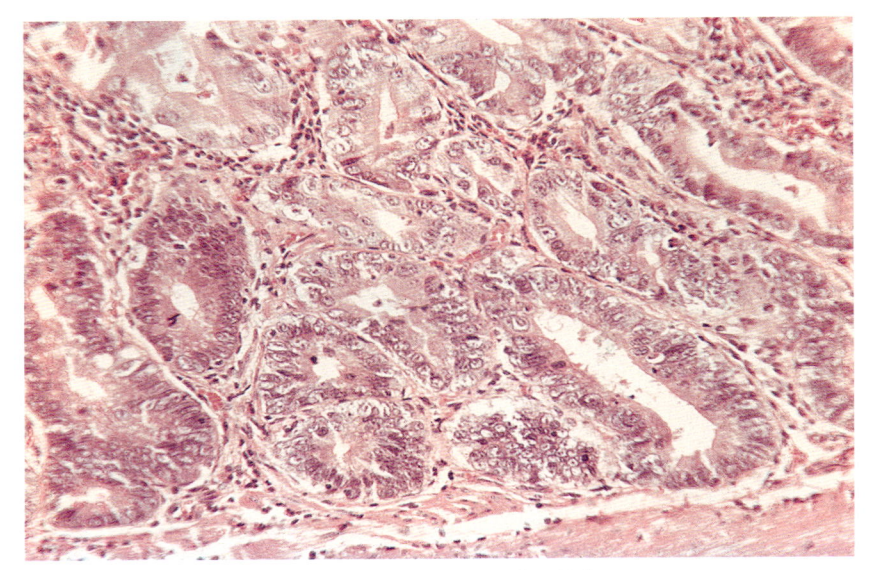

図 VI-13　図 VI-12 の癌の拡大
分化型癌(管状腺癌)，HE 染色．

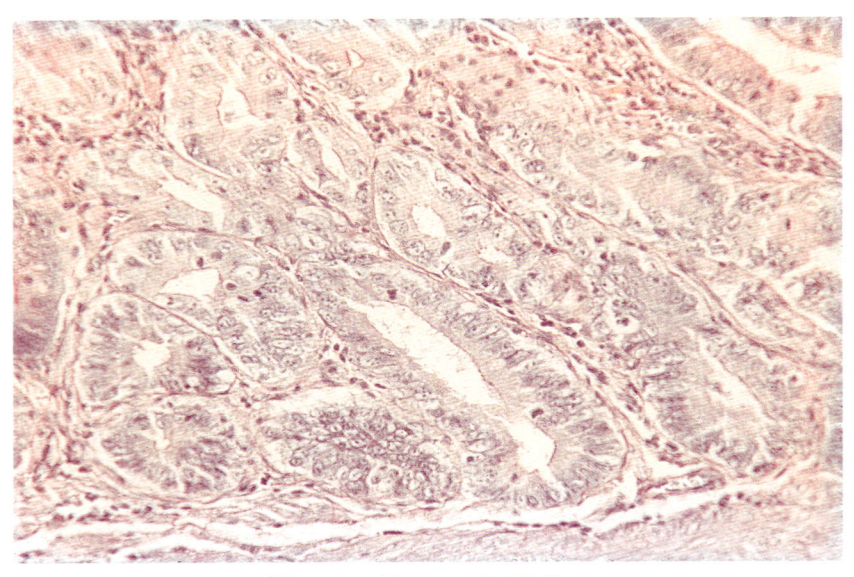

図 VI-14　図 VI-12 の癌の拡大
癌腺管表面には刷子縁が赤い線条として認められる．PAS 染色．

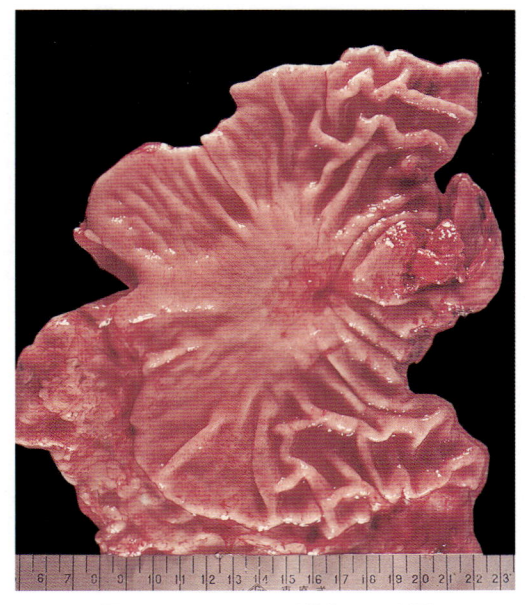

図 VI-15a　IIc＋III 型癌の切除胃
IIc＋III 型癌の大きさ径 4 cm の粘膜内癌である．組織学的に腺管を形成していない微小癌(粘液細胞性腺癌)が発見された．

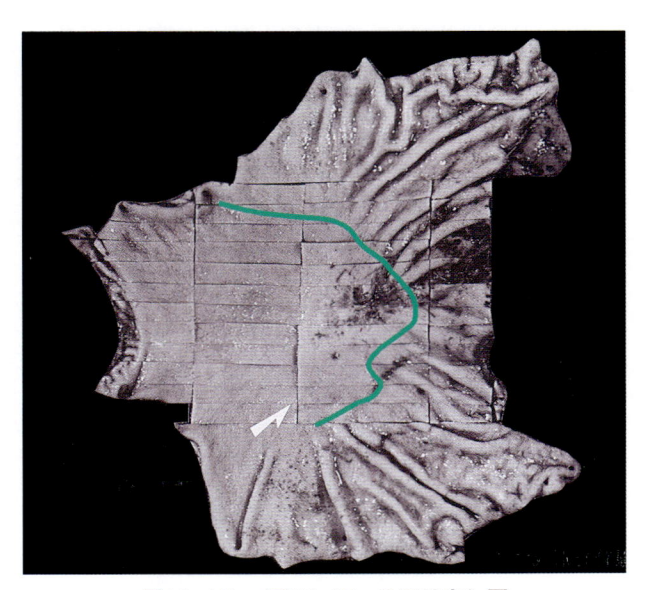

図 VI-15b　図 VI-15a の切り出し図
矢印の部分から組織学的に微小癌が発見された．F 境界線は通常型．

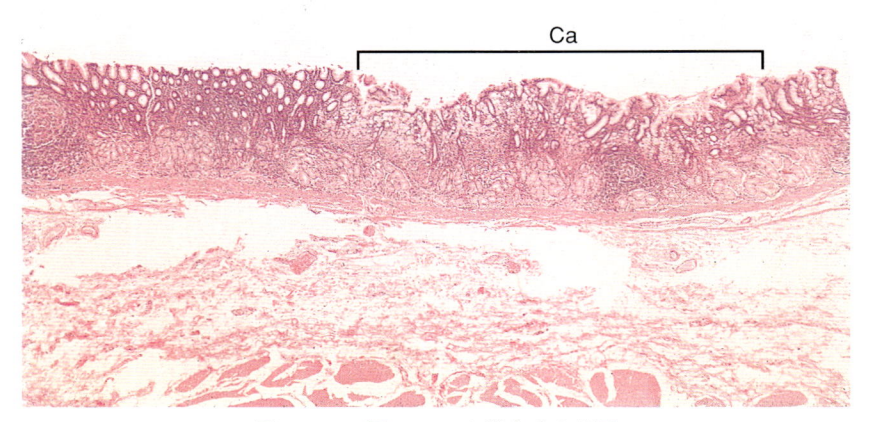

図 VI-16　図 VI-15 の微小癌の割面
大きさ4mm．幽門腺粘膜の表層1/2に印環細胞がみられる．癌の深層1/2は既存の幽門腺管である．微小癌の近傍粘膜は腸上皮化生のない幽門腺粘膜である．

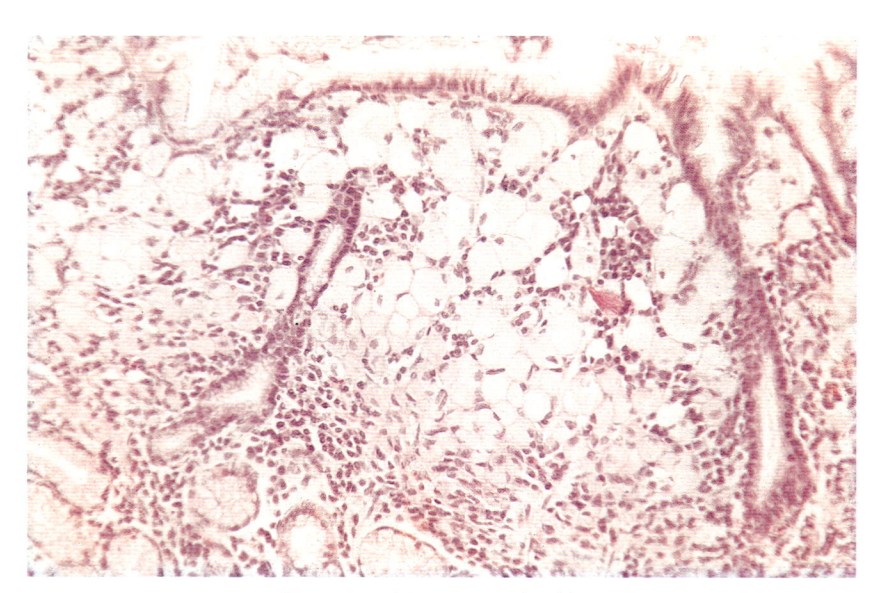

図 VI-17　図 VI-16 の癌の拡大
癌細胞は腺管を形成することなく個々にバラバラである．癌細胞質には多量の粘液があり，いわゆる印環状 signet-ring を呈している．未分化型癌（粘液細胞性腺癌），HE染色．

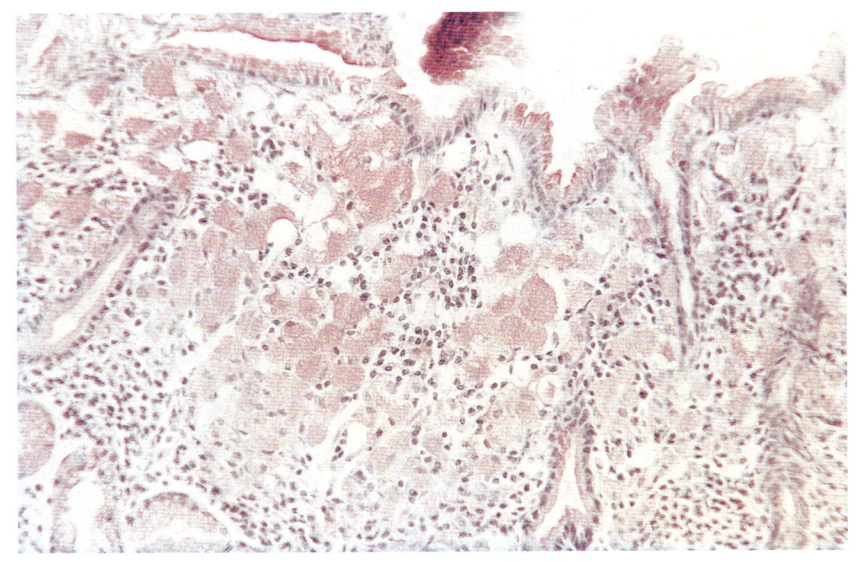

図 VI-18　図 VI-16 の癌の拡大
PAS 染色．表面の腺窩上皮細胞と癌細胞質の多量の粘液は PAS 染色で赤く染色されている．

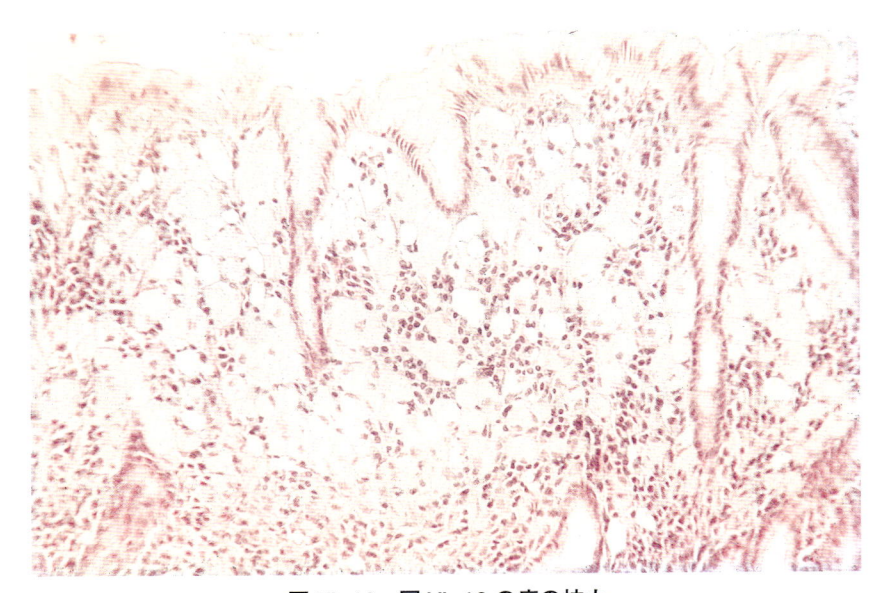

図 VI-19　図 VI-16 の癌の拡大
Alcian blue 染色．表面腺窩上皮細胞と癌細胞の粘液は Alcian blue 染色陰性である．

c. 微小癌細胞の光学顕微鏡水準での所見

腺管形成の微小癌のPAS染色を行うと，腺管腔に面している癌細胞表面にはPASで赤く染まる線条が認められる(図VI-11〜14)．この所見は，腸上皮化生上皮を構成する細胞のうちの吸収細胞 absorptive cell にみられる刷子縁 striated border または小皮縁 brush border と呼ばれている構造である．そして，その癌細胞の細胞質はPAS陰性で粘液産生はない(図VI-14)．一方，腺管を形成していない癌では(図VI-15〜19)，癌細胞の細胞質に，量的な多少はあるが，PAS染色で赤く染まる粘液滴が認められ，その細胞表面に線条構造は認められない(図VI-18)．また，その細胞質の粘液滴は一般的にはAlcian blue染色陰性である(図VI-19)．このような性質は，胃固有粘膜の上皮のうち，腺窩上皮を構成する粘液細胞と幽門腺細胞に類似している．

以上のように，細胞水準で，腺管を形成している癌細胞は腸上皮化生上皮の吸収細胞に，一方，腺管を形成していない癌細胞は胃固有粘膜上皮の粘液細胞に類似しているから，この微小癌の細胞水準での所見は，癌組織型と近傍粘膜の性状との関係と一致するものである．しかし，正常の腸上皮化生上皮および胃固有粘膜上皮は上記の細胞(吸収細胞，粘液細胞)だけでなく，他の数種類の細胞から構成されているから，［前提1］を満足するためには，他の細胞との類似性を癌細胞に求めることが必要となる．このことは，一般的大きさの癌における検討の項で記述する(120頁参照)．

d. 微小癌から導かれる胃癌組織発生の仮説

胃癌の組織発生を求めるにあたって，［前提1］と［前提3］から，胃癌細胞の正常細胞との類似性を，胃の腸上皮化生上皮および胃固有粘膜上皮を構成する細胞に求めた．そして［前提2］と［前提4］，すなわち癌は時間の経過とともに大きくなる一方，その近傍粘膜は定常的ではないということから，癌発生時点での癌とその近傍粘膜の状態をよりよく保存しているとみなされる微小癌の組織型と近傍粘膜の性状との関係の検討を行った．その結果，腺管形成のある微小癌は腸上皮化生粘膜に存在し，それらの癌細胞は腸上皮化生上皮の吸収細胞に類似しているという傾向がある．一方，腺管形成のない微小癌は胃固有粘膜に存在し，それらの癌細胞は胃固有粘膜の腺窩上皮の粘液細胞に類似しているという傾向がある．以上のことから，次のような胃癌の組織発生の仮説を導くことができる．すなわち，

胃癌の組織発生の仮説

腺管形成の癌は胃の腸上皮化生粘膜から，一方，腺管形成のない癌は胃固有粘膜から発生する(図VI-20)．

```
┌─────────────────────────────────────────────────┐
│   ┌──────────┐         ┌──────────────┐         │
│   │ 胃固有粘膜 │────────→│ 胃の腸上皮化生粘膜 │     │
│   └────┬─────┘         └──────┬───────┘         │
│        ↓                      ↓                 │
│   ┌──────────────┐      ┌──────────────┐        │
│   │ 腺管を形成しない癌 │    │  腺管形成の癌  │        │
│   └──────────────┘      └──────────────┘        │
│      未分化型癌              分化型癌             │
│      胃型の胃癌              腸型の胃癌           │
└─────────────────────────────────────────────────┘
```

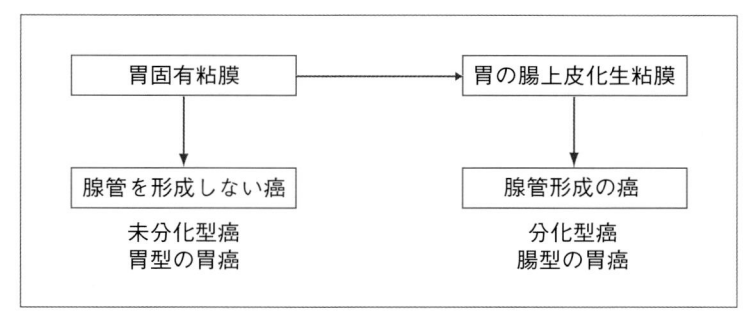

図 VI-20　胃癌組織発生の仮説

e. 胃癌の組織発生の仮説からみた胃癌の組織型

　胃癌の組織発生を導くにあたって，微小癌の組織型を腺管形成の有無をもって2つの類，すなわち"腺管を形成している癌"と"腺管を形成していない癌"に分けた．この2つの組織型をここで命名しておくと以後の検討に便利なので，便宜的に，次のように命名しておく．すなわち，

微小胃癌の組織発生に基づく胃癌組織型
　組織形態的に，粘膜内で腺管を形成している癌を分化型癌 differentiated carcinoma（腸型の癌），腺管を形成しないで癌細胞が個々にバラバラな癌，および癌細胞が索状配列を呈している癌を未分化型癌 undifferentiated carcinoma（胃型の癌）とする．

　ここで分化・未分化という用語を用いたのは次のような理由からである．すなわち，微小癌は癌が発生したときの状態をよりよく保存しているとみなされるから，微小癌の組織像は二次的修飾をこうむっていない胃癌本来の姿である．また，微小癌の組織構造は，進行癌のそれが多種多様であるのに対して一様単調である．したがって，微小癌の組織型を癌細胞が形作る組織構造，つまり粘膜内における癌細胞の腺管形成の有無をもって分類するのが客観的である．次に，構造の分化およびその程度は正常粘膜構造からの形態的なかけ離れの程度であるから，腺管を形成している癌はそれを形成していない癌よりも構造の点で正常粘膜構造からのかけ離れが小さい，つまり構造分化がよいということができる．
　一方，腺管形成のない癌細胞は，粘液産生があるから機能の点で分化型であるとする見方もある．しかしながら，粘液産生細胞と刷子縁を有する細胞とは，比較する機能が異なるため，それら2つのうちどちらの細胞がより分化しているかを比較することはできない．また，組織構造以外のそれぞれの特徴をとらえた命名をすることも1つの方法であるが，同一観点からの命名に統一したほうがよい．組織発生の仮説からは，分化型癌は腸型の胃癌 intestinal type，未分化型癌は胃型の胃癌 gastric type ということもできよう[10]．
　組織標本上で，癌細胞を点とみなして癌組織の極端な単純化を行うと，分化型癌は単純閉曲線となり，未分化型癌は線分または点となる（図 VI-21）．このように，これら2つの

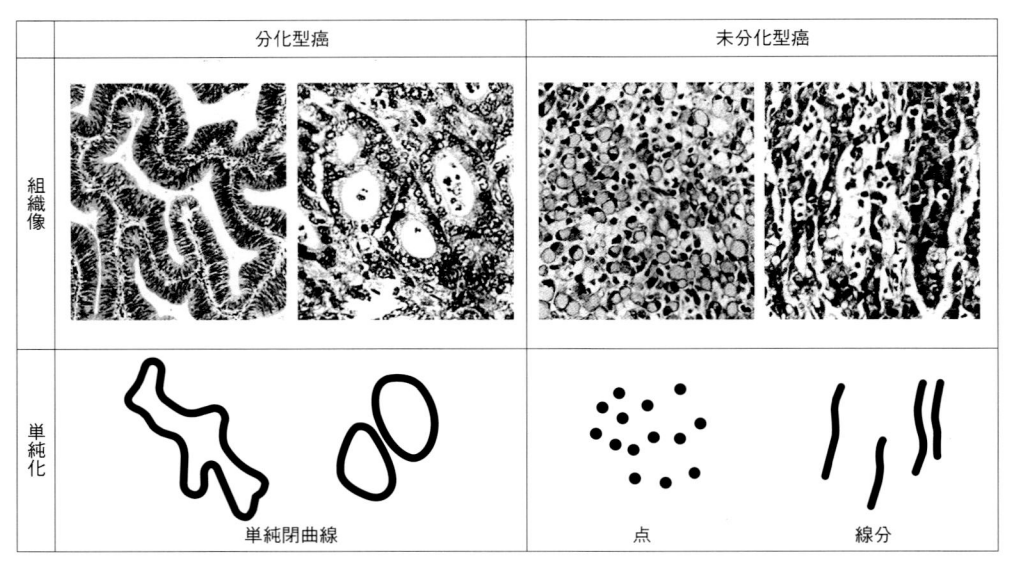

	分化型癌		未分化型癌	
組織像				
単純化				
	単純閉曲線		点	線分

図 VI-21　胃癌組織型の単純化

組織型は，図形上では本質的に異なる図形として表現することができる．なぜ，このような単純化を行うかというと，癌の組織型の判断に客観性をもたせることができるとともに，胃癌の全体的な傾向に注目するためには単純化が望ましいからである．単純化をしないと種々の局所的なことに目を奪われて，肝心の全局的なことあるいは統一原理的なことを見失ってしまう．客観的に把握できる単純な所見を統計的に処理し，得られた結果から結論を導くという作業を繰り返し，それによって到達した胃癌の組織発生に対して，それにそぐわない頻度の低い事象については，それがどのように胃癌の組織発生という全体構造にかかわるのか，ということの検討が必要となる．

【文献】

1) 中村恭一, 菅野晴夫, 高木国夫, 淵上在弥：早期胃癌の病理学的研究．初期癌の発生母地について．第25回日本癌学会総会記事．p125, 1966（大阪）
2) Nakamura K, Sugano H, Takagi K, et al : Carcinoma of the stomach in incipient phase: Its histogenesis and histological appearances. GANN 59 : 251-258, 1968
3) 中村恭一, 菅野晴夫, 高木国夫, 熊倉健二：胃癌の組織発生．原発性微小胃癌を中心とした胃癌の光顕，電顕的ならびに統計的研究．癌の臨床 15：627-647, 1969
4) 中村恭一, 菅野晴夫, 高木国夫, 熊倉健二：胃癌の組織発生．胃粘膜の経時的変化とその立場からみた胃癌の組織発生．外科治療 23：435-448, 1970
5) 中村恭一, 菅野晴夫, 高木国夫, 熊倉健二：胃癌組織発生の概念．胃と腸 6：849-861, 1971
6) 中村恭一, 菅野晴夫, 高木国夫, 熊倉健二：構造的にみた胃癌：胃癌の組織発生から臨床へ．臨床科学 8：1385-1396, 1972
7) 篠原直宏, 中村恭一, 菊池正教, 他：微小胃癌における癌発生初期の発育様式．胃と腸 20：431-439, 1985
8) 芦沢真六, 高田 洋：パネルディスカッション「胃癌の発育経過」．第19回日本消化器内視鏡学会総会（東京），1977
9) 中村恭一：胃癌の病理—微小癌と組織発生．金芳堂，1972
10) 菅野晴夫, 他：異なった2つの胃癌の提唱—病理学の立場から．医学のあゆみ 71：641-643, 1969

VII. 微小胃癌から導かれた胃癌組織発生の検討
—— 一般的な大きさの癌で

　最大径5mm以下と定義づけられた微小癌は，癌の大きさの点で特殊な状態の癌である．この微小癌を対象として導かれた胃癌の組織発生の仮説が，一般的に発見される大きさの癌においても成り立つことを検討する必要がある．もしこの仮説が一般的な大きさの癌において成り立たないとすると，それは微小癌という特殊な状態の癌においてのみ成り立つという条件づきの仮説となり，実際において無意味な学説となってしまうからである．

1．仮説の検討I：癌組織型と癌発生の場の粘膜性状との関係

　ここでは，癌の状態を以下のa〜dの4つに分けて，癌組織型と担癌胃粘膜の腸上皮化生の程度との関係が仮説と矛盾するかどうかを検討する．この場合，癌が存在する胃粘膜の腸上皮化生の程度を決定するための対象となる領域の広さは，切除胃全体の粘膜であって，微小癌の場合のように癌に接する極めて狭い微視的な領域ではない．なぜならば，一般的大きさの癌は癌発生からその大きさに至るまでにはかなり長い時間を経過しており（前提2），そして胃粘膜は定常的ではないから（前提4），一般的な大きさの癌に接しているある限られた広さの粘膜は，その癌の発生した時点での状態をよりよく保存しているとはいえないからである．したがって，一般的な大きさの癌では，その近傍粘膜をある大きさに限った領域と定義して，その領域の粘膜性状と癌組織型との関係を検討しても，それは意味をなさない．微小癌とその近傍粘膜との関係が微視的であるのに対して，一般的な大きさの癌とそれが存在している場との関係は虫瞰的そして鳥瞰的に眺めた検討とでもいえようか．

a．大きさ0.6〜4cmの粘膜内癌：鳥瞰的に

　大きさ0.6〜4cmの粘膜内癌と条件づけられた癌の集合で，癌組織型と担癌胃粘膜の腸上皮化生の程度との関係をみると，表VII-1に示すように，胃粘膜の腸上皮化生の程度が無〜軽度である胃77例に存在する癌の組織型は大部分が未分化型癌（90%）であり，腸上皮化生の程度が中等度〜著明である胃216例のそれは分化型癌（65%）である．さらに，腸上皮化生の程度と癌組織型との関係についてのカイ二乗検定では，両者の間には強い関係が存在することがわかる．つまり，癌組織型と腸上皮化生の程度との間には，関係ありと言明して誤る率は極めて低いということである．長与ら（1961，1976）[6,7]および高木

表 VII-1 大きさ 0.6〜4 cm の粘膜内癌の組織型と腸上皮化生の程度との関係

腸上皮化生の程度	癌組織型		合計
	未分化型癌	分化型癌	
無〜軽度	69（90%） (37.8)	8（10%） (39.2)	77（100%）
中等度〜著明	75（35%） (106.2)	141（65%） (109.8)	216（100%）
合計	144	149	293

（　）理論的期待値　　　　　　　　　　　　（癌研病理：1946〜1970）
$\chi^2 = 68.62$
$\chi^2 (1, 0.01) = 6.635$
$P < 0.01$

(1959)[15]も，早期癌の癌組織型と腸上皮化生の程度との関係について，粘液細胞性腺癌に比べて腺管形成の癌は一般的に腸上皮化生が著しいと報告している．

　一方，表 VII-1 で未分化型癌の担癌胃粘膜の腸上皮化生の程度をみると，腸上皮化生が無〜軽度である症例は 69 例，中等度〜著明である症例は 75 例と近似している．このことは，一見，胃癌組織発生の仮説とは矛盾する結果であるとみなされがちである．なぜならば，胃癌組織発生の仮説"未分化型癌は胃固有粘膜から発生する"ということからすると，未分化型癌を有する胃の粘膜の腸上皮化生の程度は無〜軽度である頻度が高いことが期待されるからである．しかしながら，ここで［前提 2］と［前提 4］とを考慮するならば，表 VII-1 で未分化型癌を有する切除胃粘膜の腸上皮化生の程度が無〜軽度である症例と，中等度〜著明である症例の頻度が近似しているという所見は，至極当然の帰結である．すなわち，表 VII-1 の対象となっている癌には，ある大きさ（径 0.6〜4 cm）があるから，それらは癌発生からはある長さの時間を経過している（前提 2）．そして，胃粘膜は定常的ではなく，時間の経過とともに腸上皮化生粘膜が広く分布するようになる（前提 4）ので，ある大きさに発育した粘膜内癌で切除された胃粘膜の腸上皮化生の程度は，その癌が発生した時点でのそれよりも進行しているからである．表 VII-1 の未分化型癌症例で胃粘膜の腸上皮化生の程度が中等度〜著明である症例のなかには，その癌が発生した時点では腸上皮化生の程度が無〜軽度であった症例が含まれているのである．

　もし，腸上皮化生の進行が緩慢で，癌の発生からそれが一般的な大きさにまで発育するのに要する時間内では，腸上皮化生の程度の変化を認めることができないと仮定すると，表 VII-1 で腸上皮化生の程度が無〜軽度と中等度〜著明である場合の未分化型癌の頻度が近似していることから，腸上皮化生が著明になると胃固有粘膜の癌化率が高くなるということになる．すなわち，腸上皮化生の程度を胃固有粘膜と腸上皮化生粘膜の面積比に置き換えてみると，腸上皮化生の程度が無〜軽度である場合は胃粘膜の大部分が胃固有粘膜であり，そこから発生する癌組織型の比は未分化型癌（69）：分化型癌（8）＝9：1 である．一方，腸上皮化生の程度が中等度〜著明である場合の胃粘膜は，半分以上が腸上皮化生粘

膜であるにもかかわらず，そこから発生する癌組織型の比は未分化型癌(75)：分化型癌(141)＝1：2と，未分化型癌である頻度が分化型癌のそれに比べて相対的に高くなっている．このことは，胃固有粘膜の癌化率が変化していなければ説明がつかない．癌好発年齢があるからには，癌化率が変化することは確実であるが，後で述べるように，"各年齢層における癌組織型の比および胃固有粘膜と腸上皮化生粘膜の面積比には，ほぼ平行関係がある"(図Ⅶ-5，114頁参照)．ということは，癌組織型の比は粘膜性状の比によって決定されるのであって，胃固有粘膜の癌化率が腸上皮化生の程度によって変化しているのではない．胃固有粘膜と腸上皮化生粘膜との癌化率は，年齢によってともに変化しているのである．したがって，腸上皮化生の進行が緩慢であるとすると，表Ⅶ-1で腸上皮化生の程度が中等度〜著明である未分化型癌の頻度は低くならなければならない．しかし実際には低くはないから，腸上皮化生の程度が時間の経過とともに一様に滑らかに変化するのかどうかは別として，少なくとも癌の発生からその癌が一般的に発見される大きさに発育するのに要する時間内で，腸上皮化生の程度もまた進行しているということになる．

以上のように，胃癌の組織型と癌発生の場である粘膜性状との関係において，胃癌の組織発生の仮説を検討しても矛盾は生じていない．

b．F境界線による領域別にみた大きさ0.6〜2 cmの癌：虫瞰的に

癌の深達度とは無関係に，粘膜内での癌の大きさが0.6〜2 cmの癌ということで条件づけられた症例113例の癌組織型と，その局在部位の粘膜性状との関係から，胃癌組織発生の仮説を検討してみよう．検討の対象を癌の粘膜内における大きさをもって条件づけたのは次のような理由からである．

すなわち，胃壁は粘膜，リンパ管・血管の豊富な粗な結合組織からなる粘膜下組織，固有筋層，漿膜下組織，漿膜と層構造を呈していて，それぞれの層における癌細胞の発育進展様式は異なり，当然，それぞれの層における癌の水平方向の拡がりには遅速がある．このようなことから，癌の壁深達度は，癌が発生してからの極めて粗な経過時間の指標とはなりえても，連続的な経過時間の指標とはなりえない．つまり癌の深達度を癌発生からの経過時間の指標とすることはできない．これに対して，粘膜内における癌の水平方向の拡がりである粘膜内進展の癌の大きさについてみると，癌が発生して大きさ3 mm以上*になると，癌の大きさとは無関係に，外界から受ける物理的・化学的刺激は同じであり，また癌の発育進展の場は同じ粘膜内である．したがって，癌の粘膜内における大きさは，その癌の発生からの経過時間の指標となりうるのである．

癌の局在部位をF境界線によってF線内部領域，F線外部領域，そしてF線近傍の3つの領域に分類する．それら3つの領域のうち，F線近傍領域に存在している癌とは，癌

---

*微小癌の大きさが3 mm以上になると癌表面がびらん化していることが多くなる．そのために，微小癌に接する粘膜表面が炎症によって再生過形成性となり，軽度の隆起を呈するようになる．その結果，微小癌は肉眼的にⅡc＋Ⅱa型となって，その病変部全体の大きさは3 mmよりも大きい病変となり，X線・内視鏡的に診断されている．

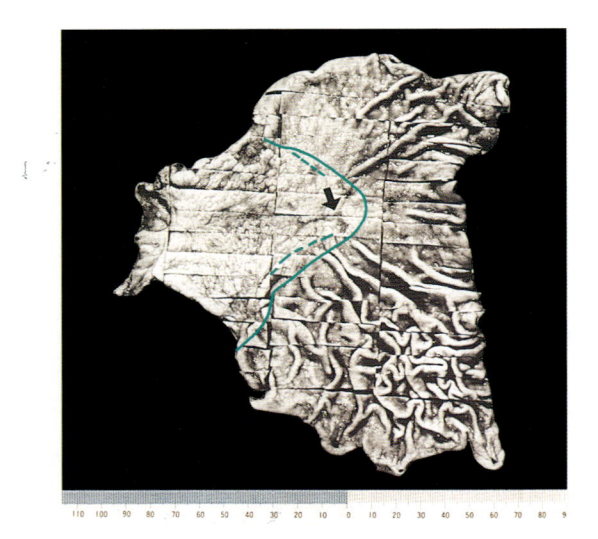

図 VII-1　F 境界線近傍領域に存在する癌
癌の粘膜内進展部の辺縁と F 境界線が接触している．

表 VII-2　大きさ 0.6〜2 cm の癌と F 境界線との関係(西俣ら：1973)[12]

癌の局在部位	癌組織型		D/U 比
	未分化型癌(U)	分化型癌(D)	
F 境界線外部領域	25	40	1.6
F 境界線の近傍	34	3	0.1
F 境界線内部領域	11	0	0
合計	70	43	

の粘膜内進展部が F 境界線と重なっている場合である(図 VII-1〜3)．この F 線近傍領域の癌の多くは F 境界線と f 境界線の間に存在している場合が多い．このように F 線近傍領域を定めた理由は，次のようなことからである．すなわち，大きさ 0.6〜2 cm の癌は，その癌発生からの経過時間がそれ以上の大きさの癌よりも短いから，癌が発生した時点でのF 境界線の位置は，胃切除時点での F 境界線の近くに存在していた可能性が高い，つまり，F 境界線の移動距離は短いと考えられる．したがって，胃切除時に F 線近傍に存在する癌は，癌発生の時点ではその近傍領域の粘膜は腸上皮化生粘膜が少ないか，あるいはそれがなかった胃底腺粘膜であったと推測することができる．各部位における癌組織型をみると，**表 VII-2** に示すように，分化型癌の未分化型癌に対する相対頻度は，腸上皮化生粘膜面の占める割合が減少する領域の順*で低くなっている．

---

*腸上皮化生の分布と F 境界線の経時的移動から，腸上皮化生の程度は一般的に F 境界線外部領域，F 境界線近傍領域，F 境界線内部領域(腸上皮化生はない)の順で弱くなっている．腸上皮化生が胃底腺粘膜領域あるいは腺境界部から始まる症例も存在するが，そのような症例は全体的にみればごくわずかである．

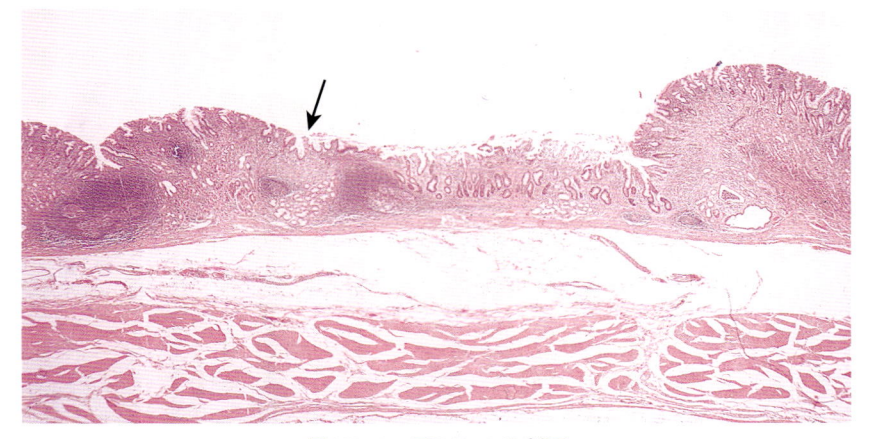

図 VII-2　図 VII-1 の割面
大きさ径 1 cm の IIc 型粘膜内癌である．癌の存在する粘膜表面はびらん化している．癌の口側辺縁は胃底腺粘膜である．

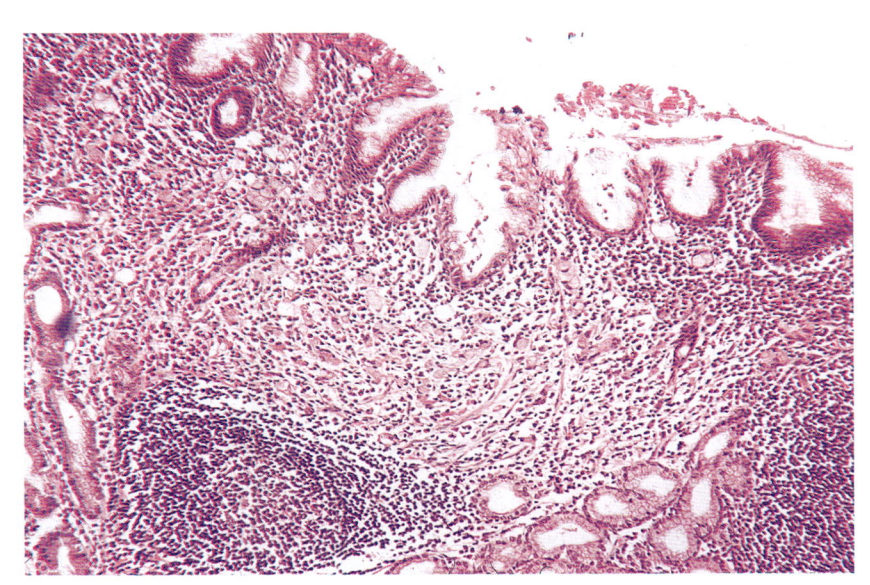

図 VII-3　図 VII-2 の矢印部分の拡大
未分化型癌（粘液細胞性腺癌）である．

　F 境界線近傍領域に局在する癌は未分化型癌が圧倒的に多いということは，そこが一般的に腸上皮化生が少ない部位であり，また，前述したように F 境界線の経時的移動ということからは，癌発生の時点では腸上皮化生のない胃底腺粘膜領域であった可能性が高いことを示しているものであろう．

　このように，F 境界線によって区分された癌発生の場と癌組織型との関係において仮説を検討しても，矛盾は生じない．このことからも，後述する**"胃底腺粘膜から発生する癌の組織型は未分化型癌である"** という命題が派生してくる．

表VII-3　AMC領域における大きさ4cm以下の単発胃癌症例の癌組織型

癌の局在部位	癌組織型		D/U比
	未分化型癌(U)	分化型癌(D)	
A領域	60	77	1.3
M領域	76	48	0.6
C領域	26	7	0.3
合計	162	162	

(癌研病理：1962〜1971)

c. AMC領域における癌組織型：鳥瞰的に

早期癌を除いた大きさ0.6〜4cm以下の癌について，胃癌取扱い規約[2]による胃の部位分類と癌組織型との関係をみると，表VII-3に示すように，A領域，M領域，C領域の順で分化型癌の未分化型癌に対する相対頻度が減少している．すなわち，各領域で腸上皮化生の占める割合は，腸上皮化生の分布とF境界線の経時的移動から，A領域，M領域，C領域の順で減少しているとみなされるから，相対的に未分化型癌が増加し分化型癌が減少しているのである．このように，前に述べた0.6〜2cmの癌における癌組織型とF境界線との関係を，さらに対象となる癌の大きさを4cm以下として鳥瞰的に検討しても，胃癌の組織発生の仮説と矛盾するものではない．

d. 年齢層別にみた進行癌の組織型と腸上皮化生の程度：巨視的に

胃癌組織型とその存在する場の性状との関係という面から胃癌組織発生の仮説を虫瞰的・鳥瞰的に検討した結果，矛盾は生じていない．しかし，検討の対象となった癌には深達度あるいは大きさ，そして全割された症例という条件が付加されている．

ここでは，一般的に診断・治療されている進行癌を対象として，いわば巨視的に癌組織型と腸上皮化生との関係から仮説を検討してみよう．この場合，進行癌の存在する胃粘膜は二次的な修飾が強く加わっているとみなされるから，担癌胃粘膜の腸上皮化生の程度と癌組織型との関係において仮説を検討しても意味がない．したがって，腸上皮化生の程度は癌以外の限局性良性病変で切除された胃（潰瘍胃が大部分）を用い，各年齢層別に腸上皮化生の程度と癌組織型との関係を眺めてみる．

進行癌835例を，癌の粘膜内進展部をもって未分化型癌と分化型癌とに分類し，各年齢層別に未分化型癌/分化型癌の比を眺めてみると，表VII-4および図VII-4に示すように，加齢とともに未分化型癌の分化型癌に対する相対頻度が減少している．すなわち，高齢になるほど未分化型癌が減少し，分化型癌が増加している．一方，良性限局性病変（主として胃潰瘍）で切除された胃764例の腸上皮化生の程度の比（無〜軽度/中等度〜著明）を各年齢層別にみると，前に示した表V-2と図V-16にみられるように，年齢が増加すると腸上皮化生の程度が無〜軽度の症例が減少し，中等度〜著明の症例が増加している．

表 VII-4　年齢層別にみた胃癌の組織型の頻度

癌の組織型	年齢層（歳）						合計
	20〜	30〜	40〜	50〜	60〜	70〜	
未分化型癌	10 (77%)	61 (74%)	91 (63%)	105 (46%)	102 (37%)	29 (32%)	398 (48%)
分化型癌	3 (23%)	21 (26%)	54 (37%)	126 (54%)	172 (63%)	61 (68%)	437 (52%)
合計	13	82	145	231	274	90	835

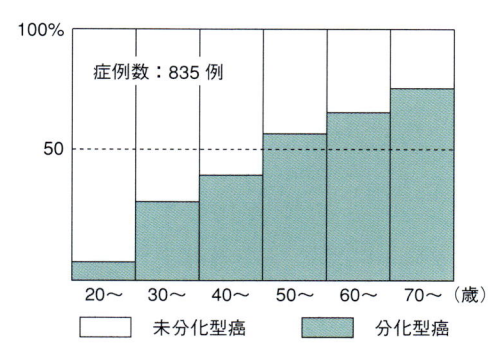

図 VII-4　表 VII-4 の年齢層別にみた胃癌組織型の比

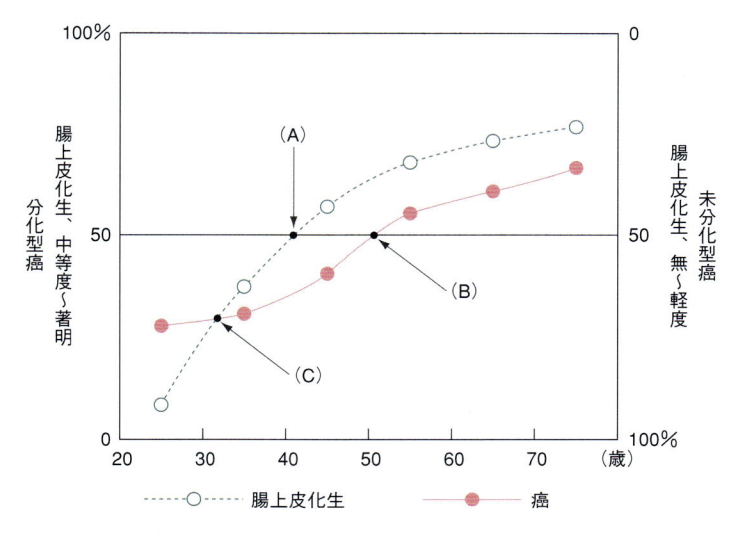

図 VII-5　年齢層別にみた癌組織型の比と腸上皮化生の程度の比

　図 VII-4 と図 V-16(69頁)とをまとめたのが**図 VII-5** である．図 VII-5 の年齢層別にみた癌組織型の比の曲線と腸上皮化生の程度の曲線とは，癌発生の多い 40〜60 歳代の間でほぼ平行している．このことは，腸上皮化生の程度と癌組織型との間に関係があることを示唆するものであって，進行癌からも仮説を支持する傍証が得られたことになる．

さらには，胃癌の組織発生の仮説の上にたって図VII-5の2つの曲線に注目すると，
"胃癌が発生してから自覚的・他覚的に進行癌で発見されるようになるまでには10年前後を経過している" という命題が派生してくる（XIII．胃癌の組織発生から導かれる胃癌の発育速度，267頁参照）．すなわち，図VII-5において，腸上皮化生の程度の比が逆転するのは40歳代（A），癌組織型の比が逆転するのは50歳代であり（B），2つの曲線の間隔は癌好発年齢の間では10年前後である．したがって，組織発生の仮説からは，進行癌の組織型の比は約10年前の腸上皮化生の程度の比によって決定されたとみなすことができる．ただしこの場合，各年齢層における胃固有粘膜と腸上皮化生粘膜との癌化率には大差がないという仮定がある（XVI-3．胃固有粘膜と胃の腸上皮化生粘膜の癌化率の大小関係，393頁参照）．

なお，図VII-5で2つの曲線が20歳代と30歳代の間で交差している（C）．その原因については，次の2つのことが考えられる．1つは，症例数が少ないことである．実際に若年者胃癌（29歳以下）の大部分は，文献的に未分化型癌である[1,3,5]．もう1つは，癌組織型の形態認識ということに関係してくる．すなわち，胃固有粘膜から発生する癌の大部分は腺管形成傾向が極めて弱いという特徴があるから，確率的に胃固有粘膜からは腺管を形成しない，組織形態の点で未分化な癌，つまり未分化型癌が発生するということが成り立つのであって，絶対的に腺管を形成しないということではないのである．［前提1］からは未分化型癌のなかにも腺管を形成する癌が存在することは確実であり，ただ，その頻度が低いということなのである．20歳代の胃癌が組織学的に腺管を形成している場合，20歳代の胃粘膜には腸上皮化生が極めて少ないから，その癌は腸上皮化生粘膜から発生したとするよりも，胃固有粘膜から発生した腺管形成の癌とした方が確率的に高いと考えられる（X-2-b．胃固有粘膜から発生する癌，未分化型癌の形態的認識は？，215頁参照）．

2．仮説の検討II：胃底腺粘膜から発生した癌とその組織型

胃癌の好発部位は胃幽門前庭部（A領域）と胃中部（M領域）であり，一般的に発見されている大きさの癌による胃癌組織発生の仮説の検討は，胃癌好発部位に発生した癌を対象として行われている．ここで，微小癌から導かれた胃癌組織発生の仮説の1つ**"未分化型癌は胃固有粘膜から発生する"** と **"F境界線の経時的変化**（前提4）**"** とを前提とすると，命題**"腸上皮化生のない胃底腺粘膜領域（F境界線内部領域）に存在する癌の組織型は，癌の大きさとは無関係に，未分化型癌である"** が派生する．なぜならば，胃底腺粘膜は胃固有粘膜の1つであり，機能的・形態的に胃に特徴的であるばかりでなく，若年者の胃ではその約2/3が胃底腺粘膜によって裏打ちされている．もしこの命題が"真"でないとすると，微小癌から導かれた胃癌組織発生の仮説は，幽門前庭部および胃中部に存在する癌についてのみ成り立ち，胃癌全体に適用することのできない特殊な仮説であることになってしまう．胃全体に普遍化されないような仮説は意味がない．

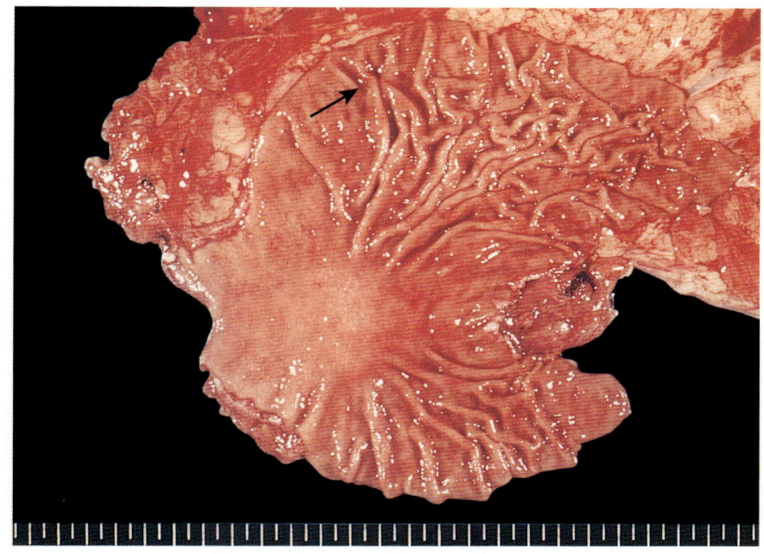

図 VII-6　胃底腺粘膜から発生した癌の切除胃標本
胃中部大彎側の粘膜ひだのある領域に潰瘍性病変がみられる（矢印）．

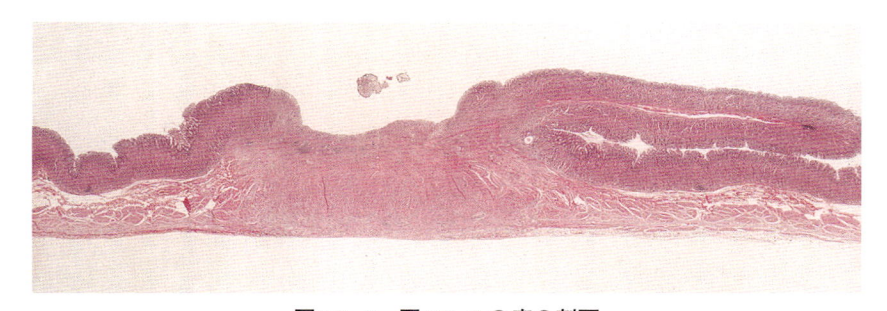

図 VII-7　図 VII-6 の癌の割面
粘膜面の IIc 部分の大きさは径 1 cm で，癌の辺縁は正常の胃底腺粘膜である．粘膜下組織から漿膜下組織に線維化がみられる．硬性腺癌である．

a. 胃底腺粘膜から発生した癌であることの証明は？

　ある一時点における所見しか垣間見ることのできない担癌切除胃において，その癌の大きさと深達度とは無関係に，"この癌は胃底腺粘膜から発生した"と過去の出来事について主張できる症例は，癌の粘膜内進展部が F 境界線の内部領域に限局している場合である（図 VII-6〜9）．なぜならば，F 境界線は腸上皮化生のない胃底腺粘膜領域を区画している線であり，その F 境界線の経時的移動は，腸上皮化生のない胃底腺粘膜領域が収縮する方向に不可逆的に移動するから（前提 4）（図 VII-10），胃切除時点で癌の粘膜内進展部が腸上皮化生のない胃底腺粘膜領域に限局していれば，その癌が発生した時点もまたその場は腸上皮化生のない胃底腺粘膜であったということができるからである．すなわち，そのよ

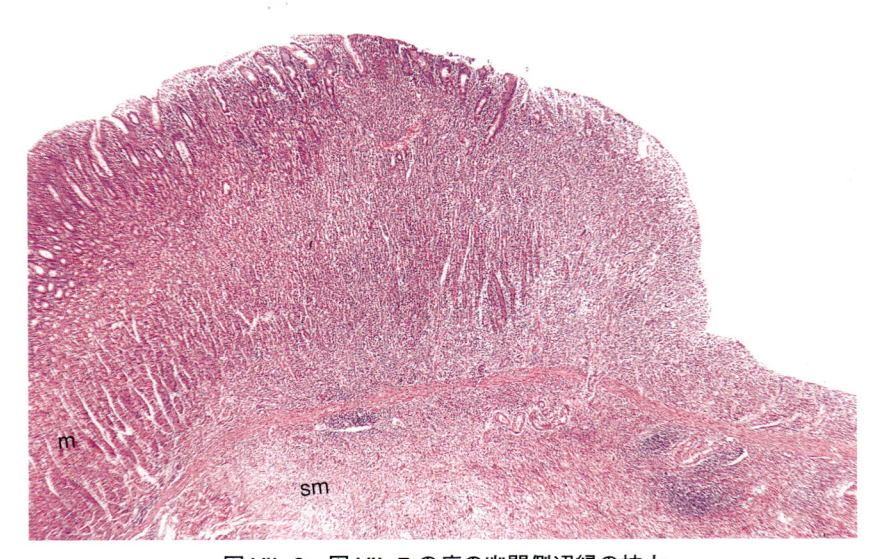

図 VII-8　図 VII-7 の癌の幽門側辺縁の拡大
癌が接している粘膜は萎縮のない正常の胃底腺粘膜(m)である．癌は粘膜内では未分化型癌で，粘膜下組織浸潤部(sm)は硬性腺癌型を呈している．

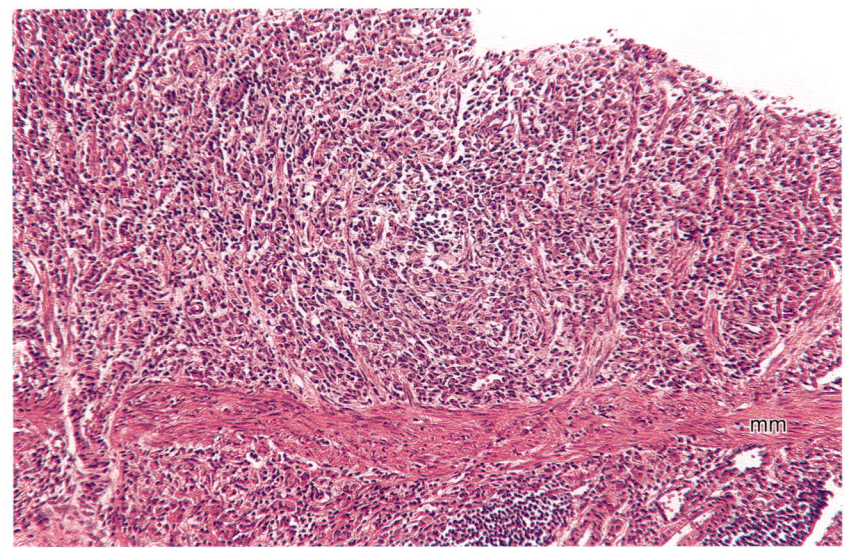

図 VII-9　図 VII-8 の癌の粘膜内進展部の拡大
未分化型癌(粘液細胞性腺癌)である．mm：粘膜筋板

うな癌は胃底腺粘膜から発生した癌であると明言することができる．命題"**腸上皮化生のない胃底腺粘膜領域(F 境界線内部領域)に存在する癌の組織型は，癌の大きさとは無関係に，未分化型癌である**"の証明は，F 境界線内部領域に限局している癌の粘膜内進展部の組織型が未分化型癌であるかどうかを検討することである．

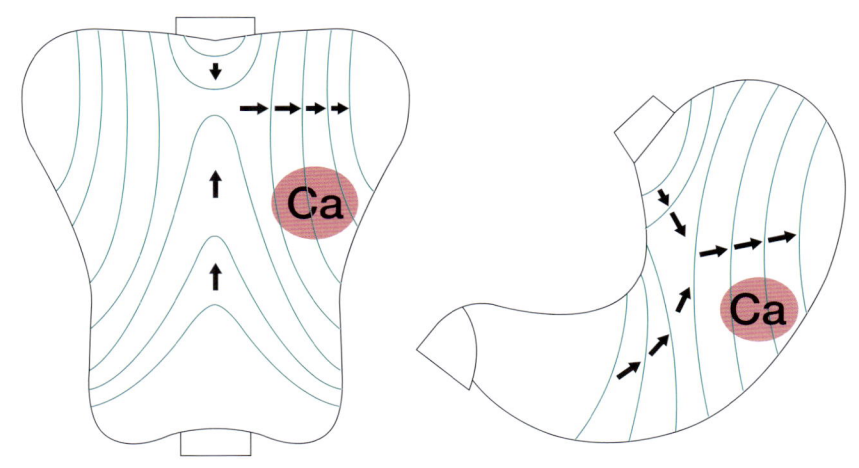

図 VII-10　F 境界線の加齢に伴う経時的移動と癌の存在部位 [16-20]

b. 癌の粘膜内進展部が F 境界線内部領域に限局している癌の組織型[16-20]

切除胃の全割切片作製による組織学的検索によって，癌の粘膜内進展部が F 境界線の内部領域，つまり腸上皮化生のない胃底腺粘膜領域に完全に限局している癌 198 例の組織型は，**表 VII-5** に示すように，その 99% が未分化型癌である．この所見は，一様均一ではない生物系の多くの事象のなかにおいては，確率事象ではなく確実事象ともいえることである．したがって，命題 "**腸上皮化生のない胃底腺粘膜領域（F 線内部領域）に存在する癌の組織型は，癌の大きさとは無関係に，未分化型癌である**" は真であることになる．

胃底腺粘膜から発生した癌の組織型についての報告をみると，**表 VII-6** に示すように，その 96% が未分化型癌である．表 VII-5 と表 VII-6 を合計したものが**表 VII-7** であり，胃底腺粘膜に存在している癌 792 例の 97% が未分化型癌であることからも，上記命題は真であることがわかる．

この命題の意味するところは，胃癌組織発生を解析するにあたっては重要な所見である．なぜならば，この命題を 5 番目の前提として採用し，微小癌を用いることなく，微小癌から導かれたと同様の胃癌の組織発生の学説を導くことができるからである．このことを強調する理由は，次のようなところにある．すなわち，胃癌の組織発生の仮説は 4 つの前提と微小癌の所見とを基底として導かれたものであり，ここでいう微小癌は経験的に異型度をもって癌としたものである．もし，微小癌，なかでも管状腺癌は癌ではないとすると，癌組織発生の仮説は癌以外の病変から導かれたもので，意味のないものとなってしまう．しかし，病理組織学的に，微小管状腺癌は一般的な大きさの粘膜内癌の一部を切り取った微小部分と構造水準・細胞水準で同じ異型度を呈しているから，癌であることに違いはない．

なお，切除胃において腸上皮化生のない胃底腺粘膜領域を決定するためには，全割切片作製による組織学的検査を行わねばならないが，この一連の作業は非常に煩雑である．やや正確さには欠けるが，肉眼標本上で F 境界線の存在部位を推定する 1 つの見方がある．

表 VII-5　腸上皮化生のない胃底腺粘膜領域（F境界線内部領域）に存在する癌の組織型

未分化型癌	196 例（99%）
分化型癌	2 例（1%）
合計	196 例（100%）

（癌研病理：1971）

表 VII-6　文献よりみた胃底腺粘膜に存在する癌の組織型[21-24]

報告者（発表年）	未分化型癌	分化型癌	合計
岩下ら（1987）	15（94%）	1（6%）	16（100%）
馬場ら（1994）	101（98%）	2（2%）	103（100%）
石黒ら（1994）	12（92%）	1（8%）	13（100%）
下田ら（1994）	443（96%）	19（4%）	462（100%）
合計	571（96%）	23（4%）	594（100%）

表 VII-7　胃底腺粘膜から発生した癌の組織型（表 VII-5 と表 VII-6 の合計）

報告者（発表年）	未分化型癌	分化型癌	合計
中村ら（1971）（表 VII-5 の合計）	196（99%）	2（1%）	198（100%）
文献（表 VII-6 の合計）	571（96%）	23（4%）	594（100%）
合計	767（97%）	25（3%）	792（100%）

切除胃標本上で胃体部の粘膜ひだの途切れるところを結んだ線が，組織学的にみたF境界線と大体において一致しているので，これを利用する．しかし，この肉眼的なF境界線の決定の仕方では，境界線が通常型であるか萎縮型であるかの決定はできない．胃体部小彎側には粘膜ひだがないからである．

c. 胃底腺粘膜から発生した癌，それから導かれる胃癌の組織発生

4つの前提と，確実事象ともいえる命題"**胃底腺粘膜から発生する癌の組織型は未分化型である**"から，胃癌の組織発生を導く論理を示そう．

［前提3］からは，胃粘膜は本質的に胃固有粘膜と腸上皮化生粘膜との2つに分けられ，胃固有粘膜の1つである胃底腺粘膜から発生する癌の組織構造の大部分は腺管を形成しないバラバラの癌（未分化型癌）であるから，**図 VII-11** の写像fのように，胃固有粘膜（O）とバラバラの癌（U）との間に，胃癌の組織発生に関する1対1の対応づけが可能である．胃癌の組織型には，バラバラの癌以外に腺管を形成する癌（分化型癌）もあるから，その癌と正常粘膜との間に胃癌の組織発生に関する1対1の対応が，図 VII-11 のgとhで示されているように，胃の腸上皮化生粘膜（M）あるいは胃固有粘膜の1つである幽門腺粘膜のい

2. 仮説の検討 II：胃底腺粘膜から発生した癌とその組織型

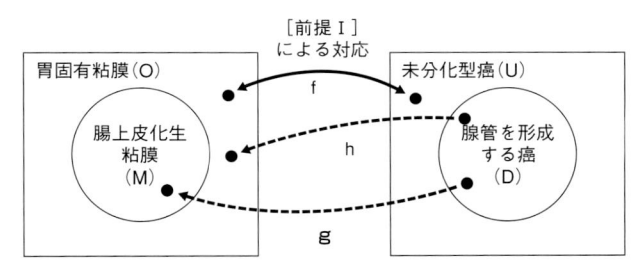

図 VII-11 胃粘膜と癌組織型の[前提1]による対応

ずれかにおいて成り立つはずである．ここで，腺管を形成する癌(D)の写像として胃固有粘膜の1つである幽門腺粘膜を取り上げたのは，胃固有粘膜の中でも幽門腺粘膜と胃底腺粘膜とは，胃癌の組織発生に関しては同じであるとみなされるから，腺管を形成する癌と腸上皮化生粘膜との間に胃癌組織発生に関する1対1の対応が成り立つことのみを証明すればよいからである．

以上のようなことから，"**胃固有粘膜の1つである幽門腺粘膜からは，バラバラの癌（未分化型癌）が，胃の腸上皮化生粘膜からは腺管を形成する癌（分化型癌）が発生する**"との仮説をたてて，胃癌の好発部位である幽門前庭部(A領域)および胃中部(M領域)に存在する癌を対象として，仮説の検討を行えばよいことになる．これは，[前提1]と[前提2]により，微小癌から導かれた胃癌の組織発生の仮説の検討I(107頁)とIII(次頁)と同じ作業である．検討の結果，矛盾が生じないならば仮説は成立することになり，さらに幽門腺粘膜と胃底腺粘膜は胃癌の組織発生に関して同じであるということにもなる．もしこの仮説がA・M領域の癌で成り立たないとすると，仮説を導くための推論は有効であるから，その出発点となった[前提3]と[前提4]が誤りであることになる．

このようにして仮説を検討した結果，一般的な大きさの癌における胃癌組織発生の仮説の検討IとIIIにおいて示されているように，全体的に仮説は成り立つことが証明されている．したがって，幽門腺粘膜と胃底腺粘膜とは，胃癌の組織発生に関して同じであるということになる．

なお，仮説の検討の過程においては，表VII-1に示されているように，腺管を形成する癌と幽門腺粘膜（胃固有粘膜）との間の関係を示唆するような症例，つまり図VII-11の関数hに相当するような症例が少数ながら存在している．このことについては後述する(215頁)．胃癌の組織発生を導くにあたって，微小癌の癌組織型をより客観的に分類するために腺管形成の有無をもって2つに分類して，"胃固有粘膜からは腺管を形成しない癌が発生する"との結論が得られたのであるが，それは胃固有粘膜から発生する癌のすべてが腺管を形成しないということを意味するものではない．胃固有粘膜から発生する癌はすべて腺管を形成しないということになると，[前提1]と矛盾することになるが，そのようなことは決して起こらないのである．すなわち，胃固有粘膜は腺管を形成しているから，そこから発生する癌もまた，胃固有粘膜を模倣して，腺管を形成しないわけはないのであ

る．ただ，胃固有粘膜から発生する癌は腺管形成傾向が弱く，腺管を形成しない頻度が高い，あるいは腺管形成傾向が弱いということなのである．

　この仮説と矛盾する症例が少数存在するからといって，胃癌の組織発生の見直しが必要であるとの批判もあるが，この仮説が論理的思考過程，より客観的な所見のみを用いて導かれたものである以上，棄却する必要はない．枝葉末節の所見にとらわれていると全体の傾向を見失ってしまうからである．生物現象の大部分は確率事象であるから，全体的な傾向を把握する，あるいは体系化することが重要なのである．そのようになした後には，胃癌の組織発生と一見矛盾するような所見については，それをどのように全体的傾向に繰り込むかを検討すればよい．より多くのことを矛盾なく取り込むことができれば，胃癌の組織発生を幹とした胃癌の臨床病理学的体系が確立されていくことになるのである．

　もし，幽門前庭部に発生する未分化型癌が，腸上皮化生粘膜からも発生する（図VII-12のhの対応）とすると，同じ組織像を呈する未分化型癌であっても，癌が発生する胃の部位によって癌組織発生様式が異なるのか，あるいは"**胃底腺粘膜からは未分化型癌が発生する**"ということが誤りなのか，のいずれかである．癌組織発生様式が異なるとすると，多くの癌細胞が胃固有粘膜の上皮の粘液細胞に類似する未分化型癌は，腸上皮化生粘膜から発生するにもかかわらず，腸上皮化生上皮細胞に類似を示さないという点で，［前提1］と矛盾することになる．なぜならば，正常においては胃固有粘膜（幽門腺粘膜と胃底腺粘膜）が腸上皮化生によって腸上皮化生粘膜に変化することはあっても，その逆はないからである．［前提1］と，確実事象ともいうべき"**胃底腺粘膜から発生する癌の組織型は未分化型である**"という2つの事実を無視して，胃癌の組織発生を論ずることはできない．

3．仮説の検討 III：細胞水準における癌細胞と正常細胞との類似性

　胃癌の組織発生の仮説"**未分化型癌は胃固有粘膜から，一方，分化型癌は胃の腸上皮化生粘膜から発生する**"を，［前提1］"**腫瘍はそれが発生した臓器・組織の形態・機能を多少とも模倣している**"との関連で検証する場合，癌細胞と胃粘膜を構成する上皮細胞とが，細胞水準で，構造および機能的に類似しているかどうかの検討が必要である．すなわち，未分化型癌細胞は胃固有腺管を構成する腺窩上皮の粘液細胞，幽門腺細胞，壁細胞，主細胞に，分化型癌細胞は胃の腸上皮化生上皮を構成する吸収細胞およびパネート細胞に構造・機能の面で類似しているかどうかである．

a．未分化型癌

　未分化型癌の組織像は，一般に，癌細胞が粘膜内では腺管を形成しないで個々にバラバラな粘液細胞性腺癌 mucocellular adenocarcinoma と，索状腺癌 trabecular adenocarcinoma（喜納）とが混在している．それらの癌細胞には，光学顕微鏡的に PAS 陽性，Alcian blue 陰性の粘液が，量の多少はあるが細胞質に認められる（図**VII-12〜16**）．粘液細胞性腺

3. 仮説の検討 III：細胞水準における癌細胞と正常細胞との類似性

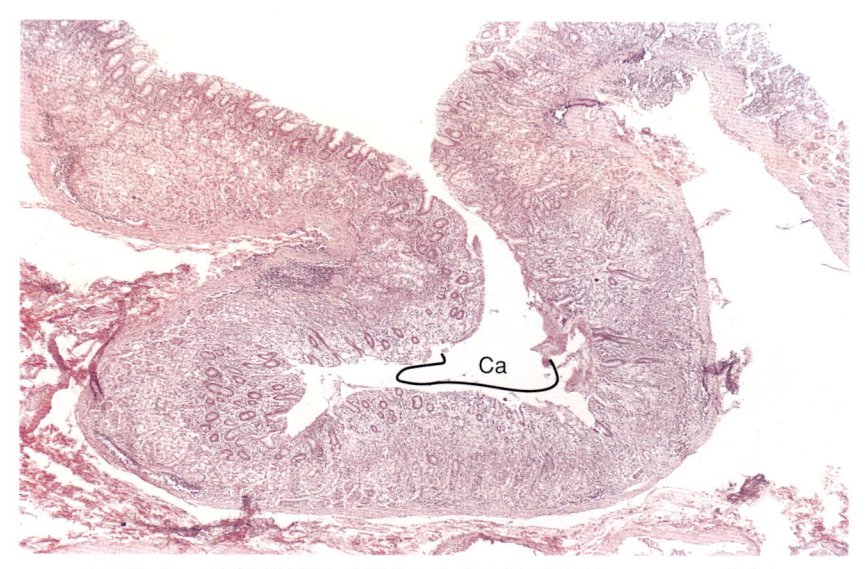

図 VII-12　胃底腺粘膜から発生した微小癌の割面（Alcian blue 染色）
癌の大きさは 5 mm で，癌細胞は粘膜の表層 1/2 に存在している（Ca）．癌の近傍粘膜は腸上皮化生のない胃底腺粘膜である．未分化型癌（粘液細胞性腺癌）である．癌細胞および腺窩上皮の粘液細胞は Alcian blue 陰性である．

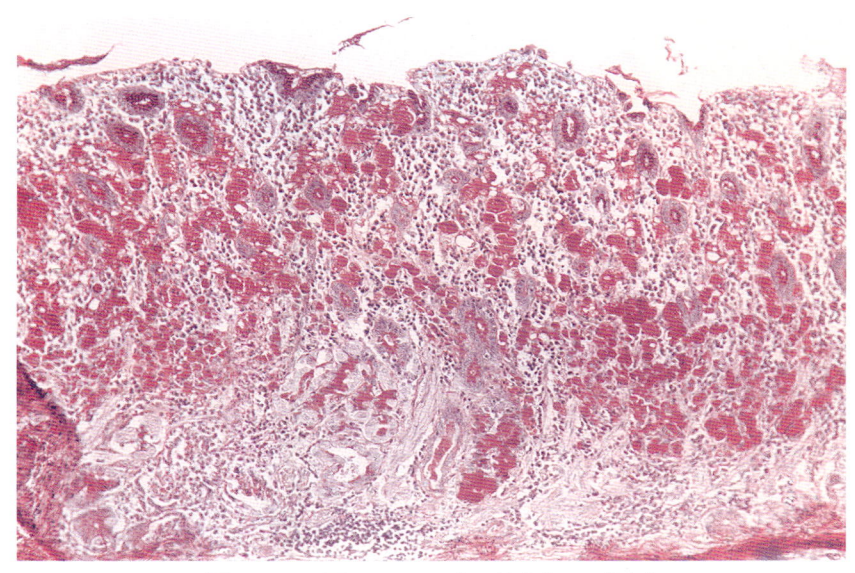

図 VII-13　図 VII-13 の癌の拡大（PAS 染色）
未分化型癌細胞および腺窩上皮は PAS 染色で強く染色されている．

癌のなかには粘液量の多い癌細胞があり，その細胞質は粘液で充満していて，核は細胞の一縁に押しやられて三日月状となっている．このような癌細胞は印環細胞 signet-ring cell と呼ばれ，粘膜の表層に多くみられる．印環細胞の粘液の性質は，胃固有粘膜の表面を構成する腺窩上皮の粘液細胞および幽門腺細胞のそれに類似している．しかし，未分化型癌

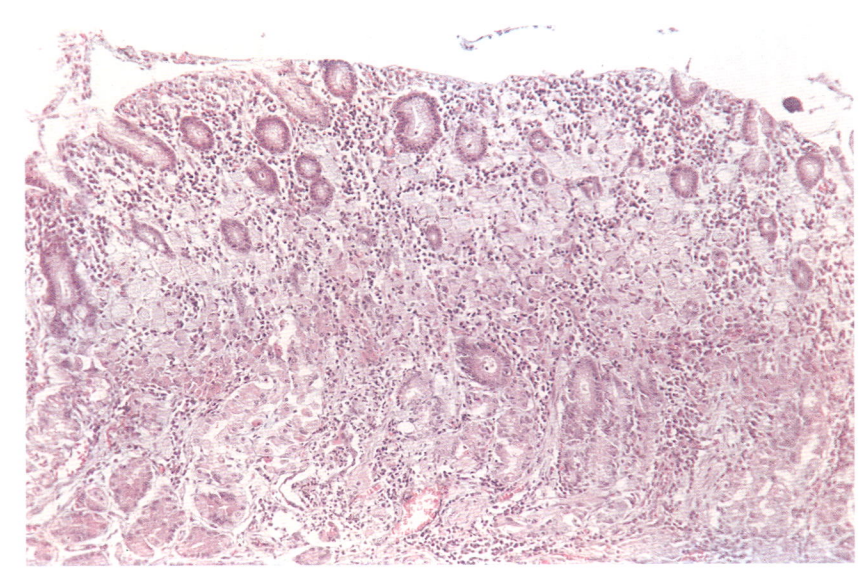

図 VII-14　図 VII-12 の癌の拡大（Alcian blue 染色）
未分化型癌細胞および腺窩上皮は Alcian blue 染色で染色されていない．

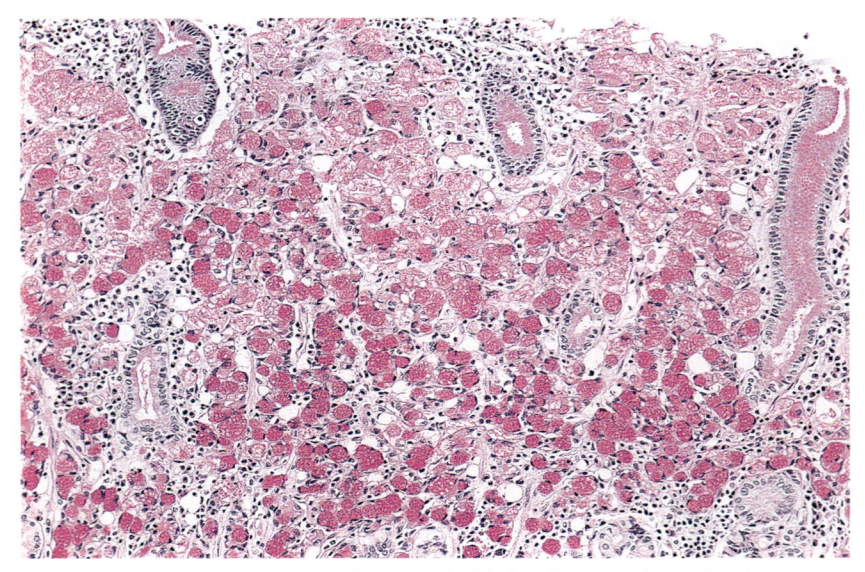

図 VII-15　大きい未分化型癌の粘膜内進展部の拡大（PAS 染色）
粘膜内における未分化型癌細胞および腺窩上皮の粘液細胞は PAS 陽性である．

細胞のなかには，PAS・Alcian blue ともに陽性を示す癌細胞も存在する．このような性質を示す癌細胞の出現する割合は癌が大きくなると高くなり，また，粘膜下組織以深への浸潤部で高くなる傾向がある（図 VII-15, 16）．

　未分化型癌細胞の粘液を電子顕微鏡的に観察すると，細胞質内の粘液滴 mucus droplet

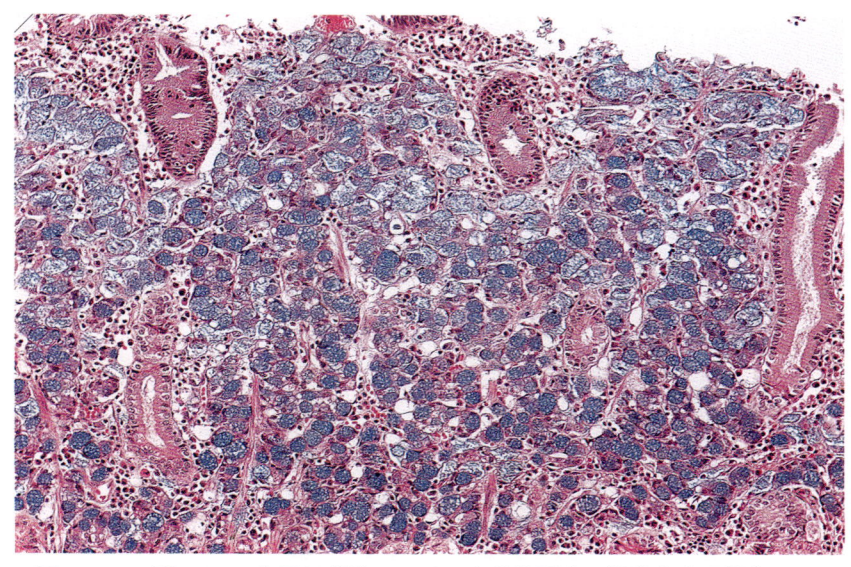

図 VII-16 図 VII-15 と同じ部位における未分化型癌の粘膜内進展部（Alcian blue 染色）

癌細胞は Alcian blue 染色陽性である．腺窩上皮の粘液細胞は Alcian blue 染色陰性である．

の数の多少はあるが，その粘液滴の形態を大きく 2 つの型に類別することができる．1 つは，**図 VII-17** に示すように，比較的電子密度の高い粘液滴である．このような粘液滴を有する正常細胞は，胃固有粘膜の腺窩上皮にみられる粘液細胞に類似している（**図 VII-18**）．他の型は，**図 VII-19** に示すように，粘液滴の中に高電子密度の顆粒が存在している型である．この蛙の卵のような粘液滴は，正常細胞においては胃固有粘膜の腺頸部にみられる頸部粘液細胞（**図 VII-20**）と幽門腺細胞（**図 VII-21**）にみることができる[41]．

以上のように，未分化型癌細胞は，基本的に胃固有粘膜を構成する粘液細胞と幽門腺細胞に類似が求められる．

未分化型癌細胞と胃固有粘膜上皮細胞とのその他の類似性についていえば，一般に腺管形成傾向の弱い未分化型癌細胞は，頻度は低いが，幽門腺に類似する腺管構造を呈する場合がある（**図 VII-22**）．電子顕微鏡的に，未分化型癌細胞の細胞表面には絨毛様の構造が認められる．それは細胞自由面における絨毛か，あるいは細胞間の接合面にみられる細胞間突起 interdigitating processes である（図 VII-17, 19）．それらの絨毛の中にはフィラメント構造は認められないので，刷子縁 striated border あるいは小皮縁 brush border と呼ばれている構造物とは異なる．胃固有粘膜上皮細胞も細胞自由面に絨毛が存在するが，絨毛の数は少なく，その中にフィラメント構造はない．

未分化型癌細胞の一般的な電子顕微鏡所見は，**表 VII-8** に示すように，細胞自由面にフィラメントのない絨毛があって，その数は少なく，細胞質には粘液滴が多数みられる．このような所見は腺窩上皮の粘液細胞あるいは幽門腺細胞に類似するものである．

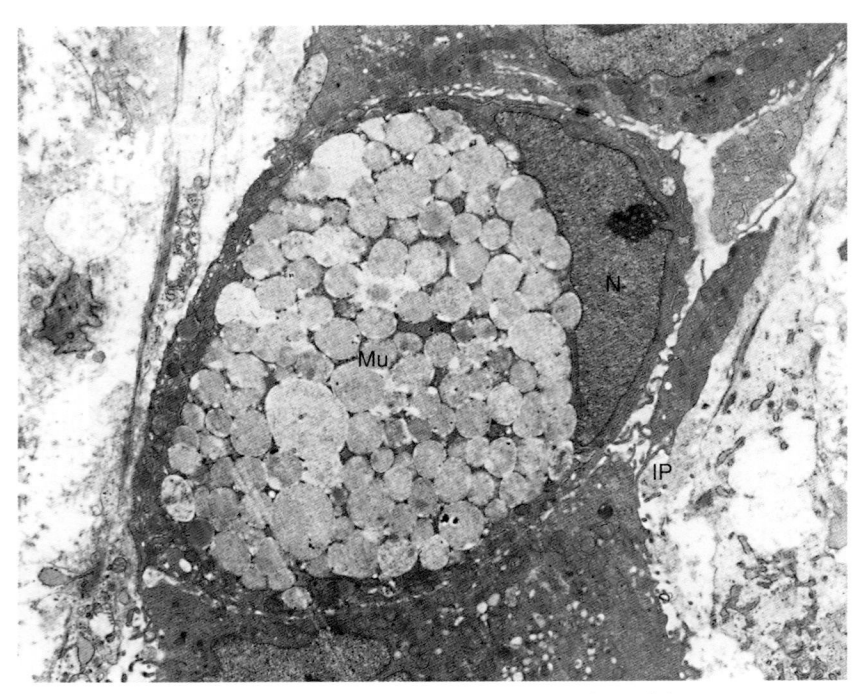

図 VII-17　未分化型癌細胞の電子顕微鏡所見(1)
細胞質には粘液滴(Mu)が充満していて，核(N)は細胞の一端に三日月形に圧排されている．粘液滴の電子密度はやや高く，一様である．図 VII-18 の細胞の粘液滴に類似している．癌細胞接合面には interdigitating processes(IP)がみられる．

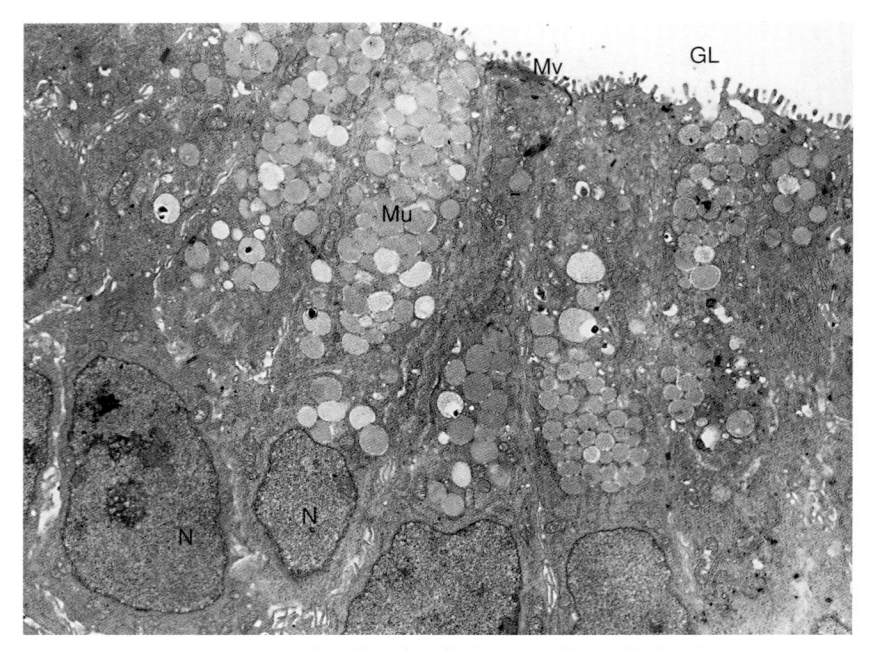

図 VII-18　腺窩上皮の表面粘液細胞の電子顕微鏡所見
細胞自由面には絨毛(Mv)がみられる．この絨毛の密度は粗で長さは短く絨毛の中にはフィラメントがない．核上部細胞質には粘液滴(Mu)があり，電子密度は低く一様である．N：核，GL：腺管腔

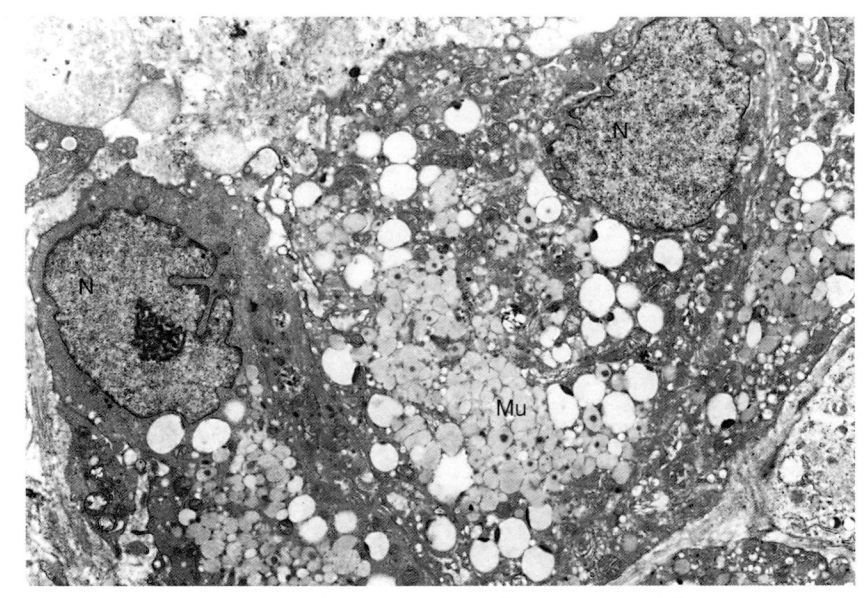

図 VII-19　未分化型癌細胞の電子顕微鏡所見(2)
細胞質内には1個の高電子密度の顆粒を含む粘液滴(Mu)が多数みられる．この粘液滴は図 VII-20 の細胞にみられる粘液滴に類似している．N：核

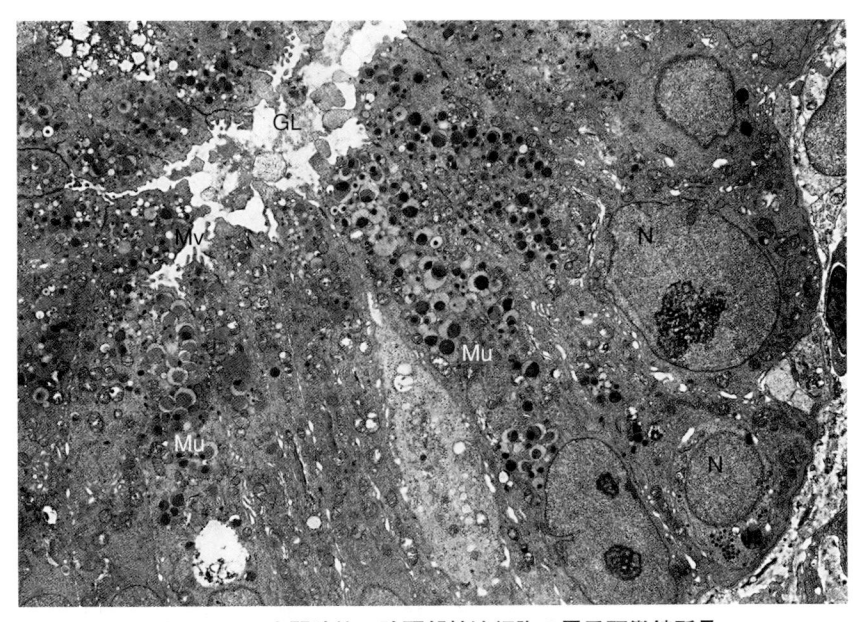

図 VII-20　幽門腺管の腺頸部粘液細胞の電子顕微鏡所見
細胞自由面には少数の絨毛(Mv)がみられる．核上部細胞質には粘液滴(Mu)が多数あり，その粘液滴は1個の高電子密度の顆粒を含んでいる．N：核，GL：腺管腔

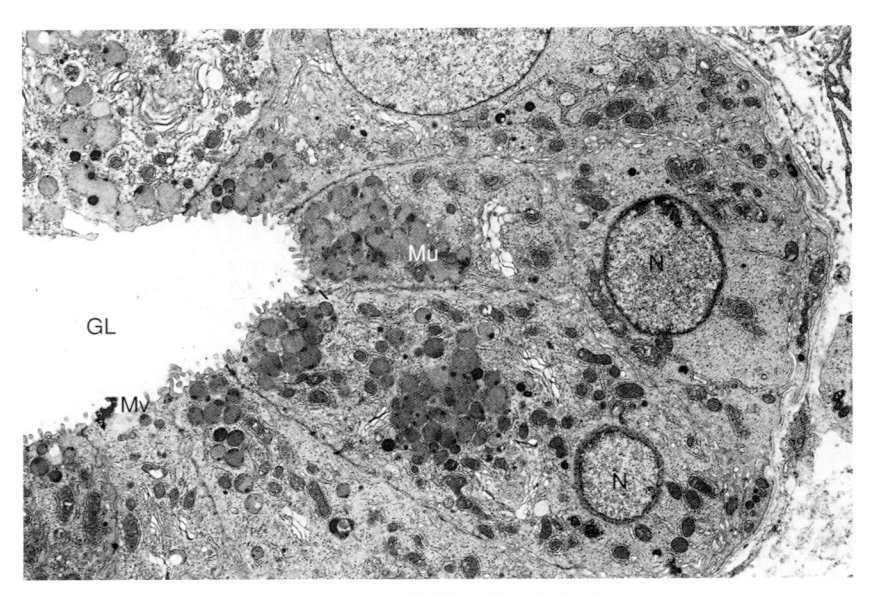

図 VII-21　幽門腺細胞の電子顕微鏡所見
細胞自由面には絨毛(Mv)があり，その密度は粗である．絨毛の中にフィラメントはない．核上部細胞質には粘液滴(Mu)があり，1個の高電子密度の顆粒がある．N：核，GL：腺管腔

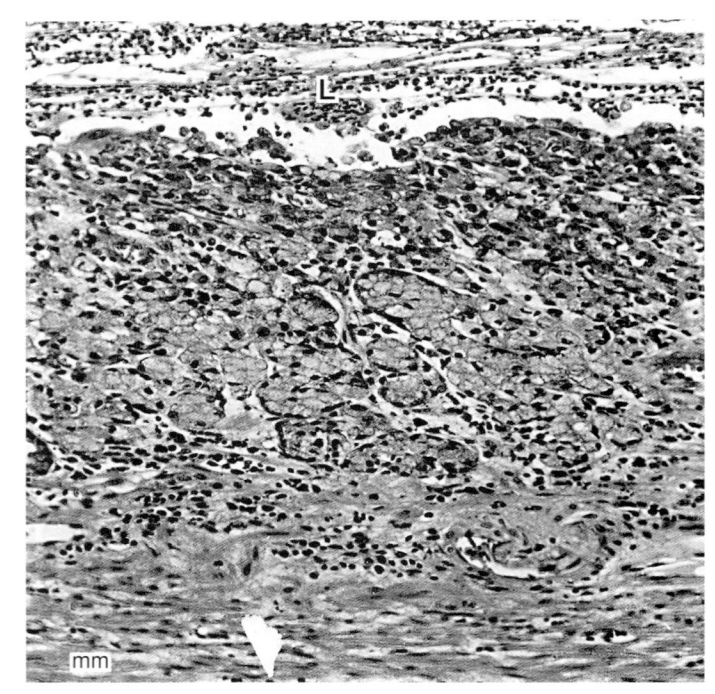

図 VII-22　幽門腺に類似した腺管を形成している未分化型癌
粘膜層の深部1/2を占める未分化型癌細胞は，バラバラになることなく幽門腺に似ている腺管を形成している．mm：粘膜筋板，L：胃内腔

表 VII-8　未分化型癌細胞の電子顕微鏡的にみた絨毛と粘液滴(29例)

絨毛	粘液滴の数	
	多数, 密	少数, 散在
少ない	15	12
多い	0	2

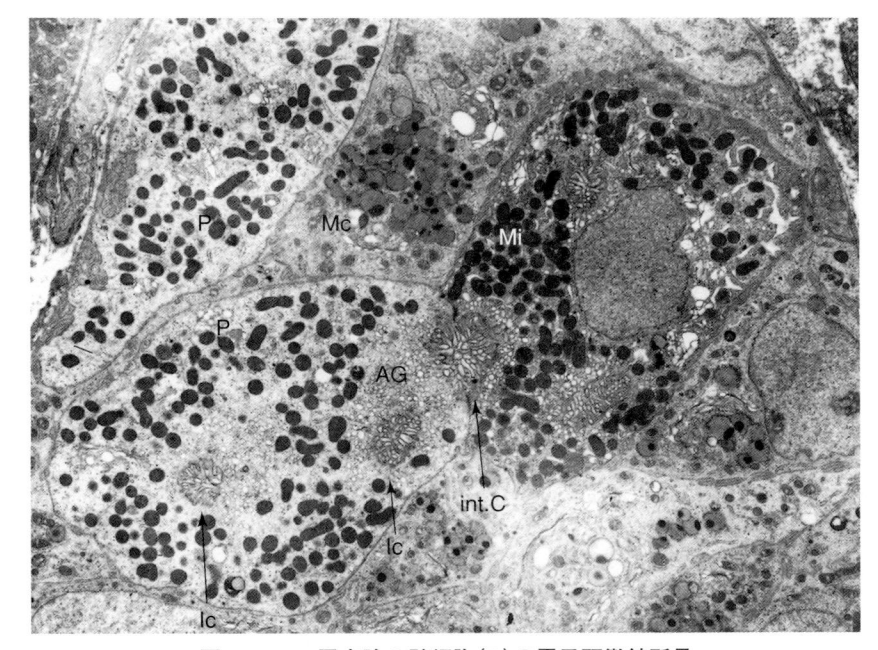

図 VII-23　胃底腺の壁細胞(P)の電子顕微鏡所見
細胞質には円形〜楕円形の電子密度の高いミトコンドリア(Mi)が多数みられる. 各壁細胞の細胞質には2,3個の細胞内分泌細管(Ic)があり, その内面は絨毛状である. また, 1個の細胞間分泌細管(Int.C)がみられる. 分泌細管の近傍には, 塩酸を含む小型の分泌顆粒(AG)が多数みられる. Mc：粘液細胞

　さらに, 未分化型癌細胞のなかには, 胃固有粘膜上皮のうちでも特徴的な細胞である, 塩酸を分泌する壁細胞 parietal cell(図 VII-23)に類似する癌細胞(図 VII-24)が, まれではあるが電子顕微鏡的に認められる[8,40,47]. この点と[前提1]とから, 胃固有粘膜上皮細胞の1つである, ペプシンを分泌する主細胞 chief cell(図 VII-25)も未分化型癌細胞の中に存在しているのではないかと考えられるのであるが, そのような癌細胞は形態的に未だ証明されてはいない. 前述したように, 未分化型癌が微小である場合には, 癌細胞の粘液はPAS陽性・Alcian blue陰性で, 癌が大きい場合にはPAS・Alcian blueともに陽性の杯細胞に類似する癌細胞が出現するようになる傾向がある. これは, 腺癌の部分的な扁平上皮化生によって腺扁平上皮癌と呼ばれる癌があるように, [前提1]からは, 癌の発育過程

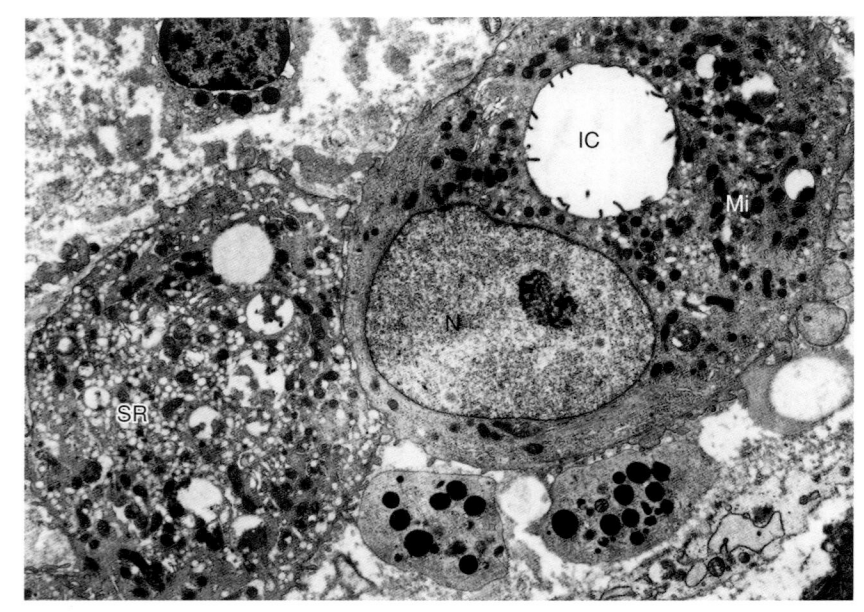

図 VII-24　壁細胞に類似する未分化型癌細胞の電子顕微鏡所見

細胞質には円形〜楕円形の高電子密度の小型ミトコンドリア(Mi)および小型の滑面小胞体(SR)が多数認められる．また，細胞内分泌細管(IC)が1個認められる．これらの所見は，壁細胞に特徴的である．N：核

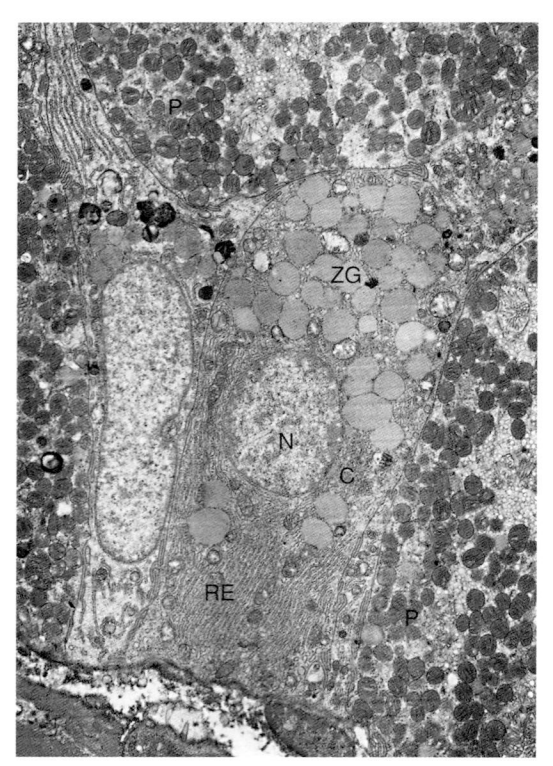

図 VII-25　胃底腺の主細胞(C)の電子顕微鏡所見

細胞質の核下部基底側には，層状の粗面小胞体(RE)がみられ，核上部にはペプシノーゲンを含む顆粒(ZG)が多数みられる．
N：核，P：壁細胞

での癌細胞の杯細胞への変化，つまり癌細胞の腸上皮化生の1つの現象であるとみなされる．

b. 分化型癌

分化型癌細胞の一般的な形態は，光学顕微鏡的に，立方状〜円柱状の癌細胞が腺管を形成し，癌細胞の腺管内腔に面している自由面には刷子縁 brush border or striated border がある．その刷子縁は PAS 染色で赤い1条の線として，より明瞭に認めることができる（**図 VII-26**）．刷子縁を有する癌細胞質には，粘液産生は認められない．このような細胞形態は，胃の腸上皮化生上皮の吸収細胞 absorptive cell に類似するものであって，電子顕微鏡的にも同様の所見を示す傾向が認められる（**表 VII-9**）．すなわち，分化型癌細胞の自由面には，**図 VII-27** に示すように，絨毛 microvilli があって，その絨毛の中にはフィラメント構造が認められる．絨毛の数は癌細胞によって異なるが，一般的にその数は多い．絨毛は直線的であり，その長さ・分布は不規則である．細胞質に粘液滴は認められない．このような所見は電子顕微鏡的に，胃の腸上皮化生上皮の吸収細胞に類似を求めることができる．すなわち，胃の腸上皮化生上皮の吸収細胞は，**図 VII-28** に示すように，細胞自由面には絨毛があって，その密度・長さは規則的である．その絨毛の中にはフィラメント構造があって，絨毛は直線的である．この絨毛構造が，光学顕微鏡でみられた刷子縁の電子顕微鏡像である．

分化型癌の症例のなかには，上記のような構造を示す癌細胞のほかに，粘液産生を示す癌細胞を混じている場合がまれならずある．この粘液産生を示す癌細胞の粘液は，**図 VII-29, 30** に示すように，PAS, Alcian blue 染色陽性で，胃の腸上皮化生上皮の杯細胞 goblet cell に類似するものである[29,39]．このような杯細胞類似の癌細胞は，進行癌のなかの分化型癌由来の粘液癌 mucinous adenocarcinoma または粘液結節性腺癌 muconodular adenocarcinoma と呼ばれている癌に多く認めることができる（図 X-4〜6，199〜200頁参照）．

さらに，分化型癌細胞のなかには，胃の腸上皮化生上皮にみられるパネート細胞 Paneth cell と類似の顆粒を有する癌細胞がまれならず認められる（**図 VII-31**）．分化型癌のなかでは，この癌性パネート細胞は癌性杯細胞の多い症例において認められる頻度が高い．

以上のように，分化型癌細胞は，細胞水準では，主として胃の腸上皮化生上皮を構成する吸収細胞に，そして杯細胞，パネート細胞に類似を求めることができる．まれではあるが，癌としては細胞異型度が軽度で杯細胞・パネート細胞が多く，一見，腸上皮化生粘膜との区別が困難である極めて分化のよい癌が存在する．その1例を次に示そう．

表 VII-9　分化型癌細胞の電子顕微鏡的にみた絨毛と粘液滴（46例）

絨毛	粘液滴の数	
	多数，密	少数，散在
少ない	0	2
多い	0	44

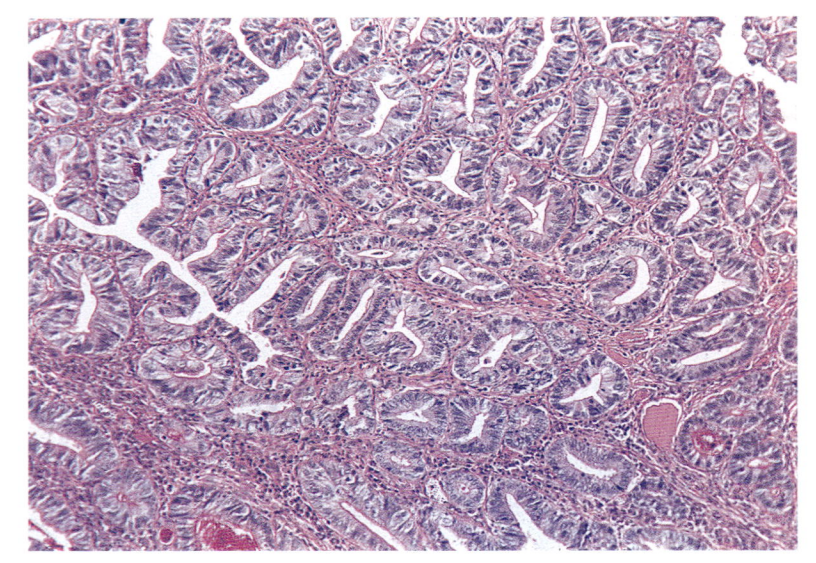

図 VII-26　分化型癌の拡大，PAS 染色
癌上皮の腺管内腔に面した自由面には PAS で赤く染色されている線条がみられる．刷子縁である．

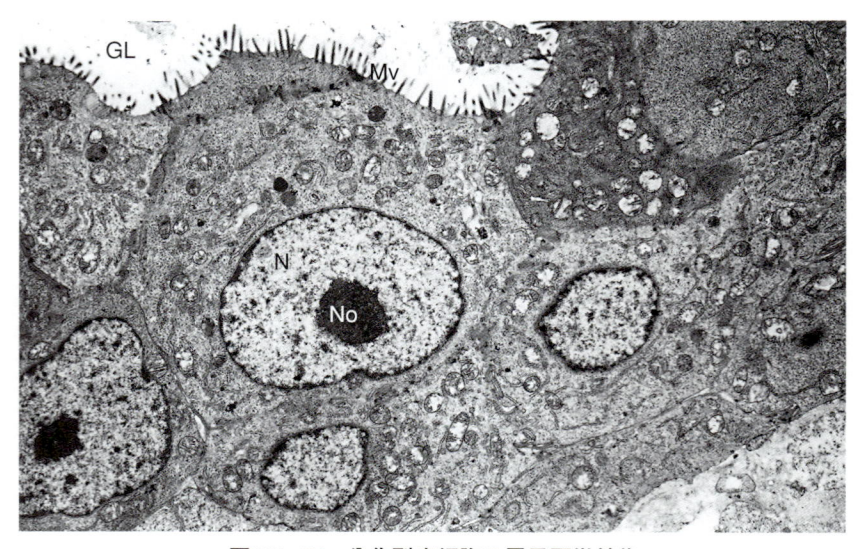

図 VII-27　分化型癌細胞の電子顕微鏡像
細胞自由面にみられる絨毛（Mv）の長さ・密度は不規則である．GL：腺管腔，N：核，No：核小体

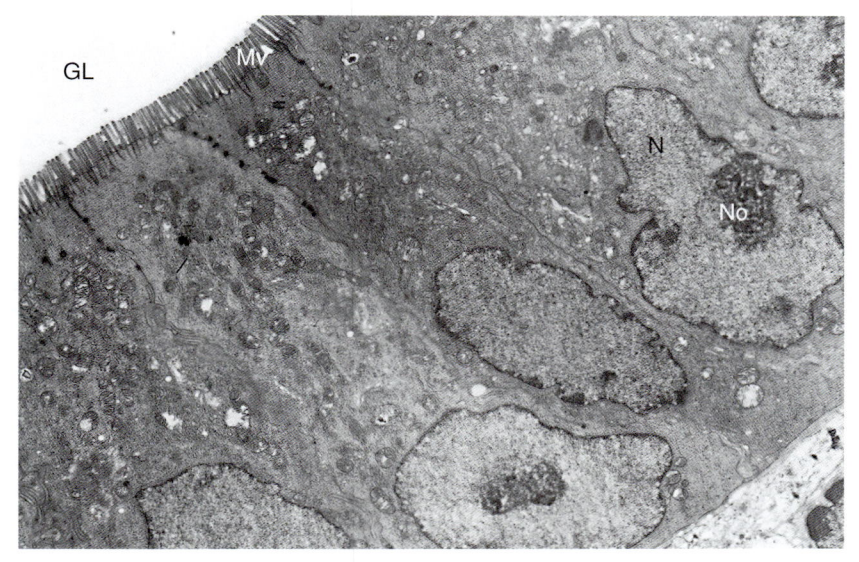

図 VII-28　腸上皮化生上皮の吸収細胞の電子顕微鏡像
細胞自由面に絨毛(Mv)が密生していて，その長さ，密度は規則的である．絨毛の中にはフィラメントがあり，それは細胞質内にまで伸びている．GL：腺管腔，N：核，No：核小体

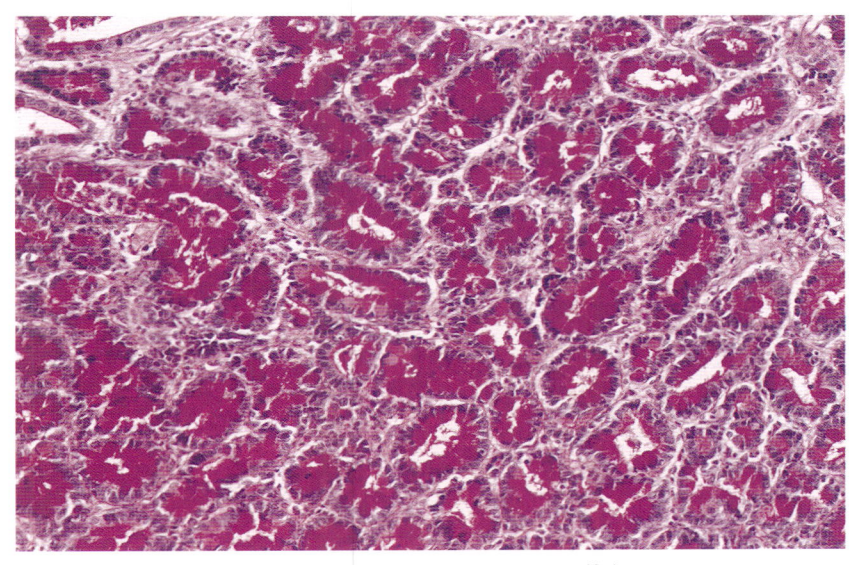

図 VII-29　分化型癌の拡大，PAS 染色
この癌は，杯細胞様癌細胞が多く，それら細胞は PAS 染色で陽性である．

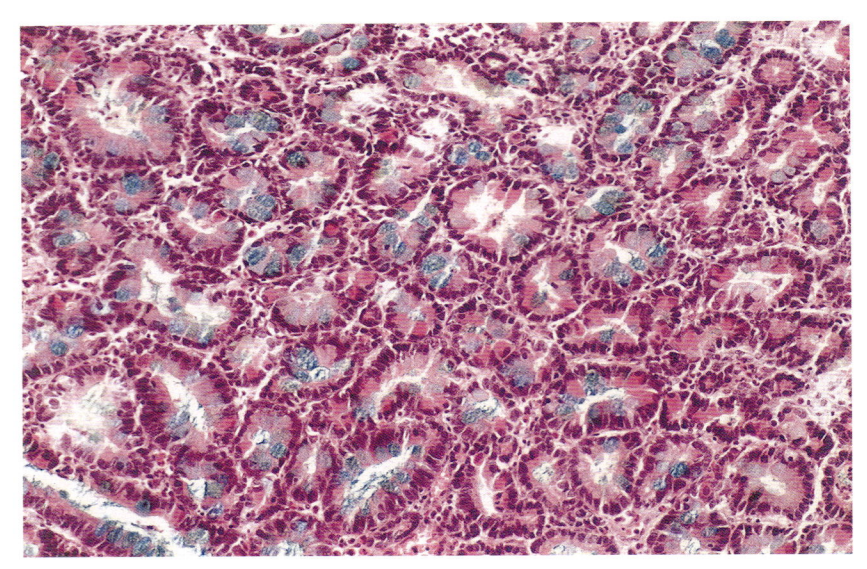

図 VII-30　図 VII-29 と同じ部位の癌の拡大，Alcian blue 染色
杯細胞様癌細胞で Alcian blue 陽性である．癌細胞のなかには，細胞質が赤色に染色されているパネート細胞様の癌細胞がみられる．

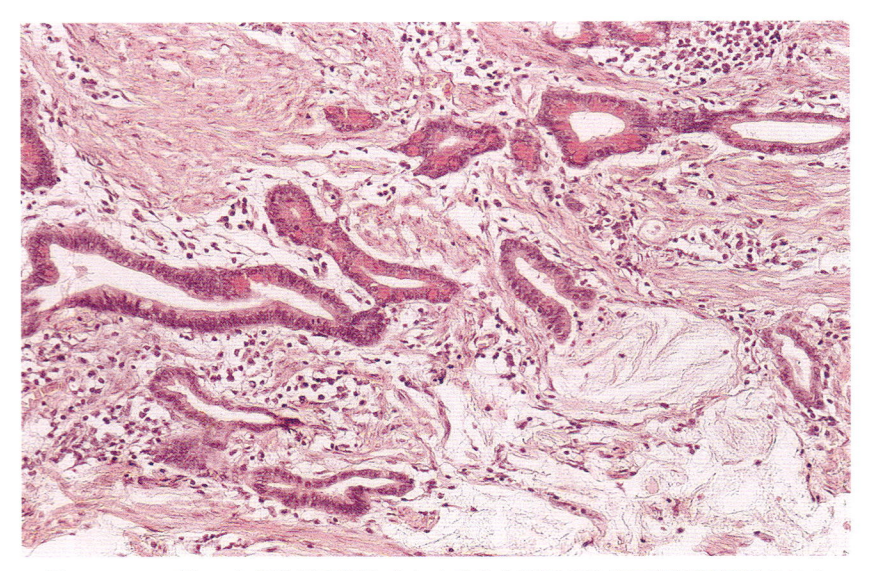

図 VII-31　パネート細胞様癌細胞を有する分化型癌の粘膜下組織浸潤部の拡大
癌上皮のなかに細胞質が赤色に染色されているパネート細胞様癌細胞がみられる．写真右下には粘液結節がみられる．この癌は図 VII-29 および 30 の癌と同様に，杯細胞様癌細胞があり，それが粘膜下組織に浸潤して粘液結節を形成している．
（図 X-4〜6，199〜200 頁参照）．

c. 組織学的に診断が困難であった症例

　肝硬変および食道静脈瘤に罹患している患者の胃内視鏡検査で，胃体上部後壁に，大きさ径 5 cm の無茎性隆起が認められた．表面は凹凸不整で，びらんが著明である（図 VII-32）．内視鏡的に Borrmann 1 型の進行癌と診断され，生検組織が採取された．病理組織学的に腸上皮化生粘膜と診断された（図 VII-33, 34）．生検で癌組織が採取されなかったとして再生検がなされたが，2 度目の生検組織も腸上皮化生粘膜の診断であった．さらに，生検の部位を変えて 3 回目の生検を行ったが，今度もまた腸上皮化生の診断であった（図 VII-35, 36）．合計 4 回の生検組織が採取されたが，診断はすべて腸上皮化生粘膜であった（図 VII-37, 38）．

　内視鏡的所見からは Borrmann 1 型進行癌であるため，食道静脈瘤を考慮して内視鏡的胃壁部分切除が行われた．図 VII-39 は部分切除された腫瘍の 1 割面である．隆起部は，不規則形腺管が固有筋層および漿膜下組織にまで浸潤している腫瘍である．漿膜下組織には 1 個のリンパ節がみられ，そのリンパ節には数個の囊胞状の腺管がみられる（図 VII-40）．この腫瘍割面の所見からは，リンパ節転移を伴う腺管形成の進行癌であることがわかる．図 VII-41, 42 は切除標本の粘膜部の拡大である．比較的大型の不規則形の腺管群が密に存在していて，いわゆる腺管の背中合わせ back-to-back がみられる．不規則形腺管を構成する細胞は高円柱状細胞で，核は比較的大型で大小不同がみられる．腺管には HE 染色で細胞質が赤く染まっているパネート細胞および粘液を生産している杯細胞が介在している．腺管自由面には刷子縁形成が認められる．

　以上のような粘膜内における腫瘍の所見から，細胞異型度・構造異型度の点で，いわゆる分化のよい管状腺癌と診断できる．しかし，そのように一見して高分化型管状腺癌と認識できる部分はごくわずかで，腫瘍の大部分は，細胞異型度および構造異型度からは癌と認識することが困難な組織像を呈している（図 VII-33〜38）．腫瘍が呈する大部分の組織所見は，図 VII-36 に示すように，腫瘍腺管の分布は密ではなく，一般的にみられる腸上皮化生腺管群のそれと同じであり，腺管を構成する円柱上皮細胞の核の大小不同は多少認められるものの，細胞異型度は軽度であり，杯細胞・パネート細胞が多数介在している．このような細胞・構造水準における組織所見のみをもって癌と診断することは困難である．

　異型腺管は粘膜内にとどまらず，固有筋層および漿膜下組織に浸潤して増殖している（図 VII-43, 44）．異型腺管は不規則形，密であり，腺管の間質が粘膜固有組織と同じ組織を伴っている部分がみられる．粘膜下組織・固有筋層における異型腺管を構成している細胞は，粘膜内における異型腺管群と同じで，杯細胞およびパネート細胞を伴い，細胞異型度は癌としては軽度であり，腸上皮化生上皮に非常に似ている高分化型乳頭管状腺癌である．このように，腸上皮化生上皮を限りなく模倣した分化型癌が，漿膜下組織浸潤およびリンパ節転移もなく粘膜内に限局している場合には，これを癌と認識できるであろうか？問題である．この癌は，［前提 1］でいう，癌としての模倣の極限を示している症例である．

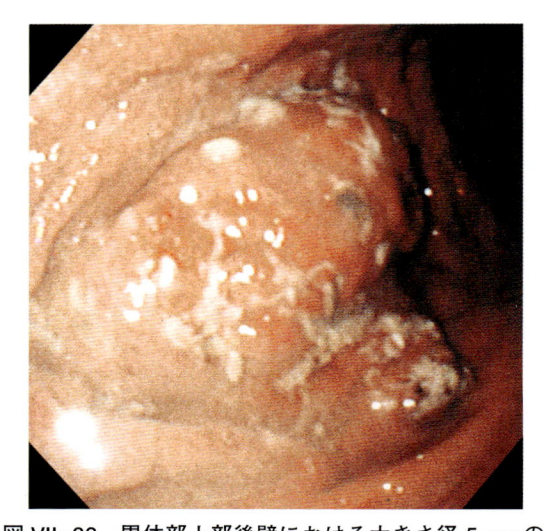

図 VII-32　胃体部上部後壁における大きさ径 5 cm の無茎性隆起病変の内視鏡像
隆起の表面は凹凸不整でびらん状で汚い．一見して癌しかも進行と診断しうる．

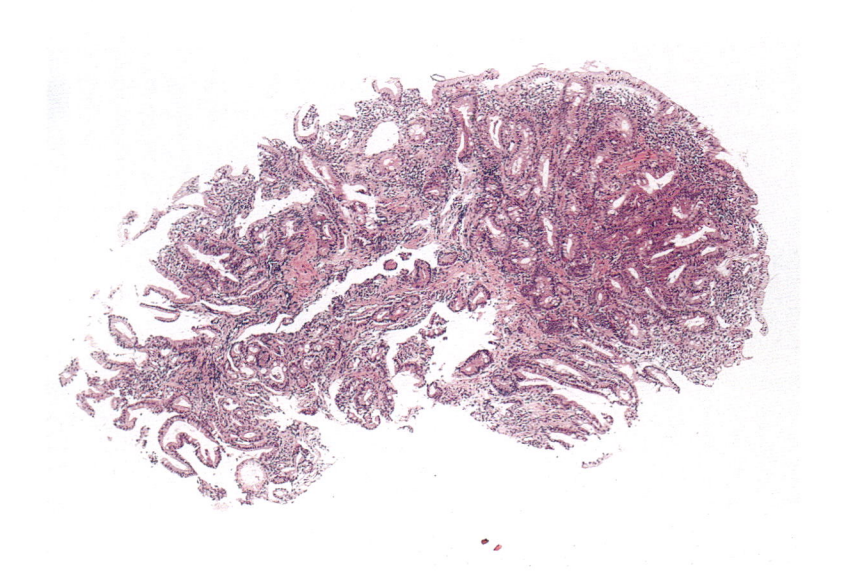

図 VII-33　第 1 回目の生検組織
腸上皮化生腺管からなる粘膜組織片である．不規則形の腺管および腺管の大小不同は多少認められる．腺管分布は比較的一様である

　本症例はまた，癌診断のための組織所見についての問題を投げかけている．すなわち，この病変は胃壁浸潤とリンパ節転移の所見から，腸上皮化生粘膜を限りなく模倣している高分化型管状腺癌である．であるからには，粘膜面から採取された生検組織標本を癌と診断しなければならないのであるが，そのためにはどのような所見に着目しなければならないか？　ということである．細胞異型は，癌と診断するためにはその程度が軽度であるか

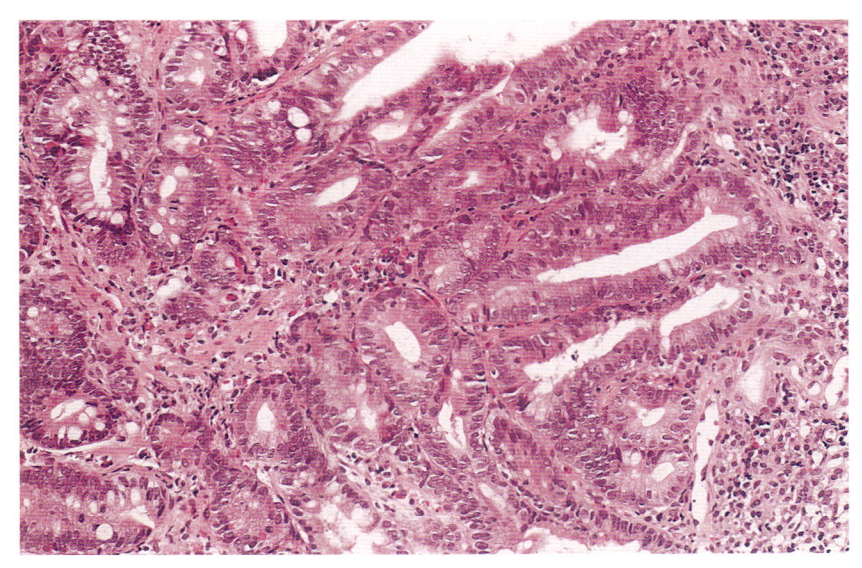

図 VII-34　図 VII-33 の拡大

腺管は円柱状細胞からなり，杯細胞が介在している．核の大小不同は軽度で，核配列の乱れも軽度である．一部に腺管の背中合わせがみられるが，一般的には軽度異型を呈する腸上皮化生粘膜あるいは Group II と診断されるであろう．

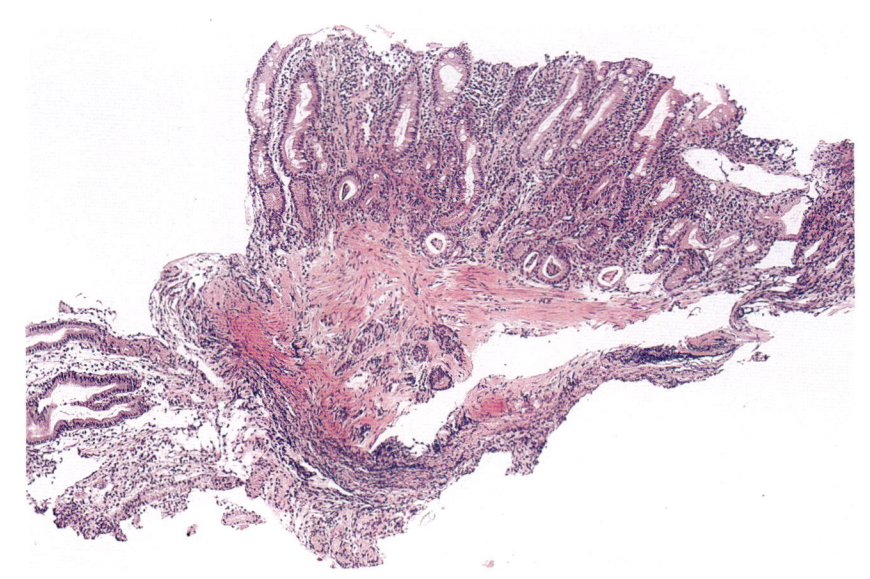

図 VII-35　第 3 回目の生検組織

組織標本は粘膜筋板に対して接平面で薄切されているために粘膜組織片の中心部に粘膜筋板があり，その周囲に粘膜がみられる．粘膜の腺管は第 1 回目の生検組織と同じ組織所見を呈している．細胞異型度は軽度，構造異型として不規則形腺管(Y 字形)，腺管分布の不規則性がみられる．

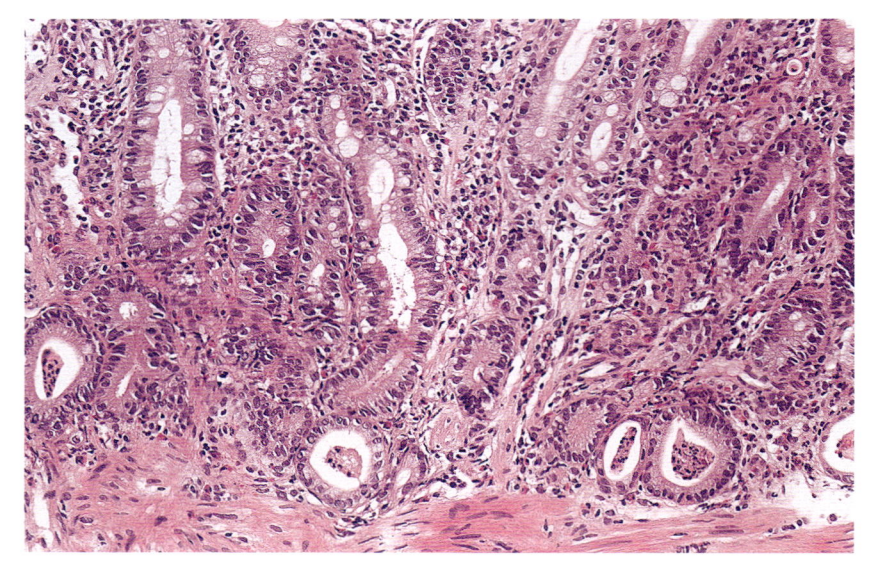

図 VII-36　図 VII-35 の拡大
第1回目の生検組織と同じ組織所見で，構造異型が多少目立つものの細胞異型は軽度で杯細胞があり，軽度構造異型を伴う腸上皮化生粘膜 Group II と診断されるであろう．

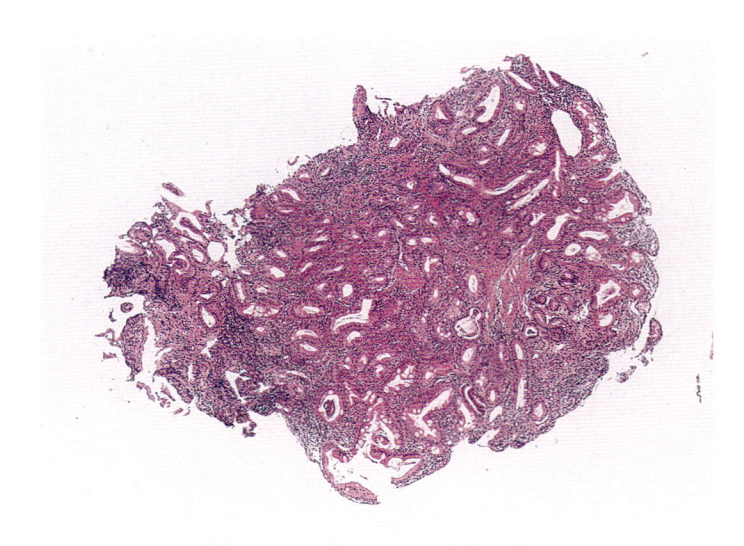

図 VII-37　第4回目の生検組織
前3回の生検組織所見と同じで，軽度構造異型を伴う腸上皮化生粘膜組織片である．

ら，癌とは診断できない．構造異型に目を向けると，4回の生検組織すべてに腺管の大小不同，不規則形腺管の出現，腺管の back-to-back，そして腺管分布の不均一性が認められている．一般に欧米の病理医は，細胞異型度を重要視してこのような構造異型の組織所見をないがしろにするきらいがあるが，この症例でわかるように，癌組織診断においては構造異型を重要視する必要がある．

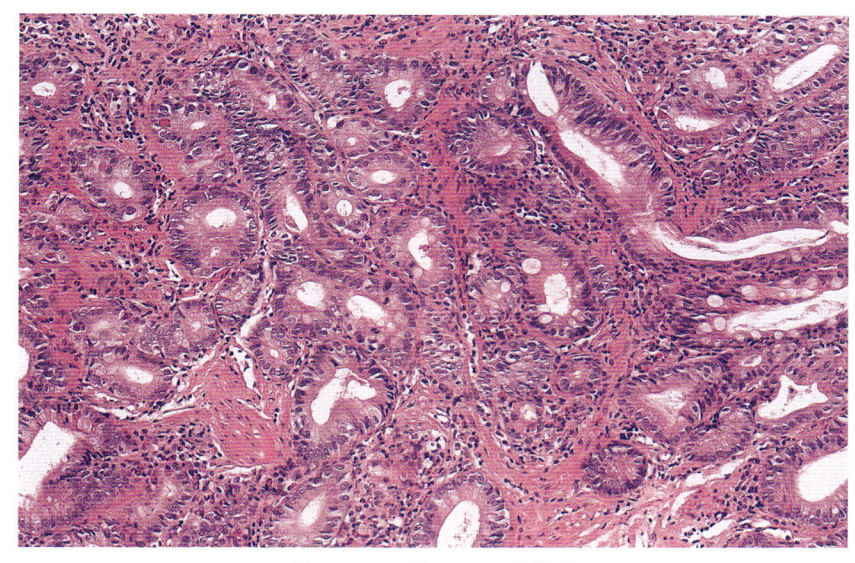

図 VII-38　図 VII-37 の拡大

本症例は胃壁浸潤とリンパ節転移の所見から腸上皮化生粘膜を限りなく模倣している高分化型管状腺癌である．本症例の一連の生検組織から癌であるとしなければならないのは構造異型であり，腺管密度の増加，腺管の背中合わせ，腺管分布の不均一性，不規則形腺管の出現が全生検組織において認められている．

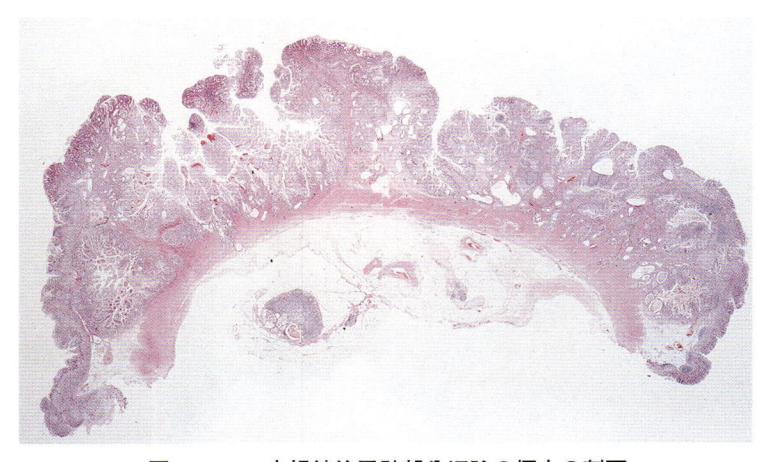

図 VII-39　内視鏡的胃壁部分切除の標本の割面

粘膜層および粘膜下組織には腺管の増殖が著明で，表面は凹凸不整である．不規則形腺管が固有筋層を越えて漿膜下組織にまで達している．写真左に1個のリンパ節がみられる．このリンパ節に嚢胞化腺管がみられる．この拡大の所見から所属リンパ節転移を伴う Borrmann 1 型の腺癌であることがわかる．

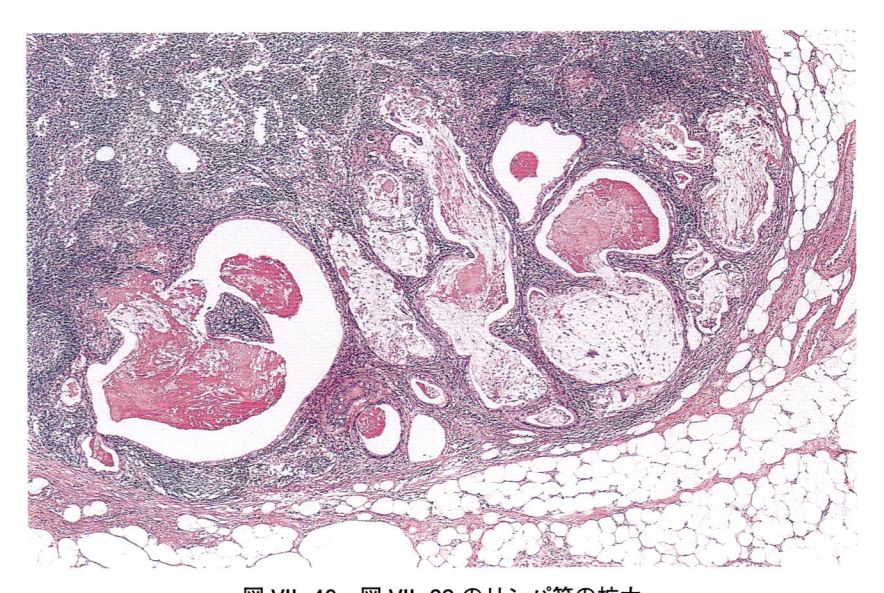

図 VII-40　図 VII-39 のリンパ節の拡大
管状腺癌のリンパ節転移がみられる．癌腺管は部分的に囊胞化している．

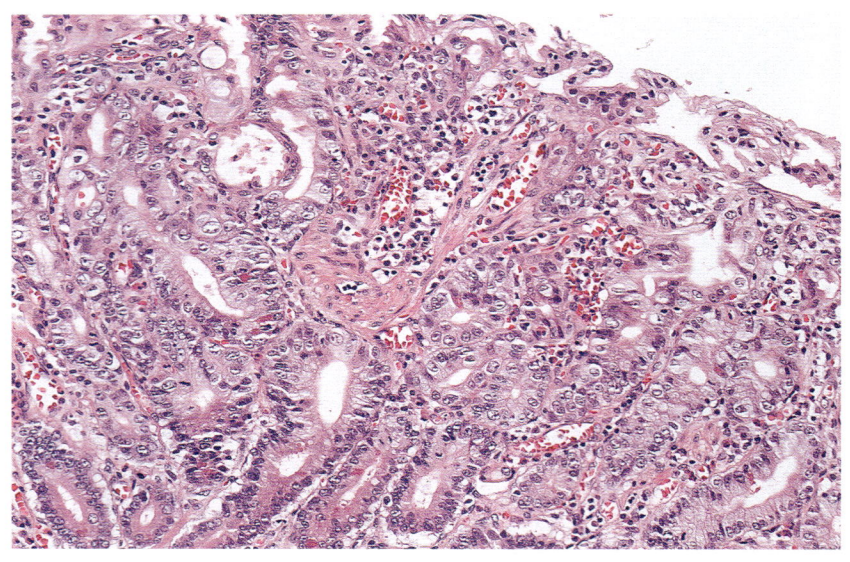

図 VII-41　　図 VII-39 の粘膜部の拡大
不規則形腺管が密に存在し，腺管の大小不同および背中合わせがみられる．腺管は円柱状細胞からなり，核は比較的大型で核の大小不同がみられる．腺管にはパネート細胞が介在している．この組織所見からは，高分化型管状腺癌と診断することができる．しかし，この一見して高分化型管状腺癌と診断しうる部分は腫瘍の一部にしか認めることができない．

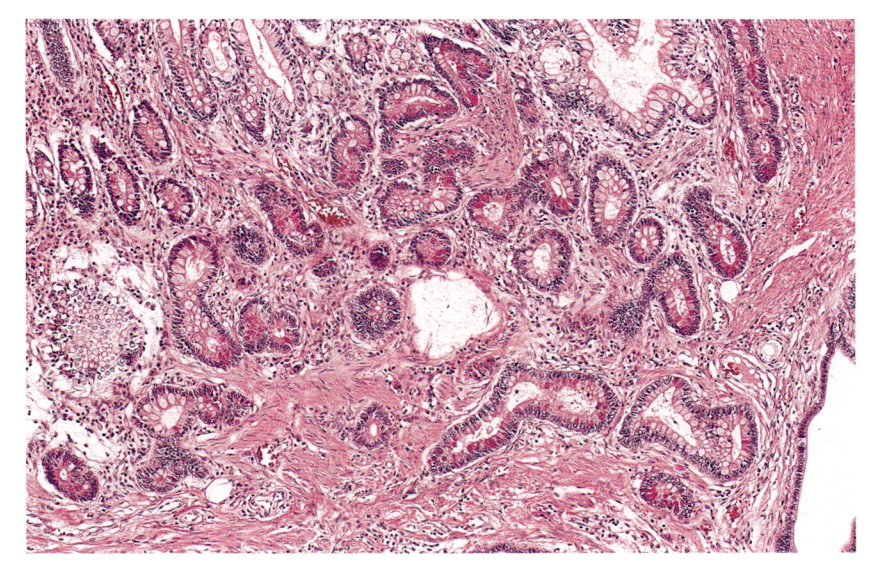

図 VII-42　図 VII-39 の粘膜部の拡大

腫瘍の大部分はこのような組織像を呈している．異型腺管群の分布および腺管形状は通常にみられる腸上皮化生腺管群とあまり差は認められない．腺管の分布が粗でやや不均一であるが，構造異型度は軽微である．異型腺管は円柱状細胞からなり，核の大小不同，大型化，不規則配列はほとんど認められない．異型腺管には多数のパネート細胞，杯細胞が介在している．これらの細胞・構造異型の所見から癌であると認識しなければならないのかもしれない．異型腺管が粘膜筋板にみられる．

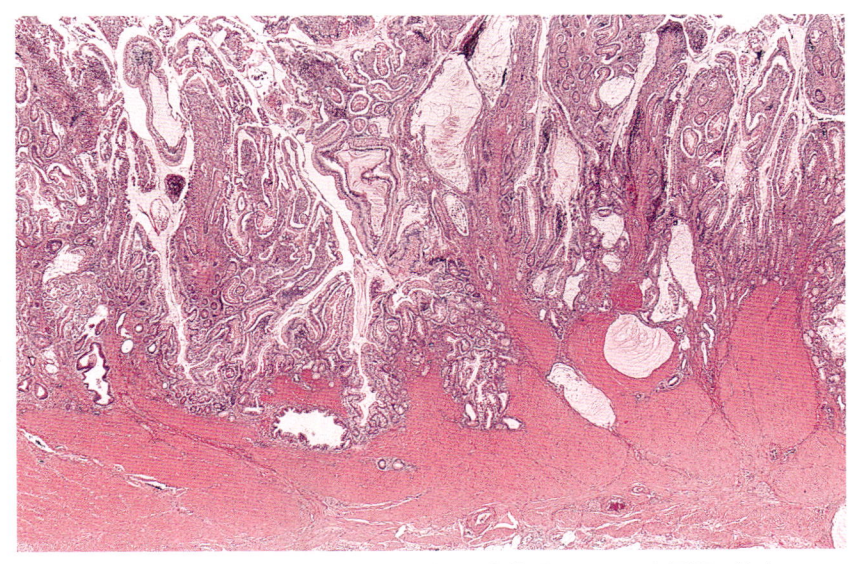

図 VII-43　図 VII-39 の粘膜下組織・固有筋層における癌浸潤の拡大

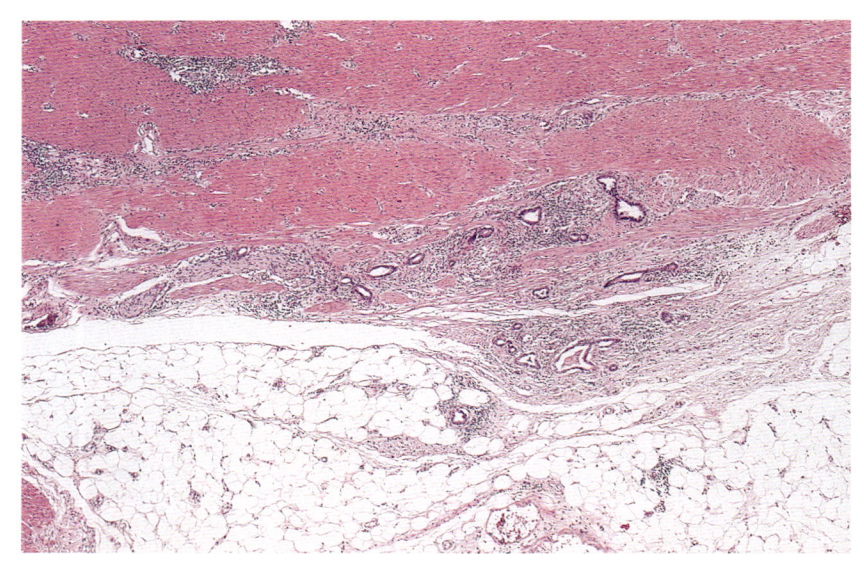

図 VII-44　図 VII-39 の漿膜下組織の癌浸潤の拡大

4．胃の微小な癌と胃癌組織発生に関する文献的考察

　胃の小さな粘膜内癌は 1940 年 Mallory[56] が 4 例を報告している．村上ら(1952, 1953)[61,62] は腺管単位の極微小な癌を報告している．その後，Morson (1955)[57,58] および Bocian and Geschke (1958)[53] が小さな分化型の粘膜内癌の症例を報告している．これらの小胃癌は最大径がいずれも 1～5 cm の癌で，潰瘍と共存している III 型，III + IIc 型，および隆起性の I 型，IIa 型に属する癌であり，現在 X 線・内視鏡的に発見されている大きさ径 5 mm 以下の IIc 型あるいは IIc + IIa 型の微小癌は，1960 年以前には報告されていない．

　胃癌の組織発生に関する論文のほとんどは進行癌を対象とした研究によるもので，粘膜内癌を対象とした臨床的ならびに病理組織学的研究がなされるようになったのは，1950 年代後半の日本においてである．さらに，最大径 5 mm 以下の微小癌の症例報告あるいは微小癌の臨床病理組織学的研究がなされるようになったのは 1960 年代後半からである．

　Järvi 学派 (1951～1977)[29,38,55,73] は，長年にわたる胃癌の組織発生の研究から，胃癌組織型を intestinal-type carcinoma と diffuse carcinoma とに大別し (Lauren, 1965)[73]，第 3 のグループとして undifferentiated solid carcinoma を設けている．さらに第 3 の組織型は粘液産生のあるものとないものに分類され，粘液産生のあるものは粘液組織化学的に intestinal-type carcinoma と diffuse carcinoma とに分けられるとしている[29,55]．粘液産生のない undifferentiated solid carcinoma については，いずれの型に属するものかを決定できないで残されている．彼らは，胃癌の組織発生について，進行癌の癌細胞の粘液組織化学と刷子縁という点から研究し，intestinal-type carcinoma のあるものは腸上皮化生粘

膜から発生するであろうと述べている．その後 Nevalainen and Järvi (1977) は intestinal-type carcinoma と diffuse carcinoma の電子顕微鏡的研究から，胃癌の組織発生について，intestinal-type carcinoma は腸上皮化生粘膜から発生するとともに，diffuse carcinoma もまた腸上皮化生粘膜から発生するであろうとしている．しかし，diffuse carcinoma が胃固有粘膜から発生することを否定せず，その可能性も存在するであろうとしているが，その証明は示されていない．

　腸上皮化生粘膜と癌との関係については，Morson (1955)[58] は 5 例の粘膜内に限局した小さなポリポイド癌から，腸上皮化生は胃癌の発生母地として重要であり，胃癌の約 30％は腸上皮化生粘膜から発生するのではないかと推測している．Mulligan and Rember (1954)[60]，長与 (1961)[6]，太田 (1964)[69] は，腸上皮化生粘膜は癌発生母地として重要であると述べている．

　以上のように，胃の腸上皮化生は癌発生と関係があるとされてきたのであるが，胃固有粘膜についてはほとんど論じられていない．長与 (1975)[64] は，胃固有粘膜から発生する癌は存在するとしても，癌は決して健常な胃固有粘膜から発生するのではなく，その胃固有粘膜には萎縮性胃炎が存在すると述べている．そして，腸上皮化生は胃腺の萎縮の状態を知る 1 つの組織学的指標であるとしている．しかし，発癌には何らかの病変が先行するとしながら，その証拠となることは何も示していない．

　一方，最大径 5 mm 以下の微小癌について，村上ら (1952, 1953)[61,62] は，腺管単位の極微小な癌の形態的解析を行い，胃癌の発生点を報告している．すなわち，極微小癌の連続切片による観察から，癌腺管が既存の胃腺管の頸部から枝分かれしている部分を見いだし，癌の発生は側枝発生であるとしている．その後，微小癌の報告はみられなかったが，中村・菅野ら (1968) による微小癌を対象とした胃癌の組織発生の報告がなされてからは[8,65-67,70-72]，漸次，微小癌の報告がみられるようになってきた．

　最大径 5 mm 以下の微小胃癌を対象とした胃癌組織発生について，長与 (1975)[63] は 67 個，大原 (1979)[68] は 46 個，そして廣田 (1979)[54] は 23 個を対象とした解析を報告している．それらの報告によれば，分化型腺癌の場合は腸上皮化生が強く，未分化型腺癌の場合は腸上皮化生がないか，あるいは弱いといった傾向があることが指摘されている．鎗田ら (1978)[72] は，12 個の微小癌が散在性に幽門腺粘膜から発生した症例を報告している．それらの微小癌の組織型は粘液細胞性腺癌 (未分化型癌) であって，胃粘膜には腸上皮化生がない症例である (図 VII-19～22 参照)．したがって，微小胃癌から導かれた胃癌の組織発生の仮説は，最大径 5 mm 以下の癌については，文献上においても成り立つことになる．

　胃癌の組織発生の一方である未分化型癌 (胃型の癌) は胃固有粘膜から発生するということに対して，大きさ 3～5 mm の微小胃癌から得られたデータのみから胃癌の組織発生を論ずる限りにおいては，未分化型癌と胃固有粘膜との関係は強いものとみなされる．胃癌の組織発生について，その背後にある粘膜の萎縮とか腸上皮化生の何らかの関与ということを検討するためには，さらに微小癌の大きさを 1 mm 前後といった腺管単位での解析が可能な極微小癌を対象としなければならない．すなわち，3～5 mm の微小癌とても，そ

の多くは表面にびらんを有していて，近傍粘膜が萎縮状態あるいは過形成状態であった場合には癌のびらん化による二次的な粘膜変化であることを否定できないからである．

　近傍粘膜が軽度の腸上皮化生を示している微小癌が存在する(表 VI-3, 4, 98 頁参照)．大原(1979)[68]はこのような微小癌の存在を強調しているが，微小癌の組織型とその近傍粘膜の性状との関係について，すなわちその癌の組織発生については触れていない．このような微小癌，つまり近傍粘膜が軽度腸上皮化生を伴う胃固有粘膜である微小癌が存在する以上，微小癌から導かれた胃癌の組織発生の仮説を棄却すべきであるという見方もある．しかしながら，この仮説は大多数の微小癌において成り立つものであり，さらには視座を変えて仮説を検討しても統計的に矛盾はなく，それどころか検討の過程では"**胃底腺粘膜から発生する癌の組織型は，癌の大きさとは無関係に，未分化型である**"という，確実事象ともいうべき事実が得られているのである．その事実と[前提]とから，微小癌から導かれた胃癌の組織発生の仮説と同様の胃癌の組織発生を論理的に導くことができることは，前に述べた通りである．

5．細胞水準・分子水準における癌細胞の所見と胃癌の組織発生についての文献的考察

　癌細胞と各種正常細胞との類似性を細胞水準で求めた結果，未分化型癌細胞の多くは胃固有粘膜上皮の粘液細胞と幽門腺細胞に類似が求められ，そしてまれではあるが悪性壁細胞との類似が認められている．一方，分化型癌細胞の多くは，胃の腸上皮化生上皮の吸収細胞と杯細胞に類似が求められ，悪性パネート細胞との類似も認められている．これらの所見とは別に，胃癌の組織発生の仮説とは矛盾するような所見がある．すなわち，組織化学的に，未分化型癌細胞の中にはPAS・Alcina blue 染色陽性の癌細胞が存在することである．この粘液染色性は，胃の腸上皮化生粘膜を構成する上皮細胞のうち杯細胞に類似するものである[27]．

　Wattenberg(1959)[50]は，胃癌細胞の aminopeptidase の検索を行った結果，癌細胞の形態および分化度と aminopeptidase の有無との間には一定の傾向を得ることができなかったと報告している．Planteydt and Willighagen(1965)[45]は，癌細胞が酵素組織化学的に腸上皮化生上皮と類似していることは，癌化後の癌細胞の腸上皮化生によるものであろうとしている．また，小堀(1971)[30]は，胃癌の酵素組織化学的検索において，alkaline phosphatase, non-mitochondrial adenosine triphosphatase, aminopeptidase のいずれかの活性を示す癌を腸上皮型胃癌とすると，分化型癌 28 例中 18 例(65%)および未分化型癌 33 例中 17 例(51.5%)が腸上皮型に属することになり，胃癌の組織発生の観点からの胃癌組織型分類と酵素組織化学的所見との間には，対応関係が存在しないと結論している．阿部ら(1968, 1981)[25,26]は，腸上皮化生上皮の酵素組織化学的研究において，腸上皮化生上皮酵素の活性は多様であるから，それを指標として胃癌細胞の性質あるいは組織発生などを論ず

る場合には，常に細胞増殖の乱れと細胞分化の異常の2点を考慮することが重要であると述べている．

　Goldmann and Ming(1967)[35]は，幽門前庭部の深部腺窩上皮にはAlcian blue陽性の細胞が存在することを指摘している．Katsuyama and Spicer(1978)[31]，滝沢ら(1980)[49,52]は，胃幽門腺細胞の粘液を特異的に染色するといわれているコンカナバリンAパラドックス染色法(胃固有粘膜の腺窩上皮粘液細胞に含まれる中性粘液と幽門腺細胞の粘液を分別する染色法)によって，分化型癌にも幽門腺粘液が証明される場合があることを指摘している．

　一方，Mingら(1967)[35]は，電子顕微鏡的に刷子縁を有する腺窩上皮の粘液細胞の存在を，そして粘液細胞には，PAS・Alcian blue陽性と，PASのみ陽性の2種類の粘液細胞を認める症例があることを指摘している．彼らの粘液組織化学的ならびに電子顕微鏡的研究から，腺窩上皮細胞および胃の腸上皮化生細胞は，同じ芽細胞 primordial cell から発生するものであって，癌細胞もまたそれらと同じ分化の過程を示すものであると結論している．

　同様に喜納ら(1979)[32]は，胃固有粘膜の腺窩上皮粘液細胞には，Alcian blue陽性細胞が散在性に存在している場合があることを指摘していて，これを腺窩上皮の杯細胞化生 goblet cell metaplasia と呼んでいる．笹野ら(1969)[48]は，進行胃癌の癌細胞の電子顕微鏡的検討で，大部分の胃癌細胞には腸上皮化生が認められたと報告している．そして彼らは，胃癌は腸上皮化生上皮から発生するものであろうとしている．

　Nevalainen and Järvi(1977)[38]は，胃癌と胃粘膜上皮の電子顕微鏡的比較から，intestinal type carcinoma(分化型癌)は胃の腸上皮化生上皮から発生するものであり，一方，diffuse carcinoma(未分化型癌)の細胞のあるものには腸上皮型と同じような絨毛を有するものがあること，および粘液の点で印環細胞と杯細胞との間に類似性があることなどの所見から，diffuse carcinomaの発生もまた胃の腸上皮化生と関係があるとしているが，癌細胞の二次的な腸上皮化生の可能性をも考慮に入れている．

　中城ら(1980)[43]および森ら(1981)[37]は，胃粘液抗原(M1)と腸粘液抗原(IMA)を用いた印環細胞癌の免疫組織化学的研究において，90%以上の癌細胞にM1が証明されたが，同時に腸の粘液IMAを産生する細胞も全例に多少認められたと報告している．これらの所見から彼らは，胃の印環細胞癌は胃と腸の両方の粘液を産生する能力を潜在的に有していて，それは状況に応じて変化すると述べ，さらに腸上皮化生という現象は非癌粘膜にのみ生ずるものではなく，癌においても生じうるものであると結論している．

　以上のように，胃癌細胞の酵素組織化学的，粘液組織化学的，ならびに免疫組織学的な分子水準での検討の結果は，胃癌細胞には，その癌組織型とは関係なく腸上皮化生上皮の粘液細胞に類似するものと，胃固有粘膜の腺窩上皮の粘液細胞に類似するものが存在するということである．腸上皮化生細胞と類似する癌細胞が存在するということから，癌発生母地としての腸上皮化生上皮の重要性，および癌化後の癌細胞の腸上皮化生の可能性が主張されてはいるが，癌発生母地の1つとしての胃固有粘膜上皮については少しも考慮され

ていない.

　この分子水準での結論を,組織水準での胃癌組織発生の仮説にどのように繰り込むことができるであろうか? 正常胃固有粘膜の粘液細胞は Alcian blue 陽性を示す場合があるということからは[27,32,35],未分化型癌細胞の Alcian blue 陽性細胞は,粘液の染色性という点では腸上皮化生上皮の杯細胞のみならず,胃固有粘膜腺窩上皮の粘液細胞にも類似していることになるから,その所見のみをもって腸上皮化生上皮類似ということはできない.未分化型癌細胞の中に酵素組織化学的ならびに免疫組織学的に腸上皮化生細胞に類似する細胞が存在するということは,[前提1]を考慮すれば,中城・森ら(1980,1981)[37,43]が述べているように,胃固有粘膜に腸上皮化生が生ずるごとく,未分化型癌にも腸上皮化生が生じた結果であるとみなされよう.つまり,癌化後の癌細胞の腸上皮化生である.

　以上のような分子水準での検討の結果から,胃癌の細胞発生・組織発生を考えると,胃癌細胞は主細胞を除いた胃固有粘膜および胃の腸上皮化生粘膜を構成する上皮細胞に類似した分化を示しているということは,[前提1]に基づけば,癌細胞の分子水準での腸上皮化生とみなすことができ,したがって胃癌の組織発生に繰り込むことができる.あるいは,胃固有粘膜の上皮細胞あるいは腸上皮化生粘膜の上皮細胞新生では,ある幅をもった一定の方向に細胞が分化していくのに対して[28,33,36,46],癌細胞の分化方向は多様であって,ある一定の傾向はみられないという結論になるであろう.分子水準での結果からは,組織水準での胃癌の組織発生を導くことはできない.なぜならば,水準が異なるからである.

　最近,粘液組織学的手法の進歩により,胃癌細胞の粘液形質の面から胃の組織発生が再び検討されている.それらの検討では,胃固有粘膜から発生する未分化型癌は,組織形態の点で中分化型管状腺癌(tub$_2$)とされる腺管を形成する癌も一部含むとしているが,腺管を形成している腺管と癌細胞の形態がどうあれ,腺管を形成している癌はすべて腸上皮化生粘膜から発生した分化型癌ととらえてその粘液形質の検討を行い,粘液形質が胃型である分化型癌を"胃型分化型癌"としている[74,76-79].それらの研究によると,腺管形成の癌の20%前後が胃型粘液形質を呈している.そのような胃型分化型癌は,粘膜下組織へ浸潤すると線維組織増生を伴い小型癌腺管がびまん性に浸潤する,いわゆる硬性管状腺癌型を示す傾向があるとしている[75,79].このような癌は,太田による胃癌組織型分類のなかの硬性小管状腺癌 adenocarcinoma microtubulare scirrhosum に相当する癌である(図 X-1～3,196～197頁参照).

　この粘液形質の検討からは,胃型分化型癌が浮き彫りにされ,胃癌組織型分類を,腺管形成のない未分化型癌と,腺管形成の胃型分化型癌,そして腸上皮化生粘膜から発生した分化型癌との3つに分類にする傾向がある.その頻度をみると,胃底腺粘膜から発生した癌の約5%が腺管を形成しているいわゆる"胃型分化型癌"であるのに対して,粘液形質の点では腺管を形成している分化型癌の約20%が"胃型分化型癌"であるとしている.これを胃癌の組織発生の観点からどのように解釈することが合目的的であろうか.

　この3分類を胃癌の組織発生の観点からみた場合,胃腺窩上皮型管状腺癌および一部の小管状腺癌 adenocarcinoma microtubulare と,胃固有粘膜から発生した腺管形成の癌と

を1つの類にまとめて，胃癌の組織発生的な分類を3型とすると，[前提1]から，次にはそれら3つの類の間に境界領域の類が2つ生じる．癌組織型のパターンおよび粘液の染色性は連続的性質のものであるからである(図X-40, 221頁参照)．一方，胃型分化型癌とされている癌は，その組織発生が未分化型癌，分化型癌とは異なるということになると，胃癌の組織発生を導いた前提の見直し，特に[前提3]を変えなければならなくなる．どのように変えればよいのであろうか．第三の胃粘膜を設定することになるのであるが!?

【文献】

1) 古沢元之助，副島一彦，肥山孝俊，他：若年者の上部消化管癌，若年者胃癌．胃と腸 7：867-879, 1972
2) 胃癌研究会(編)：外科・病理胃癌取扱い規約，第9版．金原出版，1974
3) 石河利隆：若年者癌腫について．最近の27年間における剖検例の概観．GANN 47：678-680, 1956
4) 石館卓三：胃粘膜腸上皮化生のパターン．胃と腸 6：889-896, 1971
5) 若年者の消化管癌症例(10症例)．胃と腸 7：889-909, 1972
6) Nagayo T, Komagoe T : Histological studies of gastric mucosal cancer with special reference to relationship of histological pictures between the mucosal cancer and the cancer-bearing gastric mucosa. GANN 52 : 109-119, 1961
7) 長与健夫：胃癌発生に関する組織学的，実験的研究．日病会誌 65：3-25, 1976
8) 中村恭一，菅野晴夫，高木国夫，熊倉賢二：胃癌の組織発生．原発性微小癌を中心とした胃癌の光顕・電顕的ならびに統計的研究．癌の臨床 15：627-647, 1969
9) 中村恭一，菅野晴夫，高木国夫，熊倉賢二：胃癌の組織発生．胃粘膜の経時的変化とその立場からみた胃癌の組織発生．外科治療 23：435-448, 1970
10) 中村恭一，菅野晴夫，高木国夫，熊倉賢二：胃癌組織発生の概念．胃と腸 6：849-861, 1971
11) 中村恭一，菅野晴夫，高木国夫：ヒト胃癌の組織発生機序．臨床科学 11：1163-1170, 1975
12) 西俣嘉人，中村恭一，菅野晴夫，高木国夫：最大径0.6〜2.0cmの小胃癌の臨床病理学的研究．第32回日本癌学会総会記事, p45, 1973
13) 吉井隆博：腸上皮化生のパターン，特に実体顕微鏡的観察．胃と腸 6：881-888, 1971
14) 鈴木博孝：A・H染色よりみた胃の腸上皮化生．In 竹本忠良，他(編)：胃の腸上皮化生．pp66-97, 医学図書出版，1981
15) 高木国夫：胃粘膜癌の病理組織学的研究．癌の臨床 5：737-754, 1959
16) 美園俊明，加藤洋，中村恭一，菅野晴夫：Linitis plastica型癌の病理組織学的研究．原発巣における癌浸潤と潰瘍化の関係．胃と腸 15：1357-1366, 1980
17) 中村恭一：高位の胃癌の組織発生．胃と腸 5：1111-1119, 1970
18) Nakamura K, Sugano H : Stomach cancer arising from the fundic gland mucosa : Its histological type and clinical behavior. XIth International Cancer Congress. Abstracts, 473, 1974 (Florence)
19) 中村恭一，菅野晴夫，加藤洋：胃癌の構造．In 崎田隆夫(編)：内科MOOKNo. 8 胃癌．pp31-39, 金原出版，1979
20) 中村恭一，菅野晴夫，加藤洋：臨床病理学的にみた腺境界，腸上皮化生のない胃底腺粘膜を限界づける線について．胃と腸 15：125-136, 1980
21) 岩下明徳，川元健二，渕上忠彦，他：胃底腺領域の陥凹型早期癌に関する病理組織学的検索—分化型癌と未分化型癌の比較．胃と腸 22：1047-1059, 1987
22) 馬場保昌，佐伯友久，坂田裕之，他：胃底腺粘膜領域の分化型癌の臨床．胃と腸 29：1031-1038, 1994
23) 石黒信吾，辻直子，寺尾壽幸，他：胃底腺領域の分化型癌の特徴．病理学的特徴と組織発生．胃と腸 29：1025-1029, 1994
24) 下田忠和，松岡美佳，杉坂宏明，他：胃底腺内に存在する分化型癌の病理学的特徴．胃と腸 29：997-1007, 1994
25) 阿部宗顕，他：慢性胃炎における腸上皮化生の酵素化学的特徴．最新医学 23：2121-2133, 1968
26) 阿部宗顕，中原国廣：胃の腸上皮化生の酵素組織化学．In 竹本忠良，他(編)：胃の腸上皮化生．pp98-108, 医学図書出版，1981
27) Goldman H, Ming Si-C : Mucins in normal, neoplastic gastrointestinal epithelium. Histochemical distribution. Arch Path 85 : 580-586, 19968

28) 服部隆則, 藤田哲也：胃粘膜の細胞動態. 代謝 14：877-891, 1977
29) Järvi O : Histogenesis of gastric cancer. XI International Cancer Congress. Abstracts I, 105, 1974 (Florence)
30) 小堀鴎一郎：胃癌の酵素組織化学的検討, 特に腸上皮との関連について. 胃と腸 6：927-934, 1971
31) Katsuyama T, Spicer SS : Histochemical differentiation of complex carbohydrate with variants of the Con-canavalin A-horse raddish peroxidase method. J Histochem Cytochem 26 : 233-250, 1978
32) 中村恭一, 喜納 勇：消化管の病理と生検組織診断. pp36-38, 医学書院, 1980
33) Leblond CP, Messier B : Renewal of chief cells and goblet cells in the small intestine as shown by radioautography after injection of thymidine-H^3 into mice. Anat Rec 132 : 247-259, 1958
34) Lillibridge CB : The fine structure of normal human gastric mucossa. Gastroenterology 47 : 269-290, 1964
35) Ming Si-C, Goldman H, Freiman DG : Intestinal metaplasia and histogenesis of carcinoma in human stomach ; Light and electron microscopic study. Cancer 20 : 1418- 1429, 1967
36) Matsuyama M, Suzuki H : Differentiation of immature mucous cells into parietal, argyrophil, and chief cells in stoamch grafts. Science 169 : 385-387, 1970
37) 森 武貞, 他：癌胎児性抗原と腸上皮化生―私達の研究から. In 竹本忠良, 他（編）：胃の腸上皮化生. pp181-201, 医学図書出版, 1981
38) Nevalainen T, Järvi O : Ultrastructure of intestinal and diffuse type gastric carcinoma. J Path 122 : 129-136, 1977
39) 中村恭一, 菅野晴夫, 高木国夫, 熊倉賢二：胃癌の組織発生とその立場からみた胃癌の基本型. 日本癌学会合同シンポジウム記録, pp64-70, 1970
40) 中村恭一：胃と大腸の正常上皮と上皮性腫瘍の電子顕微鏡. In 太田邦夫（編）：電子顕微鏡による細胞組織図譜, 第VI巻：腫瘍. pp94-119, 医学書院, 1971
41) 中村恭一, 菅野晴夫, 高木国夫, 熊倉賢二：構造的にみた胃癌, 胃癌の組織発生から臨床へ. 臨床科学 8：1385-1396, 1972
42) Nakamura K, Sugano H, Takagi K : Histogenesis of gastric cancer ; Similarity of cancer cells to the normal epithelial cells of the stomach. J Clin Electron Microscopy 8 : 5-6, 1975
43) 中城義之, 他：消化器粘液の免疫組織学的研究(3)胃印環細胞癌について. 日本癌学会総会記事 39：265, 1980
44) 岡島邦雄, 他：Paneth 細胞を伴った胃癌(3例). 癌の臨床 19：507-512, 1973
45) Planteydt HT, Willighagen RGJ : Enzyme histochemistry of gastric carcinoma. J Path Bact 90 : 393-398, 1965
46) Ragins H, et al : The origin and survival of gastric parietal cells in the mouse. Anat Rec 162 : 99-109, 1968
47) Seki M : Parietal cell carcinoma. J Electromicroscopy 11 : 40-46, 1962
48) Sasano N, et al : Ultrastructural cell patterns in human gastric carcinoma compared with non-neoplastic gastric mucosa — Histogenetic histochemistry. J Natl Cancer Inst 43 : 783-802, 1969
49) 滝沢登一郎, 他：ムチン産生からみたヒト胃癌の分化特性. 日病会誌 69：126-127, 1980
50) Wattenberg LW: Histochemical study of aminopeptidase in metaplasia and carcinoma of the stomach. AMA Arch Path 67 : 281-286, 1959
51) 弘野正司, 山田吉隆, 松本 啓, 他：所属リンパ節転移巣にもパネート細胞を認めた早期胃癌 (mucinous carcinoma, IIc+III, sm) の一例. 胃と腸 17：567-571, 1982
52) 滝沢登一郎：胃の病理形態学. 医学書院, 2004
53) Bocian JJ, Geschke AB : Carcinoma in situ of the stomach. AMA Arch Path 65 : 6-12, 1958
54) 廣田映五, 板橋正幸, 鈴木邦夫, 他：微小胃癌の病理. 胃と腸 14：1027-1036, 1979
55) Järvi O, Lauren P : On the role of heterotopias of the intestinal epithelium in the pathogenesis of gastric cancer. Acta Path et Microbial Scand 29 : 26-44, 1951
56) Mallory TB : Carcinoma in situ of the stomach and its bearing on the histogenesis of malignant ulcers. Arch Path 30 : 348-362, 1940
57) Morson BC : Intestinal metaplasia of the gastric mucosa. Br J Cancer 9 : 365-376, 1955
58) Morson BC : Carcinoma arising form areas of intestinal metaplasia in the gastric mucosa. Br J Cancer 9 : 377-385, 1955
59) Morson BC : The Japanese classification of early gastric cancer. In The Gastrointestinal Tract. International Academy of Pathology Monograph. pp176-183, Williams & Wilkins, Baltimore, 1977
60) Mulligan RM, Rember RR : Histogenesis and biologic behavior of gastric carcinoma. AMA Arch Path 58 : 1-25, 1954

61) 村上忠重：胃癌の組織発生に関する2, 3の考察. 綜合医学 9：422-427, 1952
62) Murakami T, et al : On the histogenesis of adenocarcinoma of the stomach. GANN 44 : 33-37, 1953
63) Nagayo T : Microscopical cancer of the stomach. A study on histogenesis of gastric carcinoma. Int J Cancer 16 : 52-60, 1975
64) 長与健夫：胃癌（ヒト）. 癌の科学, 第4巻, pp102-123, 南江堂, 1979
65) Nakamura K, Sugano H, Takagi K : Carcinoma of the stomach in incipient phase : Its histogenesis and histological appearances. GANN 59 : 251-258, 1968
66) 中村恭一, 菅野晴夫, 高木国夫：微小胃癌の組織発生. 第11回胃癌研究会抄録, 1968（仙台）
67) 中村恭一, 菅野晴夫, 高木国夫, 熊倉賢二：胃癌組織発生の概念. 胃と腸 6：849-861, 1971
68) 大原 毅：微小胃癌（長径5mm以下の胃癌）の臨床病理. 胃と腸 14：1037-1044, 1979
69) 太田邦夫：胃癌の発生. 日病会誌 53：3-16, 1964
70) 菅野晴夫, 中村恭一, 高木国夫, 西 満正, 淵上在弥, 熊倉賢二：異なった2つの胃癌の提唱. 病理学の立場から. 医学のあゆみ 71：641-643, 1969
71) 篠原直宏, 中村恭一, 菊池正教, 他：微小胃癌における癌発生初期の発育様式. 胃と腸 20：431-439, 1985
72) 鎗田 正, 白壁彦夫, 長浜 徹, 他：術前診断できた多発微小IIb～IIc型早期胃癌の一例. 胃と腸 13：1081-1087, 1978
73) Lauren P : The two histological main types of gastric carcinoma : Diffuse and so-called intestinal-type carcinoma. An attempt at a histo-clinical classification. Acta Pathol Microbiol Scand 64 : 31-49, 1965
74) 八尾隆史, 椛島 章, 上月俊夫, 他：胃型分化型腺癌—新しい抗体を用いた免疫染色による癌の形質判定. 胃と腸 34：477-485, 1999
75) 久保起与子, 柳沢昭夫, 二宮康郎, 他：HE染色による胃型分化型腺癌の病理学的特徴. 胃と腸 34：487-494, 1999
76) 西倉 健, 渡辺英伸, 味岡洋一, 他：胃型分化型腺癌の判定基準と病理学的特徴. 胃と腸 34：495-506, 1999
77) 小関啓太, 滝沢登一郎, 小池盛雄, 他：胃型・腸型分類からみた胃高分化型癌の悪性度. 胃と腸 34：507-512, 1999
78) 服部隆則, 九嶋亮治, 杉原洋行, 他：胃型ならびに腸型分化型腺癌の遺伝子変化—組織発生と進展を考慮して. 胃と腸 34：527-537, 1999
79) 吉野孝之, 下田忠和, 斉藤 敦, 他：早期胃癌における胃型分化型腺癌の肉眼的特徴とその臨床治療. 胃と腸 34：513-525, 1999

VIII. 胃癌の細胞発生とその初期における癌細胞の生体生着様式

1. 胃癌細胞の発生部位

　癌細胞は，ヒト生体を場として細胞分裂時の突然変異によって発生する．その突然変異細胞が生体から排除されずに生着し，細胞分裂を繰り返して増殖し，生体内に細胞塊を形成するようになる．われわれが顕微鏡下で癌として認識できる癌の大きさは，経験的に最大径1mm前後であり，それよりも小さくなればなるほど癌であることの客観性が乏しくなっていく．胃においても，粘膜内で客観的に癌として認識できる癌の大きさは1mm前後であり，それよりも小さくなると，変性に陥って異型を呈している細胞との鑑別が問題となってくる．

　胃癌は胃粘膜を構成する腺管上皮から発生する．この腺管上皮は常に細胞分裂によって若返りが行われている．上皮細胞の若返りのための細胞分裂の部位は，胃固有粘膜では腺窩上皮と固有胃腺（幽門腺，胃底腺）の移行部である腺管頸部，腸上皮化生粘膜では腺管下部1/2に存在している．それらのいわゆる細胞分裂帯では，常に細胞分裂が行われている（V-1. 胃固有粘膜と腸上皮化生粘膜，図V-5〜8, 62〜64頁参照）．したがって，胃に存在するどの腺管の細胞分裂帯からも突然変異細胞は発生しうる，つまり癌細胞は発生しうる．

　胃癌の組織発生の仮説からは，未分化型癌細胞は胃底腺管頸部と幽門腺管頸部で発生していることになるから，その発生初期には癌細胞は腺頸部近傍に局在しているはずである．一方，分化型癌細胞は腸上皮化生腺管下部1/2で発生するから，その発生初期には癌腺管は主として粘膜下部に存在しているはずである．

　以上の3つのことを前提とすると，癌細胞発生部位と癌細胞発生初期における癌細胞の生体生着様式に関する命題が派生する．すなわち，

[前提]
(1) 癌の定義『癌細胞は細胞分裂時の突然変異によって発生し，それが生体から排除されずに分裂を繰り返し増殖した細胞塊である．』
(2) 上皮細胞新生のための細胞分裂帯は，『胃固有粘膜では胃固有腺管の腺頸部に，腸上皮化生粘膜では腸上皮化生腺管の下部1/2に存在する．』
(3) 胃癌の組織発生『未分化型癌は胃固有粘膜から，一方，分化型癌は腸上皮化生粘膜から発生する．』

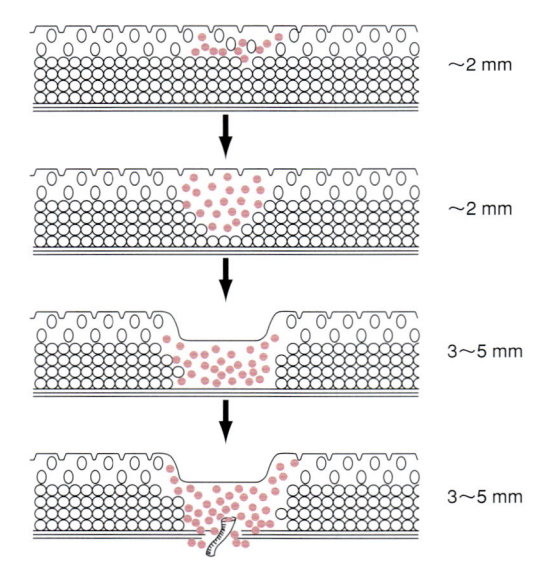

図 VIII-1　未分化型微小癌の粘膜内における発育進展様式
(篠原ら：1985)

[命題]

　胃癌の細胞発生『未分化型癌細胞は胃固有腺管頸部から，一方，分化型癌細胞は腸上皮化生腺管下部から発生する．』また『癌細胞発生初期においては，大部分の癌細胞は腺管の細胞分裂帯近傍に限局して存在している．』

　この命題の証明には，より微小な癌で，その表面がびらん化していない癌を対象とする必要がある．癌表面にびらんがあると，微小癌に二次的な修飾が加わって，癌細胞の発生とそれに引き続く癌細胞の増殖および生体生着の組織像が破壊されてしまうからである．表面がびらん化していない微小癌の大きさは，微小癌の発育進展に伴う形態変化(図 VIII-1)からは，最大径 2 mm 以下である(篠原ら，1985)[15]．ここで，最大径 5 mm 以下と定義されている微小癌のなかで，最大径 2 mm 以下の微小癌を"**極微小癌**"と定義する．

　命題を証明するためには，この極微小癌を対象として，『極微小癌において癌細胞は主として，未分化型癌では粘膜表層 1/2 に，一方，分化型癌腺管では粘膜深層 1/2 に限局している』ことについて検討することになる．なぜならば，胃固有粘膜の腺管の細胞分裂帯は粘膜表層 1/2 に，腸上皮化生腺管のそれは粘膜深層 1/2 にあり，癌細胞発生初期においては，癌細胞は細胞分裂帯近傍に限局しているとみなすことができるからである．

　連続組織標本で大きさが最大径 2 mm 以下であることが確認された極微小癌は 36 個 (未分化型癌 21 個，分化型癌 15 個) である(**表 VIII-1**)．この極微小癌は，表 VIII-1 に示すように，未分化型 21 個全例が胃固有粘膜に，分化型 15 個全例が腸上皮化生粘膜に存在している．この所見は胃癌の組織発生の仮説を強く支持する所見である．

表 VIII-1　極微小癌の癌組織型とその発生母地粘膜

癌組織型	癌発生母地粘膜			合計
	胃固有粘膜		腸上皮化生粘膜	
	胃底腺粘膜	幽門腺粘膜		
未分化型癌	14	7	0	21
分化型癌	0	0	15	15

表 VIII-2　極微小癌の局在部位：未分化型癌

癌細胞の局在部位	癌細胞発生母地粘膜		合計
	胃底腺粘膜	幽門腺粘膜	
粘膜表層 1/2	14(100%)	4 (57%)	18 (86%)
粘膜全層	0 (0%)	3 (43%)	3 (14%)
合計	14(100%)	7(100%)	21(100%)

a. 大きさ 2 mm 以下の極微小癌：未分化型癌

　未分化型の極微小癌 21 個の粘膜内における局在部位をみると，**表 VIII-2** に示すように，21 個中 18 個(86%)は粘膜表層 1/2 に限局している．表 VIII-2 の胃底腺粘膜に存在している癌全例は，粘膜表層 1/2，つまり胃底腺管頸部近傍に限局している(**図 VIII-2〜5**)．幽門腺粘膜に存在している未分化型極微小癌 7 個については，4 個(57%)が粘膜表層 1/2 に限局していて，残り 3 個は幽門腺粘膜のほぼ全層にわたって存在しているが，癌の深部には幽門腺が少数残存している(**図 VIII-6,7**)．このように，未分化型極微小癌の大部分(86%)は胃固有腺管の腺頸部，すなわち細胞分裂帯近傍に限局して存在しているから，命題"**未分化型癌細胞は胃固有腺管頸部から発生する**"は真であることになる．したがって，この結論は胃癌の組織発生の仮説を強く支持する所見でもある．

　未分化型極微小癌の大部分(86%)は胃固有腺管の腺頸部近傍に限局している．しかし，胃底腺粘膜に存在している極微小癌全例が粘膜表層 1/2 に限局しているのに対して，幽門腺粘膜に存在している極微小癌 7 個中 4 個は腺頸部近傍に局在しているが，残り 3 個は癌細胞集団の下に多少の幽門腺が残存しているものの，ほぼ粘膜全層を占めている．このことは，胃固有腺細胞の寿命と関係しているものとみなされる(図 V-7, 63 頁参照)．すなわち，胃底腺粘膜の腺頸部近傍における癌細胞の増殖によって腺頸部が破壊されても，胃底腺管を構成する壁細胞・主細胞の寿命は 150〜200 日と長いのに対して，幽門腺細胞の寿命は 14〜20 日と短いため，幽門腺粘膜の腺管頸部近傍では，癌細胞の増殖とあいまって幽門腺管頸部の破壊とともに幽門腺の萎縮消失が進行し，癌細胞が粘膜のほぼ全層を占めるようになるのであろう．

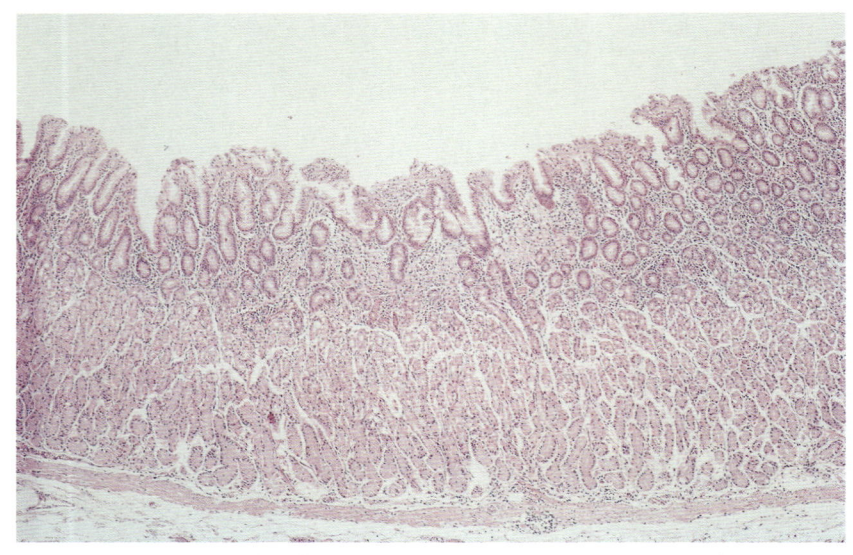

図 VIII-2　胃底腺粘膜から発生した大きさ 1 mm の未分化型癌

癌細胞は腺頸部近傍の粘膜固有組織に存在している．癌細胞の存在している部分の腺頸部腺管数は，近傍粘膜のそれに比べて減少している．極微小癌直下の胃底腺腺管群には萎縮は認められず，近傍粘膜のそれと同じである．

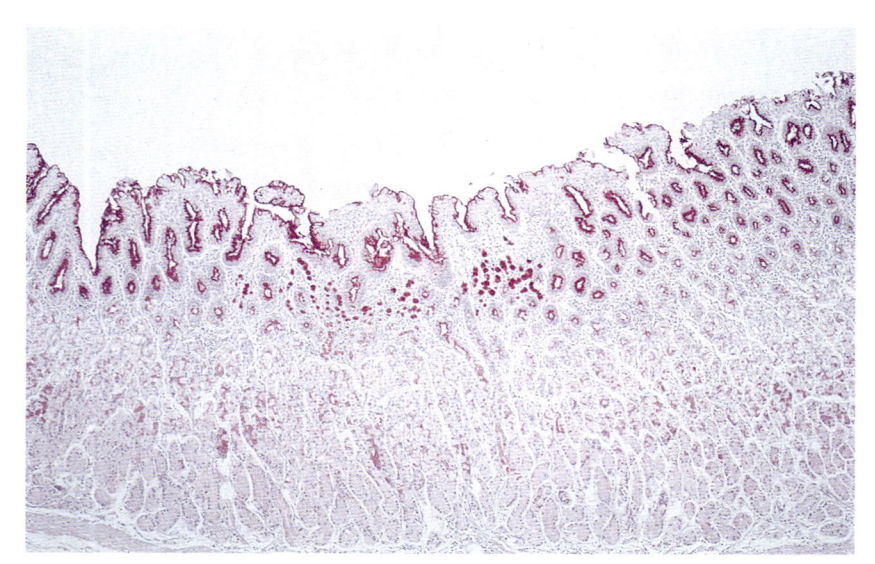

図 VIII-3　図 VIII-2 の PAS 染色

赤く点状に見えるのが癌細胞である．癌細胞直上の粘膜表面にはびらんがないから，癌細胞が発生した時点での粘膜状態を保存しているとみなすことができる．

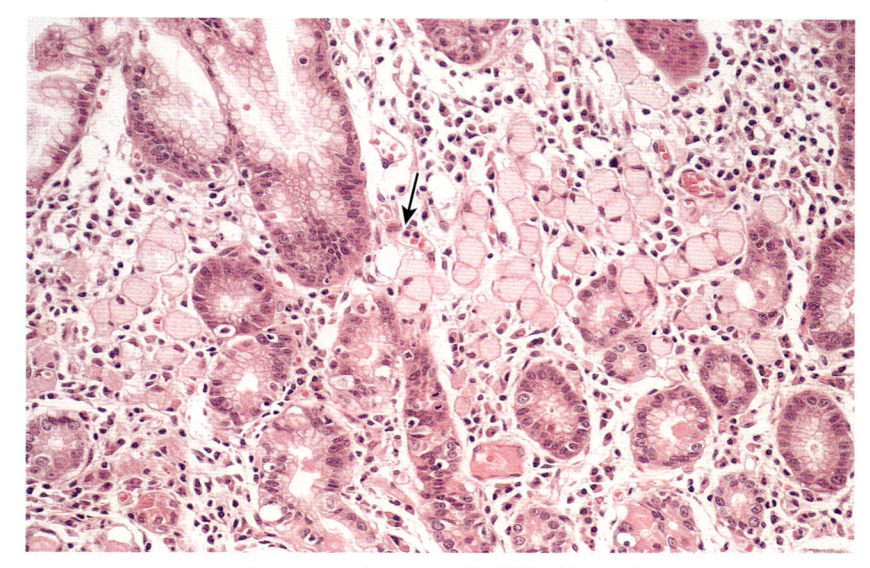

図 VIII-4　図 VIII-2 の腺頸部近傍の拡大
腺頸部の破壊部分に一致して癌細胞がみられる（矢印）．しかし，破壊した腺管の断端上皮内には癌細胞が認められない．

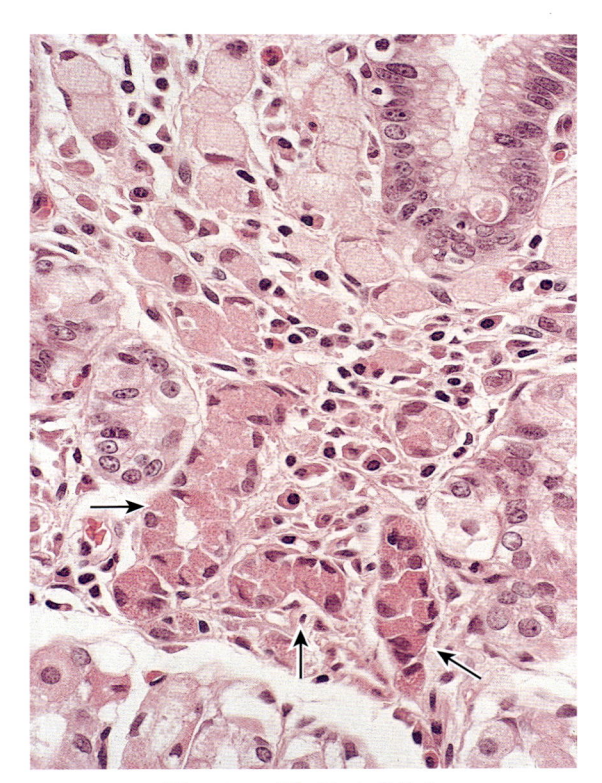

図 VIII-5　図 VIII-2 の拡大
癌細胞は腺頸部内で増殖している（矢印）．未分化型の極微小癌で，このような所見が観察される頻度は低い．多くの場合，未分化型癌細胞は粘膜固有組織において認められる．

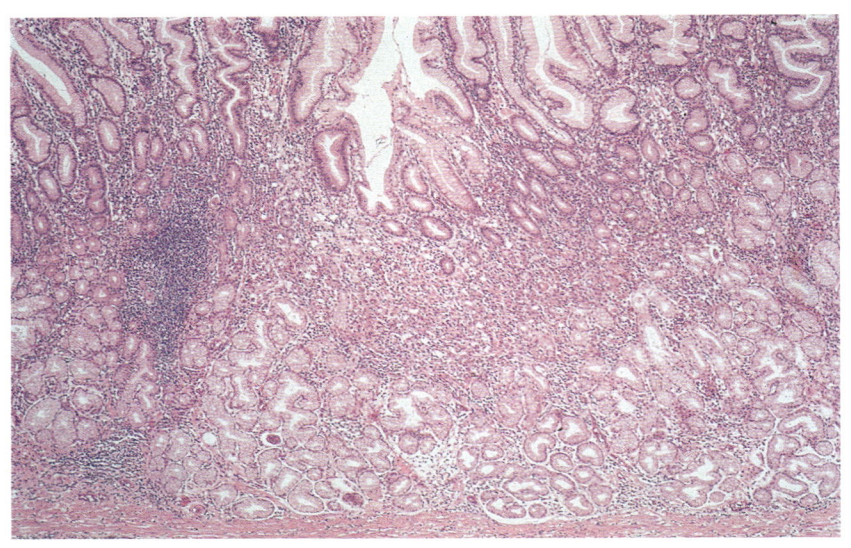

図 VIII-6　幽門腺粘膜から発生した大きさ 1.5 mm の未分化型癌
極微小癌直下の幽門腺は，癌辺縁の粘膜のそれに比べて幽門腺が萎縮消失して減少し，幽門腺群の表面は陥凹している．癌細胞が存在する部分の腺頸部は消失している．

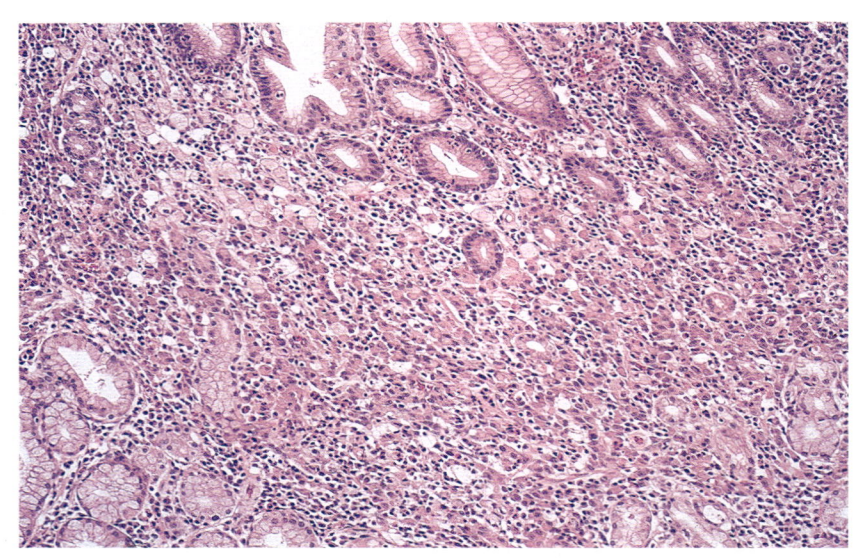

図 VIII-7　図 VIII-6 の癌の拡大
未分化型癌である．

b．大きさ 2 mm 以下の極微小癌：分化型癌

　最大径 2 mm 以下の分化型極微小癌 15 個はすべて腸上皮化生粘膜に存在し，癌腺管はほぼ粘膜全層を占めているが，癌腺管数は粘膜表層に少なく，粘膜深層に多いという傾向がみられる(**図 VIII-8, 9**)．癌腺管全体は，粘膜筋板に底辺のある三角形を呈している場合

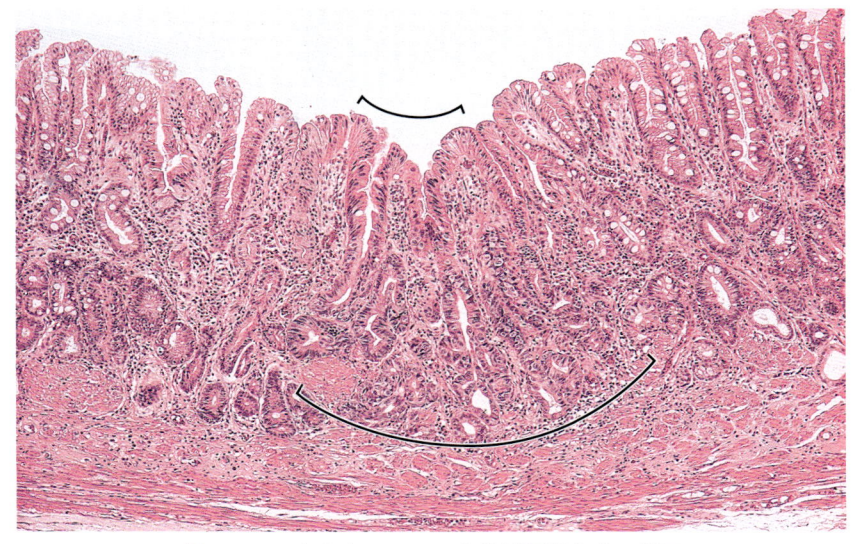

図 VIII-8　大きさ 1 mm の分化型極微小癌の割面
癌腺管は腸上皮化生粘膜に存在し，癌腺管は主として粘膜下部 1/2 を占めている．粘膜下部における癌腺管数は近傍粘膜の腸上皮化生腺管数よりも多い．癌腺管全体は粘膜筋板に底辺をおく三角形を呈している．粘膜下半分の癌腺管数は上半分のそれよりも約 3 倍多い．癌腺管が主として粘膜下部で新生して増殖していなければこのような形態とはならない．

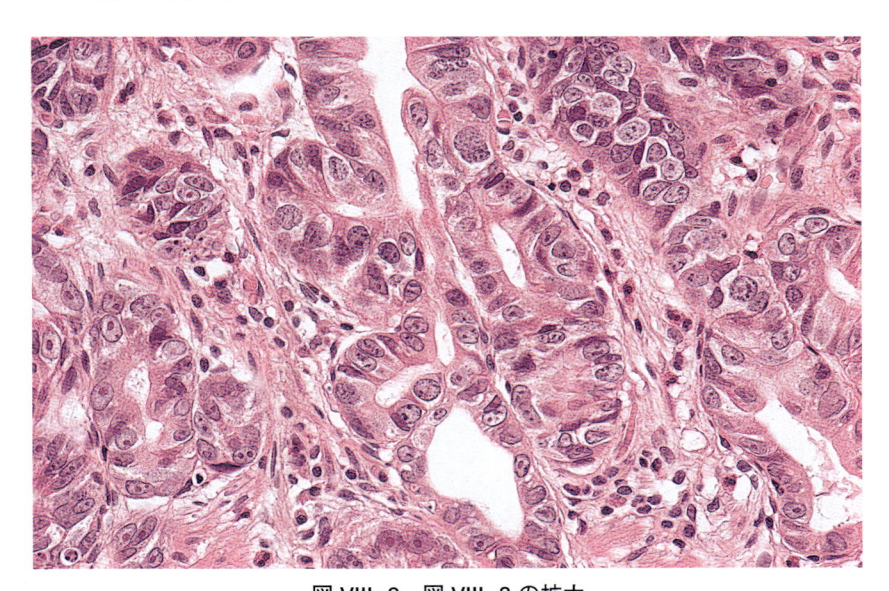

図 VIII-9　図 VIII-8 の拡大
粘膜深層で，あたかも木の芽が出るようにして癌腺管が新生されている．

が多い．これは，腸上皮化生腺管の細胞分裂帯は腺管下部 1/2 に存在しているから，分化型癌細胞はそこで発生して既存の腺管下部で増殖し，さらに主として粘膜深層で新たに癌性腺管を形成しながら増殖していることを示唆する所見である．一方，既存の腺管で癌上皮と腸上皮化生上皮とが接している部分，すなわちフロント形成が認められる場合がある．

このフロント形成は既存の腺管上皮が癌上皮によって置き換えられている所見である.

分化型極微小癌でこのフロント形成が認められる頻度は低く，癌腺管が主として粘膜深層で新たに癌性腺管を形成しながら増殖していることから，命題"**分化型癌細胞は胃の腸上皮化生腺管下部1/2から発生する**"は真であり，この結論はまた癌組織発生の仮説を強く支持するものである.

2. 胃癌細胞の発生初期における癌細胞の生体生着様式

未分化型癌細胞および分化型癌細胞は，それぞれ胃固有腺管頸部および胃の腸上皮化生腺管下部1/2に存在する上皮細胞新生のための細胞分裂帯で発生し，そこで細胞分裂を繰り返して増殖していることが明らかにされた.

それでは，癌細胞が発生して生体から排除されずに増殖を繰り返して生体に生着するまでの，いわゆる癌細胞発生初期における癌細胞の増殖と生体生着様式はどのようであろうか？

a. 未分化型癌細胞発生初期における生体生着様式

未分化型極微小癌の細胞が存在している部分の組織所見をみると，その部分の腺頸部の数は，極微小癌に接する近傍粘膜のそれに比べて少ない，すなわち消失している(図VIII-2,3). この腺頸部の消失については，① 粘膜固有組織での癌細胞の増殖によって腺頸部が圧迫萎縮に陥り破壊消失した，② 腺頸部で発生した癌細胞が腺頸部内で増殖し，その結果として腺頸部が破壊された，の2つの場合が考えられる. 極微小癌の癌細胞の粘膜固有組織における分布状態は，密に充満していることはなく比較的粗である(図VIII-2,3,10,11). このことから，腺頸部の消失は，粘膜固有組織における癌細胞の増殖による圧迫萎縮の結果，つまり① の場合ではないとみることができる. 破壊した腺頸部の位置に相当する粘膜固有組織に癌細胞が認められる所見が多いということから，腺頸部で発生した癌細胞はそこで増殖し，その結果，腺頸部が破壊されて，癌細胞は粘膜固有組織で増殖するようになるとみることができる(図VIII-4).

未分化型極微小癌において，癌細胞が増殖している部分では腺頸部の数的減少がみられるが，これが腺管頸部内での癌細胞の増殖による頸部の破壊の結果であるとすると，"**未分化型癌細胞の発生様式は多腺管性である**"という命題が派生する. なぜならば，極微小癌細胞の粘膜固有層における存在は粗であるにもかかわらず多数の腺管頸部が破壊されているからである. この点に関して，癌細胞の増殖関数という観点からは，未分化型癌細胞の発生は多腺管性・多細胞性であるとの結論が得られるのであるが，ここではひとまずこの問題には触れないでおく(後述).

極微小癌直下の固有胃腺と，その近傍粘膜の固有胃腺とを比較して萎縮の有無をみると，表VIII-3に示すように，極微小癌直下が胃底腺群である14個のうち12個(86%)は近傍粘

表 VIII-3　極微小癌直下の固有胃腺の萎縮の有無

癌直下の 固有胃腺	癌細胞発生母地		合計
	胃底腺粘膜	幽門腺粘膜	
萎縮なし	12（86%）	1（14%）	13（62%）
萎縮あり	2（14%）	6（86%）	8（38%）
合計	14（100%）	7（100%）	21（100%）

膜のそれと同じで萎縮を示していない（図 VIII-2,3）．それに対して，極微小癌直下が幽門腺群である7個のうち6個（86%）は萎縮を示している（図 VIII-6,7）．このような所見がみられるということは，腺頸部の破壊・消失によって細胞新生が行われなくなり，癌直下の固有胃腺は存続することができずに萎縮消失していくことを示している．なぜなら，萎縮の頻度が胃底腺群よりも幽門腺群において高いということは，固有胃腺の寿命の長さと一致しているからである．すなわち，幽門腺細胞の寿命は 14〜20 日であり，胃底腺の主細胞と壁細胞のそれは 150〜200 日ぐらいであるからである[3]．

次に，極微小癌の癌細胞存在様式の組織所見について検討する．癌細胞の大部分は腺頸部近傍の粘膜固有組織内に存在していて，正常腺窩上皮内に癌細胞が認められることは少ない．腺頸部に近い腺窩上皮内に癌細胞が介在していたとしても，腺窩上皮の粘液細胞と未分化型癌細胞とは似ているので，それらを客観的に判別することは非常に難しい．しかし，破壊した腺頸部の腺管断端の上皮内に癌細胞が認められないということから（図 VIII-8），腺頸部で発生した癌細胞が上皮の流れによって粘膜表面に移動していくことは極めて少ないとみなすことができよう．頻度は低いが，腺頸部が存在する高さに，癌細胞からなる腺管構造，すなわち癌細胞からなる腺管頸部が認められることがある（図 VIII-5）．

以上のような癌細胞の存在様式からは，腺頸部で発生した癌細胞はそこで増殖するとともに腺頸部は崩壊し，その結果，癌細胞は粘膜固有組織内に存在するようになるものとみなされる．癌細胞の増殖による腺頸部の崩壊は，癌細胞が発生してからあまり時間が経過していないうちから生起しているものと考えられる．なぜならば，腺頸部に限局している癌細胞の頻度が極めて低いからである．

何故に，癌細胞増殖によって新たに癌腺管を形成することなく，あるいは既存の正常腺管上皮の細胞を置き換えながら進展することなく，腺頸部は崩壊してしまうのであろうか？　未分化型癌細胞は基底膜形成能が極めて弱いという傾向があるから（**表 VIII-4**）[18]，腺頸部で癌細胞が増殖してその数が増加すれば，当然のことながら，腺管頸部は崩壊し癌細胞は粘膜固有組織に出て増殖することになる（**図 VIII-10〜12**）．さらには，癌細胞の増殖は正常のそれとは異なっているから，腺管頸部に対しては破壊的に影響を及ぼす．破壊的にという意味は次のようなことである．腺管頸部における正常芽細胞の細胞分裂は，分化していく細胞と芽細胞とに二分することによって正常腺管の形態が保たれている．ところが，そこに癌細胞が発生した場合には，癌細胞分裂は正常芽細胞とは異なり 2^n（n：細

表 VIII-4　未分化型癌細胞の基底膜形成

癌の部位	基底膜形成			合計
	完全	不完全	無	
粘膜内癌	0	4	6	10
進行癌の粘膜内進展部	0	1	13	14
合計	0	6	19	24

(東郷ら：1986)[18]

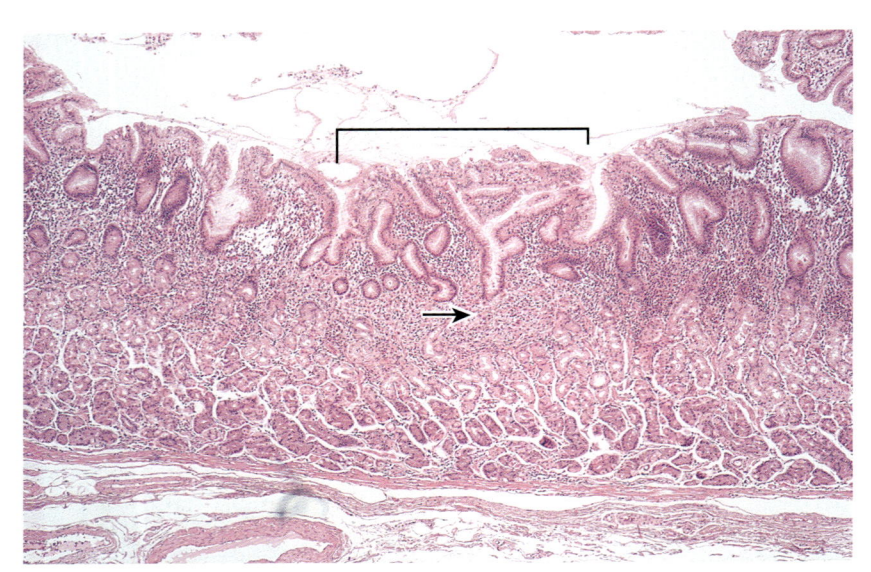

図 VIII-10　胃底腺粘膜から発生した大きさ約1 mm の未分化型癌
極微小癌直下の胃底腺管群は，近傍粘膜の胃底腺粘膜のそれと同じであり，まだ萎縮を示してはいない．腺管頸部が癌細胞増殖によって破壊されていて，腺管頸部が減少している（線の間）．矢印は線管の破壊部（図 VIII-11）．

胞分裂回数）に近い増殖関数を示し，さらには基底膜形成能が極めて弱いこともあって腺頸部が破壊されるからである．極微小癌の存在様式とそれが存在する場の所見をまとめると，表 VIII-5 のようになる．

　以上のことから，未分化型癌細胞の発生に引き続く癌細胞の生体生着様式を次のようにまとめることができる（図 VIII-13）．すなわち，

① 腺頸部で発生した癌細胞は，正常上皮細胞の流れにのって生体から排除されることなく，腺頸部で増殖する．
② 未分化型癌細胞は基底膜形成能が弱く，また腺管内の癌細胞数増加の圧力とによって腺頸部は崩壊する．
③ 腺頸部崩壊の結果，癌細胞は粘膜固有組織内で増殖するようになる．

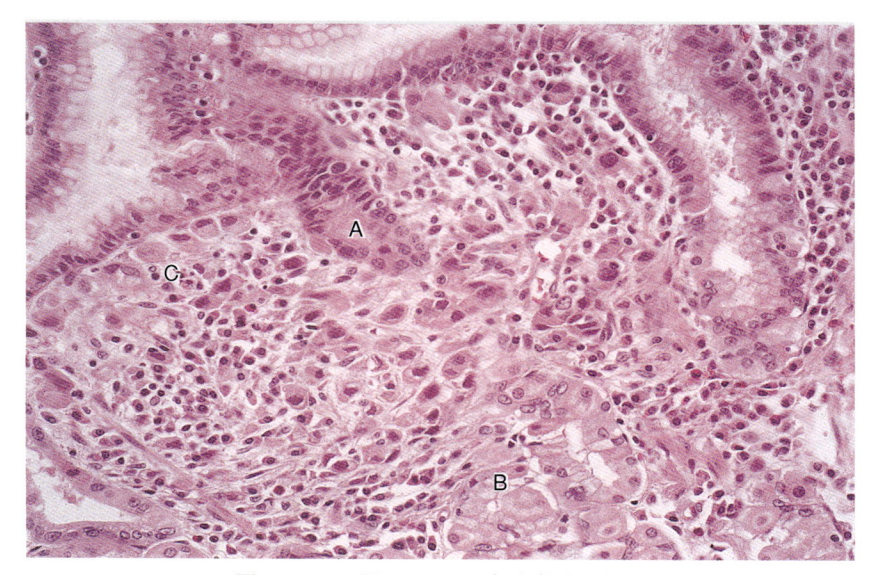

図 VIII-11　図 VIII-10 の矢印部分の拡大

破壊した腺管（A-B）の腺頸部とその部位における癌細胞集団．正常上皮の直下には癌細胞が1列に並んでいる（C）ところがみられ，一見"二層構造"（村上）のようにみえるが，その部分を図 VIII-12 のラミニン染色標本でみると，正常上皮列と癌細胞の間には基底膜がみられる（HE 染色）．

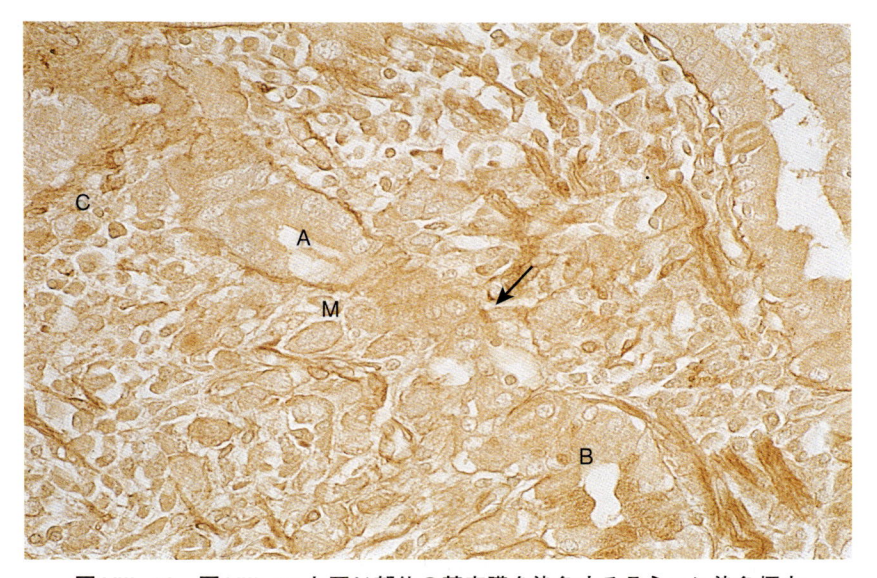

図 VIII-12　図 VIII-11 と同じ部位の基底膜を染色するラミニン染色標本

腺頸部は崩壊し，その部位に癌細胞集団がみられる（矢印）．癌細胞の周囲には基底膜がみられないが，腺頸部が破壊した腺管の断端には基底膜形成がみられる（M）．図 VIII-11 の C 部分では，1列に並んでいる癌細胞列と正常上皮との間には基底膜がみられるから，この所見は"二層構造"ではない．

表 VIII-5　未分化型極微小癌の癌細胞の存在様式

① 癌細胞は粘膜の腺頸部近傍の粘膜固有組織に存在している(図 VIII-2, 図 VIII-10).
② 腺管頸部内に限局している癌細胞の頻度は低い(図 VIII-5).
③ 腺窩上皮内に介在している癌細胞は認められない.
④ 腺頸部の破壊と消失(図 VIII-11, 12).
⑤ 癌直下の胃底腺群は保持されているが(図 VIII-2),幽門腺には萎縮・消失傾向がみられる(図 VIII-6, 7).

腺頸部に　　　腺頸部内で　　　腺頸部の破壊　　癌細胞の粘膜固有層
癌細胞発生　　癌細胞増殖　　　　　　　　　　における存在

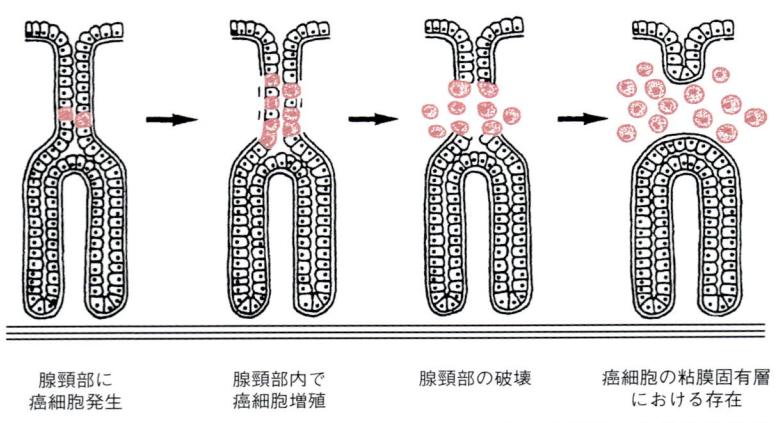

図 VIII-13　未分化型癌細胞の発生とそれに引き続く癌細胞の生体生着様式

b. 未分化型癌細胞の発生とそれに引き続く癌細胞の生体生着様式に関する文献的考察

　胃癌の発生に関して,長与(1976)[11]は,胃粘膜の癌化は増殖細胞層の分裂能力をもった芽細胞の癌化によって生じ,癌の示す多様な組織像はこの芽細胞の生物学的性質とくに芽細胞の固有胃腺細胞層の分化能の程度いかんによって規制されることが考えられると述べている.同様に,Ming ら(1967)[8]も,胃癌の発生について「胃癌は芽細胞 primordial cell から発生して,癌化後に正常粘膜上皮の分化の過程を模倣するのであろう」と述べている.このように癌細胞の発生は,分裂能のある細胞の突然変異によるという点では当然のことながら一致しているが,癌細胞発生後の癌組織型の形成については具体的ではない.

　固有胃腺の上皮細胞新生のための細胞分裂帯は腺管頸部に存在している(Lipkin ら:1963, McDonald ら:1964, 服部ら:1977)[3,6,7].腺管頸部で1個の芽細胞が細胞分裂によって2つの細胞になり,そのうちの1個は芽細胞として再び細胞分裂に入るが,他の1つは分化しながら腺底部あるいは粘膜表面へと移動していき,分化を遂げた細胞はやがては上皮列から脱落して死滅する(63頁参照).その一連の機序を,藤田・服部は細胞新生のための"上皮の流れ"と呼んでいる.この胃固有腺管の上皮新生のための"上皮の流れ"を前提として,腺管頸部の細胞分裂帯における粘液細胞性腺癌(未分化型癌)の癌細胞発生と,それに引き続く生体生着様式について考えるとき,次のような問題が生じてくる.

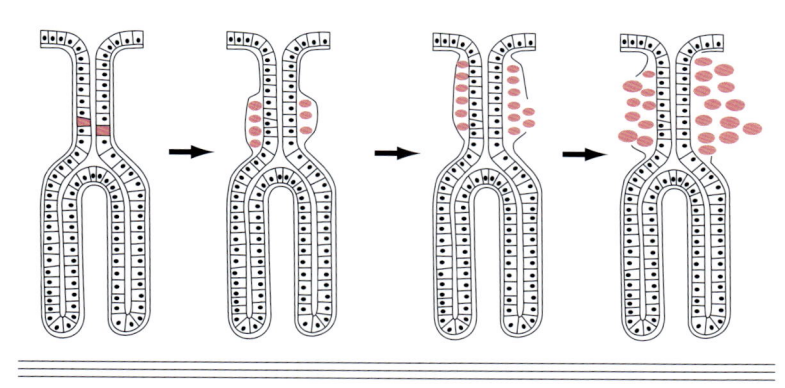

図VIII-14 未分化型癌細胞の生体生着様式に関する
"二層構造学説"（村上ら：1978）

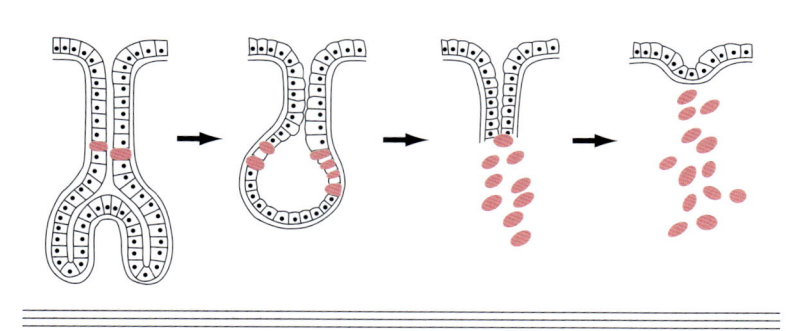

腺頸部に癌細胞発生 → 癌細胞増殖による二層構造の形成 → 基底膜の破壊 → 癌細胞の粘膜固有層における存在

粘膜筋板

図VIII-15 未分化型癌細胞の生体生着様式に関する
"囊胞化腺管内の癌細胞淀み学説"（藤田：1981）

萎縮しつつある腺管に癌細胞発生 → 腺管の囊胞化 → 囊胞化腺管の消失 → 癌細胞の粘膜固有層における存在

粘膜筋板

　すなわち，「腺管頸部の細胞分裂帯で突然変異によって発生した癌細胞は，"上皮の流れ"によって生体から排除されてしまい，大きな癌腫となりようがないではないか．しかし胃癌は現実に存在していて，それによって死亡している症例が多数存在しているのが実情である」．ここにおいて，"細胞分裂帯で発生した癌細胞が正常上皮の若返りのための上皮の流れから免れて生体に生着するための機序はどのようであるのか"という命題が派生する．この命題に対して村上ら（1978）[10]は，粘液細胞性腺癌について"二層構造学説"を，藤田（1981）[2]は"囊胞化腺管内の癌細胞淀み学説"を発表した．

　"二層構造学説"では，図VIII-14に示すように，腺管頸部で発生した癌細胞は正常上皮列の基底膜側に落ち込み，そこで細胞分裂を繰り返す．その結果，腺管頸部では組織学的に正常上皮列と癌細胞列とからなる二重の層を呈するようになる．さらに，癌細胞が増殖することによって既存の基底膜は破壊され，癌細胞は胃粘膜固有組織内に存在するようになり，そこで癌細胞は増殖するようになるというのである．しかし，このような二層構造

の組織所見は，ヒトの極微小癌および微小癌においてはほとんど認めることができない．

一方，"囊胞化腺管内の癌細胞淀み学説"では，図VIII-15に示すように，萎縮に至りつつある腺管は細胞動態のうえで上皮の流れが緩慢になり，そこに細胞の淀みが生じて囊胞化する．囊胞化した腺管に癌細胞が発生あるいは存在すると，癌細胞は上皮の流れによって生体から排除されることなく，そこで増殖することが可能となり，癌細胞は囊胞化腺管の萎縮・崩壊によって粘膜固有組織内に投げ出されて生体に生着し，そこで増殖するというのである．しかし，ヒト極微小癌および微小癌においては，そのような囊胞化した腺管内に淀んでいる癌細胞という所見をみることはできず，癌巣内における正常細胞からなる囊胞化腺管もまたみることのできない所見である．

これら2つの学説は，実験胃癌において認められたきわめてまれな所見である"二層構造"あるいは"囊胞化腺管内の癌細胞淀み"に基づいて，思考上で組み立てた巧妙な説明である．また，この2つの学説は，いずれも"腺管頸部で発生した未分化型癌細胞は，上皮の流れによって生体から排除されてしまう"ということを前提としている学説である．

しかし，この前提は果たして真であるのか？という疑問が生じてくる．なぜならば，正常上皮細胞新生のための源泉である，分裂能を有する細胞あるいは芽細胞 primordial cell の大部分は，"上皮の流れ"によって流されることなく腺管頸部に存続している．したがって，同じ分裂能のある癌細胞もまた上皮の流れにのって生体から排除されなくともよいのではないかということになる．細胞分裂帯で発生した癌細胞もまた細胞分裂能を有しているから，エピジェネティックに自らが置かれている外部環境を認知して，癌細胞もまた上皮の流れにのらないということなのである（コンラッド・ウォディントンのエピジェネティック・ランドスケープ的な見方）[5]．

この"癌細胞は上皮の流れによって排除されない"という点については，未分化型極微小癌では癌細胞が正常腺管上皮列にモザイク状に介在している所見は見当たらず，癌細胞の大部分は腺管頸部近傍の粘膜固有組織に存在していて，腺管頸部に局在している癌細胞はごくわずかにしか認められないということがそのよい証拠となっている．また，もし腺管頸部に発生した癌細胞が流されるということになると，正常の分裂能のある細胞も流れてしまうことになり，上皮の若返りが行われないことになって胃粘膜は消失してしまう．生体は癌細胞を異物として認知していないから，分裂能のある正常細胞が流れないと同様に，癌細胞もまた上皮細胞の流れにのって生体から排除されることなく腺管頸部内で増殖するのである．

このように，極微小癌の所見からは，腺管頸部で発生した癌細胞は上皮の流れにのって既存の上皮を置き換えることなく腺頸部で増殖する．また，未分化型癌細胞は基底膜形成能が弱いという傾向があるために，その癌細胞増殖の結果として腺頸部は破壊されて，癌細胞は粘膜固有組織内で増殖するようになるとみなされる．

c. 分化型癌細胞発生初期における生体生着様式

胃の分化型癌は，その癌組織発生からは胃の腸上皮化生粘膜から発生する．一方，腸上

表 VIII-6　分化型極微小癌の粘膜上下部分における癌腺管数の比

	（粘膜下 1/2 の癌腺管数/粘膜上 1/2 の癌腺管数）の平均
平坦型	3.1 ± 1.2
陥凹型	2.3 ± 0.5
腸上皮化生粘膜	1～1.5

（篠原ら）

皮化生上皮の細胞の若返りのための細胞分裂帯は，その腺管の下部 1/2 に存在している．したがって，この腺管を形成する癌細胞は，腸上皮化生腺管の下部 1/2 で発生していることは明らかである．腺管下部 1/2 で発生した癌細胞は，未分化型癌細胞の発生の場合と同様に，腸上皮化生腺管の"上皮の流れ"によって流されない．もし，癌細胞が流されてしまうと分化型癌は存在しないことになってしまうが，分化型癌が実存していることは，癌細胞が流されていないことを物語っている．

　最大径 2 mm 以下の分化型極微小癌 15 個はすべて腸上皮化生粘膜に囲まれて存在していて，これは微小癌から導かれた癌組織発生を強く支持する所見である．癌性腺管は粘膜の表面から深層までほぼ全層にわたって分布しているが，一般的に粘膜筋板に底辺を置く三角形状を呈していることが多い．それら癌腺管の分布について，癌が占める粘膜部分を上下 2 等分し，それぞれの層の癌腺管を数えてその比をみると，表 VIII-6 に示すように，粘膜下 1/2 の癌腺管数は粘膜上 1/2 のそれに比べて 2,3 倍となっている．腸上皮化生腺管からなる粘膜のその比は 1～1.5 であり，このことは腸上皮化生腺管は 1 個の腺窩は粘膜下 1/2 の部分で 1 本の単管状腺管か，あるいは 2 本に分岐した複管状腺管から成り立っていることを示している．したがって，もし腸上皮化生腺管の下 1/2 で発生した分化型癌細胞が既存の腸上皮化生腺管の上皮を置き換えながら増殖するものであれば，癌部分を上下 2 等分した場合の腺管数の比は，腸上皮化生粘膜の比と同じにならなければならない．しかし，前述したように，分化型極微小癌では腸上皮化生粘膜の比よりも 2,3 倍とやや多い傾向がみられている．ということは，分化型癌は発生してから粘膜下 1/2 の部分で新しい癌腺管を形成しながら増殖していることを意味している（**図 VIII-16a-d**，**図 VIII-17a-d**）．また，腸上皮化生腺管下 1/2 で発生した癌細胞が既存の上皮を置き換えながら増殖するのであれば，分化型微小癌には癌上皮と腸上皮化生上皮とからなる腺管が多く認められなければならない．しかし，そのような腺管は非常に少なく，また，癌上皮と腸上皮化生上皮とが接している接合所見，あるいはフロント形成といわれている所見もまた少ない．

　腸上皮化生腺管の下 1/2 で発生した癌細胞は，そこで細胞分裂を繰り返して増殖し，木の芽が出るように癌上皮が腺管から芽出して新たに癌腺管を形成する．すなわち，村上のいう側枝発生である．なぜ，分化型癌細胞は既存の腸上皮化生腺管から芽出するようにして新しい癌腺管を形成するのか，という疑問が生ずる．その答としては，分化型癌細胞は基底膜形成能が未分化型癌細胞のそれに比べて強く，分化型癌腺管には断裂している基底膜形成を含めればほとんどの癌腺管が基底膜を形成しているということを挙げることができる．

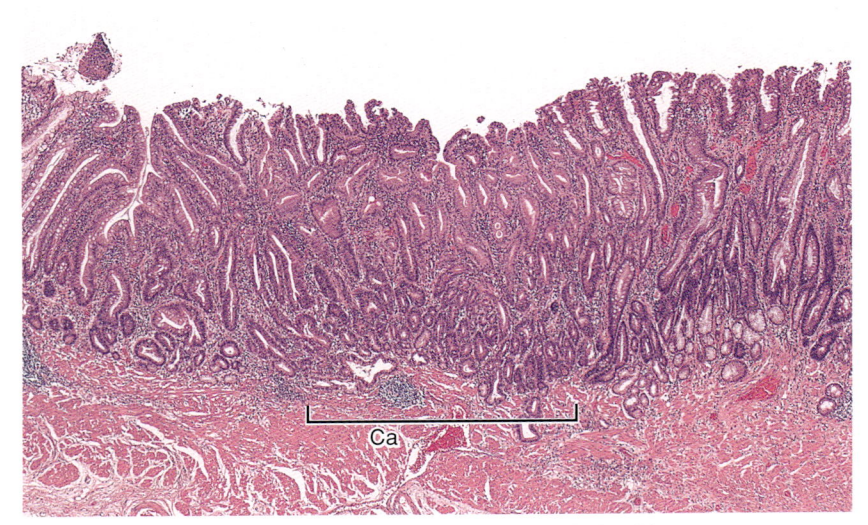

図 VIII-16a　大きさ約 2 mm の極微小癌の割面
癌は腸上皮化生粘膜に囲まれて存在している．癌腺管は粘膜の下 1/2 を占めていて，癌腺管数は近傍腸上皮化生腺管よりも多い．Ca：癌腺管の範囲

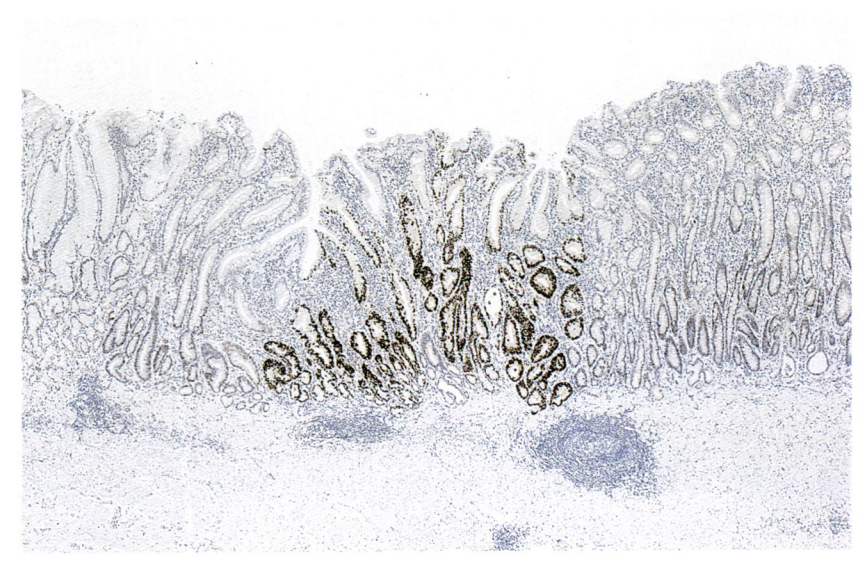

図 VIII-16b　図 VIII-16a の p53 染色
図 VIII-16a の p53 染色．粘膜下 1/2 の癌細胞は p53 染色陽性である．表面は腸上皮化生上皮で，p53 陰性である．

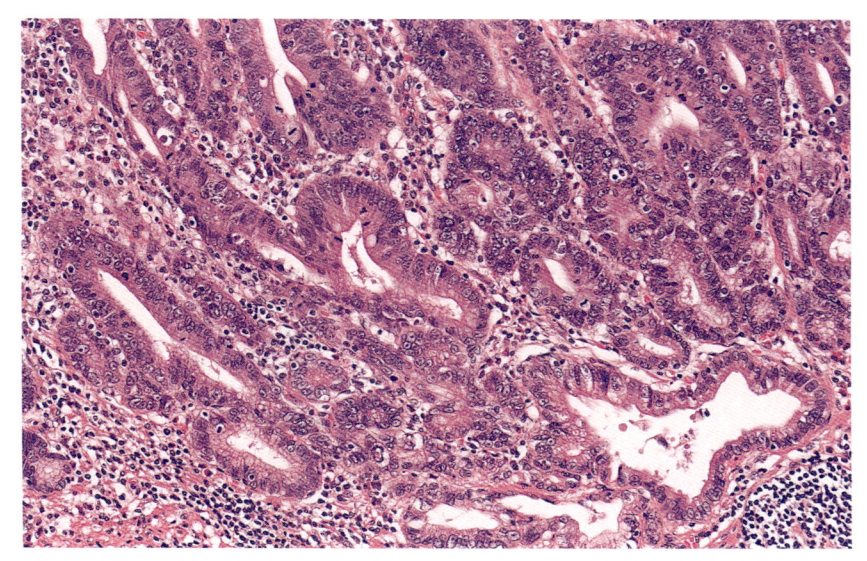

図 VIII-16c　図 VIII-16a の癌の拡大
分化型癌，HE 染色

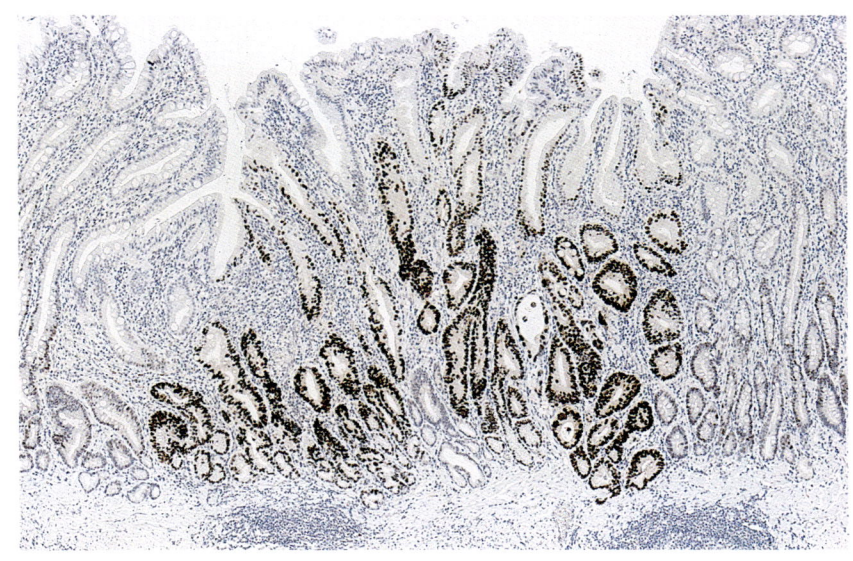

図 VIII-16d　図 VIII-16b の癌の拡大
分化型癌，p53 染色

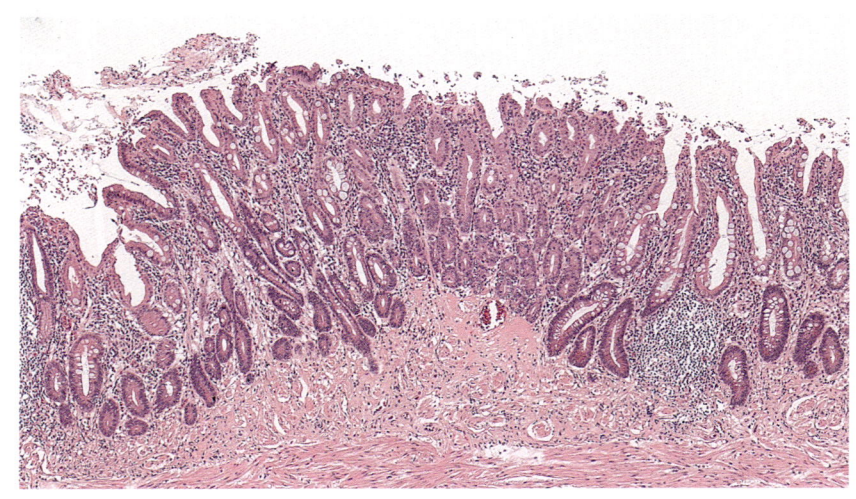

図 VIII-17a　大きさ 2 mm の極微小癌の割面
微小癌は腸上皮化生粘膜に存在していて，癌腺管は粘膜深層 1/2 に限局している．癌腺管密度は周囲腸上皮化生粘膜の腺管よりも高い．すなわち，癌細胞は腸上皮化生腺管を置き換えながら増殖するのではなく，癌腺管を新たに形成しながら増殖している．

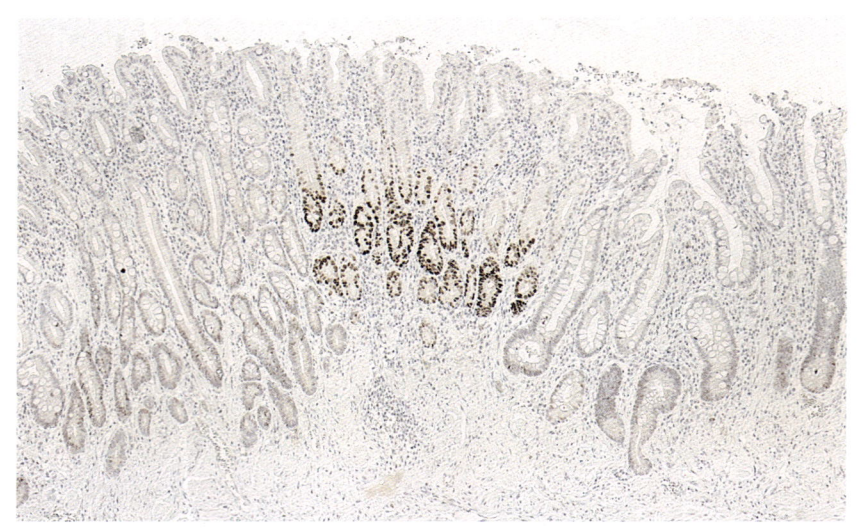

図 VIII-17b　図 17a の p53 染色
癌腺管のみが陽性である．

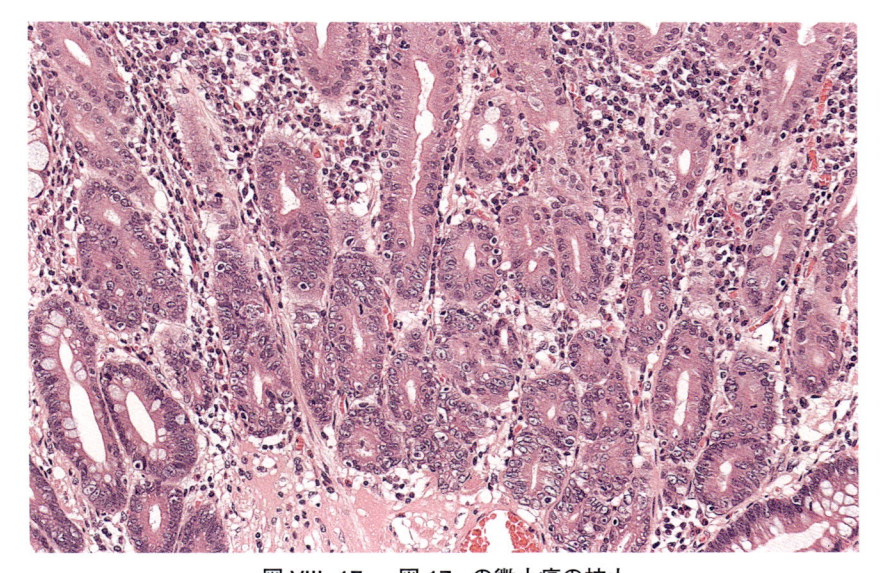

図 VIII-17c　図 17a の微小癌の拡大
癌腺管密度は周囲腸上皮化生粘膜の腺管密度に比べて高い．また，癒合腺管がみられる．

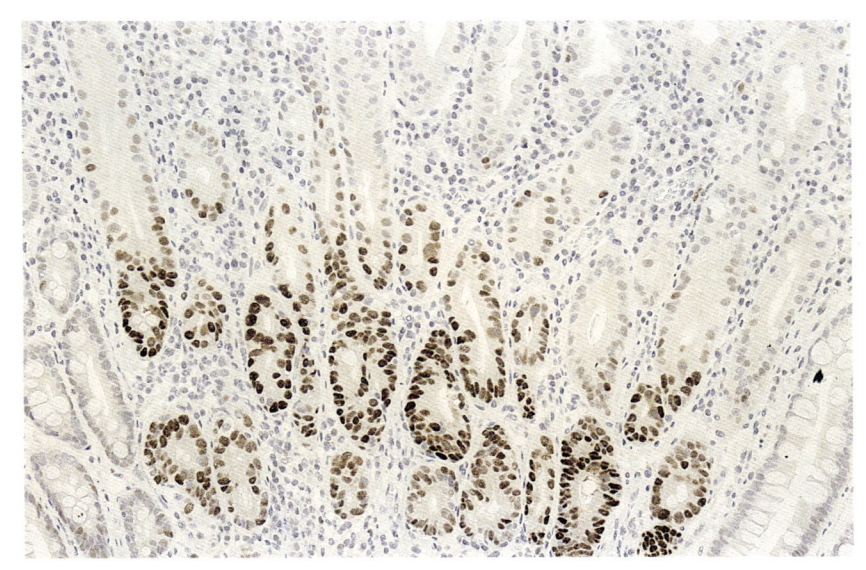

図 VIII-17d　図 17c の拡大
癌腺管は p53 陽性である．

表 VIII-7　分化型極微小癌の癌細胞の存在様式

① 癌腺管は腸上皮化生粘膜に限局している（図 VIII-16a，VIII-17a）．
② 癌腺管群は粘膜内で粘膜筋板に底辺を置く三角を呈している傾向がある（図 VIII-8）．
③ 粘膜下 1/2 の腺管数は粘膜上 1/2 のそれよりも 2,3 倍多い（図VIII-16a，VIII-17a）．
④ 癌上皮と腸上皮化生上皮が接する接合部の所見（フロント形成）はまれである．

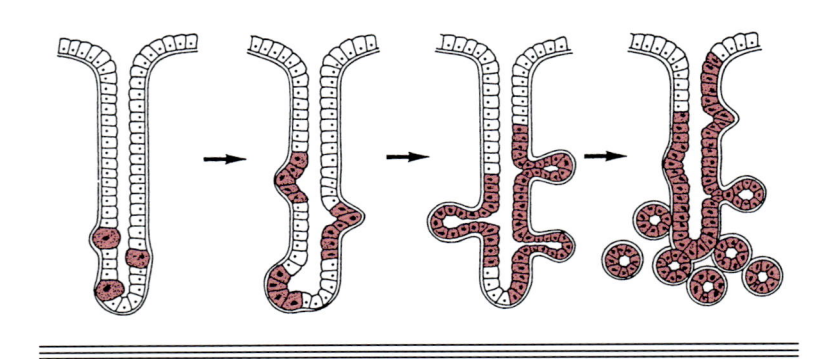

癌細胞発生　　　　　　　　癌腺管の芽出　　　　　　　　腺管の新生

図 VIII-18　分化型癌細胞の発生とそれに引き続く癌細胞の生体生着様式

以上のような分化型極微小癌にみられる組織所見（**表 VIII-7**）からは，分化型癌の癌発生初期における生体生着様式は次のようであるとみなされる（**図 VIII-18**）．すなわち，

① 癌細胞は腸上皮化生腺管下 1/2 の細胞分裂帯で発生する．
② 癌細胞は腸上皮化生腺管下部で増殖し，基底膜形成能が強いため，癌細胞は粘膜固有組織に放り出されることなく粘膜固有組織に膨出する．
③ 癌腺管の膨出部分からは木の芽が吹くように新しい癌腺管が形成される．一方，癌細胞が既存の腺管を置き換えて増殖するが，その頻度は低い．
④ 癌細胞はさらに腺管を形成しながら増殖する．

d. 分化型癌細胞の発生とそれに引き続く癌細胞の生体生着様式に関する文献的考察

腺管を形成する癌の生体生着様式について，村上（1960）は，腺管を形成する癌の発生は腺管の側面からの発芽 budding によって腺管を形成しながら発育していくとして，それを"側枝発生"と呼んでいる．この場合は，未分化型癌と異なり，発生した癌細胞と"上皮の流れ"との関係については触れられていない．側枝発生であるということは，"発生した分化型癌細胞は"上皮の流れ"にのらない"ということが前提でなければならない．一方，藤田（1981）[2]は，腺管形成の癌細胞発生に引き続く腺管内での増殖を associative とし，腺管を形成するような癌細胞は互いに結合が強いために"上皮の流れ"によって流されないとしているが，その証明はなされていない．しかし，発生した癌細胞と正常細胞との結合が

強ければ，逆に正常細胞の流れにのって排除されてしまいかねないのであるが？

　以上のように，彼らの癌細胞の発生に引き続く生体生着様式についての学説は，未分化型癌，すなわち粘液細胞性腺癌細胞は上皮の流れによって流されるが，分化型癌，すなわち管状腺癌細胞は上皮の流れによって流されないというように，癌細胞の種類によってその前提が異なり，統一性がない．癌細胞生着に関する学説は，癌組織型とは無関係に統一的な観点を前提としなければならない．未分化型癌細胞は正常細胞の上皮の流れによって流されていないように，分化型癌細胞の場合もまた，細胞分裂能を有しているから，周囲の分裂能のある芽細胞と同様に流されないのである．生体は，正常細胞分裂能と癌細胞分裂能とをギャップジャンクションを通じて区別できない場合に，癌細胞は生体から排除されずに分裂を繰り返して増殖し，やがては顕微鏡下で目にすることのできる癌腫となるのであろう．もし生体が同じ分裂能を有する芽細胞と癌細胞とを区別できるのであれば，癌細胞は生体に生着することができず流れにのって排除されてしまう．しかし，現実において多くの人が胃癌で死亡しているという事実は，分裂能のある芽細胞が多数存在している細胞分裂帯では，それら細胞が互いに認知しあってその場にとどまっているように，細胞分裂能のある癌細胞もまたその場にとどまっているということの傍証，いや証拠であろう．

3．未分化型癌細胞の発生は単細胞性か多細胞性か？

　未分化型極微小癌の大部分は癌細胞が腺頸部近傍の粘膜固有組織に限局していて，その分布は密ではなく粗である．それにもかかわらず，癌細胞が存在している部分では多くの腺管頸部が崩壊・消失している(表VIII-5)．この所見から，癌細胞発生の様式は多腺管性か，多細胞性か，という問題が派生する．

　1つの胃における癌の発生数は，肉眼水準では単発性である場合が圧倒的に多く，胃癌の発生は単一中心性であるとみなされがちである．しかし，顕微鏡的水準では多発癌症例の頻度は6～15％(平均10％)と決してまれではないことがわかる(表VIII-8)．西俣ら(1991)[20]は，切除胃の全割標本作製による胃癌症例1,376例における多発癌症例の頻度は14.5％，早期癌症例に限ると17.8％と報告している．さらに桑原，滝ら(1981)[17,19]は，線条潰瘍瘢痕で切除された胃の全割切片作製による病理組織学的検索で，胃固有粘膜に存在する5mm以下の未分化型微小癌40個を有している症例を報告している(図VIII-19～22)．このように，切除胃の病理組織学的検索を詳細に行えば行うほど，多発癌の頻度が高くなるということは，胃癌細胞の発生が多中心性である場合は決して少なくないことを物語っている．その癌発生が多中心性であることは，多細胞性発生ということでもある．

　さて，未分化型極微小癌の組織所見，すなわち癌細胞が存在している部分の腺管頸部の数が減少していること，および癌細胞の粘膜固有組織における分布は粗であるという2点から，命題"**未分化型癌細胞の発生は多腺管性，多細胞性である**"が派生する．この問題を証明するためには，当然のことながら，癌細胞が粘膜固有組織に出ないで腺管頸部に限

表VIII-8 早期胃癌1,000例を越えている施設と多発癌症例の頻度

施設名(年度)	早期胃癌症例数	多発癌症例数	多発癌症例の頻度
癌研病院(1978)	1,176	176	15%
横山胃腸科病院(1978)	1,002	70	7%
国立がんセンター(1980)	1,000	77	8%
大阪府立成人病センター(1981)	1,102	121	11%
東京女子医科大学(1982)	1,019	101	10%
札幌厚生病院(1984)	1,000	100	10%
愛知県がんセンター(1985)	1,012	59	6%
山形県立中央病院(1985)	1,092	70	6%
福井県立病院(1986)	1,126	148	12%
順天堂大学(1989)	1,039	90	9%
神奈川県立がんセンター(1990)	1,000	77	8%
東京医科大学(1990)	1,085	132	12%
合計	12,653	1,221	10%

(高木)[21]

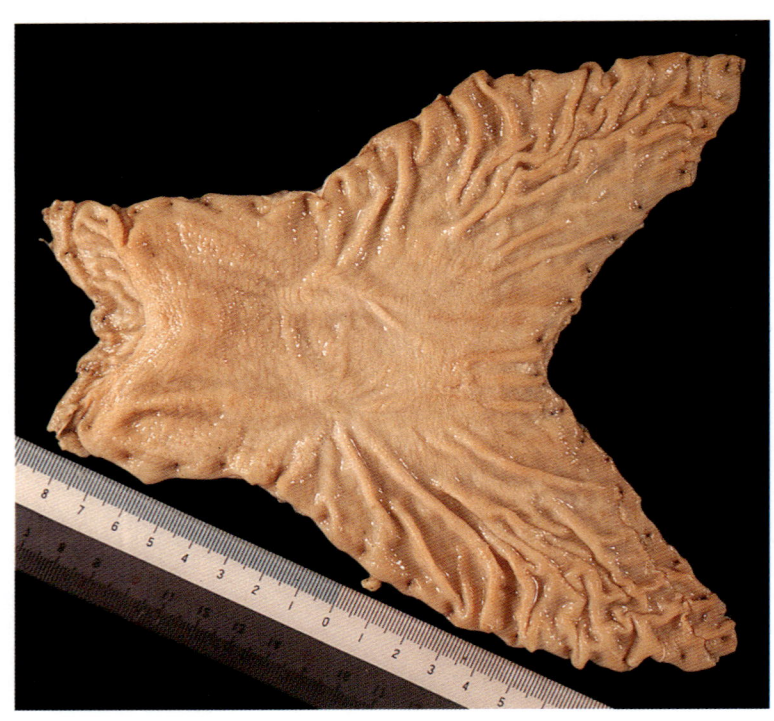

図VIII-19 多数の微小癌が発見された切除胃
線条潰瘍瘢痕の診断で切除された(桑原紀之,滝 和博 博士の提供による).

局して多発している癌細胞を組織学的に見いだすことである．しかし，癌が微小になればなるほど，それが癌細胞であることの同定には客観性が乏しくなり，ましてや，癌細胞が発生したばかりの状態である腺管頸部に限局している数個の癌細胞を見いだすことは，実際的には不可能なことに近い．また，そのような細胞を発見し，それを癌細胞だと主張したとしても，それは全く客観的な根拠に乏しく，主観的なものである．

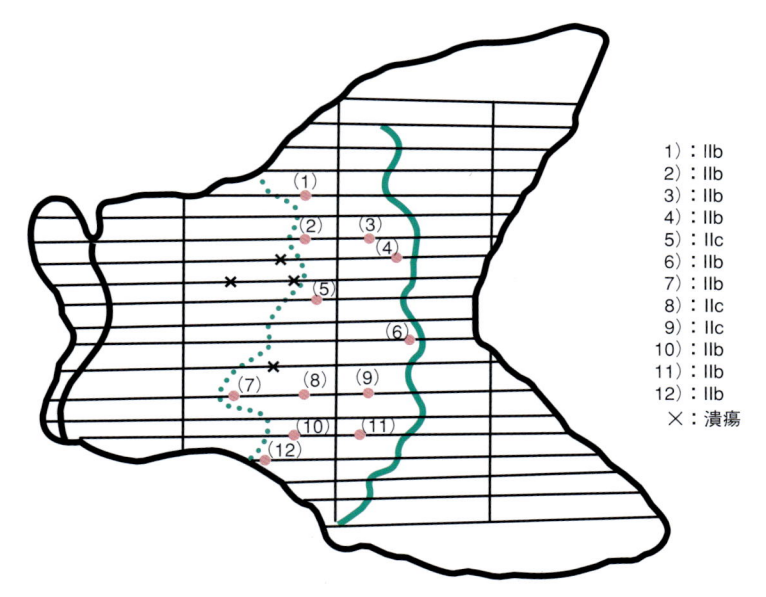

図VIII-20　図VIII-19の再構築図
微小癌が12個発見された．

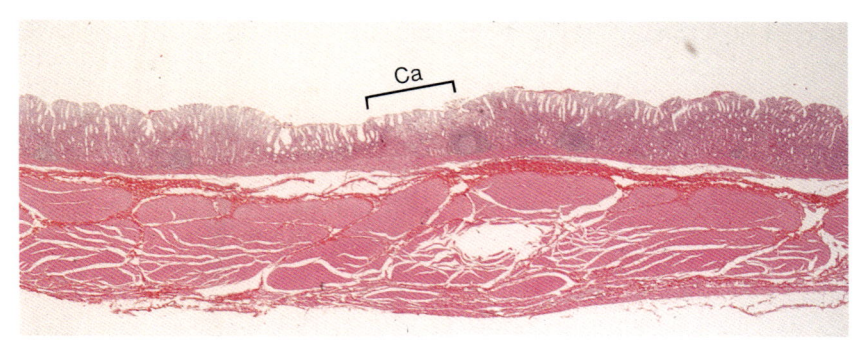

1)：IIb
2)：IIb
3)：IIb
4)：IIb
5)：IIc
6)：IIb
7)：IIb
8)：IIc
9)：IIc
10)：IIb
11)：IIb
12)：IIb
×：潰瘍

図VIII-21　図VIII-19の微小癌の割面
未分化型癌（Ca）

　以上のように，腺管頸部内における個々の癌細胞を見いだして，直接的に未分化型癌細胞発生が多腺管性・多細胞性であるかどうかを知ることはできないので，間接的方法をとらざるをえない．その方法の1つとして増殖関数という道具がある．すなわち，

$$n = n_0 e^{kt} \quad \cdots\cdots\cdots (1)$$

　　　　ただし，n：t日後の癌細胞数
　　　　　　　　n_0：最初の癌細胞発生数（$n_0 \geq 1$）
　　　　　　　　k：増加係数
　　　　　　　　t：癌細胞発生後の経過時間（日）

この増殖関数において，最初の癌細胞発生数n_0を推定できればよいことになる．この

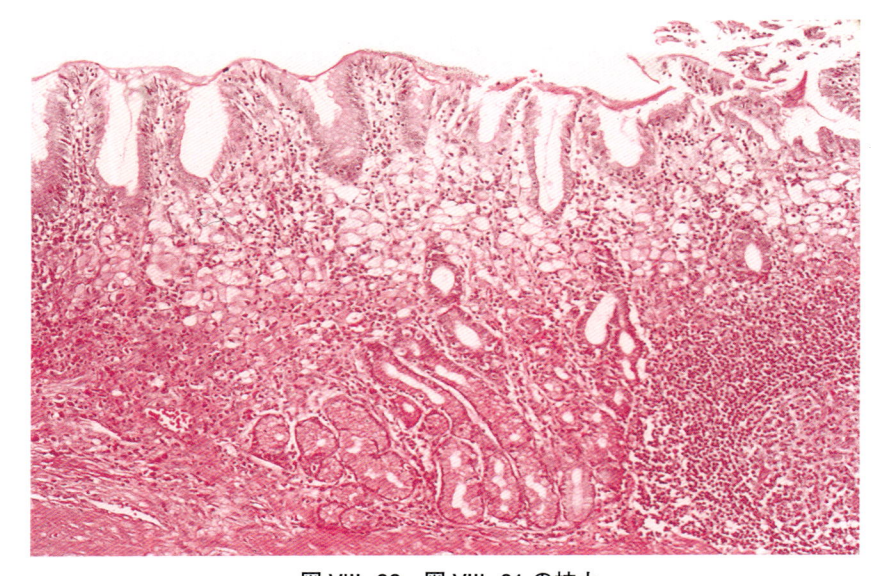

図 VIII-22　図 VIII-21 の拡大
未分化型癌（粘液細胞性腺癌）．癌細胞は萎縮性幽門腺粘膜の表層 1/2 に限局している．

増殖関数を用いて間接的に癌細胞発生数を求めるためには，その式の t，k，n を何らかの方法で決定しなければならない．

a. 大きさ 5 mm の微小癌の癌細胞数とその発生からの経過時間との関係

まず，癌細胞発生後の経過時間 t について検討してみる．癌の大きさ（cm²）とその発生からの経過時間との関係については，

$$S = 0.3\ t^2$$

ただし，S：粘膜内における癌の面積（cm²）

t：癌発生からの経過時間（年）

がある（XIII. 胃癌の組織発生から導かれる胃癌の発育速度，267 頁参照）．この式からは，癌細胞発生から大きさ 5 mm の微小癌に発育するまでの経過時間は 291 日となる．

次に，これを前提として式（1）の増加係数 k を決定するのであるが，その場合には大きさ 5 mm の微小癌，つまり癌細胞発生後 291 日の癌細胞数が必要である．ここで，微小癌細胞の存在する部分を円盤 C とみなし，そこに含まれる癌細胞数を推定する．直径 5 mm の微小癌の厚さは平均 300 μ である（表 VIII-9）．また，未分化型癌細胞 1 個の大きさは平均 13 μ である（計測数：200 個，13.32±2.60 μ）．直径 5 mm，厚さ 300 μ の円盤 C において，癌細胞を直径 13 μ の変形自由な球体（単位体積あたりの癌細胞数が最大となりうる）とみなし，円盤 C に含まれる癌細胞数 N_{max} を計算すると 5.1×10^6 個となる．また癌細胞を，変形することのできない剛体の球（細胞間隙ができるので単位体積あたりの癌細胞が少なくなる）とみなした場合には，円盤 C 内には 2.7×10^6 個（N_p）が含まれることになる．した

表 VIII-9　直径 5 mm の未分化型癌の粘膜内における厚さ

	計測数	厚さ	平均
胃底腺粘膜における微小癌	7 例	200〜600 μ	300 μ
幽門腺粘膜における微小癌	5 例	100〜500 μ	300 μ

がって，直径 5 mm 以下の微小癌細胞数は 5.1×10^6 個以下である．

　癌細胞を変形自由な球体とみなした場合の癌細胞数 $N_{max}=5.1\times10^6$ 個と，経過時間 291 日を増殖関数(1)に代入して増加係数 k_{max} を求めると，

$$k_{max} \leq 0.053, \quad \text{ただし } n_0 \geq 1$$

　癌細胞を剛体の球とみなした場合の癌細胞数 $N_p=2.7\times10^6$ 個と，経過時間 291 日を増殖関数(1)に代入して増加係数 k_p を求めると，

$$k_p \leq 0.051, \quad \text{ただし } n_0 \geq 1$$

となる．このように，粘膜内に存在する癌細胞をどのように扱うかによって，増加係数 k の値は多少異なってくる．実際には，5 mm の微小癌の癌細胞の分布は，組織学的にみた場合，癌細胞が隙間なく充満していることはなく比較的粗であり，また癌巣の中に正常腺管が介在している場合が多いから，円盤 C の癌細胞数 N_{max} は最大値である．

　この最大値 N_{max} と $n_0 \geq 1$ とから，式(1)において増加係数は $k_{max} \leq 0.053$ となるから，実際における 5 mm 以下の未分化型癌の癌細胞発生からの経過時間 t とその時点での癌細胞数 n との関係は，

$$n \leq n_0 e^{0.053t} \quad \text{ただし，} n_0 \geq 1$$

であるとみなされる．

　ここで，極微小癌に実際に含まれる癌細胞数(n')と，癌細胞が変形自由な直径 13 μ の球体とした場合に同じ体積に含まれる癌細胞数(n)との比(n'/n)を推定してみよう．極微小癌 3 個の最大割面で癌細胞が存在する厚さを計測すると約 200 μ であり，その割面における癌細胞数を算出すると**表 VIII-10** に示すようになる．この 3 個の極微小癌を，それぞれの直径と厚さ 200 μ をもった円盤とみなし，癌細胞の分布密度は最大割面と同じであると仮定して，3 個の癌細胞数(n')を計算すると，**表 VIII-11** に示すようになる．次に，癌細胞を変形自由な直径 13 μ の球とした場合に，同じ大きさの極微小癌に含まれる癌細胞数(n)を計算し，それと最大割面から算出した癌細胞数との比(n'/n)をみると，**表 VIII-12** に示すように，約 0.1 とほぼ一定の値を示している．すなわち，極微小癌の細胞分布は粗であり，その密度は，ある一定の体積の中に入りうる最大癌細胞数の約 1/10 であるとみなされる．

　これを大きさ 5 mm の微小癌に適用して，実際に含まれる癌細胞数を推測してみると，最大癌細胞数 $N_{max}=5.1\times10^6$ 個であるから，その 1/10 は 5.1×10^5 個($=N'_{max}$)となる．

表 VIII-10　極微小癌の最大割面（組織標本の厚さ，約 4μ）に含まれる癌細胞数

症例	最大径(mm)	癌細胞が存在する粘膜層の厚さ(μ)	最大割面の癌細胞数
(1)	0.7	200	209
(2)	1.0	200	221
(3)	1.2	200	322

表 VIII-11　極微小癌の最大割面（組織標本の厚さ，約 4μ）に含まれる癌細胞数より推定した全癌細胞数（n'）

症例	最大径(mm)	癌細胞が存在する粘膜層の厚さ(μ)	最大割面の癌細胞数	全癌細胞数(n')
(1)	0.7	200	209	8.8×10^3
(2)	1.0	200	221	13.3×10^3
(3)	1.2	200	322	23.3×10^3

表 VIII-12　癌細胞を径 13μ の変形自由な球とした場合に含まれる最大癌細胞数(n)および最大割面に含まれる癌細胞数より算出した全癌細胞数(n')との比(n'/n)

症例	最大径(mm)	最大癌細胞数(n)	全癌細胞数(n')	全癌細胞数/最大癌細胞数(n'/n)
(1)	0.7	6.7×10^4	8.8×10^3	0.13
(2)	1.0	13.7×10^4	13.3×10^3	0.10
(3)	1.2	19.7×10^4	23.3×10^3	0.12

　最大径 5 mm の微小癌の癌細胞発生からの経過時間 291 日と，癌細胞数 $N'_{max} = 5.1 \times 10^5$ 個を式(1)に代入して増加係数(k')を求めると，$k' \leq 0.045$ となる．すなわち，微小癌に含まれる癌細胞数は，その体積に含みうる最大癌細胞数の 1/10 であると仮定した場合の癌細胞数と癌細胞発生後の経過時間との関係は，

$$n \leq n_0 e^{0.045t}, \quad ただし\ n_0 \geq 1$$

となる．
　以上のように，癌細胞発生からの経過時間と癌細胞の増加数との関係は最大で，

$$n \leq n_0 e^{0.053t}, \quad ただし\ n_0 \geq 1$$

であり，癌細胞は密に充満してはいないから，実際にはそれ以下であることは確実である．大まかな方法であるが，より実際に近い増殖関数は，

$$n \leq n_0 e^{0.045t}, \quad ただし\ n_0 \geq 1$$

であろう．

胃癌の発育関数 $S=0.3\,t^2$ は，肉眼水準における胃癌の発育速度を示すものであるが，微小癌ではその面積計測は誤差が大きく，この関数を適用することはできない．したがって，直径5mm以下の微小癌の発育速度は，癌細胞数と時間との関係で表す必要があるわけである．つまり，$S=0.3\,t^2$ は肉眼水準で認めることのできる大きさの癌に適用される胃癌の発育関数であるのに対して，$n \leq n_0 e^{0.053t}$（ただし，$n_0 \geq 1$）は胃癌発生初期における細胞・組織水準での胃癌の発育関数である．

b. 極微小癌から導かれる増加係数 k の値からみた最初の癌細胞発生数(n_0)の推定

さて，極微小癌を用いて細胞・組織水準での胃癌の増殖関数

$$n \leq n_0 e^{0.045t} \text{ または } n \leq n_0 e^{0.053t} \quad (\text{ただし，} n_0 \geq 1)$$

が得られたが，そこには $n_0 \geq 1$ という条件がつきまとっていて，最初の癌細胞発生数が $n_0=1$ か $n_0>1$ であるのかが不明である．肉眼水準および組織水準では，前述したように，胃癌の 10～20% は多腺管性・多細胞性発生であるが，細胞水準における発生様式は不明である．すなわち，極微小部分における癌細胞発生は1腺管・1細胞発生であるのか，多腺管性・多細胞性であるのか，という命題が派生する．

命題 "**最初の癌細胞発生数は $n_0=1$ か $n_0>1$ か**" を推定するために，極微小癌の癌細胞数とその発生からの経過時間，そして癌細胞発生時の癌細胞数 $n_0=1, 2, 3, \cdots$ とを増殖関数 $n=n_0 e^{kt}$ に代入して増加係数 k を求め，得られた k が上限である $k_{max} \leq 0.053$，あるいは $k' \leq 0.045$ と矛盾するかどうかによって，$n_0=1$ か $n_0>1$ かを知ることができる．ここで問題となることは，極微小癌の癌細胞発生からの経過時間である．前述したように，胃底腺を構成している壁細胞および主細胞の寿命は200日であるから，極微小癌の表面にびらんがなく，癌細胞群直下の胃底腺管が萎縮していない最大径 2mm 以下の極微小癌は，癌細胞が発生してから200日以内であるとみなすことができる．

癌細胞が発生してからの経過時間が200日以内とみなされる極微小癌3個の全癌細胞数 (n) と経過時間を 200日とし，癌細胞発生時の癌細胞数 $n_0=1, 2, 3$ として，増加係数 k を算出してみる．まず，極微小癌が変形自由な直径 13μ の球体の癌細胞によって充満しているとした場合，その最大癌細胞数（表VIII-11のn）と経過時間 200日とからは，**表 VIII-13** に示すように，$n_0=1$ とすると k の値はその上限である $k_{max} \leq 0.053$ よりも大であるから矛盾することになる．$n_0=2, 3$ とした場合でも，1個の極微小癌（症例1）を除いては $k_{max} \leq 0.053$ よりも大であり矛盾する．k の値が全例において 0.053 よりも小となるためには，$n_0>4$ でなければならない．

同様に，極微小癌でその最大割面（組織標本の厚さ約 4μ）に含まれる癌細胞数から推定した全癌細胞数 (n')（表VIII-11）と経過時間 200日とから導かれた k の値は，**表 VIII-14** に示すようになる．この k の値と，$k' \leq 0.045$ とを比較すると，$n_0=1$ の場合には3例とも矛盾する．症例3では $n_0=2, 3$ の場合でも矛盾する．

表 VIII-13 極微小癌で、癌細胞を径 13μ の変形自由な球とした場合に含まれる最大癌細胞数(n)と癌細胞発生からの経過時間 200 日以内とから求められる増加係数 k の値

症例	最大径(mm)	癌発生時の細胞数		
		$n_0=1$	$n_0=2$	$n_0=3$
(1)	0.7	0.056 以上	0.052 以上	0.050 以上
(2)	1.0	0.059 以上	0.056 以上	0.054 以上
(3)	1.2	0.061 以上	0.058 以上	0.056 以上

最大径 5 mm の微小癌の細胞数 $n=5.1\times10^6$ 個, $t=291$ 日, そして $n_0\geqq1$ として求めた増加係数 $k\leqq0.053$

表 VIII-14 極微小癌の最大割面における癌細胞数より推定された全癌細胞数と癌細胞発生からの経過時間 200 日以内とから求められる増加係数 k の値

症例	最大径(mm)	癌発生時の細胞数		
		$n_0=1$	$n_0=2$	$n_0=3$
(1)	0.7	0.046 以上	0.042 以上	0.040 以上
(2)	1.0	0.050 以上	0.044 以上	0.042 以上
(3)	1.2	0.050 以上	0.047 以上	0.045 以上

最大径 5 mm の微小癌の細胞数 $n=5.1\times10^6$ 個, $t=291$ 日, そして $n_0\geqq1$ として求めた増加係数 $k'\leqq0.045$

　以上のように，癌細胞発生時の癌細胞数は 1 個ではなく複数個($n_0>1$)であるとみなされるが，このような方法で導かれた結論が，実際においても妥当であるかが問題となる．

c. 極微小癌の癌細胞の分布からみた癌細胞発生

　極微小癌 21 個の連続組織標本について，癌細胞の粘膜固有組織における分布状態をみると，**表 VIII-15** に示すように，完全に分離した 3 個の癌細胞亜集団からなる極微小癌が 1 個認められた．それらの癌細胞亜集団の間には数本の正常腺管が介在しているから，それらは互いに独立して発生した癌細胞集団であるとみなされる(図 VIII-23〜28)．また，癌細胞の粗密によって複数の癌細胞亜集団に分けられるような極微小癌も 3 個認められた．**図 VIII-29** はその極微小癌の連続組織標本の一部の拡大であるが，それぞれ 1 本の腺管頸部を中心とした 3 個の癌細胞亜集団が認められる．このような所見，および極微小癌の細胞が存在する場の腺管頸部は消失しているということから，胃癌細胞の発生は多腺管性であるとみなすことができよう．癌細胞の発生が多腺管性であるということは，その発生が多細胞性であるということでもあるから，増加係数 k を指標とした癌細胞発生時の癌細胞数の結論 $n_0>1$ とも一致する．

3. 未分化型癌細胞の発生は単細胞性か多細胞性か？

表 VIII-15 極微小癌の癌細胞の分布状態

極微小癌の癌細胞の分布状態	症例数
一様の分布	17
複数の癌細胞亜集団	3
分離した複数の癌細胞集団	1
合計	21

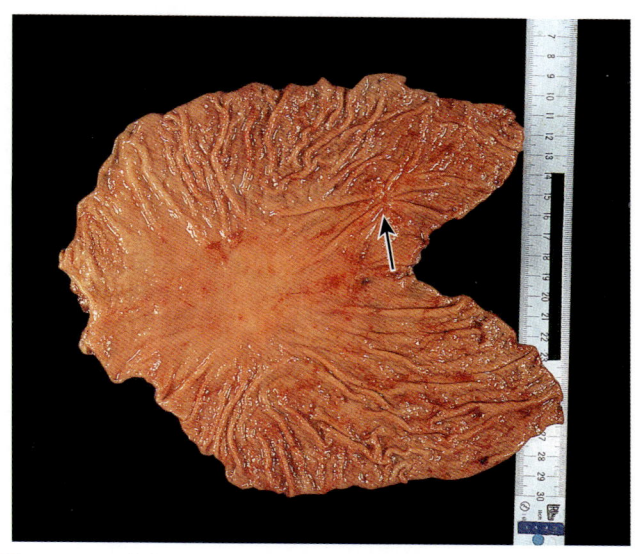

図 VIII-23 大きさ 1.5 cm の IIc 型粘膜内癌（矢印）で切除された胃癌症例（44 歳，女性）

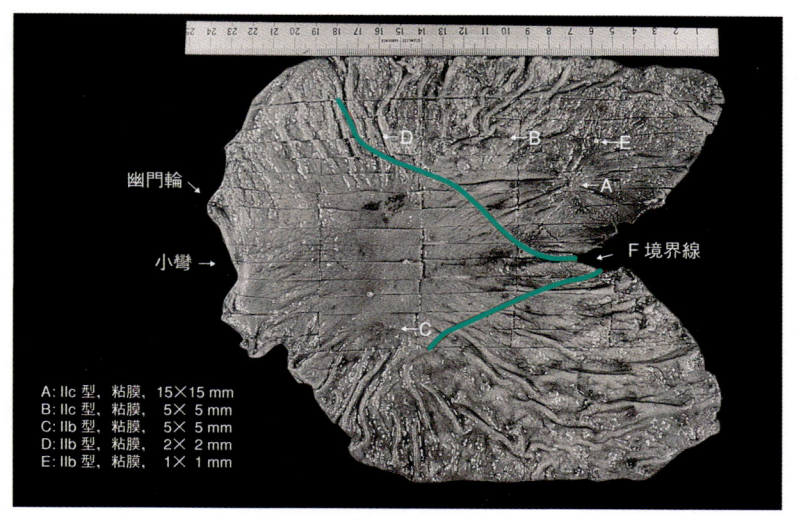

図 VIII-24 図 VIII-23 の組織学的検索後の切除胃の再構築

A: IIc 型, 粘膜, 15×15 mm
B: IIc 型, 粘膜, 5× 5 mm
C: IIb 型, 粘膜, 5× 5 mm
D: IIb 型, 粘膜, 2× 2 mm
E: IIb 型, 粘膜, 1× 1 mm

IIc 型粘膜内癌以外に 4 個の微小癌が発見されたので，この症例は 5 重複癌であることになる．そのなかの 1 個は大きさ約 2 mm の極微小癌（D 癌巣）であり，連続切片作製による検討では互いに連続性のない 3 個の癌細胞亜集団から成り立っている癌巣であった．したがって，この症例は 7 重複癌であることになる．

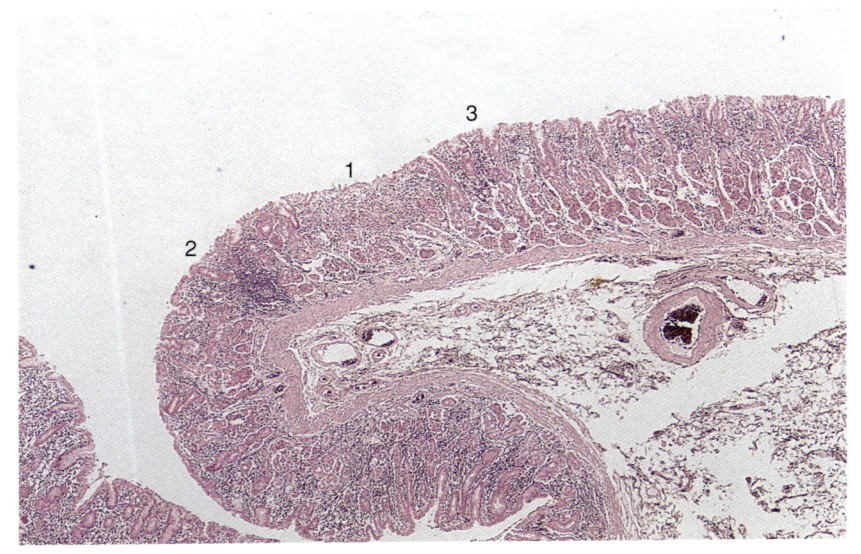

図 VIII-25　図 VIII-24 の極微小癌(D)の割面
1，2，3 の癌細胞集団の間には数本の腺管が介在していて，それらは互いに分離独立している癌巣であることが連続組織標本の観察で明らかにされている．癌発生の場を微小領域に限ってみても，3 重複癌が存在する．すなわち，未分化型癌細胞の発生は多腺管性・多細胞性であることを強く示唆する癌巣である．

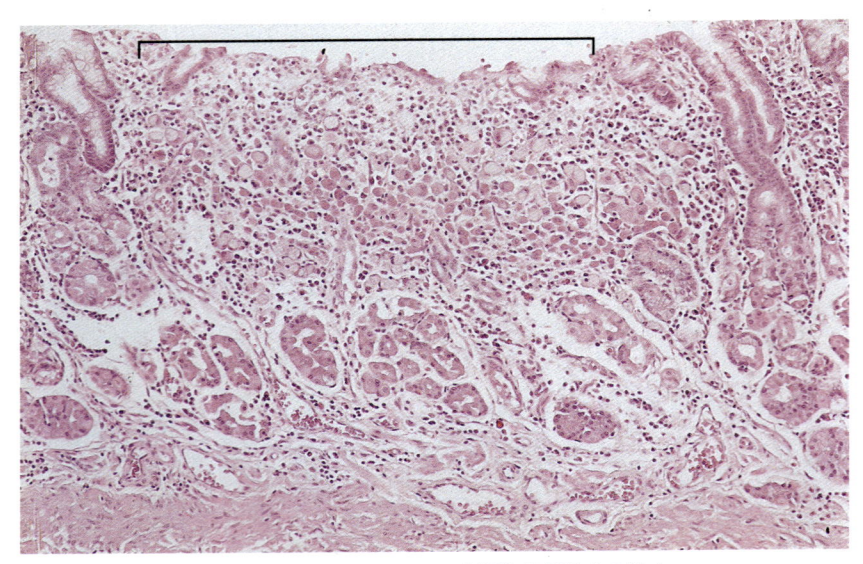

図 VIII-26　図 VIII-25 の癌細胞集団(1)の拡大
癌細胞集団は腺頸部に一致した部位の粘膜固有組織に存在し，腺管頸部は消失している．癌細胞の下層には萎縮した胃底腺管がみられる．

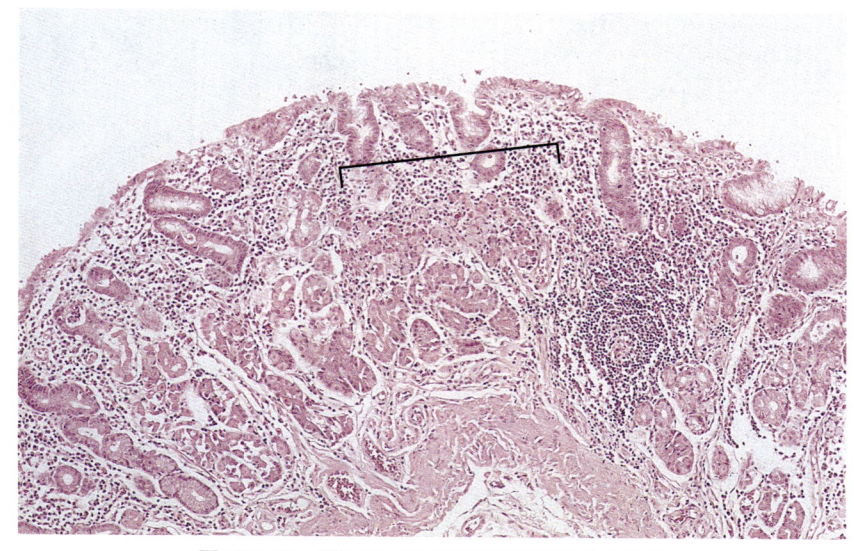

図 VIII-27　図 VIII-25 の癌細胞集団(2)の拡大
癌細胞は腺管頸部の高さの粘膜固有組織に存在していて，その部位の腺頸部は消失している．癌の表面は，まだ正常腺窩上皮で覆われている．

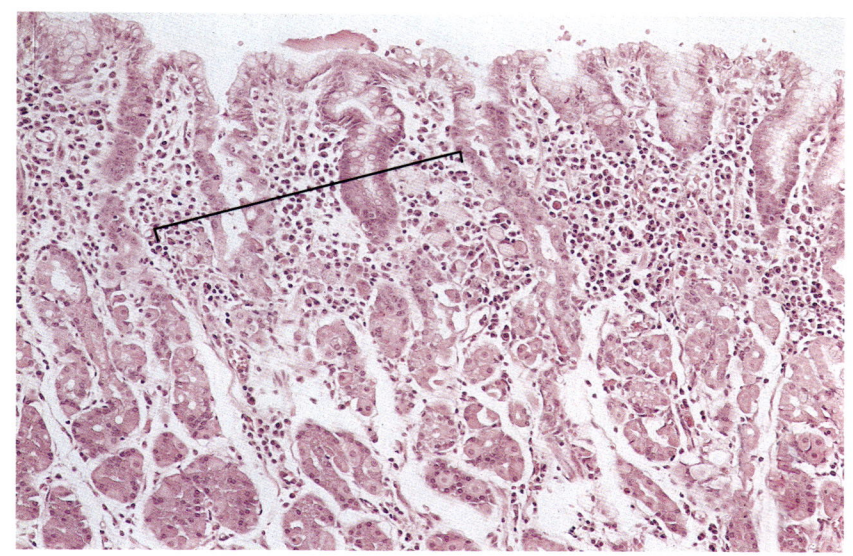

図 VIII-28　図 VIII-25 の癌細胞集団(3)の拡大
図 VIII-26 と 27 にみられる所見と同様の所見である．

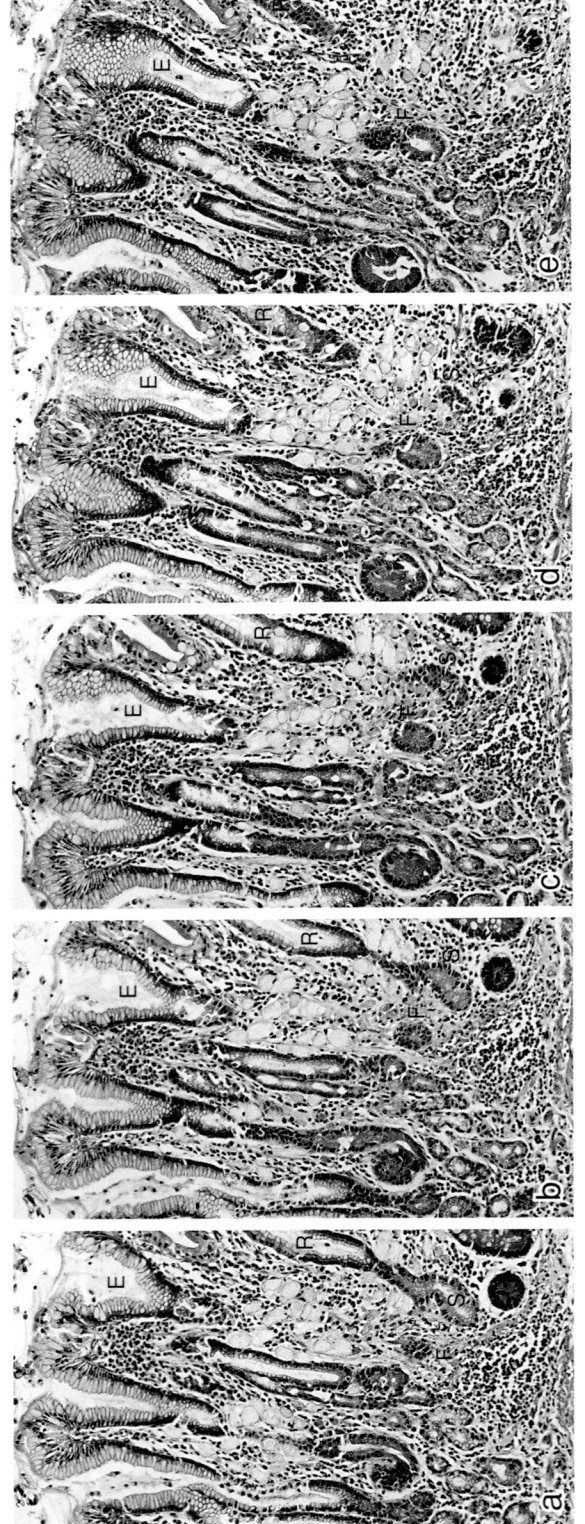

図 VIII-29 未分化型極微小癌の連続組織標本の一部の拡大所見

1本の腺管頸部を中心とした3個の癌細胞亜集団が認められる。a〜eで、腺管 E-F と腺管 R-S の腺頸部の高さに一致した部分に、かつては腺頸部に癌細胞が存在していたかのように1本の棍棒状に集まっている癌細胞集団がみられる。腺管 E-F の腺頸部は癌細胞によって完全に破壊されているが、腺管 R-S の腺頸部では一部が破壊されている。

d. 未分化型癌細胞発生様式のまとめ

　重複癌の頻度は，切除胃の検索方法が詳細になればなるほど増加する．さらに，極微小癌による腺管単位の微視的な場での癌細胞発生，すなわち未分化型癌の細胞発生様式について検討すると，それは多腺管性・多細胞性であるという結論が得られた．このようなことから，胃癌細胞発生は原則として多細胞性であると考えられる．

　現在のところ，微小癌の発育速度を示す増殖関数は，増加係数を $k=0.05$ と簡略化して（$k\leqq0.053$ と $k\leqq0.045$ との間），

$$n\leqq n_0 e^{0.05t} \quad \text{ただし，} n_0>1$$

としておき，より多くの極微小癌症例についての検討，さらには視座を変えての検討を行って，より実際に近い増加係数を決定することが必要である．そうすることによって，微小部分における癌細胞の増殖速度と，肉眼水準での発育速度とを連結することができるようになるであろう．

4. 慢性胃炎状態は癌細胞発生にとって必要か？

　従来から，癌細胞の発生に関して，いわゆる前癌病変の1つとして慢性胃炎が挙げられてきた(潰瘍と癌，ポリープと癌との因果関係については前述)．胃炎あるいは慢性胃炎の定義は種々様々であるが，Konjetzny(1928,1938)，村上(1952)[9]および長与(1976)[11]，ほか多くの研究者は，萎縮性粘膜あるいは慢性萎縮性胃炎粘膜は癌発生母地として重要であるとしている．また，藤田(1981)[2]による未分化型癌細胞とその生体生着に関する学説においては，腺管の萎縮を必要としている．確かに，粘膜萎縮と癌との間には相関関係が存在する．なぜならば，癌好発年齢は 50〜70 歳代であり，腺境界の経時的移動ということからすると，その年代の胃粘膜は萎縮性である傾向があるからである．しかしながら，早期癌を宿している胃の粘膜が一般的に萎縮性あるいは慢性萎縮性胃炎状態であるからといって，直ちに因果関係ありとすることはできない．癌細胞発生後，時間の経過とともに癌が大きくなる一方，F境界線の経時的移動によって胃粘膜は定常的ではなく変化しているから，胃切除時点での胃粘膜は，必ずしも癌細胞が発生した時点での状態を表してはいないからである．癌細胞発生の母地粘膜の状態を知るためには，つまり癌細胞発生とその背景粘膜状態との因果関係を解析するためには，その対象を微小な癌とすることが必要なのである．

　極微小癌に接する近傍粘膜は，癌細胞が発生したときの粘膜状態とみなすことができる．未分化型極微小癌 21 個の近傍粘膜の状態をみると，**表VIII-16** に示すように，約 60％ は粘膜萎縮がなく，正常範囲内とされる粘膜である．また，粘膜表層の粘膜固有組織には炎症性円形細胞浸潤がやや増加してはいるが，その程度の粘膜状態をもって慢性胃炎とすると，健常人の多くが慢性胃炎状態にあることになってしまう．このような所見からは，未

表 VIII-16　未分化型極微小癌に接する近傍粘膜の萎縮の有無

極微小癌近傍粘膜の萎縮	癌細胞発生母地		合計
	胃底腺粘膜	幽門腺粘膜	
萎縮なし	9　(64%)	3　(49%)	12　(57%)
萎縮あり	5　(36%)	4　(51%)	9　(43%)
合計	14(100%)	7(100%)	21(100%)

　分化型癌細胞の発生には粘膜萎縮あるいは慢性萎縮性胃炎は必ずしも必要ではなく，むしろ未分化型癌細胞はいわゆる正常範囲内の胃固有粘膜から発生しているということができる．ただし，腸上皮化生を慢性萎縮性胃炎の定義に加えるならば，分化型癌細胞は慢性萎縮性胃炎状態から発生するということになるが，腸上皮化生のすべてが慢性胃炎の結果だとすることはできない．炎症以外にも化生の原因となることがあるからである(化生の原因，83頁参照)．

【文献】

1) 馬場保昌，中村恭一，菅野晴夫，他：多発胃癌の臨床病理学的研究―残胃および噴門側外科切離線近傍の癌について．癌の臨床 19：912-921，1973
2) 藤田哲也：細胞動態からみた胃癌の発生と進展．第70回日本病理学会総会宿題報告．日病会誌 70：23-54，1981
3) 服部隆則，藤田哲也：胃粘膜の細胞動態．代謝 14：877-891，1977
4) 鎌野俊紀，城所 仂，桑原紀之，他：犬の実験胃癌からみた未分化型癌の組織発生について．第42回日本癌学会総会記事．p356，1983(名古屋)
5) コンラッド・ウォディントン：エチカル・アニマル．工作舎，1980
6) Lipkin M, Sherlock P, Bell B : Cell proliferation kinetics in the gastrointestinal tract of man. II. Cell renewal in stomach, ileum, colon and rectum. Gastroenterology 45 : 721-729, 1963
7) McDonald W, Trier JS, Everett NB : Cell proliferation and migration in the stomach, duodenum, and rectum of man : Radioautographic studies. Gastroenterology 46 : 405-417, 1964
8) Ming SiC, Goldman H, Freiman DG : Intestinal metaplasia and histogenesis of carcinoma in human stomach. Light and electron microscopic study. Cancer 20 : 1418-1429, 1967.
9) 村上忠重：胃癌の組織発生に関する2，3の考察．綜合医学 9：422-427，1952
10) 村上忠重，砂川正勝，小鳩心一，他：胃印環細胞の発生・進展に関するヒトと犬の比較研究(とくに2層構造の意義について)第1報．外科症例 2：449-453，1978
11) 長与健夫：胃癌発生に関する組織学的，実験的研究．日病会誌 65：3-25，1976
12) Nakamura K, Sugano H : Microcarcinoma of the stomach measuring less than 5 mm in the largest diameter and its histogenesis. 13th Ingternational Cancer Congress. Part D : Research and Treatment. pp107-116, Alan R Liss, New York, 1983
13) Nakamura K, Takizawa T : Pathological aspects of chronic gastritis : Definition and relationship with cancer. International Congress Series No. 713, pp52-63, Excerpta Medica, 1985
14) 斉藤洋子，中村恭一，牧野哲也，西沢 護：胃未分化型癌細胞発生とそれに引き続く癌細胞の生体生着様式．胃と腸 22：1061-1071，1987
15) 篠原直宏，中村恭一，菊池正教，他：微小胃癌における癌発生初期の発育様式．胃と腸 20：431-439，1985
16) 滝沢登一郎，小池盛雄：病理形態学における微小胃癌．胃癌の組織発生再考．胃と腸 23：791-800，1988
17) Taki K, Kuwabara N : Studies on histogenesis of the gastric carcinoma using minute cancers. Pathol Res Pract 172 : 176-190, 1981

18) Togo S, Shinohara N, Liotta LA, Nakamura K : Lack of basement membrane components by invasive tumor in intramucosal carcinoma of the stomach. 14th International Cancer Congress. p887 (No. 3412), Budapest, 1986
19) 桑原紀之, 滝 和博, 浜田 勉, 卜部元道：多発微小胃癌の臨床と病理. 順天堂医学 27：261-271, 1981
20) 美園俊明, 西俣寛人, 堀 雅英, 他：多発胃癌— X 線の立場から. 特に微小癌を除く副病変の術前診断の検討. 胃と腸 29：643655, 1994
21) 高木国夫：早期胃癌 1,000 例から 2,000 例へ(8). 胃と腸 27：858-859, 1992

IX. 胃癌発生のまとめ

　1980年代前半頃までは，胃癌は潰瘍，ポリープ，および慢性胃炎を母地として発生するとされていた．そして，それらの病変を母地として発生した癌の組織学的判定基準が提唱され，それぞれ潰瘍癌 ulcer-cancer，ポリープ癌 polypogenic carcinoma および胃炎癌 gastritis-carcinoma と呼ばれていた．しかし，潰瘍癌，ポリープ癌，胃炎癌の組織学的判定基準を眺めると，それらの基準には，良性病変が癌の発生に先行して存在していたという因果関係を物語る所見は何も見いだせないのである．

　胃癌の臨床病理学的体系を論理的に構築するためには，いうまでもなく，その礎となるいわば公理ともいうべきことを前提として，より単純かつ客観的に把握しうる所見に基づいて推論を行い，結論に至るという思考過程を踏襲する必要がある．以下はそのようにして導かれた胃癌の発生母地，胃癌の組織発生および胃癌の細胞発生の全体を鳥瞰するための簡潔なまとめである．

1．胃癌の発生母地

　良性限局性病変である潰瘍とポリープが胃癌の発生母地であるかどうかの検討は，癌発生に先行してそこに良性病変が存在していたかどうかという因果関係の解析であるから，当然，時間の尺度を導入する必要がある．そこで，癌の大きさは癌発生からの粗な経過時間の尺度となりうるから，粘膜という同じ場で発育している癌の大きさを時間の物差しとして採用し，"癌と潰瘍の因果関係" ならびに "ポリープの癌化" について検討した

【命題】
　潰瘍癌およびポリープ癌の組織学的判定基準は，癌が潰瘍およびポリープを母地として発生したことを意味する．

【証明】
1．粘膜内癌の大きさ別に潰瘍を伴っている頻度をみると，癌が大きくなると潰瘍を伴っている頻度が高くなる（$P<0.01$）．この所見は粘膜内癌の発育過程で潰瘍化が生じていることを物語っている．
2．ポリープ（腺腫）のなかにおける境界明瞭な小さな癌の頻度は極めて低い．

【結論】
1. 潰瘍と癌の因果関係 "潰瘍の癌化すなわち潰瘍癌の頻度は極めて低く，潰瘍を伴う粘膜内癌のほとんどすべては，粘膜内癌の二次的潰瘍化による"
2. ポリープ(腺腫)の癌化の頻度 "腸型腺腫(腸型異型上皮巣)の癌化率は5%以下であり，胃型腺腫の癌化の頻度は極めて低い"

　この癌発生母地に関する結論からは，命題 **"胃癌の大部分は潰瘍・ポリープとは無関係に，いわゆる正常粘膜あるいは萎縮性粘膜から発生する"** が派生し，ここから胃癌の組織発生の検討が始まる．

2．胃癌の組織発生

a. 胃癌の組織発生の仮説を導く

　胃癌に関する臨床病理学的な諸事象を体系化するための礎として，次の4つの前提を設定する．

【前提】
[前提1] 腫瘍はそれが発生した臓器・組織の形態・機能を多少とも模倣している．
[前提2] 癌は時間の経過とともに大きくなる．
[前提3] 胃にある粘膜は，本質的に異なる2つの粘膜，胃固有粘膜と腸上皮化生粘膜とから成り立っている．
[前提4] 胃固有粘膜は定常的ではなく，加齢によって部分的に腸上皮化生粘膜によって置き換えられていく(加齢に伴うF境界線の経時的移動)．

　胃癌の組織発生を導くためには，[前提2]と[前提4]から，癌が発生した時点での状態をよりよく保存しているとみなされる微小な癌を対象とする必要がある．

【定義】
　最大径5mm以下の癌を**微小癌**と定義する．

【命題】
　胃癌の大部分は潰瘍・ポリープとは無関係に，いわゆる正常粘膜あるいは萎縮性粘膜から発生する．

【証明】
1. 微小癌の大部分は，潰瘍・ポリープとは無関係に，いわゆる正常胃粘膜あるいは萎縮

性粘膜に存在している（99％以下）．
2．［前提1］と［前提3］に基づく癌組織型とその近傍粘膜との関係についての検討では，管状腺癌は腸上皮化生粘膜に，一方，粘液細胞性腺癌は胃固有粘膜に存在している（$P<0.01$）．
3．［前提1］に基づく細胞水準での検討では，粘液細胞性腺癌細胞は，胃固有腺管を構成する腺窩上皮の粘液細胞と幽門腺細胞に，一方，管状腺癌細胞は，腸上皮化生上皮を構成する吸収細胞に類似している．

【結論】
1．大部分の胃癌は，潰瘍・ポリープとは無関係に，胃のいわゆる正常粘膜あるいは萎縮性粘膜から発生する．
2．粘液細胞性腺癌は胃固有粘膜から，一方，管状腺癌は胃の腸上皮化生粘膜から発生する．

【定義】
　微小癌の組織型を，組織形態の観点から粘膜内における腺管形成の有無によって類別し，腺管を形成していない癌を**未分化型癌 undifferentiated carcinoma**，腺管を形成している癌を**分化型癌 differentiated carcinoma** とする．

【胃癌組織発生の仮説】
　胃固有粘膜からは未分化型癌が，一方，胃の腸上皮化生粘膜からは分化型癌が発生する．

b．仮説の検討
　微小癌は胃癌のなかでは大きさの点で特殊な癌である．胃癌組織発生の仮説が一般的な大きさの癌においても成り立つかどうかの検討が必要となる．

【命題1】
　仮説および［前提2］と［前提4］とから派生する命題"一般的な大きさの粘膜内癌（径0.6〜4.0 cm）で，未分化型癌が存在している胃の粘膜の腸上皮化生の程度は無〜軽度で，一方，分化型癌のそれは中等度〜著明である"
【証明】
1．癌組織型（未分化型癌，分化型癌）とそれが存在する胃粘膜の腸上皮化生の程度（無〜軽度，中等度〜著明）の2属性間のカイ二乗検定で有意差（$P<0.01$）が認められる．
2．未分化型癌において，腸上皮化生の程度が〔無〜軽度〕と〔中等度〜著明〕である症例の数が近似している．
【結論】
1．推計的に仮説とは矛盾しない．

2．未分化型癌において，腸上皮化生の程度が〔無～軽度〕と〔中等度～著明〕である症例の数が近似していることは，至極当然の帰結である．なぜならば，対象となっている癌にはある大きさがあるから，癌が大きくなる一方，腸上皮化生の程度も癌が発生した時点よりも進行しているからである［前提 4］．

【命題 2】

仮説と［前提 4］から派生する命題"癌の大きさ・深達度とは無関係に，腸上皮化生のない胃底腺粘膜領域に存在する癌の組織型は未分化型癌である"

【証明】

腸上皮化生のない胃底腺粘膜領域に存在している癌の 97% は未分化型癌である．生物学的現象は一般的に確率事象であることが多いのに対して，これは確実事象ともいうべき所見である．

【結論】

1．仮説の 1 つである"未分化型癌は胃固有粘膜から発生する"を強く支持する．したがって，推移的に，分化型癌に関する組織発生も成り立つ．
2．胃固有粘膜から発生する癌の大部分は腺管を形成していないが，5% 前後の癌は腺管を形成している．［前提 1］を考慮すると，胃固有粘膜から発生する癌は腺管形成が弱いという性質がある．

【命題 3】

仮説と［前提 4］とから派生する命題"一般的な大きさの癌で，分化型癌/未分化型癌の比は，F 境界線外部領域，F 境界線近傍領域，F 境界線内部領域の順で減少する"

【証明】

癌深達度とは無関係に，径 0.6～2.0 cm の癌で，分化型癌/未分化型癌の比は，F 境界線外部領域 1.6，F 境界線近傍領域 0.1，F 境界線内部領域 0 と減少している．

【結論】

仮説とは矛盾しない．

【命題 4】

［前提 4］と仮説とから派生する命題"胃の AMC 領域別にみた分化型癌/未分化型癌の比は，AMC の順で減少する"

【証明】

AMC 領域別にみた分化型癌/未分化型癌の比は，1.3, 0.6, 0.3 と減少している．

【結論】

仮説とは矛盾しない．

【命題 5】
　仮説と［前提 1］から派生する命題"進行癌細胞は光顕的・電子顕微鏡的に，未分化型癌細胞は胃固有腺管を構成する細胞に，一方，分化型癌細胞は腸上皮化生上皮を構成する細胞に類似している"
【証明】
　進行癌細胞の光顕的・電子顕微鏡的検討で，
1．未分化型癌細胞の多くは粘液の点で胃固有腺管を構成する粘液細胞に類似している．まれに壁細胞類似癌細胞が認められる．癌細胞の粘液は PAS 陽性・Alcian blue 陰性の細胞と PAS 陽性・Alcian blue 陽性（杯細胞類似）の細胞とが混在している．未分化型癌細胞の粘液滴は，電子顕微鏡的に，表面粘液細胞と幽門腺細胞のそれに類似している．
2．分化型癌細胞の多くに刷子縁があって腸上皮化生上皮を構成する吸収細胞に類似し，PAS 陽性・Alcian blue 陽性の粘液細胞がまれならず存在している．また，パネート細胞が存在している場合がある．
【結論】
1．仮説とは矛盾しない．
2．粘液の性質の点で，未分化型癌細胞に PAS 陽性・Alcian blue 陽性の粘液細胞があるのは，癌細胞の腸上皮化生である．
3．癌発生後は，正常細胞の分化の過程を模倣している（腺窩上皮表面粘液細胞，幽門腺細胞，壁細胞，杯細胞，パネート細胞への分化）．

【命題 6】
　仮説および［前提 3］と［前提 4］から派生する命題"若年者では腸上皮化生の程度が〔無～軽度〕である頻度が高く，未分化型癌の頻度が高い．一方，高年者では腸上皮化生の程度が〔中等度～著明〕である頻度が高く，分化型癌の頻度が高い"
【証明】
1．未分化型癌/分化型癌の比を各年齢層別にみると，年代の増加とともにその比は減少する．つまり，加齢とともに未分化型癌の頻度は相対的に減少し，分化型癌のそれが増加する．
2．胃潰瘍その他の良性病変で切除した胃における腸上皮化生の程度の比（無～軽度/中等度～著明）を各年齢層別にみると，年齢の増加とともにその比は減少する．つまり，加齢とともに腸上皮化生の程度（無～軽度）の頻度は相対的に減少し，その程度（中等度～著明）が増加する．
3．年齢層別にみた腸上皮化生の程度の比と癌組織型の比とは，腸上皮化生の程度の比が先行していて，40～60 歳代では 10 年前後の間隔をもってほぼ平行している．
【結論】
1．疫学的検討においても，仮説とは矛盾しない．

2．この検討からは，胃癌の発育速度に関する1つの命題が派生する．すなわち命題"癌発生から一般的な大きさの癌に発育するまでの経過時間は10年前後である"

【胃癌の組織発生】
1．大部分の胃癌は，潰瘍・ポリープとは無関係に，いわゆる正常粘膜あるいは萎縮性粘膜から発生する．
2．胃固有粘膜からは未分化型癌が，一方，胃の腸上皮化生粘膜からは分化型癌が発生する．
3．癌発生後は，癌は正常細胞の分化の過程を模倣している．

3．胃癌の細胞発生

【前提】
1．癌腫の定義：癌細胞は細胞分裂時の突然変異によって発生し，それが生体から排除されずに分裂を繰り返し増殖した細胞塊である．
2．上皮細胞新生のための細胞分裂帯は，胃固有粘膜では胃固有腺管の腺頸部に，腸上皮化生粘膜では腸上皮化生腺管の下部1/2に存在する．
3．胃癌の組織発生：胃固有粘膜からは未分化型癌が，一方，胃の腸上皮化生粘膜からは分化型癌が発生する．

【命題7】
　　胃癌の組織発生と上皮細胞新生のための細胞分裂帯とから派生する命題"胃癌の細胞発生—未分化型癌細胞は胃固有腺管頸部から，一方，分化型癌細胞は腸上皮化生腺管下部1/2から発生する"
　　この命題の証明は，より微小な癌でその表面がびらん化していない病巣を対象とする必要がある．表面にびらんがあると二次的な修飾が加わって，癌細胞の発生とそれに引き続く癌細胞増殖および初期における生体生着様式の組織像が破壊されてしまうからである．大きさ径2mm以下の微小癌には，その表面にびらんがほとんどない．

【定義】
　　最大径2mm以下の微小癌を極微小癌と定義する．

【証明】
1．未分化型癌細胞の大部分は胃固有粘膜表層1/2の粘膜固有組織内に限局している．
2．分化型癌の多くは，主として腸上皮化生粘膜の下部1/2に癌腺管数が多く，底辺を粘膜筋板におく三角形～台形状を呈している．
3．未分化型極微小癌のなかに，癌細胞発生が多腺管性・多細胞性である癌巣が存在する．

【結論】
1. 未分化型癌細胞は胃固有腺管頸部の細胞分裂帯で発生する．
2. 分化型癌細胞は腸上皮化生腺管の下1/2の細胞分裂帯で発生する．
3. この検討からは，胃癌の細胞発生と，それに引き続く癌細胞の生体生着様式に関する命題が副次的に浮上する．すなわち，命題"癌細胞発生は多腺管性・多細胞性である"

【命題8】
　癌細胞発生は原則として多腺管性，多細胞性である．
【証明】
　$n \leq n_0 e^{0.053t}$，　$n_0 > 1$

　ただし，n：t日後の癌細胞数，n_0：最初の癌細胞の発生数，t：癌細胞発生からの経過日数．
【結論】
　$n_0 > 1$

4．胃癌発生のまとめ

以上から，胃癌発生に関する基本的なことは次の4点にまとめることができよう．

1. 大部分の胃癌は，潰瘍・ポリープとは無関係に，いわゆる正常粘膜あるいは萎縮性粘膜から発生する．
2. 胃固有腺管頸部の細胞分裂帯からは未分化型癌細胞が，胃の腸上皮化生腺管下部1/2の細胞分裂帯からは分化型癌細胞が発生する．
3. 癌細胞発生は，原則として多腺管性，多細胞性である．
4. 癌発生後は，癌細胞は正常細胞の分化の過程および化生を模倣している．

X. 胃癌の組織発生からみた胃癌の組織型

1. 胃癌の組織発生の観点から多種多様な胃癌組織をどのように分類するか？

　胃癌の組織型の用語を統一するという目的で，日本では1962年に胃癌研究会(その後1998年に胃癌学会と名称変更)が『胃癌取扱い規約』のなかで胃癌組織型分類を提唱し，その後，幾度かの改訂がなされて現在の分類となっている(表X-1)[2,3]．また，時を同じくしてWHO(Oota and Sobin)によって"Histological Typing of Gastric and Esophageal Tumours"(1977)[14]が提唱されている．

　胃癌が胃壁において呈する組織像のほとんどを網羅している分類として太田(1964)[13]による分類がある(表X-2)．この分類法は，胃癌学会およびWHOの分類作成の基礎となった分類であり，多様な胃癌組織像の特徴をよくとらえてまとめてあるので，他の組織型分類への変換が容易である[11]．

　一方，微小癌の検討から導かれた胃癌の組織発生の観点からは，胃癌の組織型は大きく2つに類別される．また文献的にも，胃癌の組織型を2,3型に分類する分類がある(表X-3)．

表X-1　胃癌組織型分類

1) 一般型 Common Type
　　乳頭腺癌 Papillary adenocarcinoma
　　管状腺癌 Tubular adenocarcinoma
　　　高分化型 well differentiated type
　　　中分化型 moderately differentiated type
　　低分化腺癌 Poorly differentiated adenocarcinoma
　　　充実型 solid type
　　　非充実型 non-solid type
　　印環細胞癌 Signet-ring cell carcinoma
　　粘液癌 Mucinous adenocarcinoma
2) 特殊型 Specific Type
　　腺扁平上皮癌 Adenosquamous carcinoma
　　扁平上皮癌 Squamous cell carcinoma
　　カルチノイド腫瘍 Carcinoid tumor
　　その他の癌 Miscellaneous carcinoma

(日本胃癌学会：胃癌取扱い規約，第13版．金原出版，1999)

表 X-2 太田の胃癌組織型分類

乳頭管状腺癌 Adenocarcinoma papillotubulare
管状腺癌 Adenocarcinoma tubulare
髄様腺癌 Adenocarcinoma medullare
粘液細胞性腺癌 Adenocarcinoma mucocellulare
硬性腺癌 Adenocarcinoma scirrhosum
粘液結節性腺癌 Adenocarcinoma muconodulare
腺扁平上皮癌 Adenosquamous carcinoma

(太田邦夫)

表 X-3 胃癌の組織発生あるいは臨床病理学的観点からの胃癌組織型分類

Mulligan RM and Rember, RR (1954)
 1. Intestinal cell carcinoma
 2. Mucous cell carcinoma
 3. Pylorocardiac carcinoma
Lauren P and Järvi O (1951, 1965, 1974)
 1. Intestinal-type carcinoma
 2. Diffuse gastric carcinoma
 3. Others
Nakamura K and Sugano H (1967, 1968, 1970)
 1. Differentiated carcinoma (Intestinal type)
 2. Undifferentiated carcinoma (Gastric type)
Ming Si-C (1977)
 1. Expanding carcinoma
 2. Infiltrative carcinoma

a. 胃癌組織発生からみた胃癌組織型分類

　前述したように，文献的には胃癌を2～3型に類別する組織型分類がいくつかある．それらは分類の観点および用語は異なってはいるが，いずれも胃癌の組織発生，癌の発育様式(膨張性，びまん性)，そして臨床病理学的な差を考慮したものである．それらの間には，表 X-3 に示すように，ほぼ1対1の対応が成り立っている．すなわち，Mulligan and Rember (1954)[8]は，胃癌の組織構造および細胞を，胃粘膜を構成している上皮細胞に類似を求めることによって，胃癌の組織型を3型に分類している．

　Järvi and Lauren (1951)[4]は，胃癌のなかには癌細胞表面に刷子縁を有する腸上皮の細胞に類似している癌があり，それは胃の腸上皮化生粘膜から発生した癌であろうとしてその組織発生を示唆し，それを intestinal-type carcinoma としている．その後，Lauren (1965)[7]は，胃癌の発育進展様式と，腸上皮化生粘膜から発生したであろう癌を考慮して，癌組織型を大きく2型に分類し，それらに相当しない粘液結節性腺癌などをその他として計3型に分類した．さらに，Järvi (1974)[5]は，HID (high iron diamine) を用いた粘液組織化学的研究で，その他に分類されていた粘液結節性腺癌を Lauren の分類に繰り込んだ胃癌組織型分類を発表している．Ming (1977)[9]は，肉眼的にみた胃癌の発育進展様式から，胃癌をびまん性発育の癌と膨張性発育の癌との2つの型に分類し，それらは予後において

も差があると報告している．

　以上のように，癌細胞の正常細胞との類似性，肉眼的な癌の発育進展様式，そして予後を考慮して胃癌組織型を類別すると，その到達するところは胃癌を二分する二分類法，あるいは二分する場合に分類困難なものをその他とした三分類法となる．それらはいずれも進行癌を対象として導かれた癌の組織発生を考慮した癌組織型分類であり，腸上皮化生粘膜から発生する癌の存在を示唆してはいるものの明確ではなく，胃固有粘膜から直接発生する癌は，Mulligan and Remberによって示唆されてはいるものの，実証性に乏しい．さらに，胃癌の組織像は多彩であるにもかかわらず，それらをどのようにして2つの類に振り分けるのかの具体性に乏しい．

b. 優勢な癌組織像をもって分類する胃癌の組織型分類

　日本における代表的な胃癌組織型分類として，太田による胃癌組織型分類(表X-2)[13]と，現在日本で一般的に用いられている胃癌学会による「胃癌取扱い規約」の中の胃癌組織型分類(表X-1)を挙げることができる．また，胃癌組織型分類は数多く報告されてはいるが，どの分類にも共通していることは**"優勢な癌組織像をもってその癌の組織型とする"**という条件が付加されているか，あるいは暗黙の了解事項となっていることである．太田による分類(表X-2)と胃癌学会による分類との間には，**表X-4**に示すように，用語の違いはあるが，ほぼ1対1の対応が成り立っている．太田分類の腺房状腺癌 adenocarcinoma acinosum と髄様腺癌 adenocarcinoma medullare とは同義語的に用いられている．太田の髄様腺癌と硬性腺癌は，胃癌取扱い規約ではそれぞれ低分化腺癌充実型 poorly differentiated adenocarcinoma, solid type と，低分化腺癌非充実型 poorly differentiated adenocarcinoma, non-solid type となっている．

　粘膜下組織以深への浸潤癌*にしかみることのできない硬性腺癌 adenocarcinoma scirrhosum は，臨床病理学的に特徴があり，臨床的に問題の多いスキルス癌(skirrhus, carcinoma fibrosum, scirrhous adenocarcinoma, adenocarcinoma scirrhosum)とも呼ばれている癌であるにもかかわらず，胃癌取扱い規約では硬性 scirrhous という用語は癌組織の間質量の表現としてのみ用いられていて，癌組織型分類の1つの類の名称として表面に出ていない．

　粘膜内で粘液細胞性腺癌，あるいは立方状の小さな癌細胞が小型腺管を形成している管状腺癌，すなわち小管状腺癌 adenocarcinoma microtubulare と呼ばれている癌の大部分は，粘膜下組織以深へ浸潤すると硬性腺癌型を呈する傾向がある．このような傾向に対して，太田の分類では，浸潤癌の粘膜内進展部が組織学的に小管状腺癌で浸潤部が硬性腺癌型である場合，粘膜内進展部が面積の点で優勢な浸潤癌であっても，臨床的なことを考慮

＊"粘膜下組織以深への浸潤癌"という長い表現を随所で用いているが，それは粘膜内癌以外の癌を意味している．そのような癌はただ単に"浸潤癌"と表現したいのであるが，粘膜内癌も粘膜内を浸潤している癌であるから，用語本来の意味からすると浸潤癌になるからである．以後，長い表現を避けるために"浸潤癌"と記述した場合には，粘膜下組織以深への浸潤癌を意味するものとする．

表 X-4　太田による胃癌組織型分類と胃癌学会規約によるそれとの対応

太田による分類	胃癌学会規約による分類
乳頭管状腺癌 Adenocarcinoma papillotubulare	乳頭管状腺癌
管状腺癌 Adenocarcinoma tubulare	管状腺癌，高分化型
粘液細胞性腺癌 Adenocarcinoma mucocellulare	印環細胞癌
髄様腺癌 Adenocarcinoma medulare 　（腺房状癌 Adenocarcinoma acinosum）	低分化腺癌，充実型
硬性腺癌 Adenocarcinoma scirrhosum	低分化腺癌，非充実型
粘液結節性腺癌 Adenocarcinoma muconodulare	粘液癌
腺扁平上皮癌 Adenosquamous carcinoma	腺扁平上皮癌

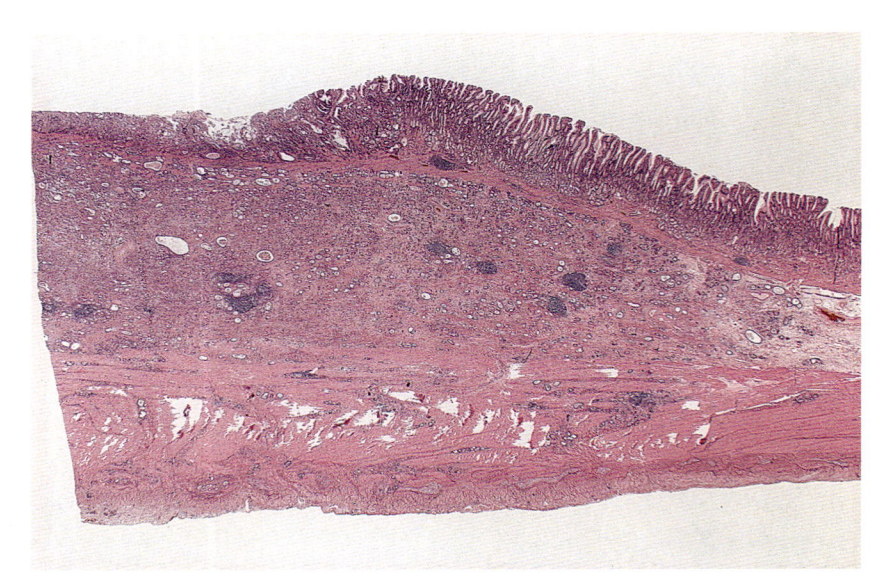

図 X-1　硬性小管状腺癌 adenocarcinoma microtubulare scirrhosum の割面
粘膜下組織以深への癌浸潤部は線維性組織が増殖していて肥厚している．

して硬性小管状腺癌 adenocarcinoma microtubulare scirrhosum と診断している（図 X-1 〜3）．

　さて，胃癌組織像は多種多様な形態を呈していて，個々の症例の胃癌組織型の決定は，組織標本上の面積の点で優勢な組織像をもってなされている．それに対して，微小癌から導かれた胃癌の組織発生の観点から，浸潤癌の過去の姿である粘膜内癌の組織型を眺めてみると，大部分の癌は癌組織の腺管形成の有無をもって未分化型癌と分化型癌の2つの型に分類することができるし，また，そのように分類している．この胃癌の組織発生による癌組織型を実際に用いようとする場合，腺管形成の有無のみによっては分類することのできない癌組織型 ―粘液腺癌，充実型低分化腺癌，非充実型低分化腺癌，腺扁平上皮癌― があり，それらを癌組織発生の観点からの分類にどのようにして繰り込むか，という問題が派生する．

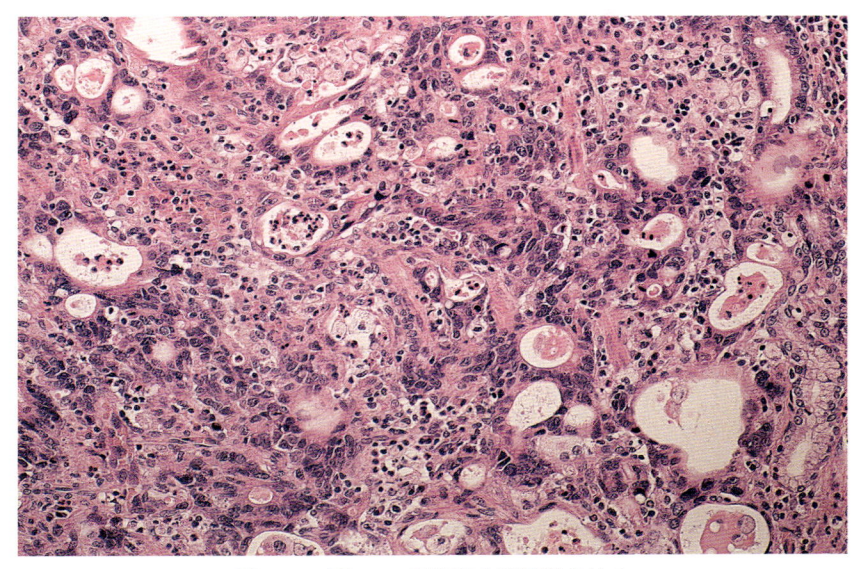

図 X-2 図 X-1 の粘膜内進展部の拡大
小型腺管からなる管状腺癌である．太田分類では adenocarcinoma microtubulare である．このような癌組織は組織発生の観点からは未分化型癌に属する．粘膜下組織以深へ浸潤すると，硬性腺癌型となる．

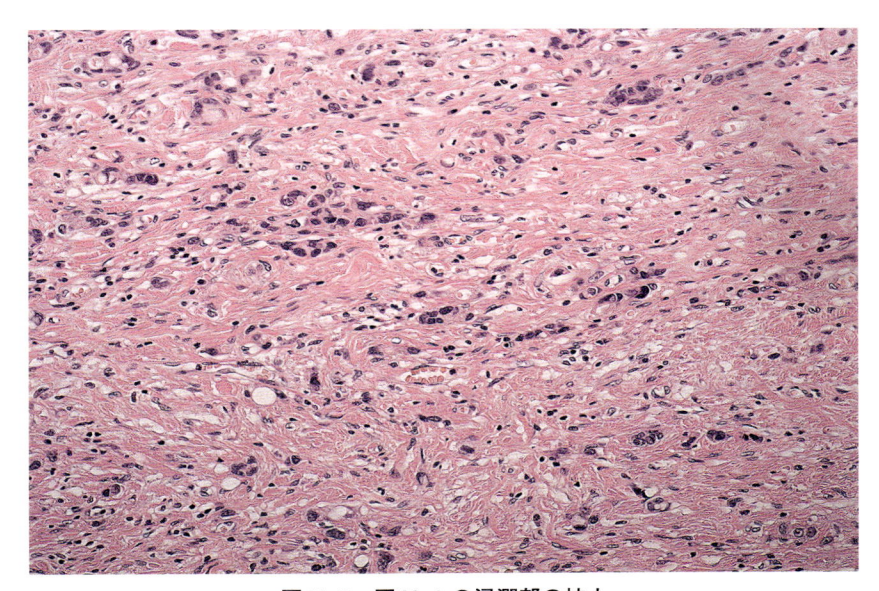

図 X-3 図 X-1 の浸潤部の拡大
硬性腺癌 adenocarcinoma scirrhosum である．

表 X-5 粘膜内癌の組織型と粘膜下組織以深への浸潤癌の
組織型の頻度

胃癌組織型（太田）	粘膜内癌[a]	粘膜下組織以深への浸潤癌[b] （優勢な癌組織像による分類）
乳頭管状腺癌	40 例	215 例
管状腺癌	109 例	238 例
粘液細胞性腺癌	144 例	116 例
硬性腺癌	—	377 例
髄様腺癌	—	33 例
粘液結節性腺癌	—	40 例
腺扁平上皮癌	—	2 例
合計	293 例	1,021 例

a) 癌研病理：1970年，b) 癌研病理：1969年

c. 粘液腺癌，髄様腺癌（充実型低分化腺癌），腺扁平上皮癌を胃癌の組織発生による組織型分類にいかに繰り込むか[1, 10]

　粘膜下組織以深へ浸潤しているいわゆる浸潤癌は，多種多様の組織像を呈しているが，過去に遡ってその姿をみれば，それは粘膜内癌の組織像であり，さらに遡ればそれは微小癌の組織像である．粘膜内における癌組織型は大部分が単調であり，表 X-5 に示すように，粘膜内癌のほとんどは乳頭管状腺癌，管状腺癌，粘液細胞性腺癌の3つの型に分類される．さらに，一般的に発見される大きさにまで発育した粘膜内癌の過去の姿である微小癌の組織像は，粘膜内癌のそれと同じであり，腺管形成の有無によって2つの類 ― 未分化型癌，分化型癌 ― に分類できる．粘膜内癌においては，粘液結節性腺癌（粘液癌），髄様腺癌（低分化腺癌充実型），硬性腺癌（低分化腺癌非充実型），腺扁平上皮癌の4つの癌組織型はほとんどみることがない．

　一方，優勢な組織像による浸潤癌の組織型分類では7つの癌組織型に分類され（表 X-5），粘膜内癌にはみることのない4つの癌組織型（粘液結節性腺癌，髄様腺癌，硬性腺癌，腺扁平上皮癌）が加わっている．

　以上のような深達度別にみた癌組織型分類の所見は何を物語っているのかというと，粘膜内癌にみられない癌組織型は，癌が粘膜以外の胃壁へ浸潤することによって現れてきた癌組織型，すなわち浸潤によって二次的に変貌した癌組織像であることを意味している．粘膜内癌と浸潤癌の粘膜内進展部の癌組織像は，胃癌の基本型であることになる．そうすると，優勢な組織像をもって分類された，粘膜内癌にはみることのできなかった4つの癌組織型の症例では，その粘膜内進展部の組織所見は基本型を呈しているということになる（中村ら，1970）[10]．

　すなわち，命題"**粘液結節性腺癌（粘液癌），髄様腺癌（低分化腺癌充実型），腺扁平上皮癌，硬性腺癌（低分化腺癌非充実型）の粘膜内進展部は，未分化型癌あるいは分化型癌の組織型を呈している**"が派生する．この命題の証明は，それら浸潤癌の過去の姿である粘膜内進展部の癌組織像に着目して，それらが未分化型癌と分化型癌とに分類できるかどうか

表 X-6 優勢な組織像による組織型分類で粘液結節性腺癌，髄様腺癌，腺扁平上皮癌とされた癌の粘膜内進展部の癌組織型による分類[10]

優勢な癌組織による分類	粘膜内進展部の癌組織型		合計
	未分化型癌	分化型癌	
粘液結節性腺癌	34(61%)	22(39%)	56 例(100%)
髄様腺癌	31(34%)	60(66%)	91　(100%)
腺扁平上皮癌	1	1	2
合計	66	83	149 例

(癌研病理：1973)

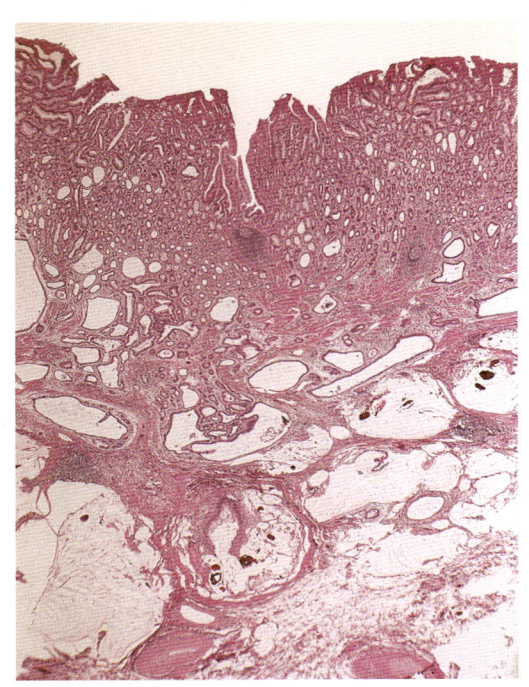

図 X-4　優勢な癌組織像をもって粘液腺癌と診断された癌の1割面
粘液結節が粘膜以外の胃壁に多数みられる．粘膜内に限局している癌の組織型は管状腺癌である．

である．優勢な癌組織像をもって粘液結節性腺癌，髄様腺癌(低分化腺癌充実型)，硬性腺癌，腺扁平上皮癌と診断された症例の粘膜内進展部の癌組織型をみると，表 X-6 に示すように，未分化型癌と分化型癌のいずれかに分類することができる．したがって，結論としてはこの命題は真であるということになる(図 X-4〜24)．

　どの臓器に発生した癌であっても，癌は発育の場が異なることによって形態的に変貌するのが一般的であるが，胃癌もまた浸潤することによって変貌する．したがって，胃に発生した癌は，粘膜内癌および浸潤癌の粘膜内進展部が癌組織の基本型であり，その他の4つの組織型は，いわば粘膜下組織以深へ浸潤して，癌発育の場が変化したために現れてきた二次的修飾像なのである．

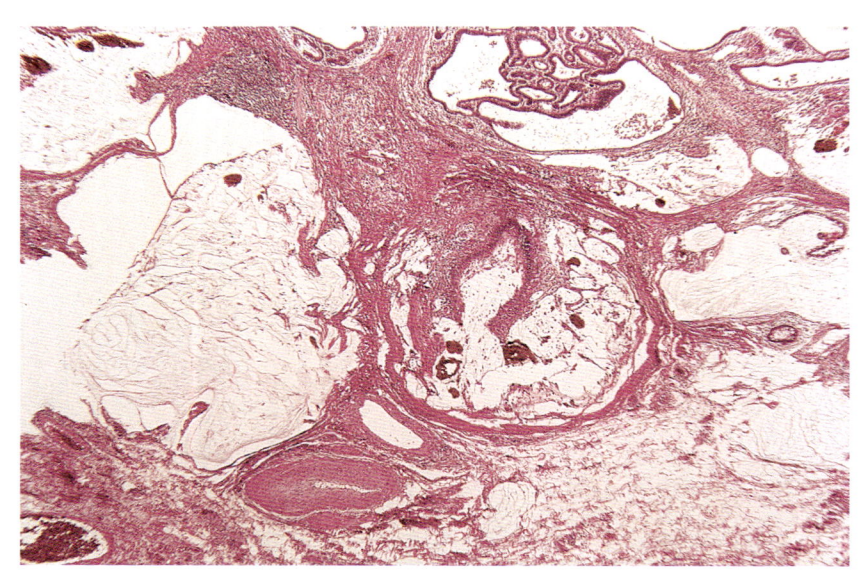

図 X-5　図 X-4 の粘膜下組織における粘液結節の拡大

粘液結節のなかに癌上皮の破片が浮遊，あるいは癌上皮が粘液結節を部分的に裏打ちしている．粘液癌あるいは粘液結節性腺癌である．

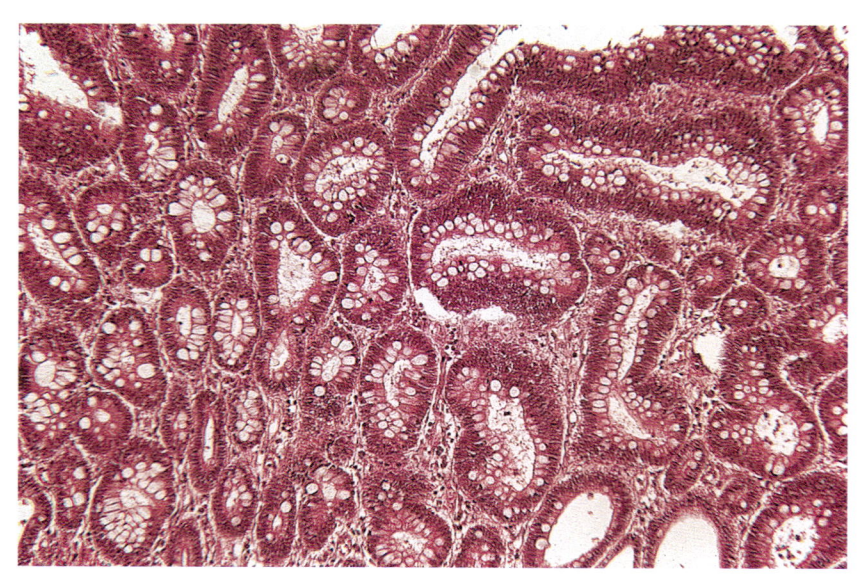

図 X-6　図 X-4 の粘膜内進展部の拡大

腺管を形成している分化型癌(管状腺癌)である．癌腺管を形成している癌細胞の中に癌性杯細胞が多数みられる．胃癌組織発生の観点からは分化型癌，胃癌学会規約では高分化型管状腺癌である．

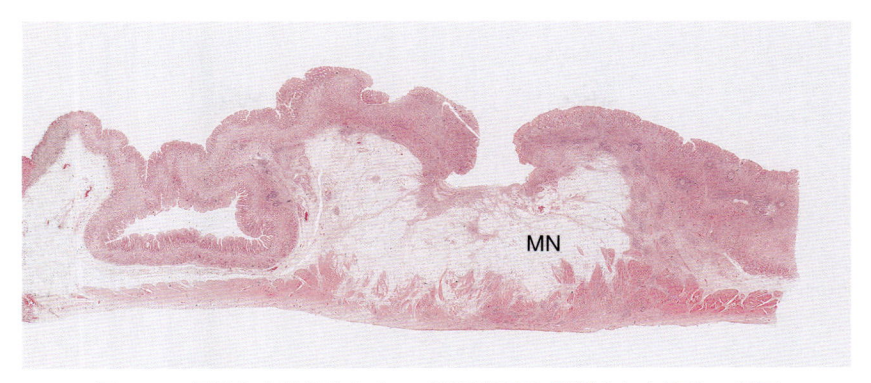

図 X-7　優勢な癌組織像をもって粘液腺癌と診断された癌の1割面
粘液結節(MN)が粘膜以外の胃壁に多数みられる．

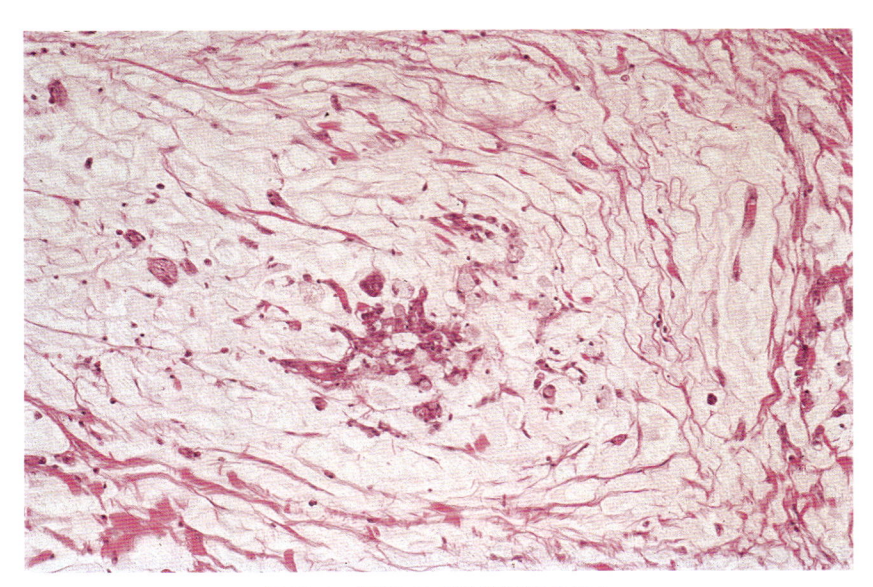

図 X-8　図 X-7 の粘液結節の拡大
粘液結節の中に癌性粘液細胞が浮遊している．

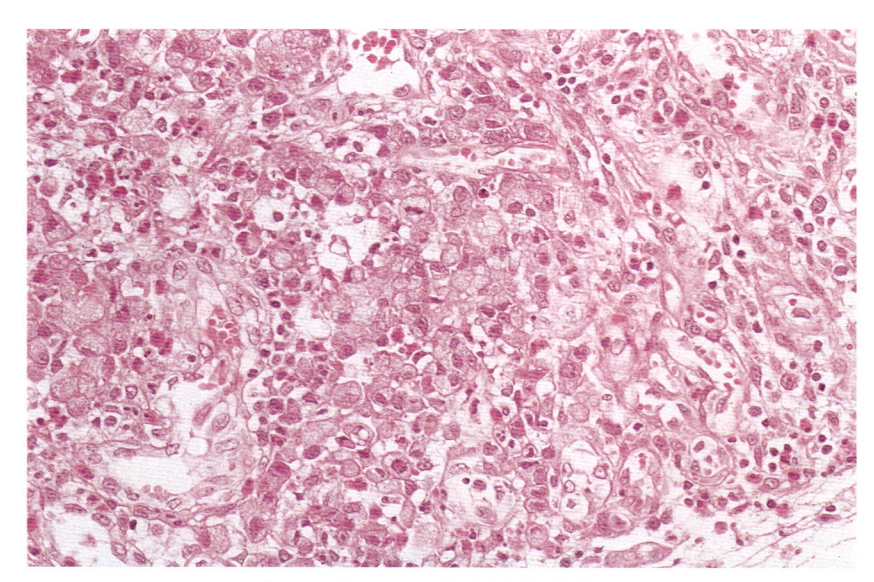

図 X-9　図 X-7 の粘膜内進展部の拡大
癌性粘液細胞が腺管を形成することなく個々にバラバラに浸潤している未分化型癌(粘液細胞性腺癌)である.

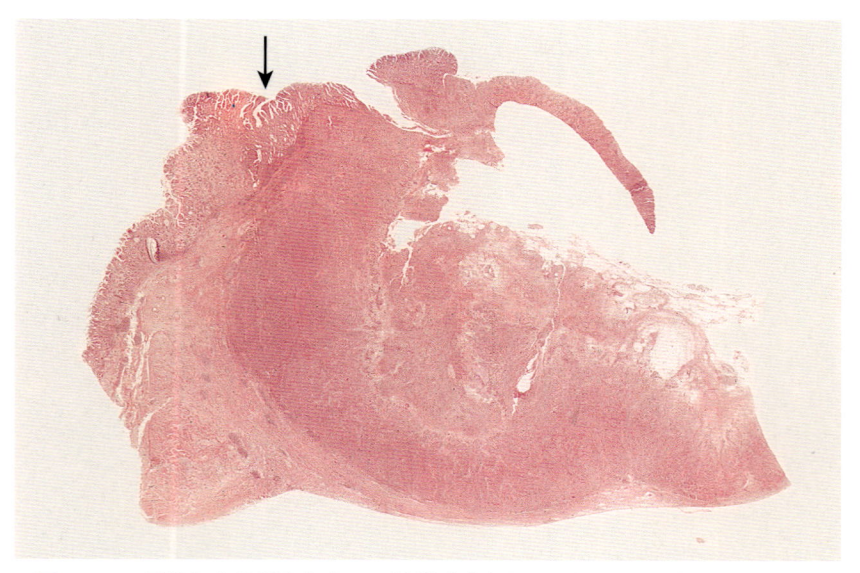

図 X-10　優勢な癌組織像をもって髄様腺癌(低分化腺癌充実型)と診断された癌の1割面
粘膜以外の胃壁に表面が潰瘍化している充実性の癌塊がみられる.癌の粘膜内進展部では管状腺癌である(矢印).

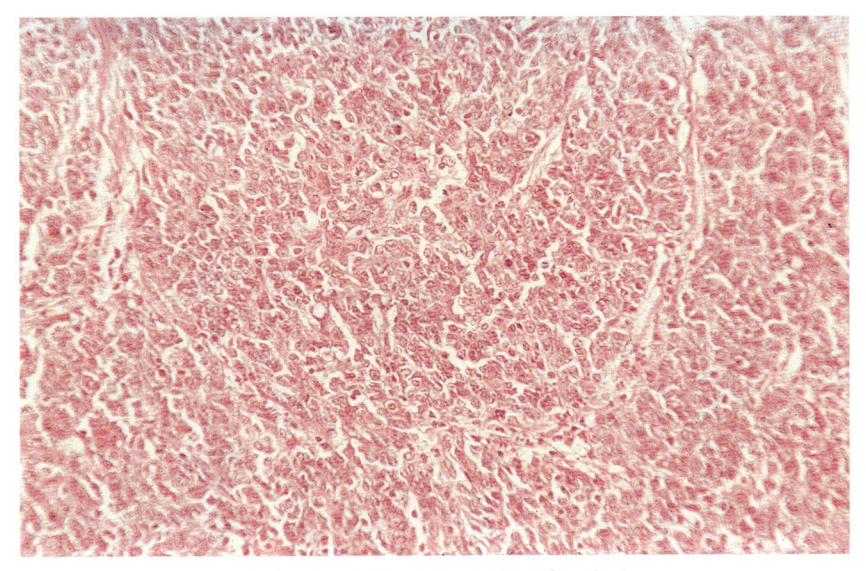

図 X-11　図 X-10 の胃壁浸潤部の拡大
癌細胞が腺管を形成することなく充実性に増殖している．髄様腺癌または腺房腺癌（太田）と呼ばれている組織型である．胃癌学会規約では未分化癌充実型である．

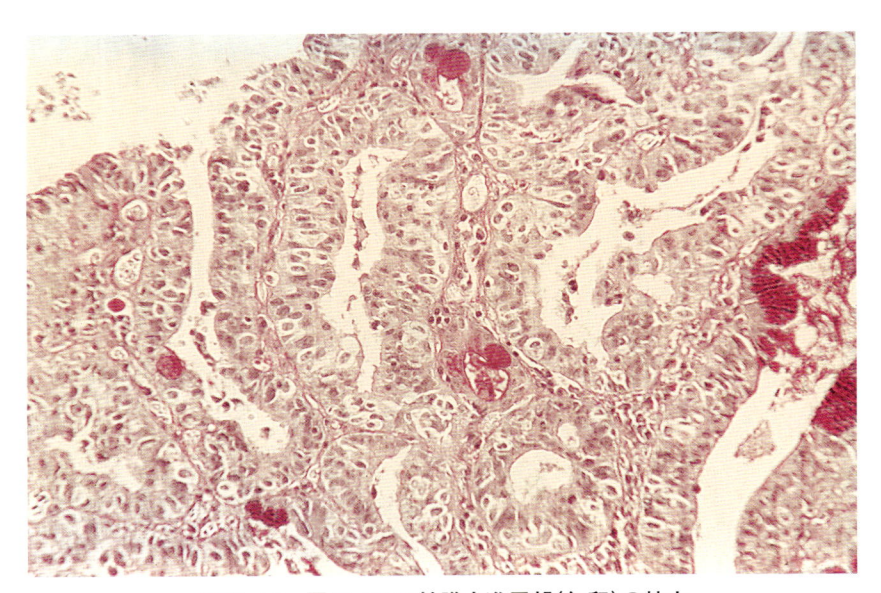

図 X-12　図 X-10 の粘膜内進展部（矢印）の拡大
腺管を形成している分化型癌（管状腺癌）である．癌腺管の腺腔面には刷子縁が一条の赤い線としてみられる．PAS 染色．

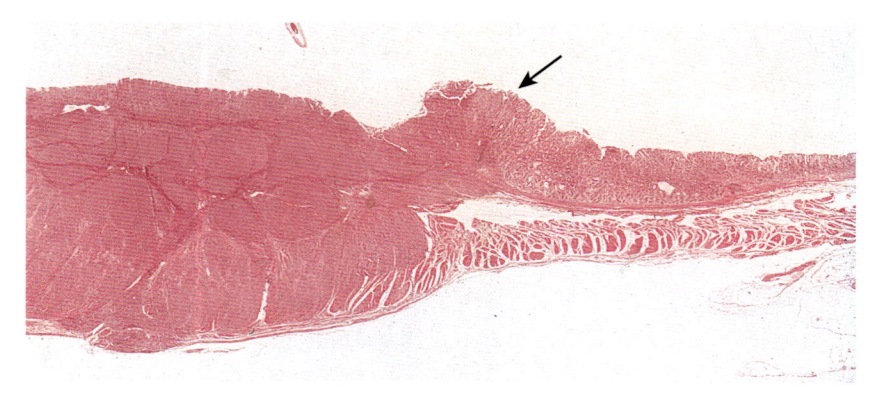

図 X-13　優勢な癌組織像をもって髄様腺癌（低分化腺癌充実型）と診断された癌の1割面
粘膜以外の胃壁に充実性の癌塊がみられる．矢印：癌の粘膜内進展部．

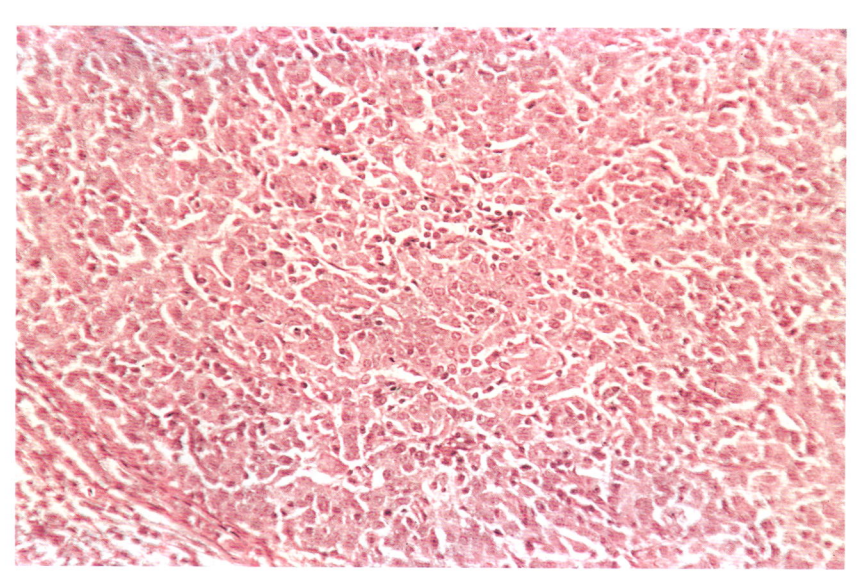

図 X-14　図 X-13 の胃壁浸潤部の拡大
癌細胞が腺管を形成することなく充実性に増殖している．髄様癌，腺房状腺癌または，充実型未分化癌と呼ばれている組織像である．

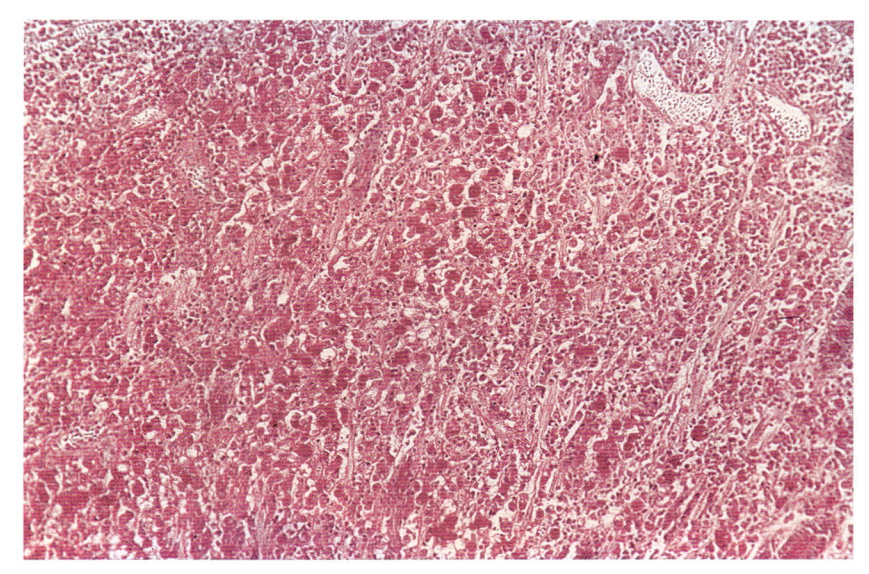

図 X-15　図 X-13 の粘膜内進展部（矢印）の拡大
腺管を形成することなく個々にバラバラに浸潤している未分化型癌である PAS 染色.

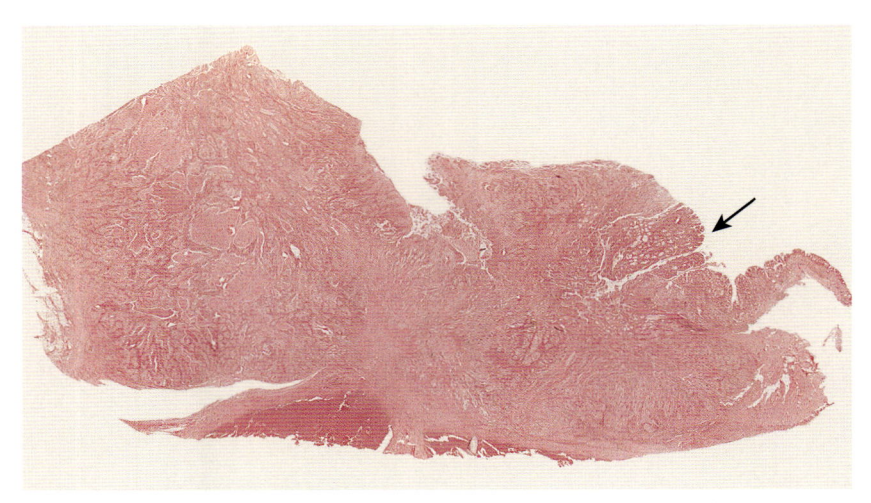

図 X-16　優勢な癌組織像をもって腺扁平上皮癌と診断された癌の 1 割面
粘膜以外の胃壁に充実性の癌塊がみられる．癌の粘膜内進展部（矢印）は管状腺癌である．

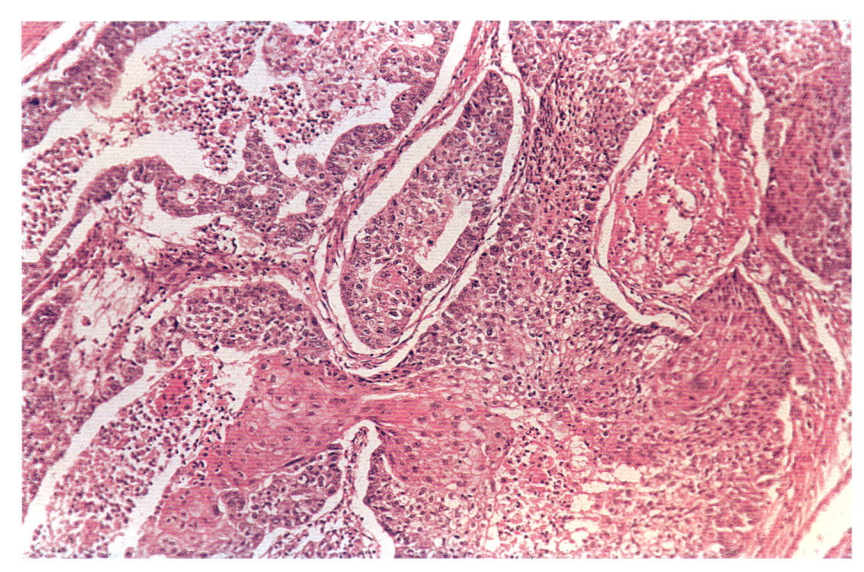

図 X-17　図 X-16 の胃壁浸潤部の拡大
管状腺癌と扁平上皮癌が混在している腺扁平上皮癌である．

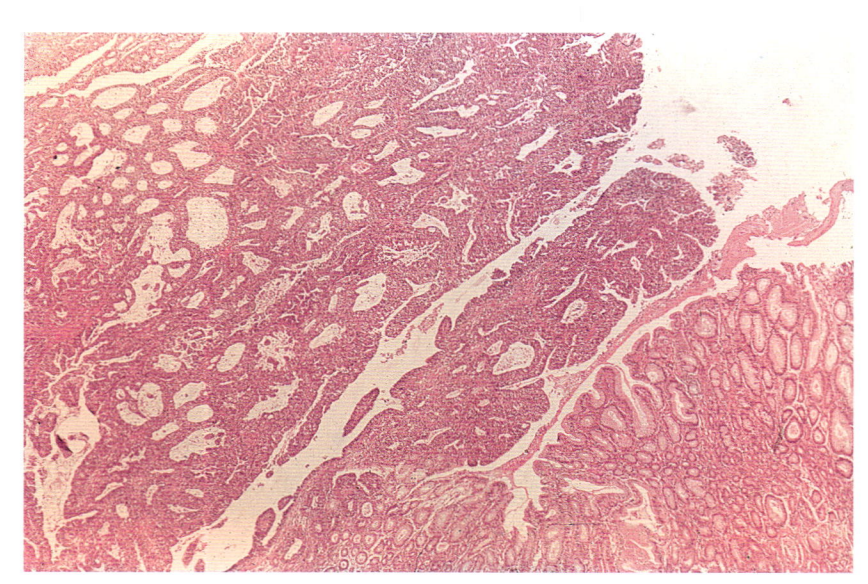

図 X-18　図 X-16 の粘膜内進展部の拡大
腺管を形成している分化型癌（管状腺癌）である．

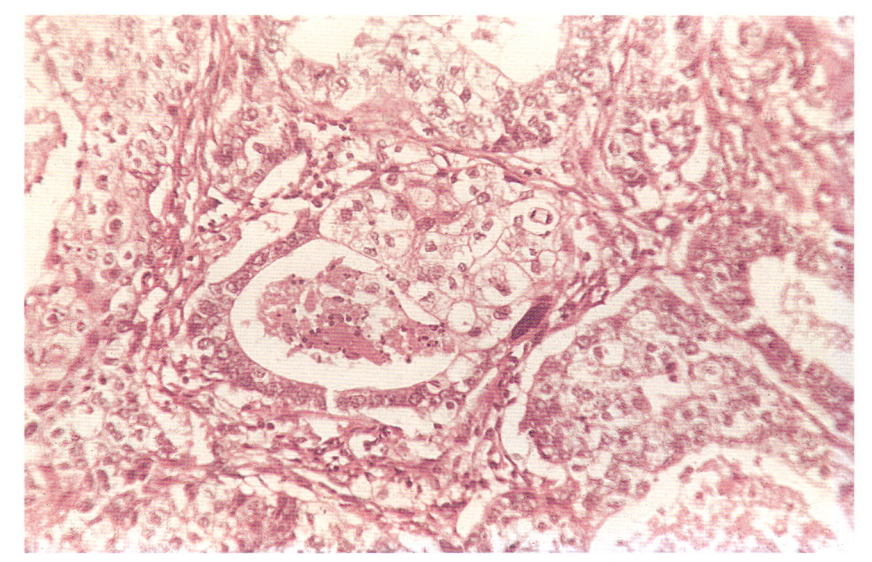

図 X-19　図 X-16 の胃壁浸潤部の拡大
1つの癌腺管の一部に扁平上皮化生がみられる．

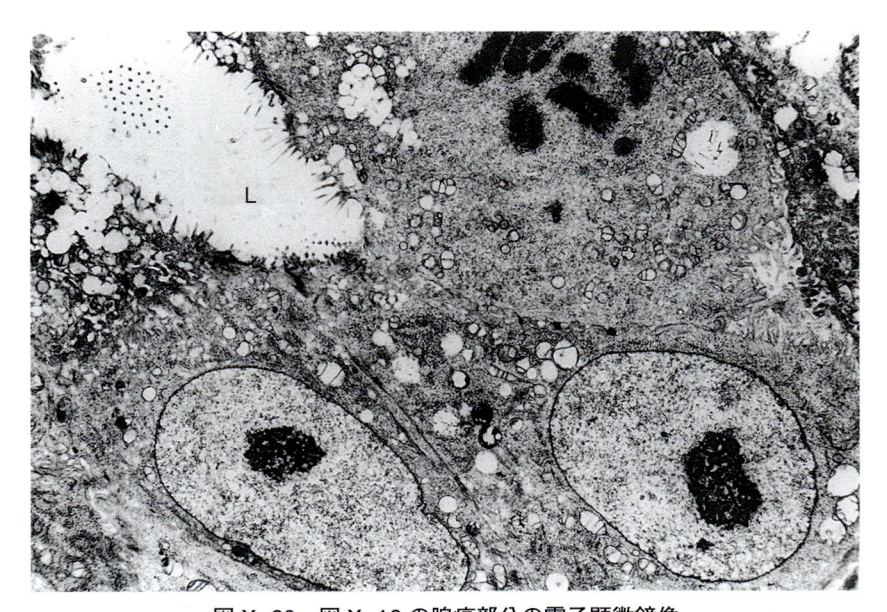

図 X-20　図 X-16 の腺癌部分の電子顕微鏡像
癌細胞の腺腔(L)に面した細胞表面には絨毛が多数みられる．その絨毛の分布は不規則である．

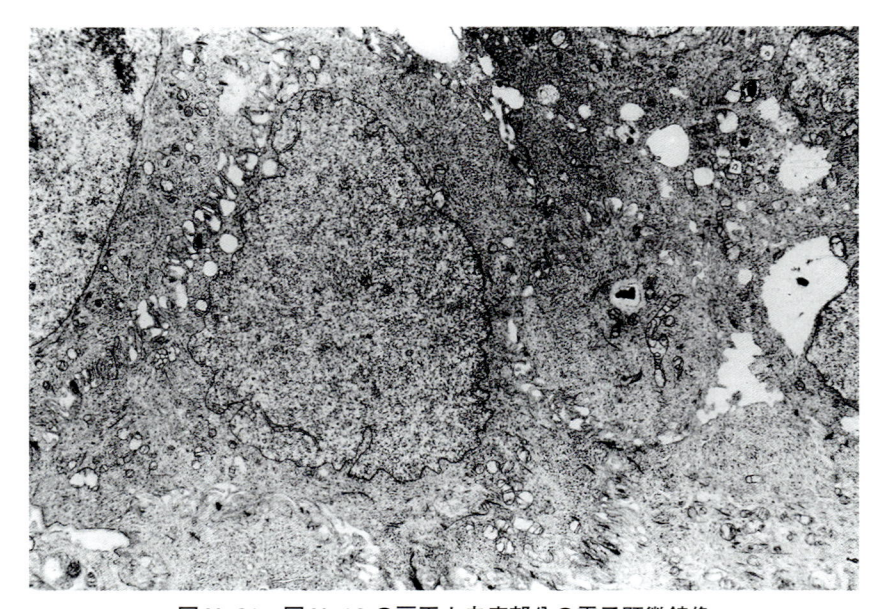

図 X-21　図 X-16 の扁平上皮癌部分の電子顕微鏡像
癌細胞が接している面には多数の interdigitating process が互いに入り込んでいる．それらには多数のデスモゾームがみられる．

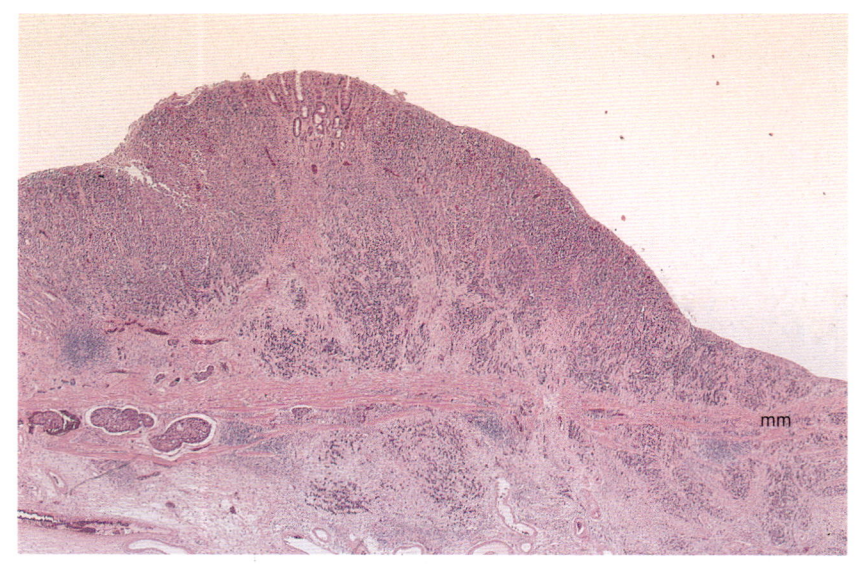

図 X-22　優勢な癌組織像をもって腺扁平上皮癌と診断された癌の1割面
癌の粘膜内進展部は未分化型癌（粘液細胞性腺癌と索状腺癌）である．粘膜以外の胃壁に充実性の癌胞巣と線維組織増生を伴う硬性腺癌がみられる．mm：粘膜筋板．

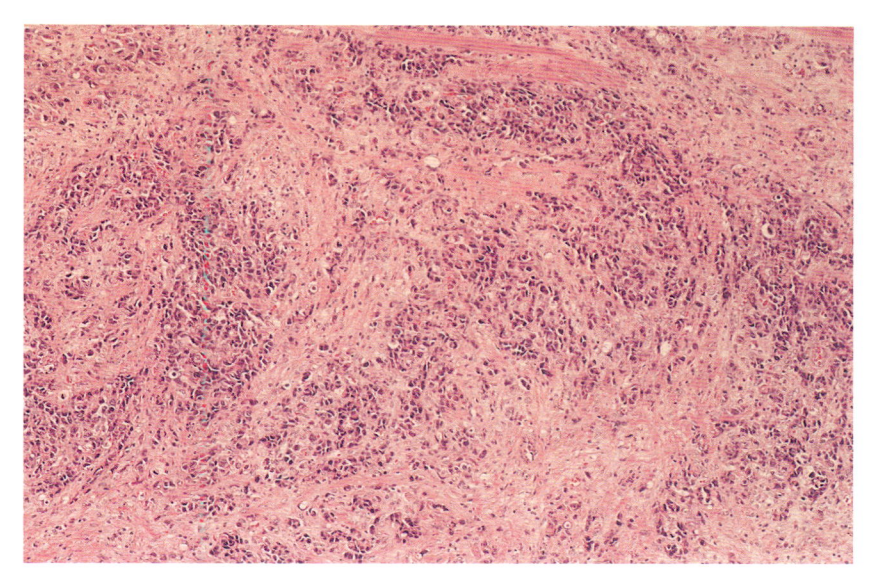

図 X-23a　図 X-22 の癌の粘膜下組織浸潤部分の拡大
硬性腺癌である．

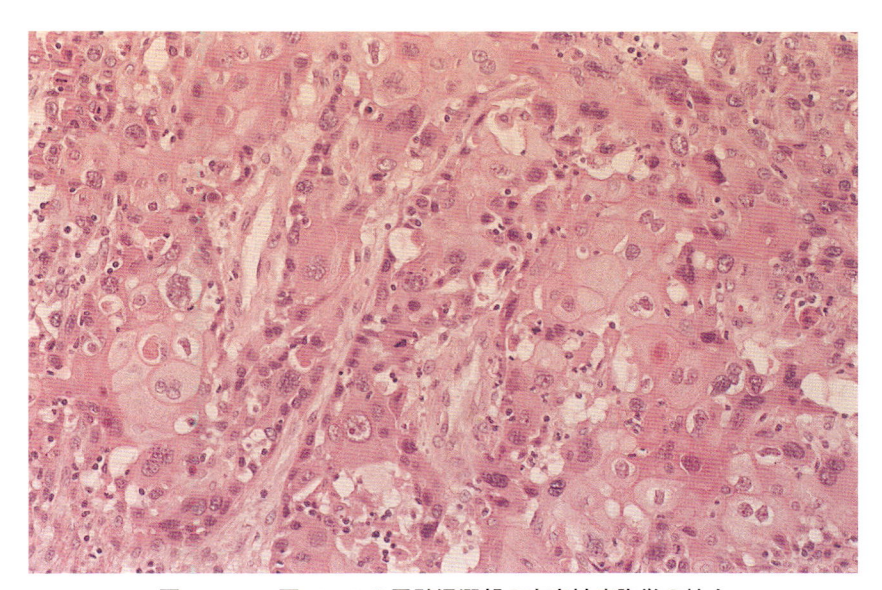

図 X-23b　図 X-22 の胃壁浸潤部の充実性癌胞巣の拡大
扁平上皮癌である．

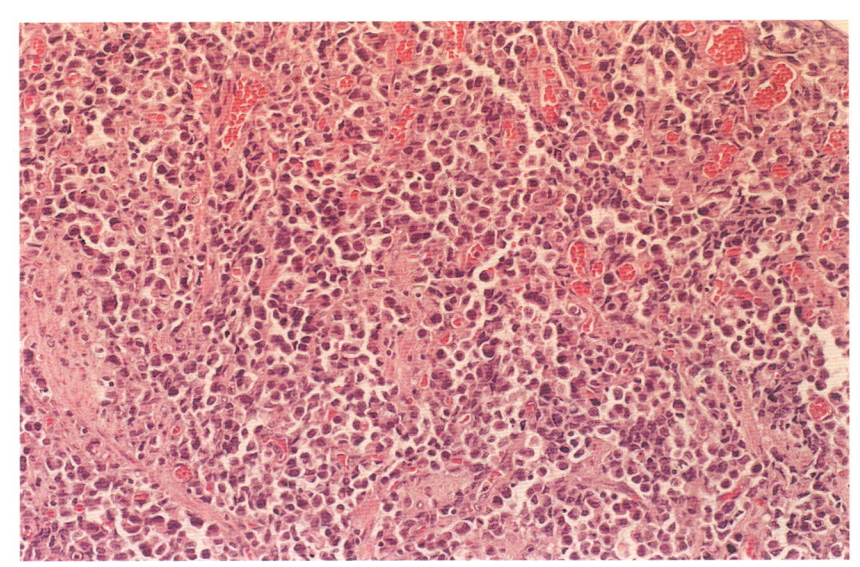

図 X-24　図 X-22 の粘膜内進展部の拡大
粘液細胞性腺癌からなる未分化型癌である．

d. 硬性腺癌(低分化腺癌，非充実型)の癌組織型分類への繰り込み[12]

　粘膜下組織以深へ浸潤している癌で，その粘膜内進展部の癌組織型が腺管を形成していない未分化型癌(粘液細胞性腺癌，索状腺癌)559 例の，粘膜下組織以深への浸潤部の癌組織型をみると，**表 X-7** に示すように，その大部分(88.2％)は硬性腺癌あるいはスキルスと呼ばれている癌組織像を呈している(図 X-25〜29，213〜214 頁参照)．すなわち，未分化型癌の大部分は粘膜内では粘液細胞性腺癌であり，それが粘膜以外の胃壁へ浸潤すると硬性腺癌と呼ばれる組織像に変貌する．このことは，粘液細胞性腺癌と硬性腺癌とは同じ癌であることを示している．それらは組織模様は異なってはいるが，癌細胞の細胞質には，粘液量の多少はあるが粘液産生が認められる．

　このように，癌細胞が形作る複雑な組織模様のうち，優勢な組織模様をもって胃癌組織型を分類しても，発育の場が異なることによってさらに変貌を遂げるから(図 V-9〜12，65，66 頁参照)，優勢な組織像をもって癌組織型を分類するということは，癌の組織像を想起することにたいしては便利かもしれないが，臨床病理学的にみれば，胃癌あるいは腺癌ということと同義であり，意味のないことである．癌組織型を分類するからには，ただ単に模様の種類を羅列するのではなく，その組織模様に臨床病理学的意義を見いだせるような分類であることが望ましい．しかしながら，現在一般的に用いられている分類によって，癌組織型別にその予後をみてみると，統計的有意差は認められていない．

表 X-7 未分化型癌の粘膜下組織以深への浸潤による
癌組織型変貌の頻度

粘膜内 ────────→ (浸潤) ────────→ 粘膜下組織以深

未分化型癌　559 例 ──→　┌→ 硬性腺癌　　　　493 例(88.2%)
　　　　　　(100%)　　　├→ 粘液結節性腺癌　 34 例(6.1%)
　　　　　　　　　　　　├→ 髄様癌　　　　　 31 例(5.5%)
　　　　　　　　　　　　└→ 腺扁平上皮癌　　 1 例(0.2%)

2．未分化型癌と分化型癌を組織学的にどのように振り分けるか？

　癌組織型の所見をより客観的に分類することができるようにするために，癌の粘膜内進展部の組織像を腺管形成の有無をもって2つの類（未分化型癌と分化型癌）に分類した．そして，そこから導かれた胃癌の組織発生の仮説を種々の観点から検討しても，大局的に矛盾が生ずることはなかった．

　組織発生の観点からは胃癌は大きく2つの型に分類でき，胃癌の組織型は多彩ではあるが，粘膜内癌ではその組織型は単純であり，腺管形成の有無をもって容易に分類できる．しかし，粘膜下組織以深への浸潤癌は多種多様であり，腺管形成の有無をもって分類できない癌組織型を，どのようにして2つの類に繰り込むことができるか，という問題が浮上する．

　それに対しては，胃癌の組織型分類においては，優勢な癌組織像ではなく，胃癌発生の場である粘膜内で発育進展している癌，つまり粘膜内癌の組織型，浸潤癌ではその粘膜内進展部が呈する癌組織型が，胃癌組織の基本型であり，粘膜内癌の大部分は腺管形成の有無をもって未分化型癌（胃型）と分化型癌（腸型）とに分類することができることを示した．しかし，胃底腺粘膜から発生したことが明らかな癌の組織型をみてもわかるように（表VII-5〜7，118頁参照），胃固有粘膜から発生した癌の大部分は腺管を形成していない未分化型癌であるが，頻度は低いけれども腺管を形成している癌も存在している．そのことは，[前提1]からは至極当然のことである．すなわち，胃固有粘膜から発生した癌という意味での未分化型癌は腺管を形成しないわけがなく，一部には細胞学的に胃固有粘膜上皮細胞に類似する細胞が腺管を形成している．つまり，癌組織発生の点で胃固有粘膜由来の腺管を形成する癌が存在する．このような癌は，多少紛らわしいことになるが，組織発生の点では胃固有粘膜から発生した癌ということで未分化型癌に属し，組織形態の点では腺管を形成しているので分化型癌となる．

　胃癌の組織発生の観点から組織型分類を行うためには，組織発生の点では胃固有粘膜から発生した癌ということで未分化型癌の類に属するが，形態的には腺管を形成しているということで分化型癌であるような癌を，腺管形成の癌全体のなかからいかに抽出するかということになる．すなわち，胃癌全体という集合のなかで，胃固有粘膜から発生した癌の

組織像の範囲を示すことによって未分化型癌の集合を決めれば，その補集合である分化型癌の集合も決定されることになる(図X-40, 221頁参照)．

a. 未分化型癌の粘膜内における一般的な組織所見

ここで，粘膜内における未分化型癌の組織所見を述べておこう．微小癌および小さな粘膜内癌を対象として胃癌の組織発生を導くにあたって，癌組織型を客観的に把握するために，純形態的に腺管形成の有無をもって2つの類に分類した．そして純形態的な観点から，腺管を形成していない癌を未分化型癌と命名した(Nakamura K et al, 1968)[22]．形態的な分化・未分化とは，正常粘膜上皮の構造と比較した場合のかけ離れの程度であるから，腺管を形成していない癌は，腺管形成の癌よりも形態的に未分化であるということからである．

胃癌の組織発生からは，胃固有粘膜から発生した大部分の癌は，粘膜内では粘液細胞性腺癌 mucocellular adenocarcinoma(図X-25)，印環細胞癌 signet-ring cell carcinoma(図X-26)，あるいは索状腺癌 trabecular adenocarcinoma(喜納, 1980)[11](図X-27)と呼ばれる組織像を呈している．粘膜内癌が大きくなると，これらの組織像が混在している頻度が高くなる．原則として，粘膜表層に印環細胞癌，粘膜中層には粘液細胞性腺癌，そして深層には索状腺癌が存在しているが，一般的には粘液細胞性腺癌が目立つ場合が多い．この未分化型癌の3層構造に対して，久保田・長与(1977)[6]は，それぞれC型細胞，B型細胞，A型細胞としている(図X-28)．

このように，未分化型癌は細胞の特徴をもって3つの異なる名称が付与されているが，それらに共通することは，粘液を産生していることであり，印環細胞癌，粘液細胞性腺癌，索状腺癌の順で粘液量が減少する．このような粘液産生量に関するいわゆる癌細胞の分化勾配ともいうべき所見が，粘膜内において局所的に認められる(図X-28)．未分化型癌は，それらの癌組織型の組織学的な総称である．未分化型癌細胞が産生する粘液は，一般的にPAS陽性・Alcian blue陰性の腺窩上皮を構成する粘液細胞に類似しているが，癌が大きくなると，粘膜内あるいは浸潤部では癌細胞の粘液はPAS陽性・Alcian blue陽性の杯細胞類似を示す場合が多くなる．この粘液が酸性粘液に変化するのは，癌組織発生および[前提1]の観点からは，癌細胞の粘液の性質に関する腸上皮化生の現象とみなすことができる．

未分化型癌の大部分は，粘膜内においては以上のような癌組織像を呈するが，そのような癌細胞が粘膜下組織以深へ浸潤すると，約90％は硬性腺癌あるいはスキルス癌と呼ばれる組織像に変貌する(図X-29)．

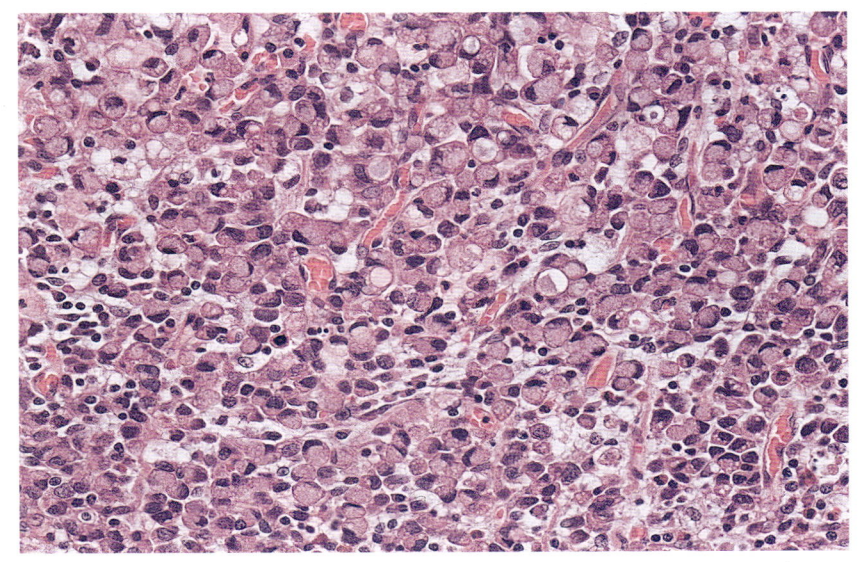

図 X-25　未分化型癌（粘液細胞性腺癌 mucocellular adenocarcinoma）
癌細胞の細胞質の多くは暗赤色を呈しているが，三日月状の核を有する細胞質の明るい印環細胞が散在性にみられる．写真下方には細胞質の粘液量の少ない小型癌細胞がみられる．

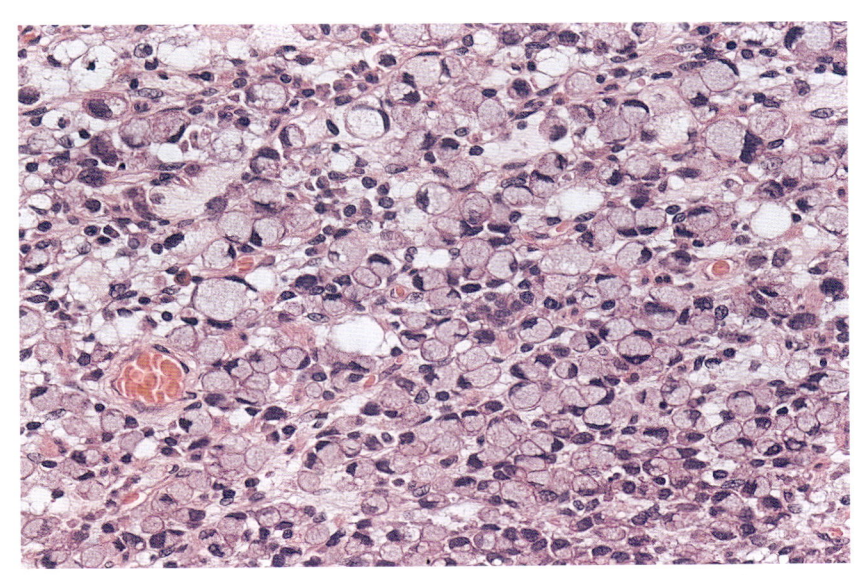

図 X-26　未分化型癌（印環細胞癌 signet-ring cell carcinoma）
細胞質内の粘液量が多く，そのために核は明るく細胞質の一縁に圧排されて三日月状を呈している．

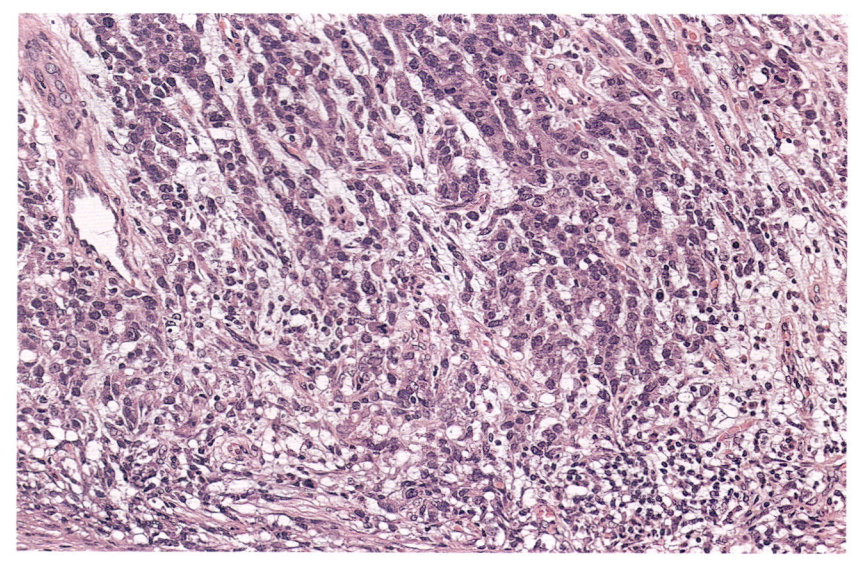

図 X-27　未分化型癌（索状腺癌 trabecular adenocarcinoma）
小型癌細胞が索状に配列している．細胞質は粘液量が少ないので，暗赤色を呈している．

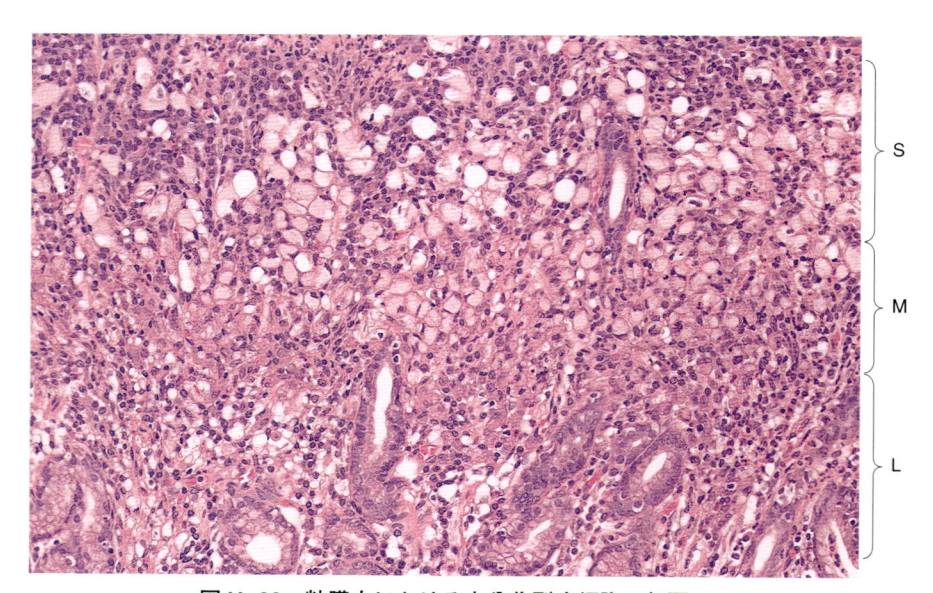

図 X-28　粘膜内における未分化型癌細胞の勾配
癌細胞は粘膜全層を占めていて，下層(L)に存在している癌細胞は小型で細胞質に粘液量は少なく暗赤色を呈している．粘膜表層(S)では癌細胞の多くは印環細胞型である．中層(M)に存在する癌細胞は粘液細胞性腺癌型を呈している．このような3層構造は未分化型癌の粘膜内進展部においてまれならず観察される．

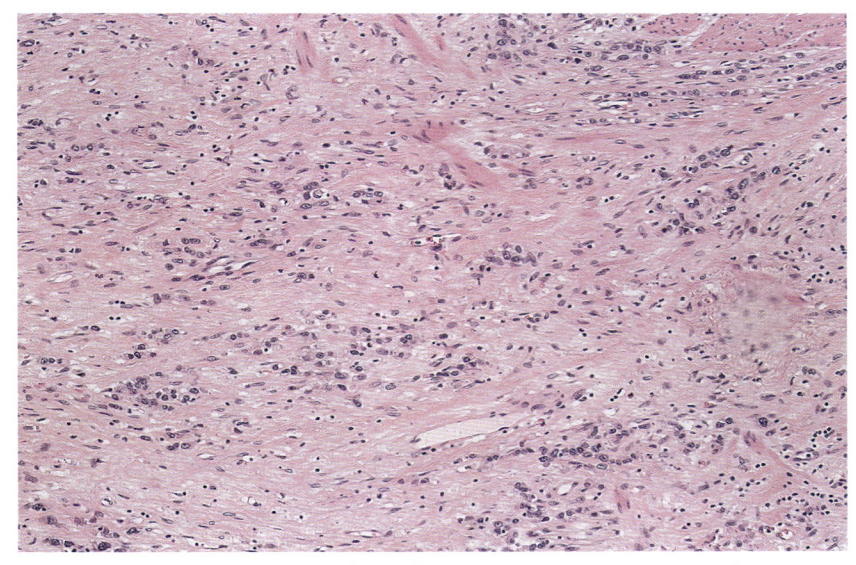

図 X-29　未分化型癌（硬性腺癌 scirrhous adenocarcinoma）
未分化型癌の粘膜下組織浸潤．小型癌細胞が腺管を形成することなく個々にバラバラに浸潤している．癌細胞の浸潤部に一致して線維組織増生が著明である．

b. 胃固有粘膜から発生する癌，未分化型癌の形態的認識は？

　未分化型癌は一般に粘膜内で腺管を形成していない場合が大部分である．したがって，癌組織発生の点で，粘膜内で腺管を形成していない癌ならば，胃固有粘膜から発生した癌であるとみなして誤る率は極めて低い．このことは，胃固有粘膜から発生する癌すべてが腺管を形成しないことを意味するものではない．[前提1]からは，胃固有粘膜から発生する癌も腺管を形成しないわけがなく，ただ胃固有粘膜から発生した癌は，腸上皮化生粘膜から発生した癌に比較して腺管形成の頻度が低いということなのである（表X-8）．

表 X-8　未分化型癌と分化型癌の腺管形成傾向とその頻度

	未分化型癌	分化型癌
腺管形成傾向	弱い	強い
腺管形成の頻度：		
腺管形成のない癌	大部分	まれ
腺管形成の癌	少ない	大部分

　生物現象の大部分は確率事象であるから，未分化型癌は絶対的に腺管を形成しないということではなく，分化型癌に対して相対的に腺管を形成しない頻度が高いということなのである．その頻度についてみると，胃底腺粘膜から発生して腺管を形成している癌はわずか3％に過ぎない（表Ⅶ-8参照）．また，粘膜内で粘液細胞性腺癌型である未分化型癌の中には，粘膜内あるいは浸潤部で幽門腺類似の構造を呈している場合がある（図X-30〜33）．

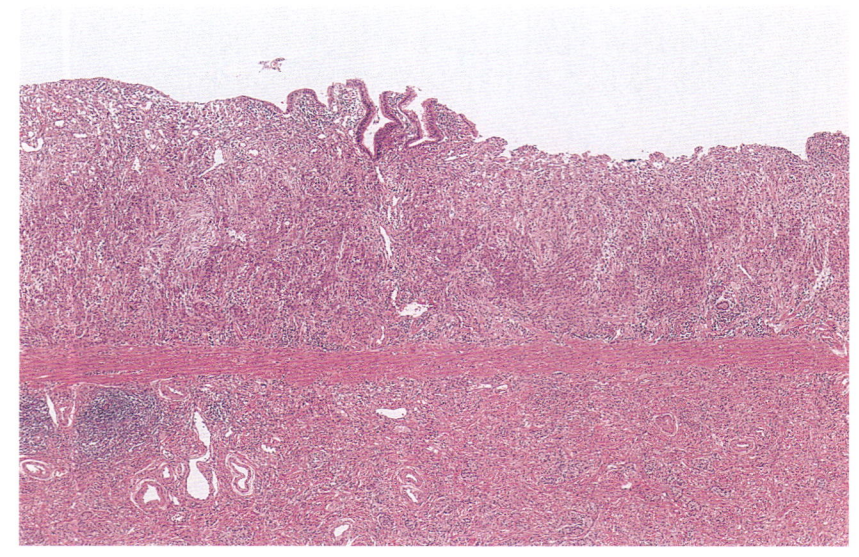

図X-30　粘膜内の癌は粘膜細胞性腺癌と索状腺癌からなる未分化型癌で，浸潤部で硬性腺癌型を呈している未分化型癌の割面

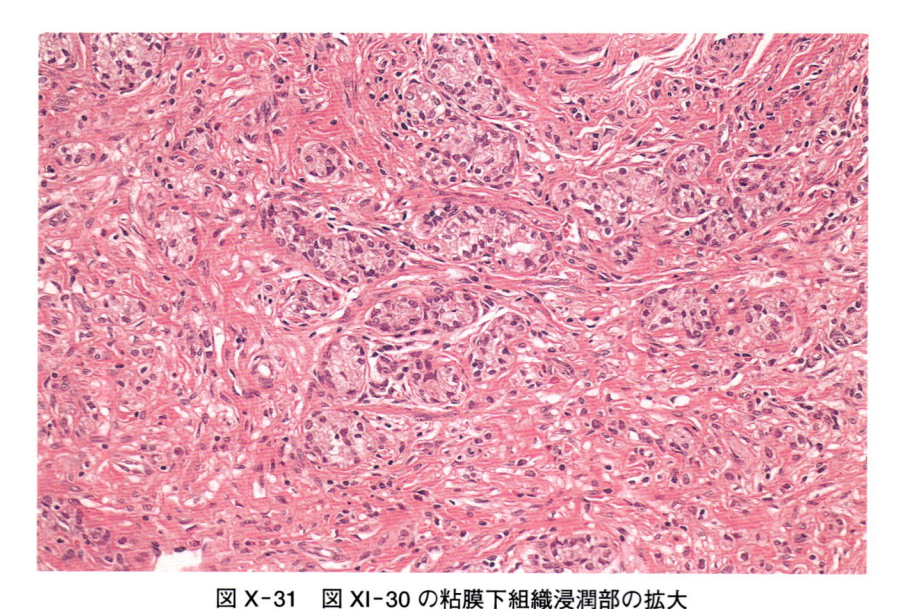

図X-31　図XI-30の粘膜下組織浸潤部の拡大
未分化型癌．粘膜下組織は硬性腺癌型であるが，その中に幽門腺類似の腺管が混在している．

　このように，腺管を形成している癌の一部には組織発生の点で胃固有粘膜から発生した未分化型癌に属する癌が存在していることを指摘し，そのような癌の形態認識についても記載しているにもかかわらず，あたかも腺管形成の有無が未分化型癌と分化型癌の区別の絶対的尺度であると主張しているかのように取り扱われている．すなわち，腺管を形成している癌のなかには粘液形質が胃型である癌が存在し，それを胃型分化型癌としている報

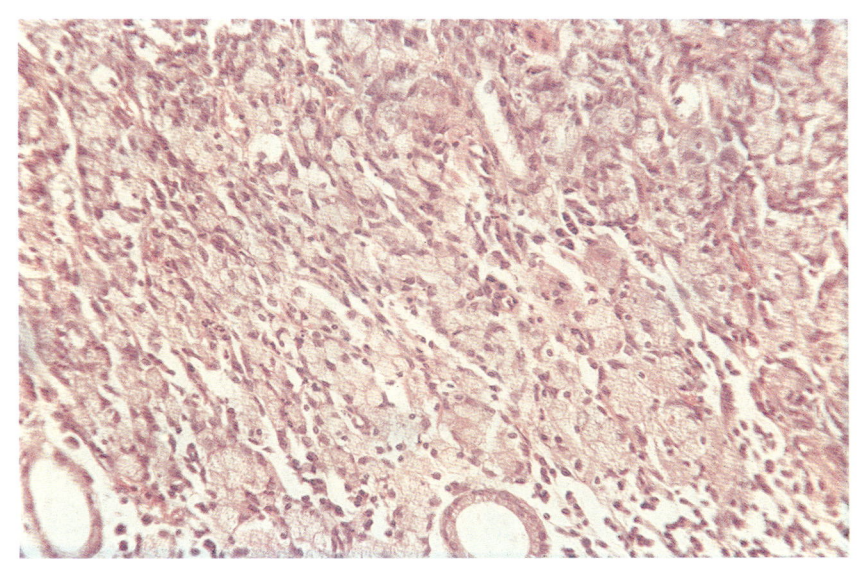

図 X-32　未分化型癌の粘膜内進展部
粘膜内で幽門腺類似の腺管を形成している．

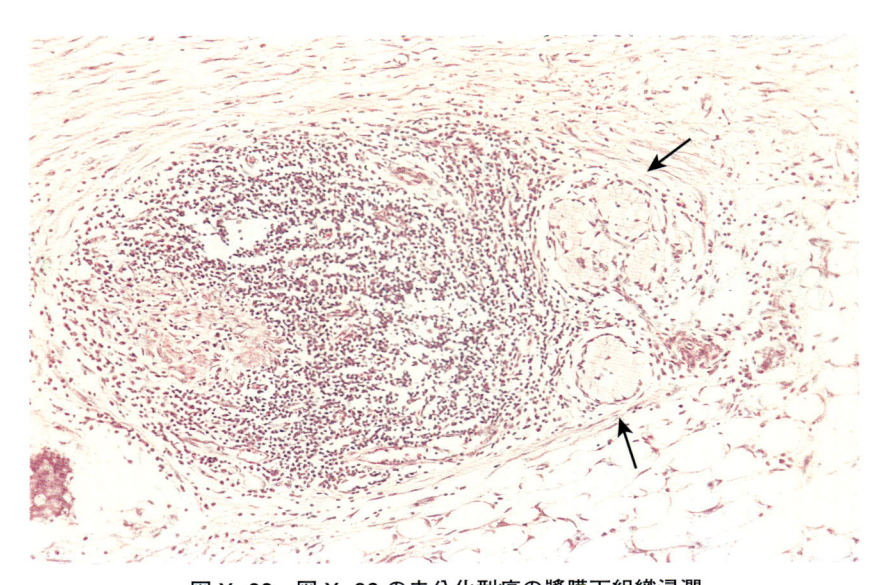

図 X-33　図 X-32 の未分化型癌の漿膜下組織浸潤
所属リンパ節に幽門腺類似の腺管がみられる（矢印）．この腺管のみに着目した場合には正常の幽門腺と区別できない．

告がみられる[23-28]．ここにおいて，胃固有粘膜から発生した腺管形成の癌，つまり腺管を形成していても，癌組織発生の観点からは未分化型癌に属する癌（胃型分化型癌）の形態的な認識が問題となる．

　胃固有粘膜から発生した癌のなかには，頻度は低いが腺管を形成する癌があり，それらの癌腺管の形態は，不規則な形をした小型腺管（図 X-34～36），幽門腺に類似した腺管（図

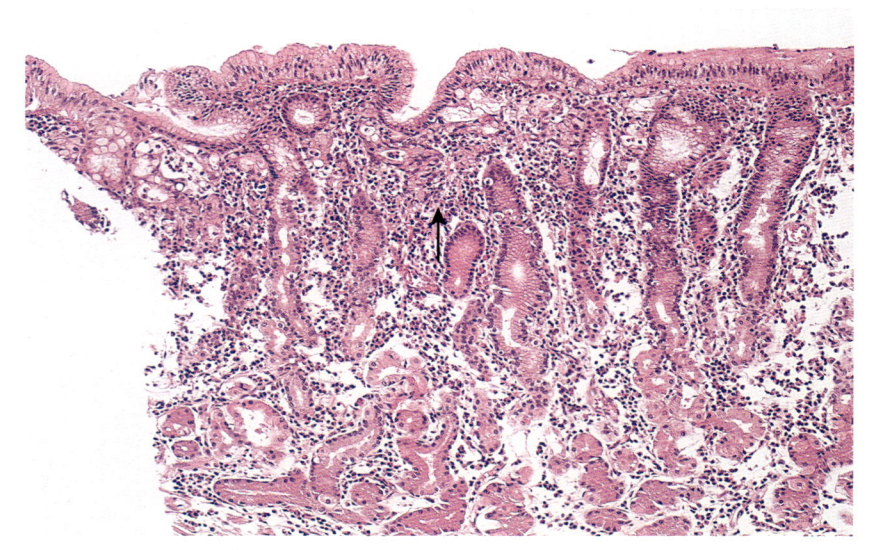

図 X-34　粘膜内で小型腺管を形成している未分化型癌(矢印)

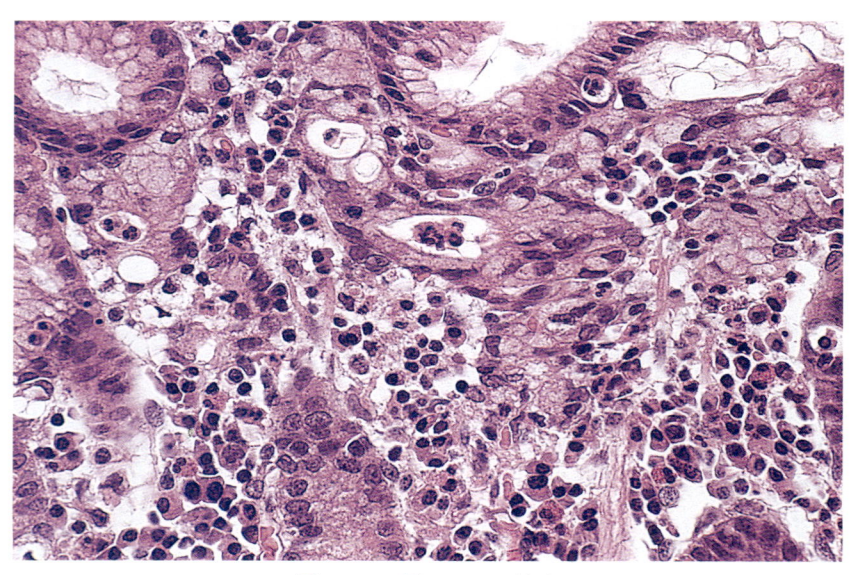

図 X-35　図 X-34 の拡大
不規則形をした小型腺管が異常な分岐・吻合を呈している(HE 染色).

X-31～33),胃固有粘膜の腺窩上皮に類似した癌上皮が形成する大型の腺管(図 X-37～39)の3つの型を挙げることができる.それらの細胞には,大小はあるが,粘液産生を認めることができる.癌腺管という形態のみで未分化型癌と分化型癌との2つの類に分類する場合には,どれくらいの大きさの腺管を境界として2型に分類するかということになるが,この問題は連続体の2分割ということになり,分割境界となる腺管の大きさを明確にする

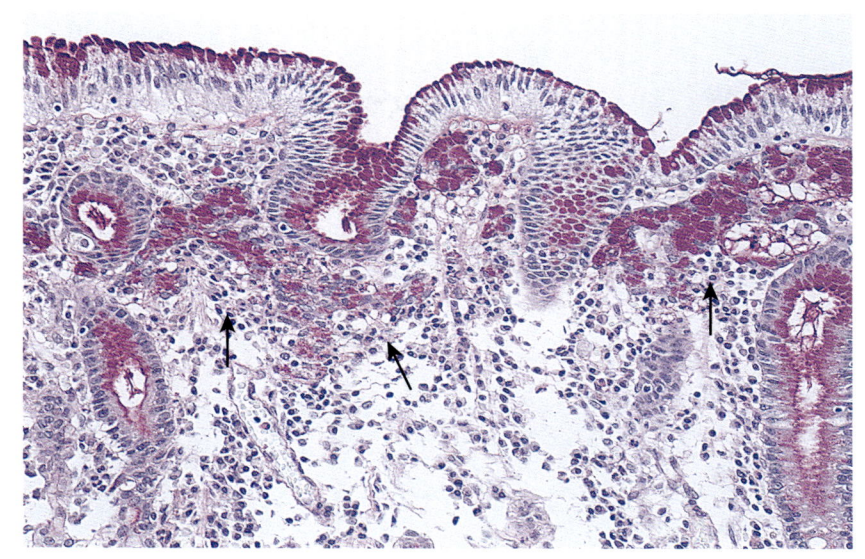

図 X-36　図 X-34 の拡大
癌細胞の細胞質にはPAS陽性の粘液産生がみられる（矢印）．PAS染色．

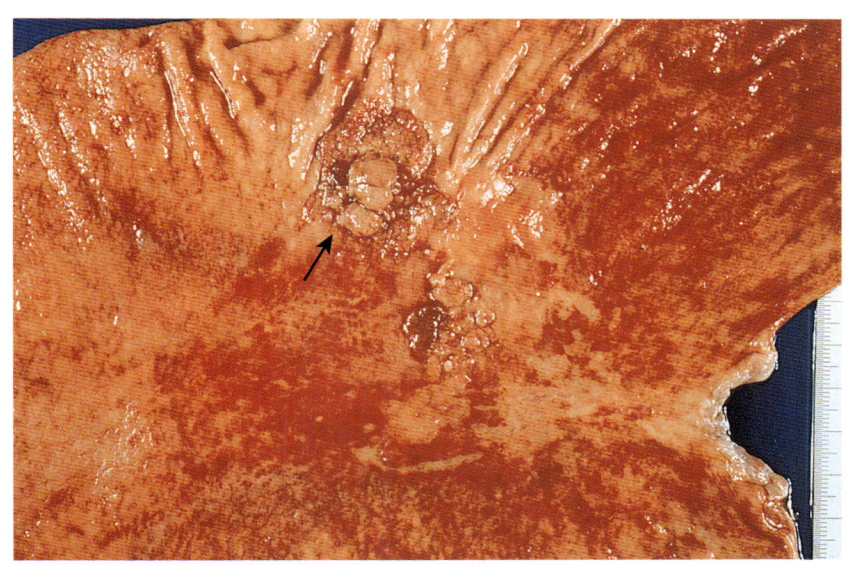

図 X-37a　胃底腺粘膜領域における隆起を伴うIIc＋IIa型未分化型癌の肉眼所見　大型陥凹面の一部に隆起がみられる（矢印）．

ことはできない．
　すなわち，胃癌の組織像は，一方には癌細胞が大型の乳頭管状を呈している腺管があり，他方には癌細胞が腺管を形成しないで個々にバラバラになっているものがある．その間には大小さまざまの形態をした腺管がある．
　ここで，癌細胞を点とみなして，胃癌組織像を極端に単純化すると，管状・乳頭管状の

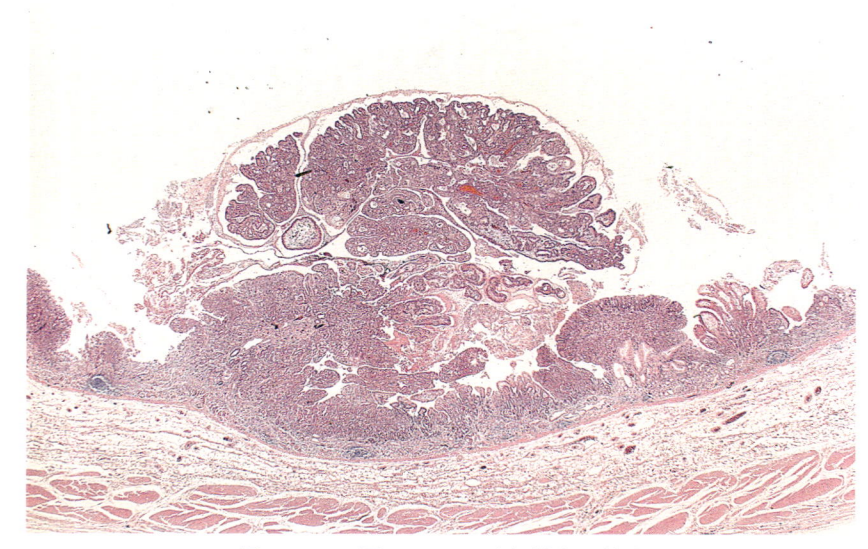

図 X-37b　図 X-37a の隆起部分の割面
粘膜の大部分は陥凹しているが，この部分は隆起している．

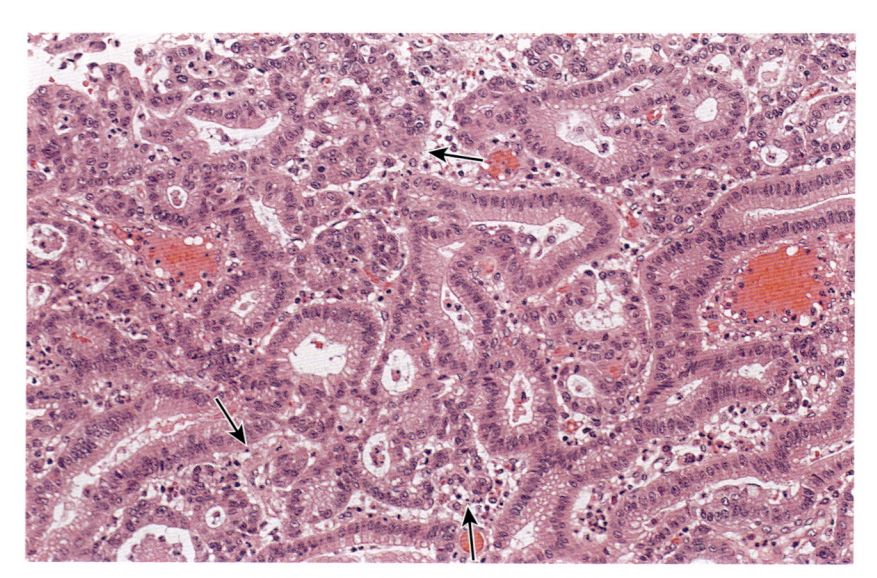

図 X-38　図 X-37b の隆起部の拡大
円柱状の癌細胞が不規則形腺管を形成している．癌細胞は腺窩上皮に類似している．癌細胞が小型腺管を形成している部分あるいは個々にバラバラである部分が散見される（矢印）．HE 染色．

癌は単純閉曲線，索状腺癌は線分，腺管を形成しないで個々にバラバラである癌は点と表現できる．平面上における1つの単純閉曲線を，切断することのない伸縮自由な線であるとすると，図 X-40 に示すように，大型の単純閉曲線 a は，1平面上で連続的に1点 P に収縮させることができる．大型単純閉曲線 a と点 P との間には無数の異なる単純閉曲線

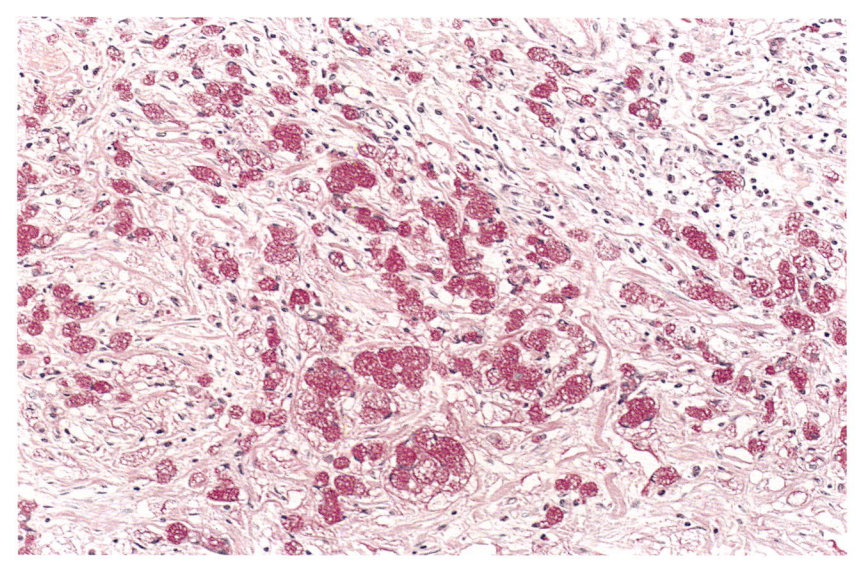

図 X-39　図 X-37a の粘膜下組織浸潤部の拡大
癌細胞は個々にバラバラに浸潤している．癌細胞の細胞質は PAS 陽性である（PAS 染色）．

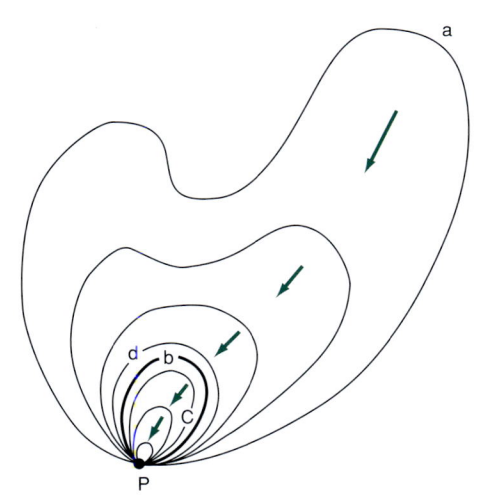

図 X-40　胃癌の腺管の極端な単純化による未分化型癌と分化型癌の図形認識
癌細胞を点とみなして癌腺管を極端に単純化すると，腺管は1平面における単純閉曲線となる．1平面における単純閉曲線 a は連続的に1点 P に収縮させることができる．乳頭管状腺癌 a から腺管を形成していないバラバラの未分化型癌 P に至る間には種々の大きさ・形をした腺管が無数に存在する．ここで，構造の点で単純閉曲線 b を境界として，それよりも大きい腺管を分化型癌，小さい腺管を未分化型癌とする．そうすると，思考上では単純閉曲線 b，近傍の単純閉曲線 c，d を区別することができても，実際にはそれらを区別することはできない．すなわち，連続体の二分割においては，その間に分割が不確実となる領域が存在することは必然である．

が存在する．胃癌組織を形態的に腺管の大きさをもって未分化型癌と分化型癌との2つの組に分けるということは，ある大きさの腺管，つまりある大きさの単純閉曲線 b を定めて，それよりも小さい単純閉曲線と点とを未分化型癌の組とし，一方，それよりも大きい単純閉曲線を分化型癌の組とするという，連続体の二分割である．単純閉曲線 b からかなりかけ離れた大きさの単純閉曲線の類別は容易であるが，単純閉曲線 b 近傍にある単純閉曲線 c，d をいずれの組に分類するかは，思考上では容易ではあっても実際には困難である．つまり，連続体の二分割であるから，分割点近傍には，どちらの類に属するかを決定できない不確実域が存在することは必然であり，形態的に未分化型癌と分化型癌を区別する腺管の大きさを厳密に決定することはできない．

それでは，おおよそどれくらいの大きさの腺管をもって未分化型癌とするかということになるが，大きさ決定のための方法は2つある．1つは，腸上皮化生のない胃底腺粘膜から発生したことが証明された癌で，その粘膜内における癌細胞のうち腺管を形成しているところを見いだし，その腺管の大きさまでのものをもって未分化型癌とする，ということである．他の1つは，粘膜以外の胃壁各層において，硬性腺癌の所見を呈している癌のなかには，粘膜内において小型腺管を形成している未分化型癌が存在するから，その腺管の大きさをもって未分化型癌とする，ということである．

この2つの方法によって未分化型癌とみなされた癌の粘膜内の組織所見は，ほぼ同じ組織像を呈している．すなわち，小型立方状の癌細胞が小型の腺管を形成し，それらの小型癌腺管は吻合あるいは不規則分岐を呈して，構造異型が著明であるという傾向がある．それらの小型癌細胞には粘液産生が認められる．このような所見からは，胃癌学会規約による分類では中分化型管状腺癌 moderately differentiated tubular adenocarcinoma（tub$_2$）の一部が未分化型癌に属していることになる．また，太田の胃癌組織型分類では，粘膜内で癌腺管が小型である癌が，粘膜下組織以深へ浸潤すると硬性腺癌となるので adenocarcinoma microtubulare scirrhosum（硬性小管状腺癌）と記述している癌である．もちろん，このようにして決定される未分化型癌のなかに分化型癌が入ってくる可能性はある．しかし，頻度のうえで未分化型癌である場合が多いことも確実である．久保・柳沢ら（1999）[24]は，浸潤癌の粘膜下組織以深の組織型が硬性腺癌型で，粘膜内進展部が腺管を形成している癌である場合，その粘膜内進展部の組織学的特徴を報告している．

一方，頻度は低いが，高円柱状細胞が大型の管状腺管あるいは乳頭管状腺管を形成している場合があり，この癌の細胞質には PAS 陽性の粘液産生が認められ，腺窩上皮に類似している（図 X-37〜39）．このような癌は，癌組織発生の点では胃固有粘膜由来であり，pylorocardiac carcinoma（Mulligan and Rember, 1954），あるいは腺窩上皮型管状腺癌 tubular adenocarcinoma of foveolar epithelium type（喜納：1980，石黒：1994）[11,20]と呼ばれる癌である．この腺窩上皮型管状腺癌は，一般的に癌としての異型度が軽度であるために，しばしば異型度著明な腺窩上皮型腺腫との組織学的鑑別診断が問題となる．

以上のように，胃癌の組織発生と組織型との関係については，胃固有粘膜から発生する癌の大部分は粘膜内で腺管形成のない癌であり，一方，胃の腸上皮化生粘膜から発生する

表 X-9　胃固有粘膜から発生した未分化型癌の組織学的特徴

1. 粘膜内において腺管形成傾向が極めて弱い癌である．
    - 印環細胞癌 signet-ring cell carcinoma
    - 粘液細胞性腺癌 mucocellular adenocarcinoma
    - 索状腺癌 trabecular adenocarcinoma（喜納）
2. 粘膜下組織以深へ浸潤すると，その約90％の癌は硬性腺癌 scirrhous adenocarcinoma を呈する．
3. 胃固有粘膜から発生する癌は，[前提1] からは腺管を形成するが，その頻度は低い．胃底腺粘膜から発生した未分化型癌の約3～5％が腺管形成の癌である．
    - 腺窩上皮型腺癌 foveolar epithelium type adenocarcinoma
    - 管状腺癌，中分化型 tubular adenocarcinoma, moderately differentiated (tub$_2$) の一部．
    - 小管状腺癌（太田）adenocarcinoma microtubulare
4. 癌が大きくなるか，あるいは粘膜下組織以深へ浸潤すると，杯細胞に類似する粘液を生産する場合がある（未分化型癌細胞の腸上皮化生）．

癌の大部分は腺管形成の癌であることから，形態の点でそれぞれ未分化型癌，分化型癌と命名したのである．以後，未分化型癌および分化型癌という用語は，組織形態を表現しているのではなく，癌組織発生を意味する用語として用いる．別の表現としては，未分化型癌を胃型の癌，分化型癌を腸型の癌とする場合がある（菅野，平山：1969）[16,17]．胃固有粘膜から発生した未分化型癌が粘膜内で呈する組織像の所見をまとめると，**表 X-9** のようになる．

3．胃癌組織型分類のあり方：胃癌の組織発生の観点から

　胃癌組織型分類を行う場合に，どの分類を使い，あるいはどのように記載することが実際により有用であろうか．胃癌の組織発生の観点から，胃癌組織型を粘膜内進展部の組織像をもって大きく未分化型癌と分化型癌とに二大別すると，癌の進展様式，肉眼型，転移様式，予後において差異を認めることができる．このように，実際において胃癌組織型を分類する場合には，臨床病理学的に意義を見いだすことのできる分類を行うことが望ましい（表 XI-1　未分化型癌と分化型癌の臨床病理学的差異，228頁参照）．臨床病理学的に意義を見いだすことのできない癌組織型分類は，ただ煩雑さが残るのみで，目的のない分類のための分類となり，ただ胃癌ということだけで十分である．

　一方，優勢な癌組織像をもってなす組織型分類は，癌の組織像をよく表現しているものの，各組織型の間に予後あるいは他の臨床病理学的なことについての有意差が認められていない．それにもかかわらず，何故に煩雑な癌組織型分類を用いるのか，分類の目的が不明瞭である．また，優勢な組織像をもってなす癌組織型分類では，胃癌発生から一般的に発見される大きさの進行癌に発育進展するまでの過程で，牛若丸が発育成長して成人式（元服式）を迎えて源義経と改名したように，粘液細胞性腺癌と呼ばれていた粘膜内癌が，粘膜下組織以深へ浸潤し大きく発育して硬性腺癌へと改名する"成癌式"があることになる．癌が発育することによって名称が変わるという"成癌式"の存在は，冷たい論理の要求され

表 X-10　生検組織と手術胃の癌組織型の対応

生検組織の 癌組織型	切除胃の癌組織型							合計
	乳頭管 状腺癌	管状腺癌	硬性腺癌	粘液細胞 性腺癌	粘液腺癌	髄様癌	腺扁平 上皮癌	
乳頭管状腺癌	46	16	2	1	3	0	0	68
管状腺癌	55	105	23	8	2	3	0	196
硬性腺癌*	5	11	57	10	3	3	0	89
粘液細胞性腺癌	0	2	54	67	5	0	0	128
粘液腺癌	0	0	0	0	0	0	0	0
髄様癌	0	0	0	0	0	0	0	0
腺扁平上皮癌	0	0	0	0	0	0	0	0
合計	106	134	136	86	13	6	0	481

*小管状腺癌

(天野育造：1971)[18]

表 X-11　胃癌組織発生からみた癌組織型分類

基本型(粘膜内における癌組織型)	修飾型(優勢な癌組織型)
未分化型癌 undifferentiated carcinoma(胃型) 分化型癌 differentiated carcinoma(腸型)	粘液細胞性腺癌型 硬性腺癌型(低分化腺癌非充実型) 小腺管腺癌型(tub_2の一部) 管状腺癌型 髄様腺癌型(低分化腺癌充実型) 粘液腺癌型 腺扁平上皮癌型

癌組織型の表現：(基本型),(優勢な癌組織型)
　　未分化型癌, 硬性腺癌型 undifferentiated carcinoma, scirrhous type(図 X-29)
　　未分化型癌, 髄様腺癌型 undifferentiated carcinoma, medullary type(図 X-13〜15)
　　分化型癌, 粘液結節型 differentiated carcinoma, muconodular type(図 X-4〜6)
　　分化型癌, 髄様腺癌型 differentiated carcinoma, medullary type(図 X-10〜12)
　　分化型癌, 腺扁平上皮型 differentiated carcinoma, adenosquamous type(図 X-16〜21)

る医科学のなかにおける1つのユーモアであるのかもしれないが….

　生検による癌の組織型を考えた場合，1つの胃癌で，生検組織による癌組織型と，手術標本による癌組織型とが同一とならない癌が存在することになる(表 X-10)．なぜならば，生検組織は一般に粘膜から採取される場合が多く，粘膜内に存在する癌の組織型の大部分は未分化型癌(粘液細胞性腺癌，索状腺癌)と分化型癌(管状腺癌，乳頭管状腺癌)であって，粘液癌，硬性腺癌などの癌組織型はまれであるからである．

　胃癌組織型の最終決定は，切除胃における優勢な癌組織像をもってなす，という条件のもとでは，生検組織の癌組織型と切除胃のそれとの不一致は問題とはならないであろう．しかし，採取される生検組織の大部分は粘膜からのものであり，そこからは未分化型癌か分化型癌かの情報を治療前に得ることができ，治療法選択のための1つの資料となる．未分化型癌と分化型癌とでは，生体内における生物学的振る舞いが異なるからである．それ

にもかかわらず，生検による癌組織型を，切除胃における優勢な癌組織像をもって置き換える意義はどこにあるのであろうか．癌組織発生とは無関係に予後がよいとされている，限局性発育を示しリンパ球浸潤を伴う髄様腺癌 medullary carcinoma with lymphoid stroma については[15]，意義が認められるのかもしれないが….

以上のようなことから，胃癌組織型についての表現は，**表 X-11** に示すように，まず初めに，癌の生物学的な振る舞いにおいて差異の認められる胃癌の組織発生に基づいた分類，すなわち癌の粘膜内進展部の組織型を記載し，続いて優勢な組織像を形容詞的に併記することが望ましい．そうすることによって癌の生物学的振る舞いを，そして優勢な癌組織型からは癌の容姿を知ることができるとともに，髄様腺癌の場合にはその予後が比較的良好であることを知ることもできる．また，術前に未分化型の進行癌であることがわかれば，びまん性に浸潤するという性質があるので，手術時の胃切除線の決定においてそのことを十分に考慮し，また腹膜播種を生じやすい特徴があるので，手術時にその対処をすることも可能となる[19]．さらには，X 線・内視鏡的に胃体部の小さな IIc 型未分化癌と診断しても，後に述べる潜在的 linitis plastica 型進行癌である場合もまれならず存在するから，胃手術あるいは粘膜切除においては，再手術を避けるためにその状態を完全に否定しておく必要がある．一方，術前に粘膜下組織以深へ浸潤している分化型癌であることがわかれば，分化型癌は血行性の肝転移の頻度が未分化型癌よりも高いので，それに対する注意を十分に払うこともできることになる[19]．

【文献】

1) 遠藤次彦，西俣嘉人，馬場保昌，中村恭一，他：胃癌特殊型の病理形態―粘膜部と浸潤部の対応．第 32 回日本癌学会総会記事．p22, 1973 年 10 月（東京）
2) 胃癌研究会（編）：外科・病理胃癌取扱い規約．第 4 版．金原出版，1965
3) 胃癌研究会（編）：外科・病理胃癌取扱い規約．第 9 版．金原出版，1974
4) Järvi O, Lauren P : On the role of heterotopias of the intestinal epithelium in the pathogenesis of gastric cancer. Acta Pathol Microbiol Scand 29 : 26-44, 1951
5) Järvi O : Histogenesis of gastric cancer. XI International Cancer Congress (Florence). Abstracts I, p105, 1974
6) 久保田 洌，山田靖治，伊藤正夫，他：胃印環細胞癌の組織化学的研究．胃と腸 12 : 819-824, 1977
7) Lauren P : The two histological main types of gastric carcinoma ; Diffuse and so-called intestinal-type carcinoma. An attempt at a histo-chemical classification. Acta Pathol Microbiol. Scand 64 : 31-49, 1965
8) Mulligan RM, Rember RR : Histogenesis and biologic behavior of gastric carcinoma : Study of one hundred thirty-eight cases. Arch Path 58 : 1-25, 1954
9) Ming Si-C : Gastric carcinoma. A pathobiological classification. Cancer 39 : 2475-2485, 1977
10) 中村恭一，菅野晴夫，高木国夫，熊倉賢二：胃癌の組織発生とその立場から見た胃癌の基本型．日本癌学会合同シンポジウム記録，pp64-70, 1970
11) 中村恭一，喜納 勇：消化管の病理と生検組織診断．医学書院，1980
12) 中村恭一，斉藤洋子：スキルス胃癌の臨床病理．最新医学 41 : 951-959, 1986
13) 太田邦夫：胃癌の発生．日病会誌 53 : 3-16, 1964
14) Oota K, Sobin LH : International Histological Classification of Tumours. No.18 : Histological Typing of Gastric and Oesophageal Tumours. World Health Organization, Geneva, 1977
15) Watanabe H, Enjoji M, Imai T : Gastric carcinoma with lymphoiid stroma. Its morphologic characteristics and prognostic correlations. Cancer 38 : 232-243, 1976
16) 平山 雄：異なった 2 つの胃癌の提唱．疫学の立場から．医学のあゆみ 71 : 643-645, 1969

17) 菅野晴夫,他:異なった2つの胃癌の提唱.病理学の立場から.医学のあゆみ 71:641-643,1969
18) 天野育造,中村恭一,菅野晴夫,高木国夫:胃生検と切除胃の病理組織学的対応.癌の臨床 17:517-528,1971
19) 中島聡総,他:早期胃癌治療の問題点1.術後再発.臨床科学 17:272-277,1981
20) 石黒信吾:胃腺窩上皮型癌の意義.その組織発生と未分化型との関係.阪大医誌 39:839-848,1994
21) Nakamura K, Sugano H, Takagi K, et al : Carcinoma of the stomach in incipient phase : Its histogenesis and histological appearances. GANN 59 : 251-258, 1968
22) 中村恭一,菅野晴夫,高木国夫,熊倉賢二:胃癌の組織発生.原発性微小胃癌を中心とした胃癌の光顕・電顕的ならびに統計的研究.癌の臨床 15:627-647,1969
23) 八尾隆史,椛島 章,上月俊夫,他:胃型分化型腺癌—新しい抗体を用いた免疫染色による癌の形質判定.胃と腸 34:477-485,1999
24) 久保起与子,柳沢昭夫,二宮康郎,他:HE染色による胃型分化型腺癌の病理学的特徴.胃と腸 34:487-494,1999
25) 西倉 健,渡辺英伸,味岡洋一,他:胃型分化型腺癌の判定基準と病理学的特徴.胃と腸 34:495-506,1999
26) 小関啓太,滝沢登一郎,小池盛雄,他:胃型・腸型分類からみた胃高分化型癌の悪性度.胃と腸 34:507-512,1999
27) 服部隆則,九嶋亮治,杉原洋行,他:胃型ならびに腸型分化型腺癌の遺伝子変化—組織発生と進展を考慮して.胃と腸 34:527-537,1999
28) 吉野孝之,下田忠和,斉藤 敦,他:早期胃癌における胃型分化型腺癌の肉眼的特徴とその臨床治療.胃と腸 34:513-525,1999

XI. 未分化型癌と分化型癌の臨床病理学的差異

　未分化型癌と分化型癌とでは，胃壁における組織学的発育様式，および他臓器への進展様式が異なる．それがゆえに，粘膜内癌においては肉眼型の差として，進行癌では肉眼型と他臓器への転移様式と転移巣の形態の違いとして現れてくる．さらに，他臓器への進展様式の違いは症状の現れ方に反映している（**表 XI-1**）．

1．胃癌組織型と肉眼所見

a. 進行胃癌

　進行胃癌 gastric carcinoma in advanced phase は，癌が胃固有筋層およびそれ以深へ浸潤している癌と定義され，その肉眼型分類は，わが国では Borrmann 分類が一般に広く用いられ，1型（隆起型），2型（限局潰瘍型），3型（びまん潰瘍型），4型（びまん浸潤型）の4型に分類されている．「胃癌取扱い規約」は Borrmann 分類を採用し，肉眼型の記載には"Borrmann"を省略して，それぞれ1型，2型，3型，4型とし，さらにそれら4型にあてはまらない型を5型としている．

　胃癌の肉眼型と癌組織型との間には，ある一定の傾向がみられる．すなわち未分化型癌は，粘膜下組織以深へ浸潤すると一般的にびまん性発育 infiltrative growth を呈するので，肉眼的には4型あるいは3型を呈する傾向があり，2型は少なく，そして1型はまれである．一方，分化型癌は，胃壁で膨張性（限局性）発育 expansive growth を呈するので，肉眼的には2型を呈する場合が最も多く，3型，1型の順で少なくなり，4型を呈する分化型癌はまれである．

　長与（1976）[5] は，Borrmann 分類と「胃癌取扱い規約」の分類との関係について，Borrmann 1型と Borrmann 2型では高分化腺癌，Borrmann 4型では低分化腺癌が優位を示すが，Borrmann 3型では優位性が明瞭でないと述べている（**表 XI-2**）．長与による表で，分化型癌を高・中分化腺癌，未分化型癌を低分化腺癌として，癌組織型別にみた Borrmann 分類の各類の頻度を算出してみると，**表 XI-3** に示すように，分化型癌は Borrmann 2型が 75% と多く，そして未分化型癌は Borrmann 3型，4型がそれぞれ 46%，41% と多い．したがって，胃癌の肉眼型が Borrmann 2型である場合は，その組織型は分化型癌，Borrmann 4型である場合は，その組織型は未分化型癌であるとみなして誤る率は低い．

表 XI-1　未分化型癌と分化型癌の臨床病理学的差異

		未分化型癌（胃型）	分化型癌（腸型）
発生母地		胃固有粘膜（胃底腺粘膜，幽門腺粘膜，噴門腺粘膜）	胃の腸上皮化生粘膜
癌組織の基本型		粘液細胞性腺癌，硬性腺癌	乳頭状腺癌，管状腺癌
癌組織の単純化		点または線分	単純閉曲線
進展様式		びまん性	限局性
肉眼型　早期癌		陥凹型（IIc, IIc＋III）この癌はほとんど陥凹型	隆起型と陥凹型の両方がある（I, IIa, IIc, IIc＋III）隆起型であれば，ほとんどこの癌
肉眼型　進行癌		Borrmann 4, 3 型（Borrmann 2, 1 型はまれ）	Borrmann 2, 1, 3 型（Borrmann 4 型はまれ）
早期癌X線所見　隆起型		少ない（図XI-1〜3）	異型上皮巣との鑑別が必要
早期癌X線所見　陥凹型	辺縁	明瞭	不明瞭
早期癌X線所見　陥凹型	陥凹面	粗大顆粒状　顆粒：多数あり，大きさ不規則	胃小区様または平滑　顆粒：少ない
肝転移（図XI-19, 20）		頻度低い　リンパ行性　びまん性	頻度高い　経門脈　結節状
肺転移（図XI-21〜24）		リンパ行性（肺門部から逆行性に）　癌性リンパ管炎（癌性胸膜炎）　X線：肺紋理の増強	血行性　結節状　X線：結節状の散布巣
腹膜播種		（＋）	ほとんどなし
腹水		（＋＋＋）（癌性腹膜炎による）	（＋）（肝転移による門脈圧亢進）
黄疸		（±）	（＋＋＋）
術後5年生存率　大きさ4 cm 以下	早期癌	95％＞85％	
術後5年生存率　大きさ4 cm 以下	浸潤 pm〜ss	85＞60	
術後5年生存率　大きさ4 cm 以下	浸潤 s	58＞50	
術後5年生存率　大きさ4 cm 以上	浸潤 pm〜ss	78＞65	
術後5年生存率　大きさ4 cm 以上	浸潤 s	27＜38	
年齢		若年者に多い	高年者に多い
性		女性に多い	男性に多い
時代的変遷（日本）		相対的に増加の傾向	相対的に減少の傾向

Lauren(1965)の胃癌組織型分類では intestinal type carcinoma と diffuse carcinoma としてあるが，diffuse carcinoma は肉眼・組織水準で癌細胞がびまん性に浸潤するという特徴を表し，intestinal type carcinoma は癌細胞の細胞水準における特徴をとらえた命名であり，その命名には統一性がない．また，diffuse carcinoma が粘膜内癌である場合には適切な用語ではない．intestinal type carcinoma と diffuse carcinoma の粘膜内における拡がり方は，両者ともほぼ同じであり，びまん性，限局性の判別は難しい．一方，Ming(1977)による胃癌の2分類では expanding type と infiltrative type としており，癌の肉眼・組織水準での発育様式の特徴をとらえた命名となっている．しかし，癌の進展様式に

表 XI-2　胃癌の肉眼型と組織型との関係

肉眼型 (Borrmann 分類)	組織型の分化度			症例数
	高	中	低	
1型	90.7%	9.3%	0%	54例
2型	74.4%	20.3%	5.3%	2,024例
3型	20.4%	32.9%	46.7%	828例
4型	5.5%	22.0%	72.5%	473例

(長与：1976)

表 XI-3　長与の統計(表XI-2)より算出された分化型癌と未分化型癌の Borrmann 分類

Borrmann 分類	分化型癌	未分化型癌
1型	2%	0%
2型	75%	13%
3型	17%	46%
4型	5%	41%

よる expanding type あるいは infiltrative type という名称は，進行癌においては適切な表現であっても，粘膜内癌には適用することのできない表現である．

b. 早期胃癌

　早期胃癌 gastric carcinoma in early phase は，所属リンパ節転移の有無とは無関係に，癌の胃壁浸潤が粘膜下組織までの癌と定義されている．その肉眼型分類は，日本消化器内視鏡学会(1962)と胃癌研究会(1963，現在の胃癌学会)とが協力して定めたもので，現在では世界的に広く用いられる分類となっている[4]．

　早期癌の肉眼型を癌組織型別にみると，表 XI-4 に示すように，未分化型癌の大部分は陥凹型(IIc 型，IIc＋III 型，III 型)であって，隆起型(I 型，IIa 型，IIa＋IIc 型)は少ない(図 XI-1～3)．一方，分化型癌では，陥凹型と隆起型の頻度がほぼ同じである(表 XI-4)．これらの傾向から，早期癌が肉眼的に隆起型である場合には，その癌組織型は分化型であるとみなしても差し支えない．早期癌が肉眼的に陥凹型である場合，その癌組織型の頻度は，表 XI-4 から，分化型癌：未分化型癌＝1：2.7 と，未分化型癌が約3倍高い．

　癌組織は正常粘膜よりもびらん・潰瘍化しやすい傾向があり，特に未分化型癌においてはその傾向が強いので(表 III-8，21頁参照)，IIc 型早期癌では癌組織型の違いによる肉眼所見の差として現れてくる．陥凹型の未分化型癌と分化型癌とは肉眼所見が異なるので，X 線・内視鏡的に癌組織型の鑑別診断が可能である．

　馬場ら(1975, 1977)[1,2]は，陥凹型早期癌の組織型，肉眼所見，ならびに X 線所見の比較検討から，癌の陥凹面と辺縁の所見において未分化型癌と分化型癌との間に違いがあると報告している．それらの所見を簡潔にまとめると，表 XI-5 に示すようになる．すなわち，IIc 型未分化型癌の肉眼的特徴は，陥凹表面は IIc 型分化型癌のそれよりも深く，びらん

表 XI-4　早期胃癌の肉眼型と組織型

癌組織型	肉眼型		合計
	隆起型 （I 型，IIa 型，IIa + IIc 型）	陥凹型 （IIc 型，IIc + III 型，III 型）	
分化型癌	46 (44%)	59 (56%)	105 (100%)
未分化型癌	3 (2%)	161 (98%)	164 (100%)
合計	49	220	269 例

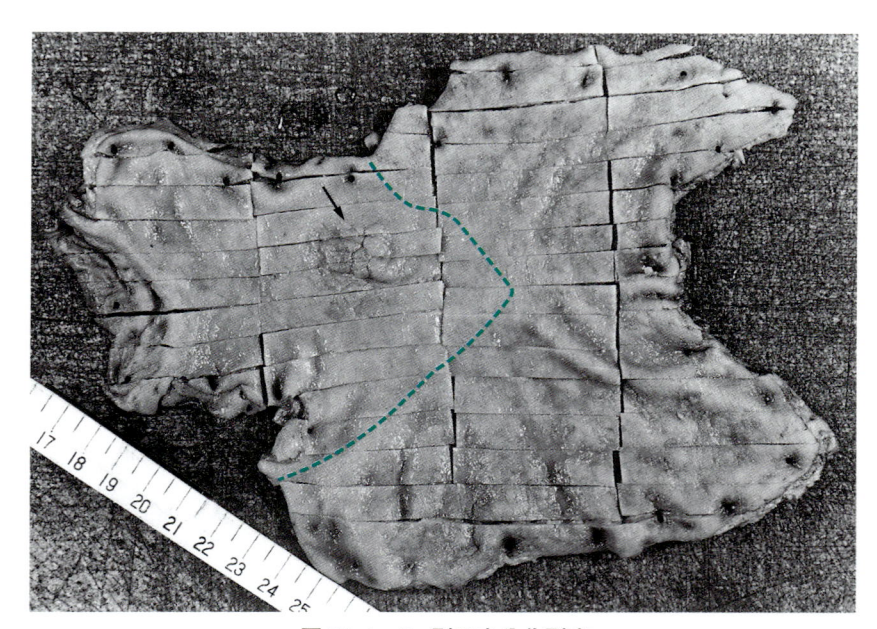

図 XI-1　IIa 型の未分化型癌
限局性隆起（矢印）の表面は粗大顆粒状で輪郭は不規則である．未分化型癌で隆起型を呈する早期癌は少ない．点線：f 境界線．

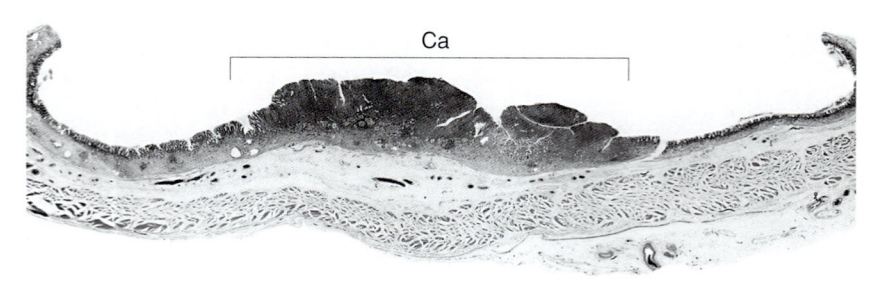

図 XI-2　図 XI-1 の IIa 型未分化型癌の一割面
粘膜内癌である（Ca）．癌の周囲粘膜は萎縮性である．

表 XI-5　IIc 型早期癌における未分化型癌と分化型癌の肉眼形態所見の差異

肉眼所見	癌組織型	
	未分化型癌	分化型癌
陥凹面：		
深さ	深い	浅い
表面の性状	びらん状	胃小区模様
再生粘膜島	有，多い	無
陥凹辺縁：		
正面像	明瞭，平滑な曲線状	不明瞭，棘状，ジグザグ
側面像	急峻，断崖状	なだらかに陥凹

（馬場ら：1975, 1977）

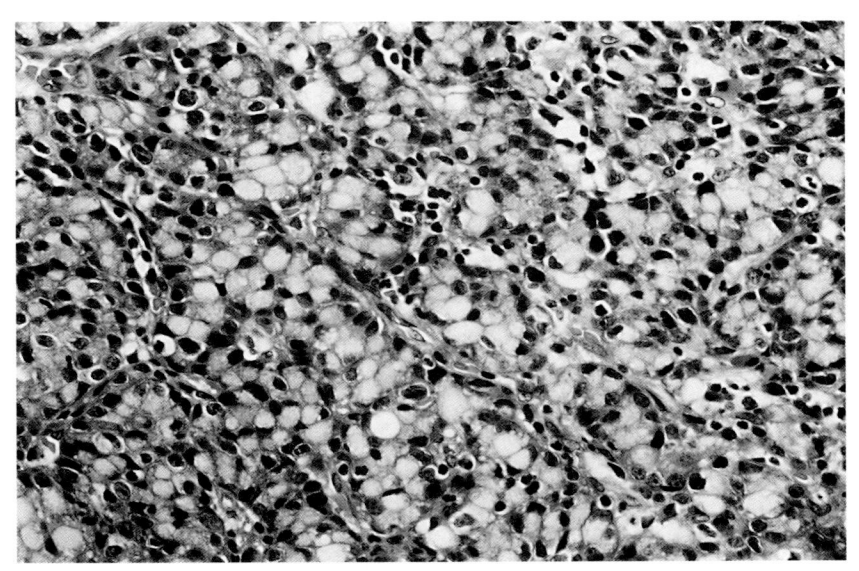

図 XI-3　図 XI-2 の癌の拡大
未分化型癌（粘液細胞性腺癌）である．

が広い範囲にわたって存在するので，癌の粘膜内進展によって取り残されている正常上皮が局所的に再生して再生粘膜島を形成し，陥凹面はそのために顆粒状を呈している．陥凹面はびらん状であるため，正常粘膜との境界は明瞭で，陥凹の辺縁は一般に急峻・断崖状である（図 XI-4～6）．一方，IIc 型分化型癌の肉眼所見は，陥凹は浅く表面は平滑あるいはアレア模様を呈していて，びらん形成はないか，あるいは局所的にみられるのみである．そのため陥凹面内には再生粘膜島はほとんど認めることができない．分化型癌の表面には広範なびらん形成がみられないので，癌と正常粘膜の境界では，癌の表面が緩やかな斜面を形成している（図 XI-7～9）．

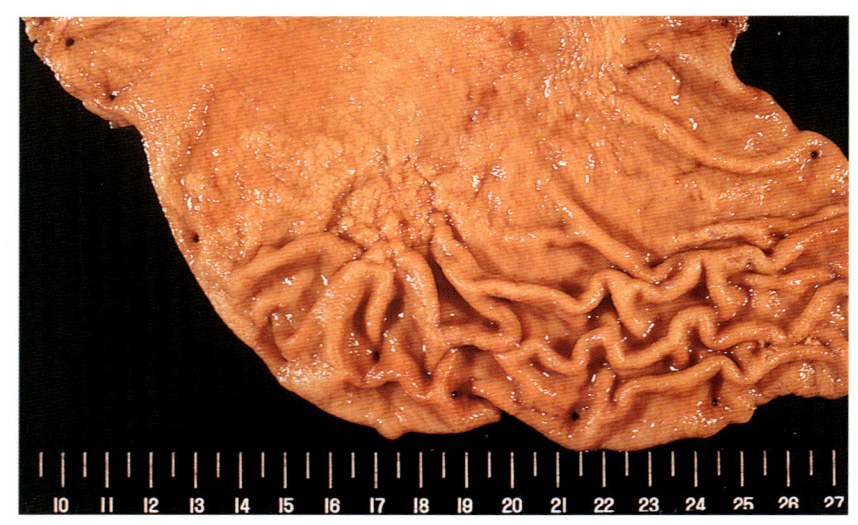

図 XI-4　IIc 型未分化型癌の肉眼標本
癌浸潤の粘膜部分は深く陥凹していて，その辺縁は明瞭である．陥凹面には，顆粒状の再生粘膜島が数個みられる．

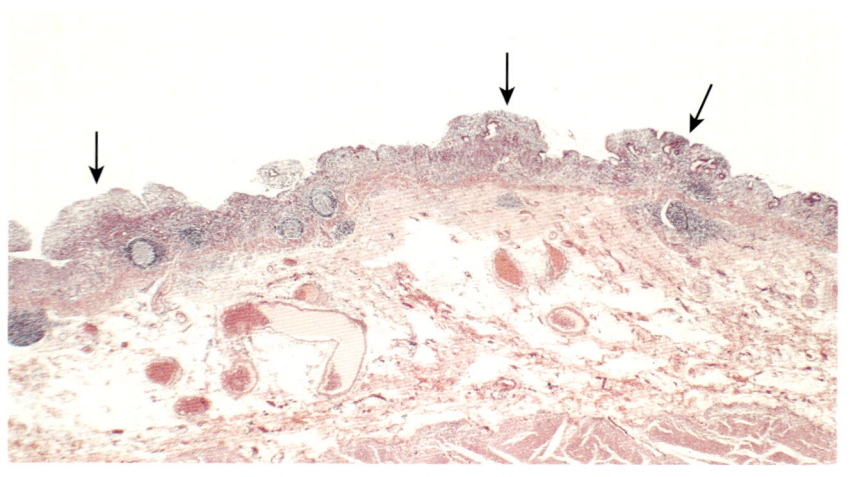

図 XI-5　図 XI-4 の IIc 型癌の一割面
癌細胞には粘膜内を浸潤していて，その部位の粘膜表面はびらん状である．そのびらん面の中に再生粘膜島(矢印)が3個所にみられる．粘膜内癌である．

　以上のような陥凹型早期癌の未分化型癌と分化型癌の肉眼所見の差異については，長与[5]も，IIc 型早期癌を IIc′ 型と IIc″ 型の2型に分類している(**図 XI-10**)．すなわち，IIc′ 型は癌表面の陥凹のみで癌表面にはびらんがない癌であり，IIc″ 型は癌表面にびらんが存在する癌としている．長与の IIc′ 型は分化型癌の肉眼所見に，そして IIc″ 型は未分化型癌のそれにほぼ一致する．

1. 胃癌組織型と肉眼所見　233

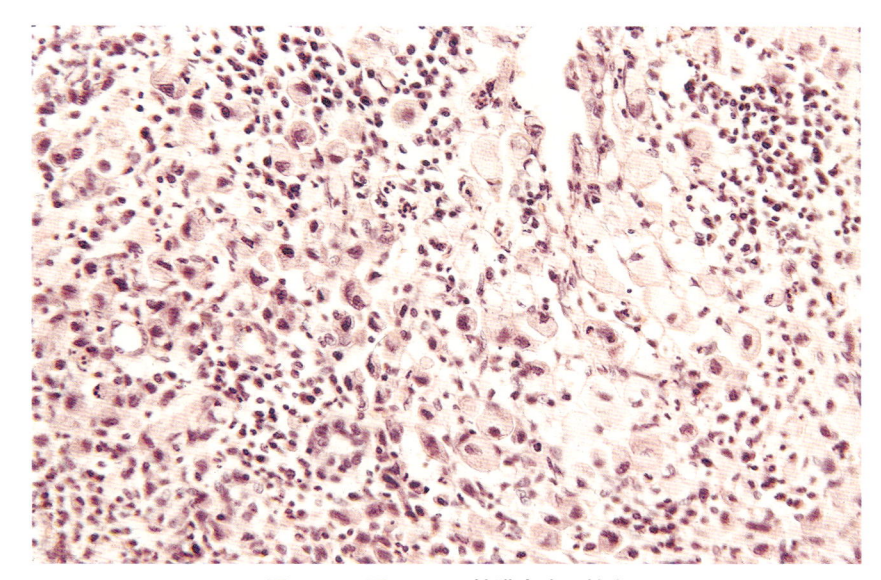

図 XI-6　図 XI-5 の粘膜内癌の拡大
未分化型癌細胞(粘液細胞性腺癌細胞)が粘膜固有組織に浸潤している．

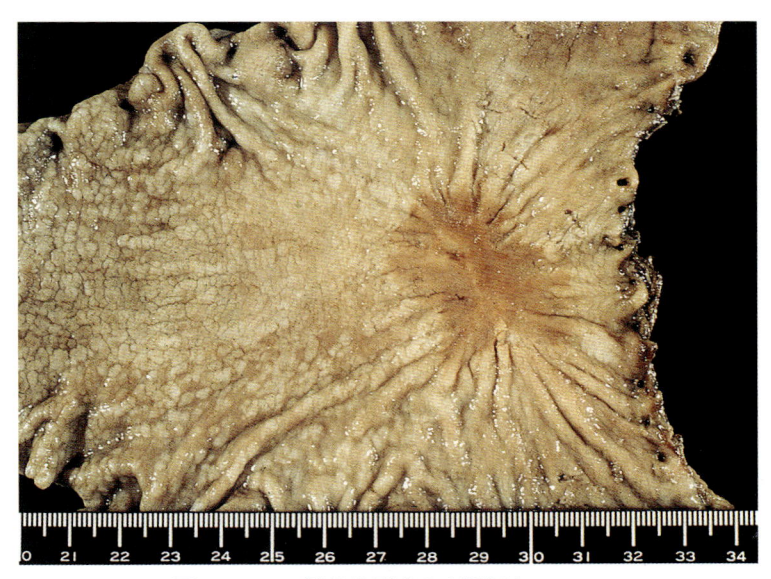

図 XI-7　IIc 型分化型癌の肉眼標本
癌部分の粘膜は浅い陥凹を呈し，周囲正常粘膜との境界は鋸歯状である．陥凹面は平滑で再生粘膜島はない．

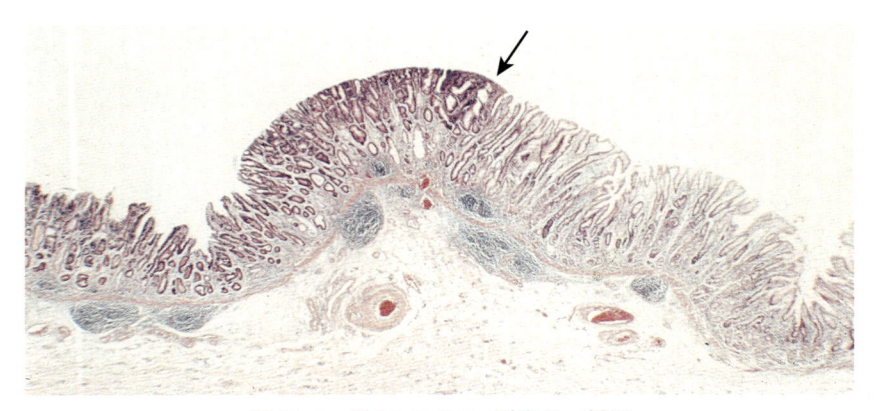

図 XI-8　図 XI-7 の IIc 型癌の一割面

癌と正常粘膜との境界(矢印)において，表面の高低はみられない．癌部分の表面はなだらかに陥凹している．癌部分の表面は癌上皮で覆われている．図 XI-5 の未分化型癌の表面とは異なり，微視的なびらんはあっても面としてのびらんはみられない．

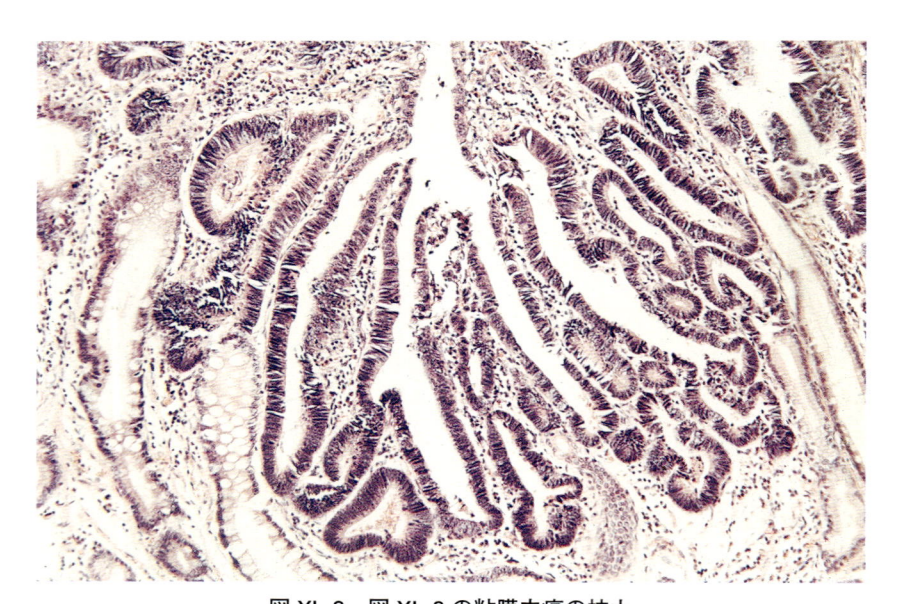

図 XI-9　図 XI-8 の粘膜内癌の拡大

高円柱状癌細胞が大型の腺管を形成している分化型癌(管状腺癌)である．

	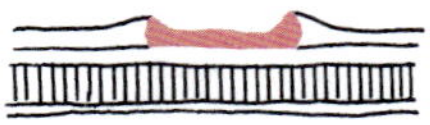 IIc'（限局陥凹型）	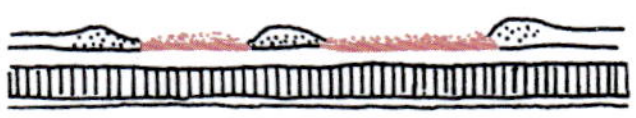 IIc"（広範びらん型）
肉眼像	粘膜陥凹	粘膜びらん
消化性潰瘍	−	−〜＋
組織像	高分化型（腸型）	低分化型（びまん型）
進行癌化した場合の型	Borr. 2	Borr. 3 または 4

図 XI-10　表面陥凹型（IIc 型）の亜分類（長与）

c. 胃癌の組織型と陥凹型早期胃癌の X 線所見

　切除胃の肉眼所見は X 線写真および内視鏡写真上に射影されているものであるから，当然のことながら，陥凹型早期胃癌の X 線写真および内視鏡写真においても癌組織型の違いによる像をみることができる．

　馬場・熊倉ら（1975, 1981）[1-3]は，経験的に，また文献の写真上で，典型的な IIc 型早期癌とされている X 線写真の症例は組織学的に未分化型癌であり，非典型的な IIc 型早期癌，あるいは IIc 型癌として質の悪い X 線・内視鏡写真とされていた症例の癌組織型は分化型癌であるという傾向があることに気づき，陥凹型早期癌の組織型別にみた X 線所見についての検討を行った．その結果，X 線所見においても未分化型癌と分化型癌との間に差が認められ，一見質の悪い X 線写真とされていた IIc 型早期癌症例の多くは，実は分化型癌の切除胃肉眼所見をよく表現しているものであると報告している．このことは，あらかじめ生検によって癌組織型がわかっている場合には，X 線写真の読影の際に観点を変えることができ，X 線所見に加えて患者の年齢・性を考慮することによって，陥凹型早期癌の組織型をかなりの確からしさをもって推定することができることを意味している．

　彼らは，陥凹型早期癌の X 線所見を陥凹面（図 XI-11），陥凹縁（図 XI-12），および粘膜ひだ（図 XI-13）ついて，その出現頻度を未分化型癌と分化型癌とにおいて調べ，それらの傾向について述べている．すなわち，陥凹面については，未分化型癌は分化型癌に比べて陥凹面の凹凸の変化が著しく，粗大顆粒ないしは結節を多数認める（図 XI-14, 15）．分化型癌では陥凹面が平滑であるか胃小区模様であって，未分化型癌にみられる粗大顆粒はほとんど認められないか，あっても数は少なく偏在性である（図 XI-16, 17）．陥凹縁については，未分化型癌では陥凹の境界が鮮明で，辺縁は平滑であるか軽度鋸歯状（図 XI-14, 15），分化型癌の陥凹の境界は不鮮明，棘状で，辺縁隆起を伴うものがある（図 XI-16〜18）．粘膜ひだについては，未分化型癌のほとんど（93%）は粘膜ひだが癌の境界で終わり（図 XI-14），分化型癌では癌の局面の中央部にまで伸びているものが多い（図 XI-16, 17）．

　以上のように，陥凹型早期癌の X 線所見においてもまた，未分化型癌と分化型癌との

癌局面の模様 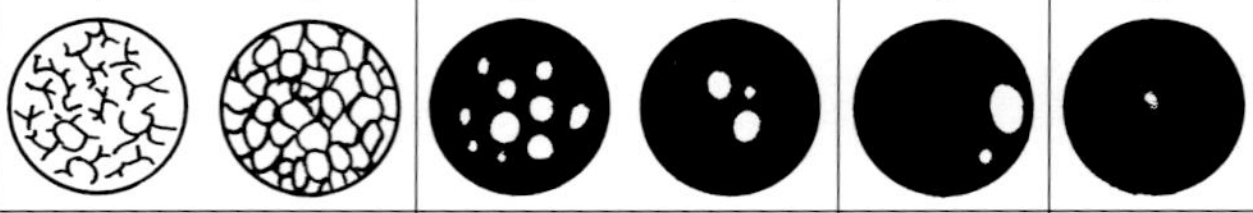	1	2	3	4	5	6
分化型癌	1/65 (2%)		4/65 (6%)		11/65 (17%)	6/65 (9%)
未分化型癌	9/155 (6%)		62/155 (40%)		35/155 (23%)	5/155 (3%)
癌局面の模様	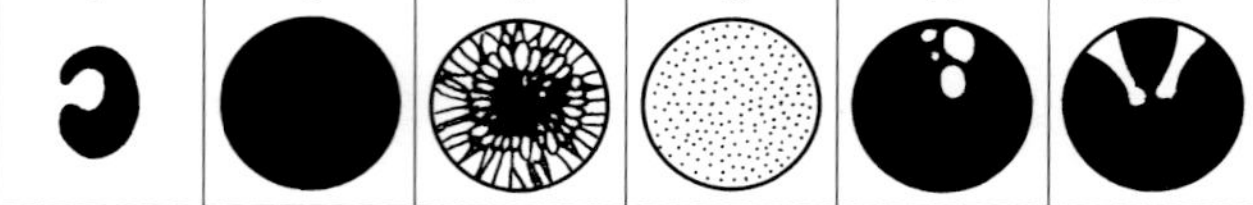 7	8	9	10	11	12	計
分化型癌	5/65 (8%)	11/65 (17%)	15/65 (23%)	9/65 (14%)	0	3/65 (5%)	65
未分化型癌		16/155 (10%)	5/155 (3%)	11/155 (7%)	9/155 (6%)	3/155 (2%)	155例

図 XI-11　癌組織型別にみた IIc 型早期癌の所見：陥凹面(馬場ら：1975)

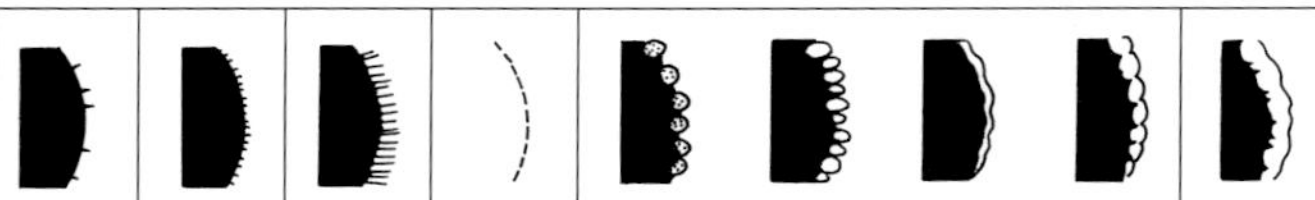

								計
分化型癌	3/65 (5%)	3/65 (12%)	28/65 (43%)	0	23/65 (35%)		2/65 (3%)	65
未分化型癌	76/155 (49%)	48/155 (31%)	15/155 (10%)	8/155 (5%)	7/155 (5%)		1/155 (1%)	155例

図 XI-12　癌組織型別にみた IIc 型早期癌の所見：陥凹縁(馬場ら：1975)

間に差が認められている．このような癌組織型による肉眼所見の差は，癌の粘膜内における発育・進展様式の違いによるものである．すなわち，未分化型癌は粘膜固有層をびまん性に浸潤し，その癌浸潤のある粘膜には正常腺管が散在性に残存している．また，未分化型癌はびらん化傾向が強いから，癌表面にはびらんが広範に生ずる一方，残存正常腺管からの再生が生じて，癌局面に再生粘膜島が形成される．分化型癌は粘膜内では腺管を形成しながら発育・進展するため，癌の表面は周囲正常粘膜と似たような胃小区模様の所見を呈する．分化型癌は未分化型癌に比べてびらん化傾向が弱いから，癌の表面に形成されるびらん局面は小さく，癌の粘膜内浸潤部に残存する正常腺管は少ないので，再生粘膜島の形成のない場合が多い．

1. 胃癌組織型と肉眼所見　237

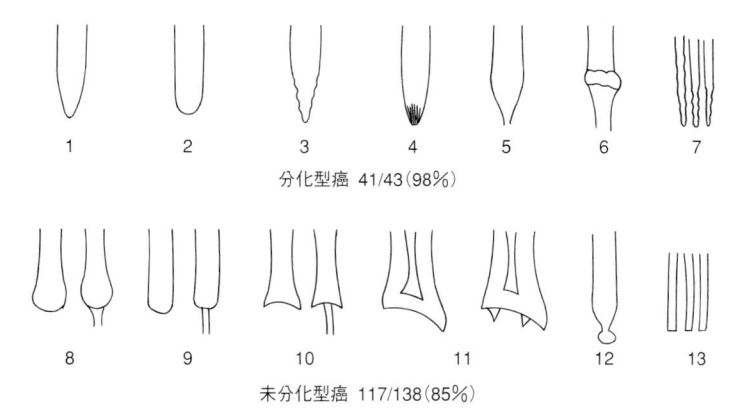

```
   1    2    3    4    5    6    7
         分化型癌 41/43（98％）

   8    9   10   11   12   13
         未分化型癌 117/138（85％）
```

図 XI-13　癌組織型別にみた IIc 型早期癌の所見：粘膜ひだ(馬場ら：1975)

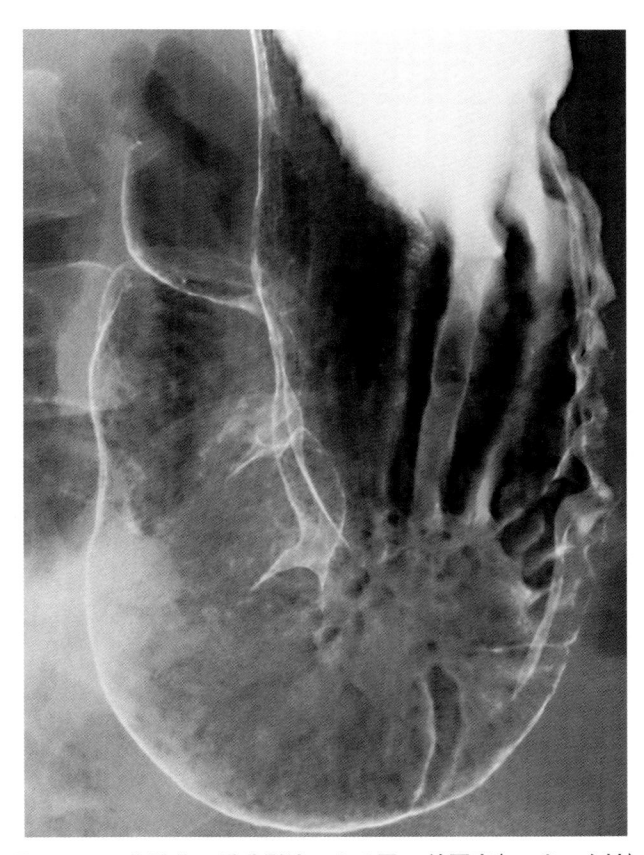

図 XI-14　仰臥位二重造影法による胃 X 線写真（57 歳，女性）
胃体部後壁に陥凹性病変が認められる．その辺縁は鮮明であり，陥凹面には多数の大小不同の顆粒状陰影が認められる．粘膜ひだは，癌の辺縁で切断されたように途切れている（図 XI-15 の切除胃と図 XI-4～6 参照）．

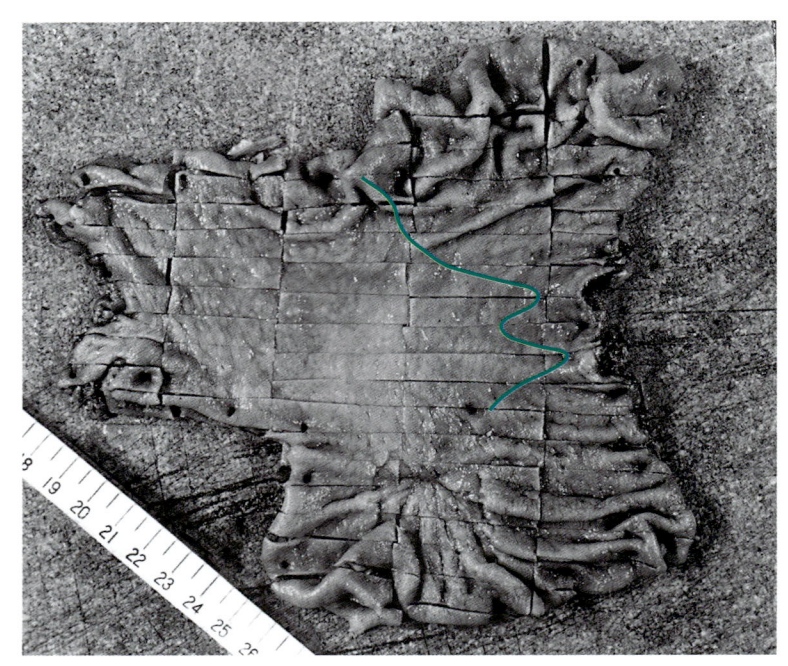

図 XI-15　図 XI-14 の切除胃
大きさ約 5×4 cm の IIc＋III(Ul-IIs)型の未分化型癌.

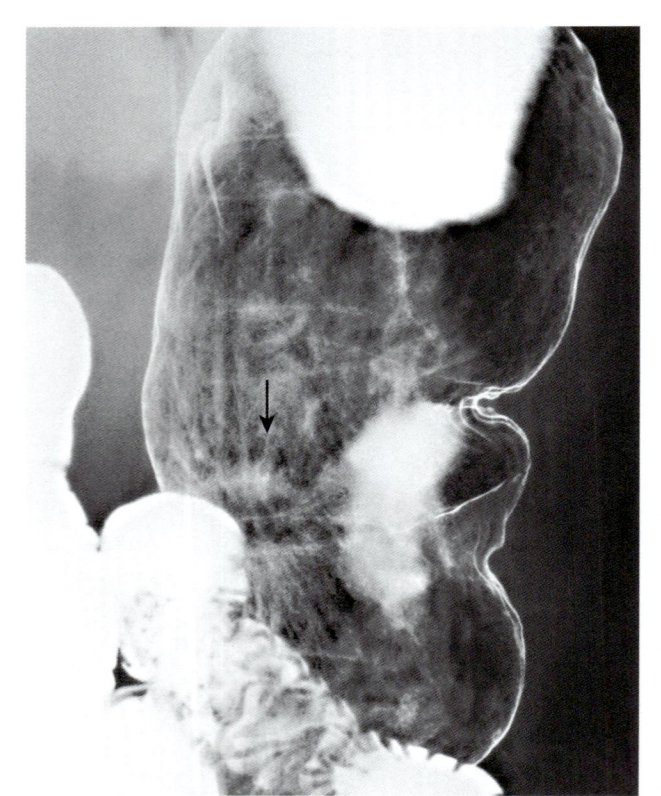

図 XI-16　仰臥位二重造影法による胃 X 線写真(59 歳, 女性)
胃体下部後壁と前壁に, 境界不鮮明な浅い陥凹性病変が認められる(矢印). したがって, この陥凹性病変は, 小彎にまたがっている. 陥凹性病変の辺縁の粘膜ひだには, 急な痩せはなく, また, その中断もみられない. 陥凹の辺縁部には胃小区様の透亮像がみられる(図 XI-18 と図 XI-7〜9 参照).

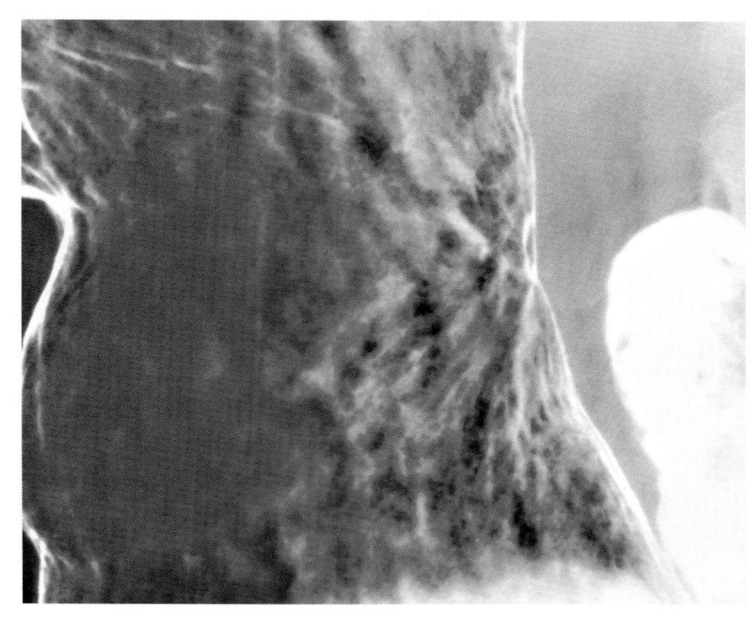

図 XI-17　図 XI-16 の前壁二重造影法による胃 X 線写真

IIc 型分化型癌の辺縁は，一般的に IIc 型未分化型癌（図 XI-14）の辺縁のように鮮明ではない．したがって，文献に典型的 IIc 型癌の X 線写真として掲載されている IIc 型癌の組織型は，一般的に未分化型癌が用いられている場合が多い．この写真は典型的 IIc 型癌として悪い写真ではなく，IIc 型分化型癌の特徴がよく描出されている典型例である．

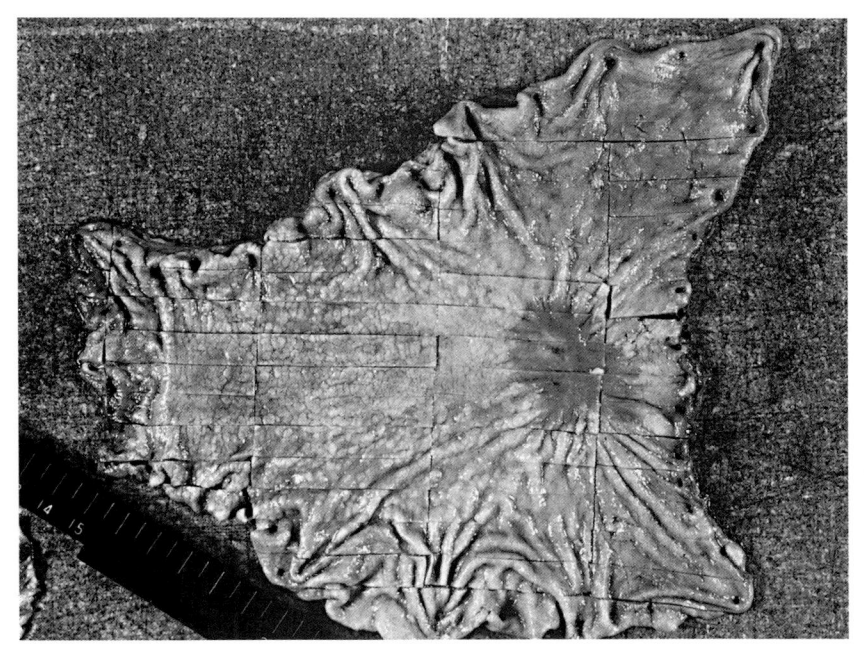

図 XI-18　図 XI-16 の切除胃の組織学的検索後の再構築

大きさ約 4×4 cm の IIc 型分化型癌で，癌は粘膜内に限局していて，その範囲は変色部分に一致している．腸上皮化生が著明で，F 境界線はみられない（図 XI-7〜9 参照）．

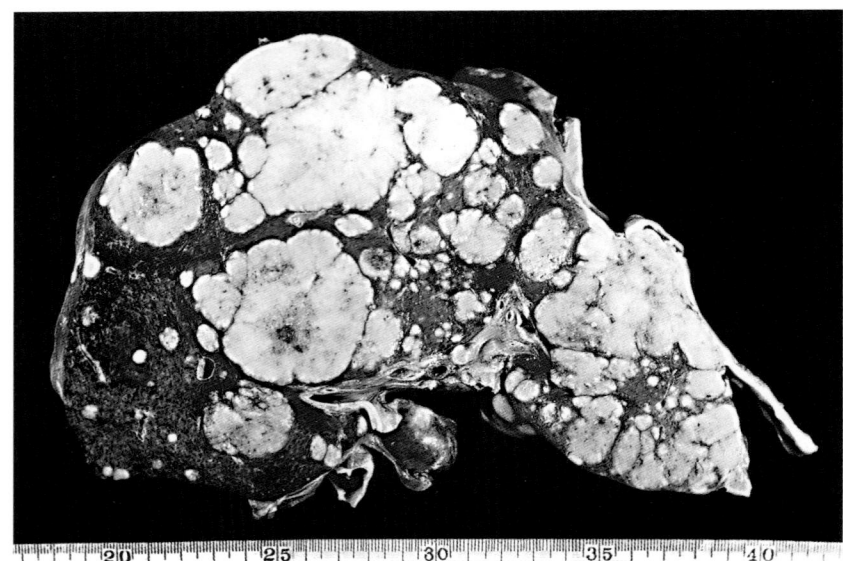

図 XI-19 分化型癌の肝転移
多数の結節性転移巣がみられる．

2. 胃癌組織型と臨床病理像

a. 肝転移

　分化型癌は肝門脈経由の血行性肝転移を生じやすく，肝においては大小不同の多数の結節性転移巣を形成する傾向がある（図 XI-19）．井口ら(1968)[9]は，胃癌の原発巣の肉眼型と肝転移との関係について，肝転移は Borrmann 1，2 型に多く，組織学的には乳頭腺癌であると報告している．また永友(1972)[12]は，胃癌の剖検所見から同様の結果を報告している．分化型癌は血行性に肝転移を起こしやすいという傾向は，早期癌の組織型別にみた予後においてもみることができる．すなわち，高木ら(1976)[17]は，早期胃癌の肝転移症例は，組織学的にすべて分化型癌であったと報告している．また，古沢(1979)[7]は，早期癌の術後再発の検討において，癌再発のあった症例の原発巣の肉眼型は，I 型と IIa＋IIc 型の隆起型の症例であったと報告している．早期胃癌でその肉眼型が隆起型であるものは，組織学的には分化型癌である．

　一方，未分化型癌の肝転移の頻度は分化型癌に比べて低く，その転移様式はリンパ行性転移による場合が多い．すなわち，未分化型癌細胞は肝十二指腸靱帯の門脈周囲をリンパ行性に浸潤して肝門部に至り，Glisson 鞘をびまん性に浸潤していく傾向があり，分化型癌のように肝内に多数の結節を形成することは少ない（図 XI-20）．

　以上のような癌組織型による肝転移様式の差は，黄疸の出現頻度とその程度に影響を与えている．

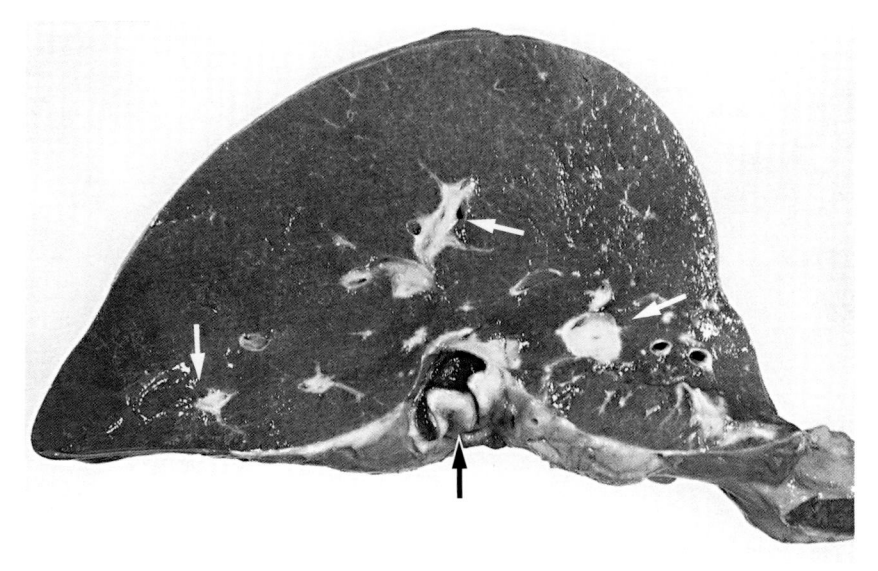

図 XI-20　未分化型癌の肝転移
肝門部の門脈壁は未分化型癌細胞のびまん性浸潤のため線維性に肥厚し白色を呈している(黒矢印).同様に Glisson 鞘も癌細胞の浸潤による線維化のために白色に拡大している(白矢印).

b. 黄疸

　分化型癌の肝転移は,肝内に多数の転移結節を形成し膨張性に発育するために,肝細胞および細胆管の圧迫・破壊が著しく,多数の胆汁うっ滞が認められ,黄疸は必発でその程度は強い.それに対して未分化型癌の場合は,癌細胞が肝十二指腸靱帯をリンパ行性に浸潤して肝門部に至り,さらに Glisson 鞘をびまん性に浸潤する.Glisson 鞘における癌細胞のびまん性浸潤による肝外胆管および肝内胆管の狭窄は生じても,完全な閉塞・破壊には至らず,胆汁うっ滞が認められることは少ないので,黄疸の出現頻度は一般に低く,黄疸が出現してもその程度は分化型癌の場合よりも軽度であることが多い.

c. 肺転移と胸水

　分化型癌の肺への転移の多くは血行性による.癌細胞が静脈角から上大静脈→心臓→肺動脈経由で肺に至り,多数の結節性転移巣を形成する(図 XI-21).したがって,X 線写真上では多数の大小不同の結節性撒布巣として認められる.
　一方,未分化型癌の肺転移は,肺門部からの逆行性リンパ行性の転移である場合が多い.すなわち,未分化型癌細胞は傍食道の縦隔をリンパ行性に浸潤し,肺門部の気管支・血管周囲リンパ管を逆行性に浸潤する(図 XI-22,23).さらには,臓側胸膜リンパ管へも浸潤して,いわゆる癌性胸膜炎 pleuritis carcinomatosa 状態となる(図 XI-24).したがって,未分化型癌の肺転移の X 線所見は肺紋理の増強であり,また,癌性胸膜炎による胸水貯留が著しい.

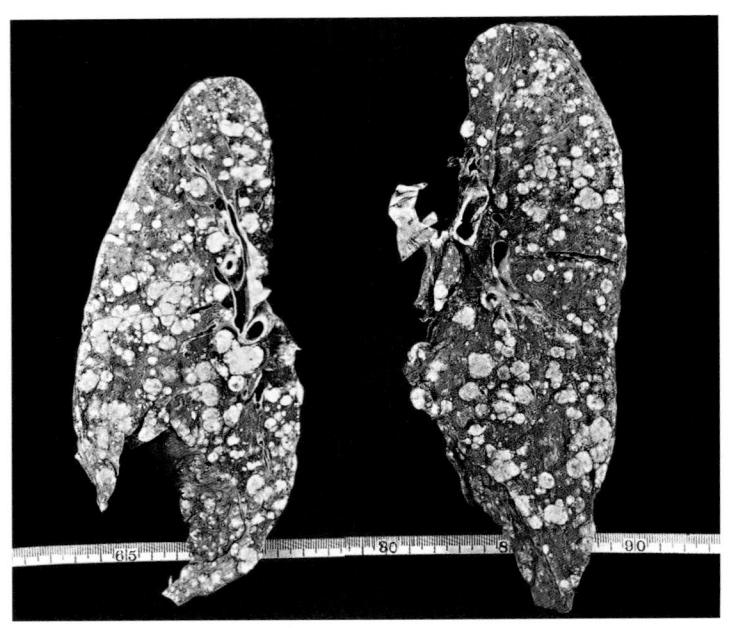

図 XI-21 分化型癌の肺転移巣
左右の肺に多数の結節状転移巣がみられる．

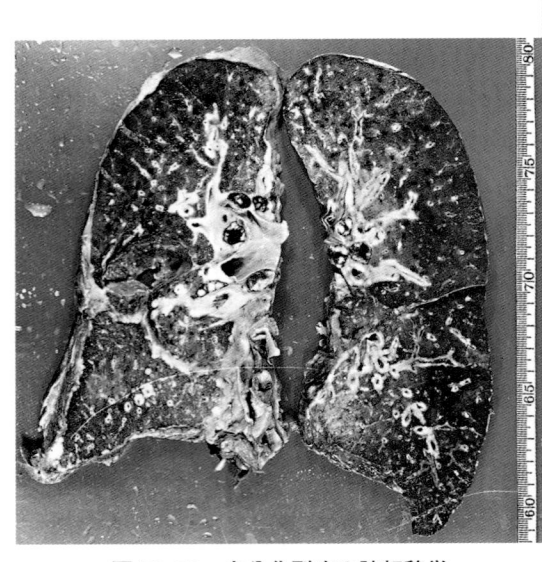

図 XI-22 未分化型癌の肺転移巣
肺門部から肺辺縁に伸びている気管枝は白色に太くなっている．未分化型癌細胞の気管枝周囲結合織へのびまん性浸潤である．

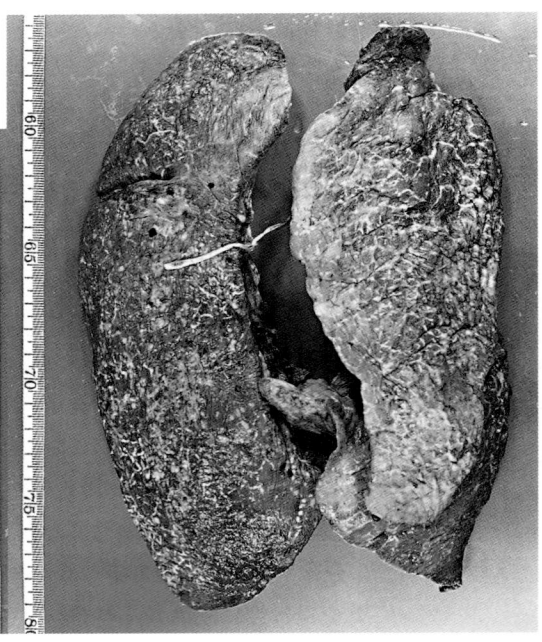

図 XI-23 未分化型癌の臓側胸膜の癌性リンパ管炎
胸膜表面の白い網目状の模様が癌性リンパ管炎である．

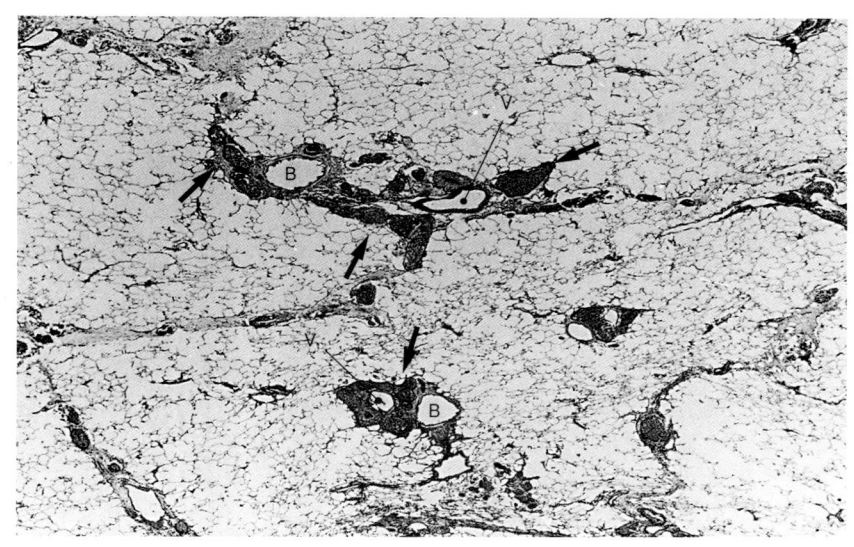

図 XI-24 肺組織における未分化型癌の癌性リンパ管炎
気管枝(B)および静脈(V)の周囲結合組織は増加している．未分化型癌細胞浸潤による線維組織増生による(矢印)．

d. 腹膜播種

未分化型癌では，腹膜の表面に無数の粟粒大の顆粒状転移巣を形成する腹膜播種 dissemination, 腹膜の表面に白い網目模様を呈する癌性リンパ管炎 lymphangitis carcinomatosa がみられる．このような腹膜の所見は分化型癌では非常に少ない．

分化型癌の腹膜への進展の所見は，多くの場合，逆行性リンパ節転移による後腹膜あるいは腸間膜リンパ節の腫脹であり，未分化型癌にみられるような癌性リンパ管炎や粟粒大の腹膜播種を呈することはまれである．

e. 腹水貯留

未分化型癌における腹水貯留の原因は，腹膜の癌性リンパ管炎によるものであり，腹水の貯留が著しい．一方，分化型癌においても腹水貯留をみる場合があるが，その原因としては，肝転移巣形成による門脈枝圧迫，および門脈腫瘍塞栓形成による門脈圧亢進が挙げられる．したがって，分化型癌の場合の腹水貯留の量は未分化型癌のそれに比べて一般的に少ない．

f. 予後

胃癌の組織型別にみた予後については，一般に，未分化型癌は分化型癌よりも悪いとされている．Inberg ら(1966)[10]は，diffuse carcinoma の 5 年生存率は 21.5%，intestinal-type carcinoma のそれは 31.8% と報告している．Stemmermann and Brown(1974)[15]は 5 年生存率を，diffuse carcinoma 9.9%，intestinal type carcinoma 27.4% と報告している．梶谷(1976)[11]は，胃癌の肉眼型と術後 5 年生存率について，表 XI-6 に示すように，早期

表 XI-6　胃癌の治癒切除症例における癌の肉眼型と5年生存率

肉眼型	手術症例数	5年生存例	
		生存数	生存率(%)
Superficial	421	379	90.2
Localized	907	496	54.7
Intermediate	378	140	37.0
Infiltrative	1,261	417	33.1
合計	2,967	1,432	48.3

注）Borrmann分類との対応　　　　　（単発癌症例，1946～1969）（梶谷）
　　Superficial：早期癌
　　Localized：Borrmann 1型，2型
　　Intermediate：Borrmann 3型
　　Infiltrative：Borrmann 4型

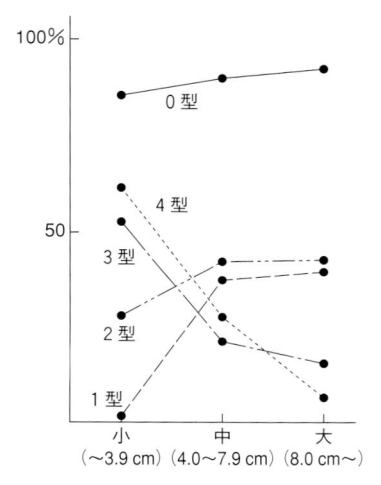

図 XI-25　胃癌手術全例のBorrmann分類と癌の大きさと5年生存率　（西ら：1969）

癌であるsuperficial型を除いては，癌が浸潤性増殖を呈している癌ほど予後が悪くなっていることを報告している．

　一方，西ら(1969)[14]は，図XI-25に示すように，癌の大きさと肉眼型と5年生存率との関係を報告している．彼らはBorrmann 4型では癌が小さいほど予後が明らかに良好であるのに対して，Borrmann 2型では癌の大きさ別にみた予後にはあまり差がみられないと述べている．このことは，Borrmann 2型の大部分は組織学的に分化型癌であり，分化型癌が粘膜下組織，さらには固有筋層・漿膜下組織へと浸潤した場合には，癌の大きさとは無関係に門脈経由の血行性肝転移が生ずることを意味しているものである．このように，分化型癌は未分化型癌に比べて血行性転移を生じやすい傾向がある．この傾向は早期癌でもみることができる．すなわち，早期癌の術後5年生存率は，未分化型癌が約95％であるのに対して，分化型癌は85％と未分化型癌よりも予後が悪い．その原因は，粘膜下組織浸潤のある分化型早期癌の肝転移によるものである．

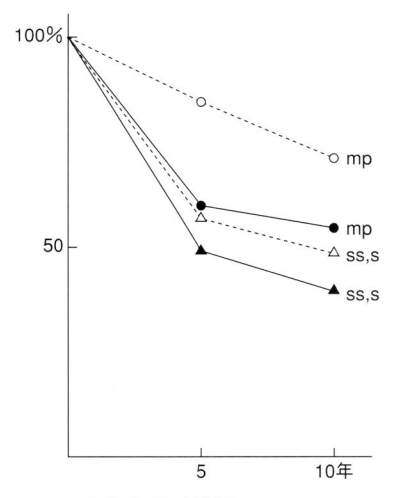

図 XI-26　大きさ 4 cm 以下の進行癌の治癒切除術後の生存率
（899 例，癌研：1955～1961）

mp ：癌浸潤が固有筋層までのもの
ss,s：癌浸潤が固有筋層を貫いているもの
……… 未分化型癌
――― 分化型癌

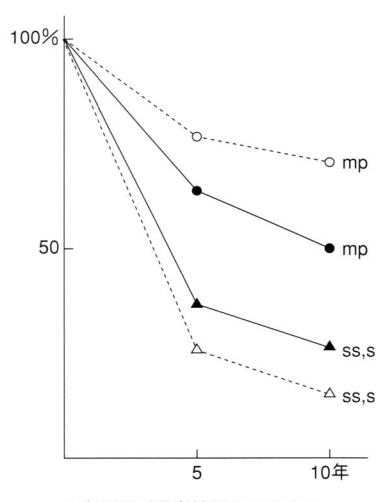

図 XI-27　大きさ 4.1 cm 以上の進行癌の治癒切除術後の生存率
（113 例，癌研：1955～1961）

　そこで，進行胃癌治癒切除症例 1,012 例（1955～1961 年，癌研病院外科）について，癌の組織型，大きさ，深達度別に 5 年・10 年生存率をみると，図 XI-26 および 27 のようになる．図 XI-26 で癌の大きさが 4 cm までの進行癌 113 例について，癌組織型と癌深達度別に分けてそれぞれの術後生存率をみると，癌の漿膜下組織浸潤（ss,s）の有無とは無関係に，分化型癌の予後は未分化型癌のそれよりも悪い．同様に，図 XII-27 で大きさ 4.1 cm 以上の進行癌 899 例について，癌組織型と癌深達度別に分けた術後生存率をみると，癌浸潤が漿膜に達していない癌（mp）では，未分化型癌の予後が分化型癌のそれよりも良好であるが，癌浸潤が漿膜下組織以深に及んでいる癌（ss,s）では，その傾向が逆転して未分化型癌の予後は分化型癌の予後よりも悪くなっている．このような癌組織型別にみた術後予後の傾向は，第 55 回胃癌研究会（於，新潟）の主題 1「ss 胃癌の病理，治療，予後」[6]で検討されたが，同様の結果が示されている．
　分化型癌は肝転移を，未分化型癌は腹膜播種を生じやすい傾向がある，という癌の性質を考慮してこの術後生存率の傾向をみると，次のことがわかる．すなわち，① 胃癌治癒切除例の予後を癌組織型別にみたとき，癌浸潤が漿膜に及んでいない場合，癌の大きさとは無関係に未分化型癌の予後が分化型癌よりも良好であるのは，未分化型癌が腹膜播種を生じている頻度が低いためであり，分化型癌の肝転移が予後を大きく左右している因子となっている．同様に，② 癌の大きさが 4 cm 以下で，癌浸潤が漿膜に及んでいる場合でも，未分化型癌の予後が分化型癌のそれよりも良好であるのは，分化型癌の肝転移の頻度が未分化型癌の腹膜播種の頻度よりも高いことを示している．③ 癌の大きさが 4.1 cm 以上で

癌の浸潤が漿膜に及んでいる場合は，未分化型癌の予後は分化型癌のそれよりも悪く，未分化型癌の腹膜播種が分化型癌の肝転移よりも予後を大きく左右している因子となっている．

　以上のように，癌の予後に関して，癌組織型のみに着目した場合，文献上では未分化型癌の予後が悪いとされているが，癌組織型に加えて癌の大きさと深達度とを考慮した場合には，分化型癌と未分化型癌の浸潤・転移様式の違いが予後に反映していることをよく理解することができる．癌の大きさが4 cm以下で漿膜に浸潤していない癌の予後，さらには早期癌の予後を考慮して，胃癌の組織型別の予後を全体的にみると，分化型癌は，限局性発育を示す傾向があるので原発巣の手術という点では未分化型癌よりも癌浸潤範囲の肉眼的決定が容易だという点はあるが，癌の大きさ・深達度とはあまり関係なく肝転移を生じやすい傾向があるため，宿主にとっては分化型癌は未分化型癌よりも好ましくないといえる．しかし，未分化型癌には早期発見の難しいlinitis plastica型癌があることも忘れてはならない（XIV. linitis plastica型癌，その癌発生から完成までの発育進展過程，283頁参照）．

g. 年齢・性

　年齢別に癌組織型の頻度をみると，未分化型癌は若年者に多い傾向があり，加齢とともに分化型癌が多くなる（表VII-4，図VII-4，113頁参照）．性別では，女性は男性に比べて未分化型癌が多い傾向にある．平山(1981)[8]は，10年間の日本病理剖検輯報から，男性の胃癌の29％，女性の胃癌の42.3％が未分化型癌であったと報告している．このような傾向は，胃癌組織発生"未分化型癌は胃固有粘膜から，一方，分化型癌は胃の腸上皮化生粘膜から発生する"の観点から説明することができる．すなわち，胃粘膜の腸上皮化生の程度は加齢とともに著明となり，同一年代における性別にみた腸上皮化生の程度は，男性のほうが女性よりも一般的に著明であるからである（表V-7,図V-32,83頁参照）．

【文献】

1) 馬場保昌，杉山憲義，丸山雅一，他：陥凹性早期胃癌のX線所見と病理組織所見の比較．胃と腸 10：37-49, 1975
2) 馬場保昌，成井　貴，二宮　健，他：IIb様早期胃癌のX線所見と病理組織所見との比較検討．胃と腸 12：1087-1103, 1977
3) 熊倉賢二，杉野吉則，石引久弥，他：早期胃癌の変貌．X線診断の立場から．胃と腸 16：35-46, 1981
4) Morson BC：The Japanese classification of early gastric cancer. In Yardley JH, Morson BC, Abell MR (eds)：International Academy of Pathology Monograph：The Gastrointestinal Tract. pp176-183, Williams & Wilkins, Baltimore, 1977
5) 長与健夫：胃癌発生に関する組織学的，実験的研究．日病会誌 65：3-25, 1976
6) 第55回胃癌研究会：主題1：ss胃癌の病理，治療，予後．1990年6月（新潟）
7) 古沢元之助：残胃癌，再発癌について．内科MOOK　No. 8 胃癌．pp 318-336, 金原出版, 1979
8) 平山　雄：胃癌の疫学．内科MOOK　No. 8 胃癌．pp 4-10, 金原出版, 1979
9) 井口　潔，他：胃癌の肝転移に関する外科的考察．外科 30：224-234, 1968
10) Johansen A：Early Gastric Cancer. A contribution to the pathology and to gastric cancer histogenesis. Department of Pathology, Bispebjerg Hospital, Copenhagen, 1981
11) Kajitani T：Surgical treatment for gastric cancer. Their contribution to improvement in the five year survival rate. Asian Med J 19：915-939, 1976

12) 永友知英：進行胃癌における組織学的発育形式と予後．臨床科学 8：1374-1384，1972
13) 中村恭一，菅野晴夫，加藤　洋：胃癌の構造．内科 MOOK No.8 胃癌．pp 31-39，金原出版，1979
14) 西　満正，七沢　武，関　正威，他：胃癌の5年生存率，とくに進行癌について．胃と腸 4：1087-1100，1969
15) Stemmermann GN, Brown C : A survival study of intestinal and diffuse types of gastric carcinoma. Cancer 33 : 1190-1195, 1974
16) 菅野晴夫，中村恭一：隆起型早期胃癌の病理．内科シリーズ No.8 早期胃癌のすべて．pp 59-70，南江堂，1972
17) 高木国夫，中田一也：早期胃癌におけるリンパ節転移と遠隔成績．臨外 31：19-27，1976

XII. 胃癌組織発生の観点からの胃癌診断：胃底腺粘膜から発生した癌のX線・内視鏡診断

　胃病変のX線・内視鏡検査で正確な診断を行うための必要かつ十分条件は，いうまでもなく，病変の診断に適したX線・内視鏡写真を撮影することである．そして，それから得られる像を，十分な知識と経験とに基づいて分析し，論理的に思考をすすめて診断をくだすことが求められる．

　しかし，診断に適したX線・内視鏡写真を得るべく努力しても，それが得られないような場合もある．このような場合，質的によいとはいえない写真であっても，病理組織学的な観点からは，いわば fail safe system 的な診断方法がある．その方法とは，胃底腺粘膜から発生した癌についての診断学であり，その論理は，胃癌の組織発生を導く過程において副次的に派生したことから成り立っている．

1. 腸上皮化生のない胃底腺粘膜領域における潰瘍性病変の質的診断

　胃癌の組織発生を導く過程において，確実事象ともいうべき① "**腸上皮化生のない胃底腺粘膜から発生した癌の組織型は未分化型である**"ということが明らかにされている（表VII-5～7, 118頁参照）．

　胃癌発生母地に関する癌と潰瘍の因果関係の検討から，"**未分化型癌は潰瘍化しやすい傾向がある**"ことが示されている（表III-8, 21頁参照）．胃底腺粘膜から発生した癌が潰瘍性病変を伴っている頻度をみると，**表XII-1**に示すように，約80％の癌が潰瘍性病変を伴っている．したがって，② "**胃底腺粘膜から発生した未分化型癌の大部分は潰瘍性病変を伴っている**"という言明が成り立つ．

　一方，胃における潰瘍性病変のなかで一番頻度の高い病変は消化性潰瘍 peptic ulcer である．その潰瘍の解剖学的な好発部位は，図XII-1に示すように，約95％（1,525/1,599例）は胃の幽門側1/2で，胃体部には非常に少ない．胃体部に発生する潰瘍のほとんどは不規則形をした浅いUl-IIのいわゆるストレス潰瘍である．すなわち，胃体部は一般的に腸上皮化生のない胃底腺粘膜によって裏打ちされているから，胃底腺粘膜に発生する消化性潰瘍はまれであるということを示している．消化性潰瘍の存在部位を組織学的に検討すると，**表XII-2**に示すように，ほとんどの消化性潰瘍の辺縁は，部分的に腸上皮化生を伴うか，あるいは伴わない幽門腺粘膜からなり，完全に胃底腺粘膜で囲まれている消化性潰瘍は極めて少ない．このようなことから，③ "**腸上皮化生のない胃底腺粘膜領域における**

表 XII-1　胃底腺粘膜から発生した癌における潰瘍形成の有無の頻度

癌深達度	潰瘍性病変 (+)	潰瘍性病変 (−)	合計	潰瘍化の頻度
早期癌	62	32	94	66.0%
進行癌	93	11	104	89.4%
合計	155	43	198 例	78.3%

表 XII-2　良性消化性潰瘍の組織学的にみた発生部位

腸上皮化生のない胃底腺粘膜領域（F 線内部領域）	2 例（0.3%）
上記領域以外の粘膜領域　　　　（F 線外部領域）	770 例（99.7%）

（癌研病理：1959〜1969）

表 XII-3　腸上皮化生のない胃底腺粘膜における潰瘍性病変は未分化型癌である可能性が高いことを示す論理

胃底腺粘膜から発生した癌	→	癌組織型は未分化型癌	96 %
未分化型癌	→	胃底腺粘膜から発生した癌の潰瘍化率	80 %
消化性潰瘍	→	胃底腺粘膜領域にまれ	0.3%

消化性潰瘍の発生はまれである"ということができる．

　以上の3つの傾向からは，**表 XII-3** に示すように，胃底腺粘膜から発生した癌のX線・内視鏡的診断に関する1つの考え方"**胃底腺粘膜領域における潰瘍性病変は，X 線・内視鏡的に癌としての所見に乏しくとも，それを癌，しかも未分化型癌と診断して誤る率は低い**"ということが高い確率をもって成り立つ．このことは，X線診断上で経験的にいわれていたこと，"胃体部大彎側の潰瘍性病変は悪性である場合が多い"に合致した論理である．

　上記の点から，X 線・内視鏡写真上で腸上皮化生のない胃底腺粘膜領域を推定することができれば，その領域に存在する潰瘍性病変にたとえ癌の所見がなくとも，それは癌であり，しかも未分化型癌である可能性が高いと診断することができる．

　切除胃で肉眼的に腸上皮化生のない胃底腺粘膜領域は，F 境界線についての項で述べたように（V-2-d．境界線の型，71頁参照），適切に伸展された切除胃では粘膜ひだのある胃体部の領域である．適切な伸展とは，自然収縮の状態でもなく過伸展でもない状態という意味である．すなわち，肉眼的な F 境界線の位置は，切除胃上では粘膜ひだの途切れたところを結んだ線である．胃の小彎側には粘膜ひだがみられないから，F 境界線の位置を粘膜ひだによって判定する方法では，F 境界線が組織学的には通常型であっても，肉眼的には萎縮型としてしか認めることができない（**図 XII-2**）．馬場ら（1995）[11] は，X 線的・肉眼的に通常型 F 境界線と組織学的 F 境界線とが一致する所見は，X 線二重造影法によるアレア模様であると報告している．

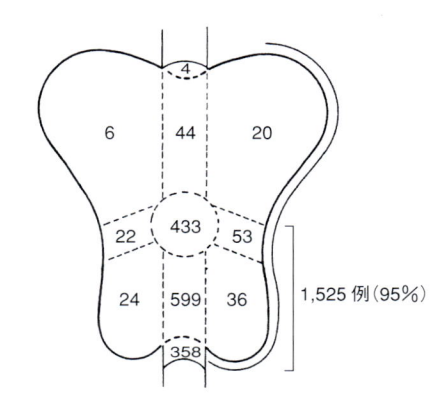

図 XII-1　胃潰瘍 1,599 例の発生部位別頻度(太田邦夫：1964)[10]

通常型(ordinary pattern)

萎縮型(atrophic pattern)

～　粘膜ひだ
──　組織学的 F 境界線
──　肉眼的 F 境界線
▓　腸上皮化生のない胃底腺粘膜領域

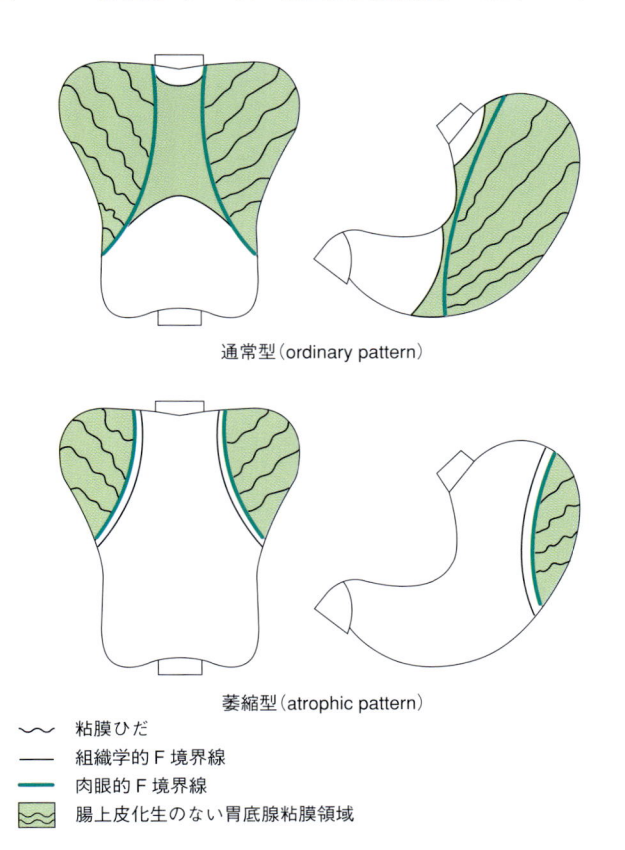

図 XII-2　組織学的 F 境界線と肉眼的にみた F 境界線との対比
（V-27 再掲）

　丸山ら(1970)[3] は，組織学的に胃底腺粘膜から発生した癌であることが証明された 9 症例について X 線所見の検討を行い，そのうち 8 症例に潰瘍性病変の全周に既存の太い粘膜ひだの集中を認めている（図 XII-3，XII-9，XII-13）．そして，X 線写真上，胃体部の粘膜ひだの著明な領域における潰瘍性病変で，太い粘膜ひだ集中が全周性に認められる場合

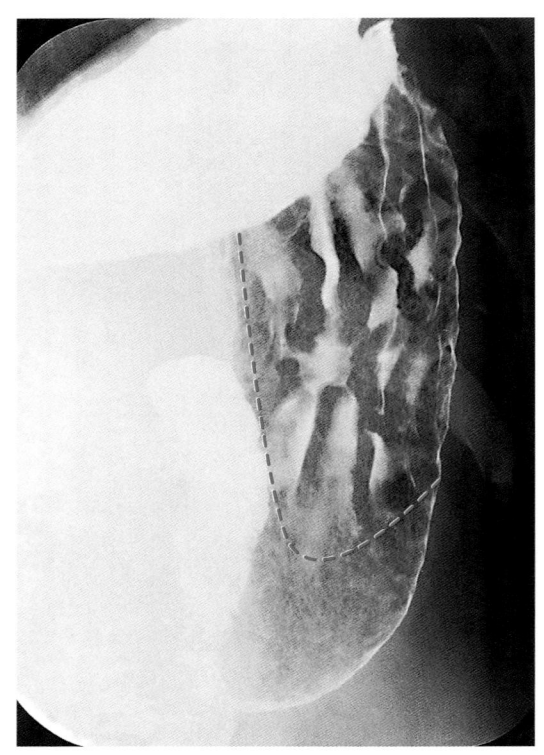

図 XII-3 胃底腺粘膜から発生した癌の二重造影法によるX線所見(1)
(57歳, 女性)
潰瘍病変に全周性の粘膜ひだ集中がみられる. 緑の破線は粘膜ひだの途切れたところを結んだX線的F境界線である.

には，たとえ癌の所見に乏しくとも，その潰瘍性病変はX線的に未分化型癌と診断しうるとしている．

その後，杉山ら(1972)[6]は，胃底腺粘膜から発生した癌のX線診断の拡大を試みている．すなわち彼らは，適当な空気量の二重造影法によるX線写真上におけるF境界線を，図XII-7に示すように，粘膜ひだの途切れたところを結んだ線と定義して，組織学的に胃底腺粘膜から発生した癌であることが証明された症例について，X線所見の検討を行った．その結果，X線的F境界線の内部領域に限局している潰瘍性病変，つまり図XII-8のD型であれば，それは未分化型癌と診断しうるとしている(図XII-3〜6, 9〜12)．この場合，適当な空気量の二重造影法によるX線写真であることが必要である(図XII-13)．空気量が多すぎると胃が過伸展状態となり，粘膜ひだが消失してしまうので(図XII-14)，X線写真上のF境界線を定めることができなくなるからである(図XII-16〜18)．しかし，その場合でも，陥凹面における顆粒状の再生粘膜島が多数認められることが多いから，未分化型癌としての診断は可能である．

以上のように，潰瘍性病変がX線上のF境界線の内部領域に存在する場合には，たとえ潰瘍性病変に癌の所見が乏しく，また1回の生検で癌が証明されなくとも，未分化型癌

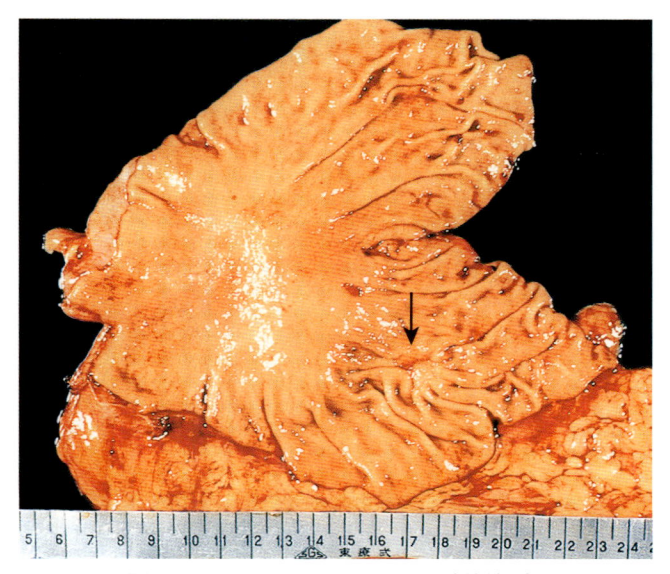

図 XII-4a　図 XII-3 の切除胃の新鮮標本
粘膜ひだの多い胃体部後壁に潰瘍性病変(矢印)がみられる．

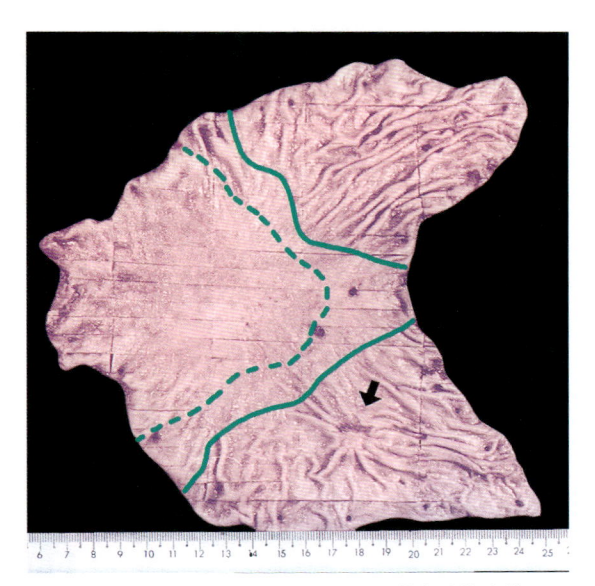

**図 XII-4b　図 XII-3 の切除胃の組織学的検索後の
F 境界線(実線)と f 境界線(破線)**
F 境界線の位置は新鮮肉眼標本(図 XII-4a)でみられる粘膜
ひだのある面の辺縁と大体において一致している．f 境界線
の位置は腸上皮化生が生じる以前の F 境界線の位置である．

である可能性が高いから，さらに生検組織検査を行って診断を確実にする必要がある．胃底腺粘膜領域における潰瘍性病変でその潰瘍が小さい場合には，潰瘍辺縁の粘膜がまくれ込んでいることがあるから，そこに癌があった場合には生検組織の採取が困難となるからである．

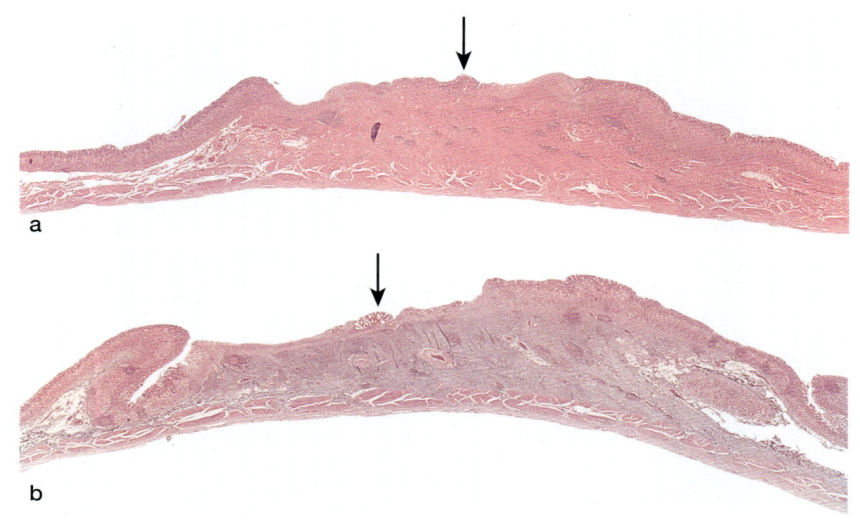

図 XII-5　図 XII-4 の癌の割面
IIc 型癌の粘膜下組織には，癌の潰瘍化によって形成された密な線維化がみられる（Ul-II 度の潰瘍）．粘膜内癌の面に，再生粘膜島がみられる（矢印）．（a：HE 染色，b：Masson-tricrome 染色）

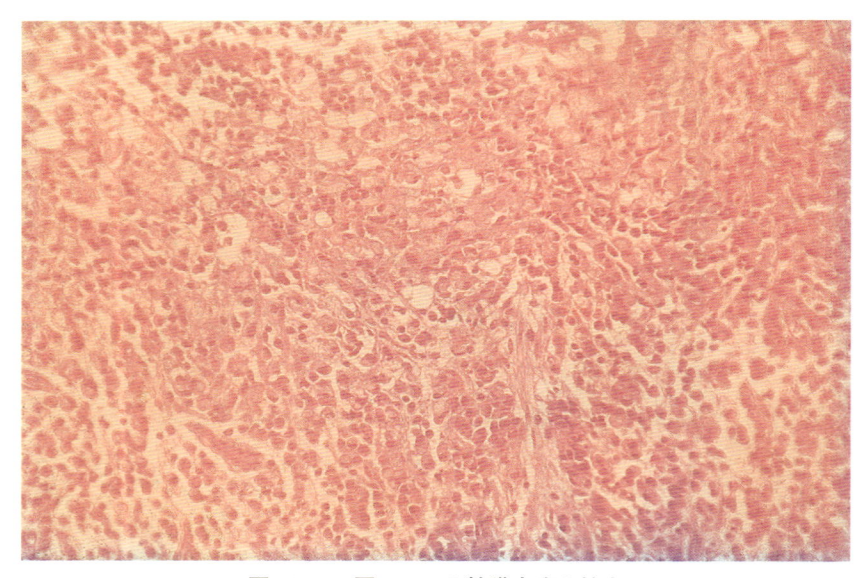

図 XII-6　図 XII-5 の粘膜内癌の拡大
未分化型癌である．粘膜表層 1/2 には粘液細胞性腺癌，粘膜深層 1/2 には索状腺癌がみられる．

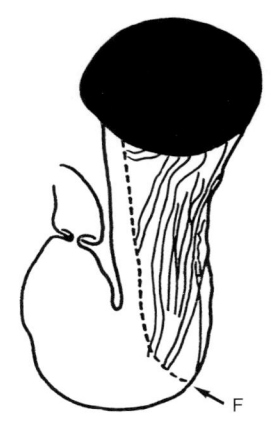

図 XII-7　X 線上の F 境界線の定義(杉山ら：1972)

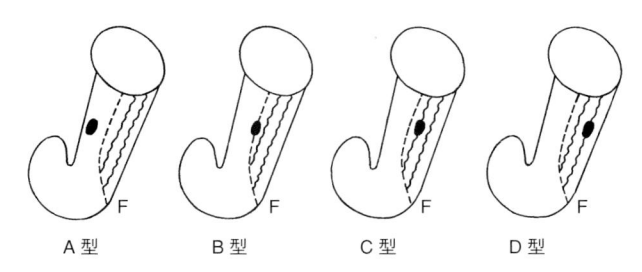

A型　B型　C型　D型

図 XII-8　X 線上の F 境界線と潰瘍性病変の位置(杉山ら：1972)

　なお，潰瘍性病変がX線上のF境界線近傍(図XII-8のB，C型)に存在するような場合は，その場が組織学的にF境界線の外部領域であるのか，あるいは内部領域であるのかの区別はできない．組織学的なF境界線が通常型であれば，その部位はF境界線の内部領域であるから，潰瘍性病変からの生検とともに，その幽門側および小彎側粘膜からも生検組織を採取することによって，その部位の粘膜性状を知ることができる．もし，潰瘍性病変から癌組織が採取されず，幽門側と小彎側粘膜からの生検組織が腸上皮化生のない胃底腺粘膜組織片であった場合には，その潰瘍性病変の部位はF境界線の内部領域である可能性が高いから，癌であることをより強く疑って再生検を行う必要がある．組織学的なF境界線が萎縮型である場合には，F境界線が胃体部の前後壁に存在していて，F境界線近傍は良性潰瘍が好発する部位でもあるから，癌性潰瘍と良性潰瘍との鑑別診断が必要となる．これは，特に高齢者において考慮する必要がある．なぜならば，高齢者のF境界線は一般に萎縮型であり，良性潰瘍の好発部位は胃体部の前後壁に移動しているからである[2,4]．細井ら(1987)[9]は，X線写真上でのF境界線の位置判定は，胃粘膜のアレア模様をもってなしうると報告している．
　この胃底腺粘膜領域における癌の診断は非常に重要である．なぜならば，linitis plastica型癌の大部分は胃底腺粘膜から発生した未分化型癌だからである(XIV. linitis plastica型癌，その癌発生から完成までの発育進展過程，283頁参照)．

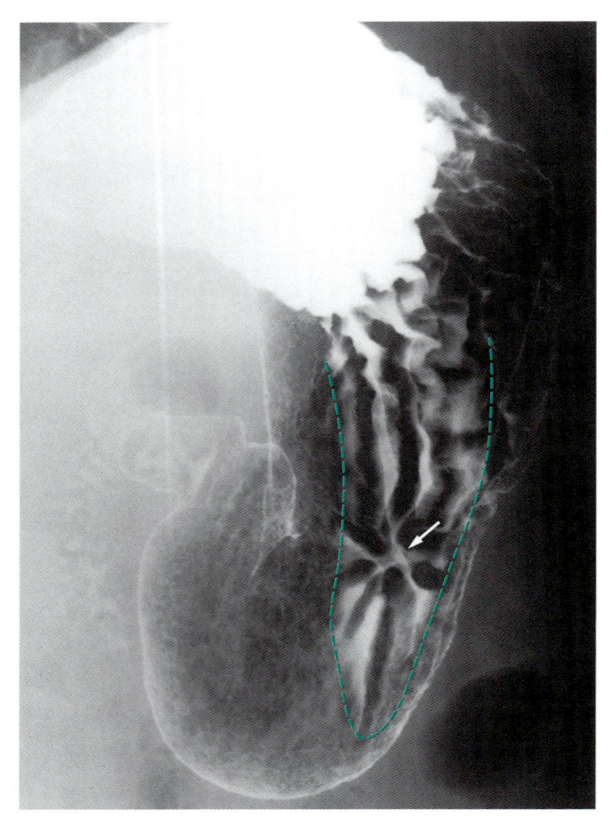

図 XII-9　胃底腺粘膜から発生した癌のX線所見(2)

45歳，男性．強い第一斜位の仰臥位二重造影法によるX線写真．胃体下部大彎側に大きさ約2.5 cmの陥凹病変があり，その中心部には潰瘍が認められる(矢印)．その陥凹病変には，全周性に既存の粘膜ひだ集中がみられる．この陥凹性病変は，胃体部粘膜ひだの途切れたところを結んだ線，すなわちX線的F境界線(破線)の内部領域に存在しているので，この病変は悪性であり，しかも未分化型癌であると診断して誤る率は低い．なお，この写真では陥凹病変がよく描出されていて，その辺縁には粘膜ひだの急なやせと断裂がみられるので，それは未分化型癌であるとX線的に診断することができる(癌研内科，二宮健氏提供)．

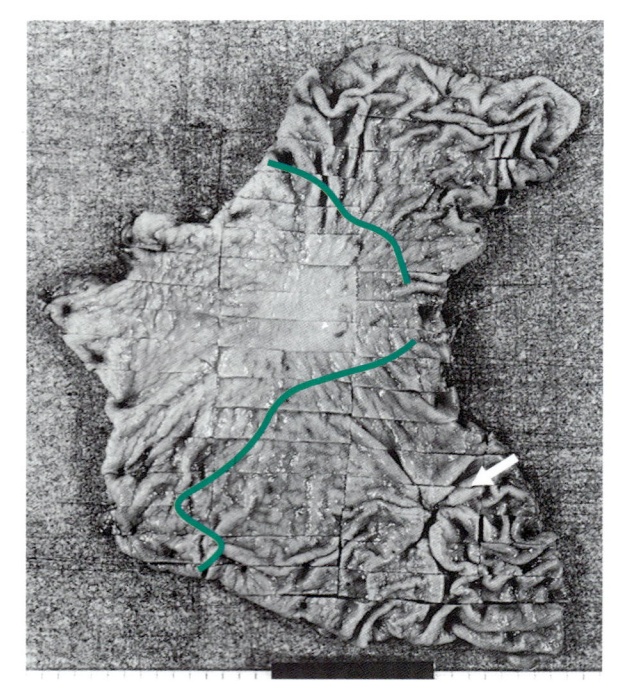

図 XII-10　図 XII-9の胃底腺粘膜から発生した癌の切除胃

大きさ1.5×1.5 cmの陥凹病変 IIc (矢印)が胃体部後壁にみられる．IIcの局在部位は，組織学的に腸上皮化生のない胃底腺粘膜領域である(F境界線の内部領域)．その IIc 病変には全周性に既存の粘膜ひだの集中が認められる．

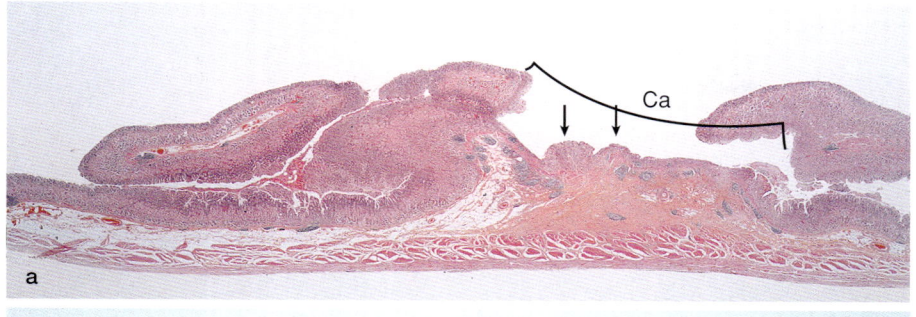

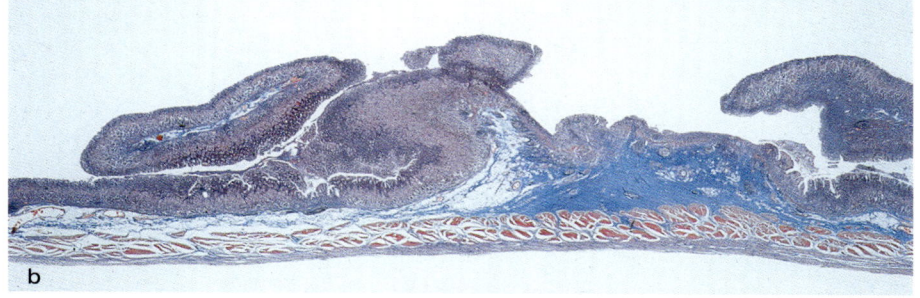

図 XII-11　図 XII-10 の癌の割面
粘膜の陥凹部に癌細胞浸潤(Ca)が認められる．また，陥凹部には再生粘膜島(矢印)があり，陥凹部直下の粘膜下組織には線維化が認められる．Ul-II の潰瘍瘢痕の所見である．癌細胞は，ほとんど粘膜内に限局した浸潤を示しているが，線維化した粘膜下組織内にも散在性に認められ，数個の癌細胞は固有筋層の表層に及んでいる．

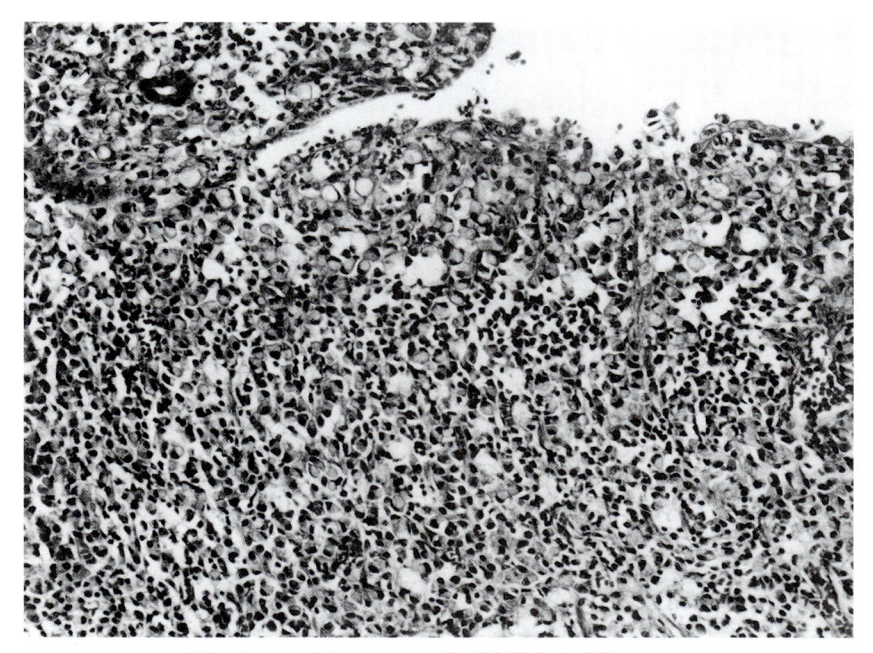

図 XII-12　図 XII-11 の癌の粘膜内進展部の拡大
癌は印環細胞型および粘液細胞型の混合からなる未分化型癌である．

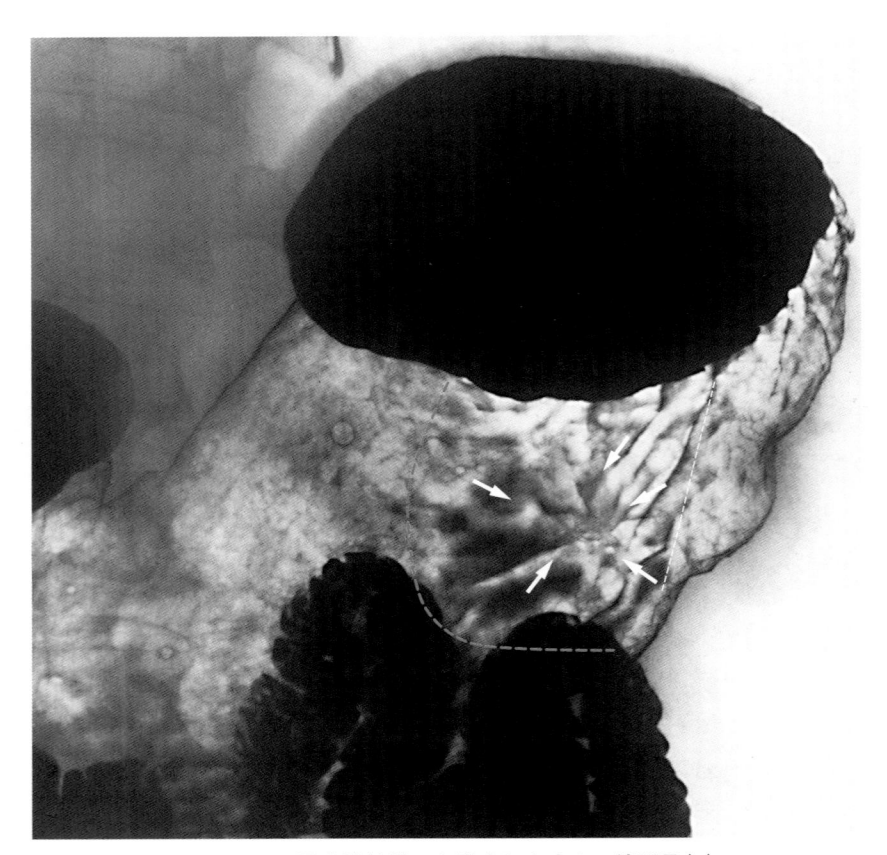

図 XII-13　胃底腺粘膜から発生した癌のX線所見(3)
48歳，女性．胃体部大彎側に径2cmくらいの陥凹病変(矢印)が認められる．陥凹病変はX線上のF境界線(破線)の内部領域にあり，また，その病変の全周には既存の太い粘膜ひだの集中が認められる．この適当な空気量での二重造影法によるX線写真からは，この陥凹病変は胃底腺粘膜から発生した未分化型癌であると診断することができる．また，この陥凹の辺縁は鮮明であって，陥凹面には数個の顆粒状陰影が認められることからも，それはIIc型未分化型癌であると診断できる．これらのX線所見のうち，F境界線と全周性の既存粘膜ひだの集中の2つの所見は，空気量の多い二重造影法では，部分的に消失してしまうことがある(次図参照)．(早期胃癌検診協会，馬場保昌氏提供)

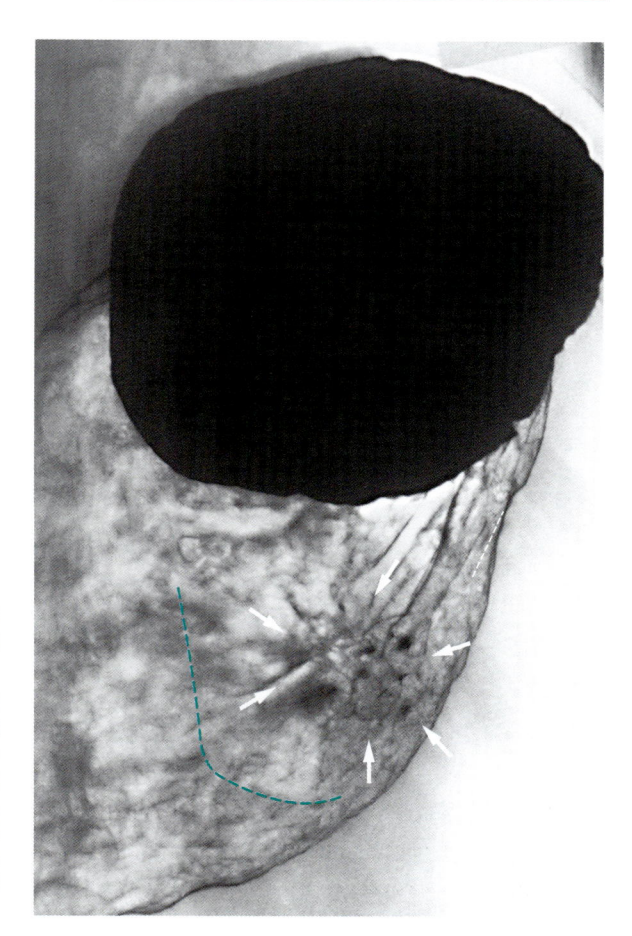

1．胃底腺粘膜領域における潰瘍性病変の質的診断　259

図 XII-14　図 XII-13 と同一症例の空気量の多い二重造影法による X 線所見

胃体部大彎側の陥凹性病変の大きさは約 2.5×2.5 cm（矢印）であり，既存の粘膜ひだの集中は全周性ではなくなっている．X 線上の F 境界線は，後壁側では既存の粘膜ひだが消失しているためにそれを決定することができない．しかし，この写真では IIc 型未分化型癌の特徴がよく現れている．すなわち，陥凹面は顆粒状で，陥凹辺縁は鮮明である．

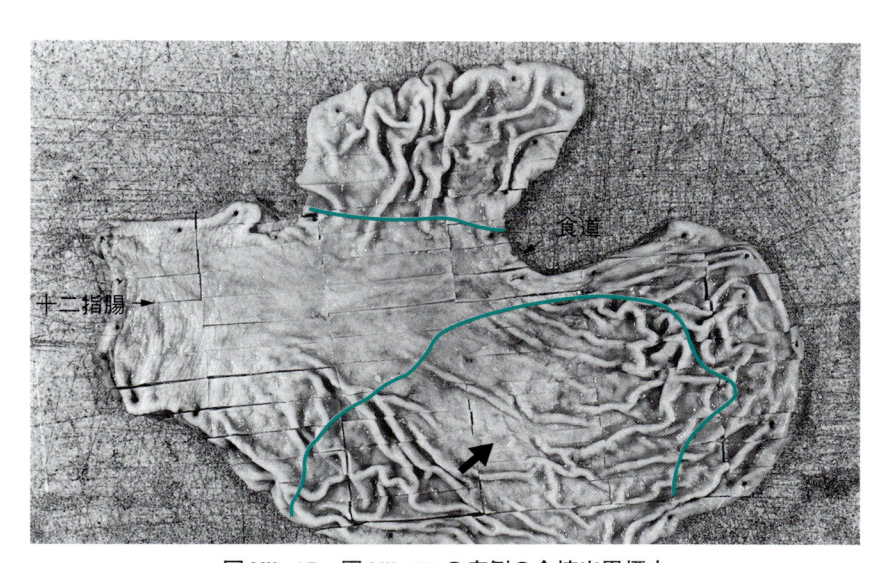

図 XII-15　図 XII-14 の症例の全摘出胃標本

大きさ 2.5×1.5 cm の陥凹性病変（矢印）が胃体部大彎側にあり，その部位は F 境界線の内部である．

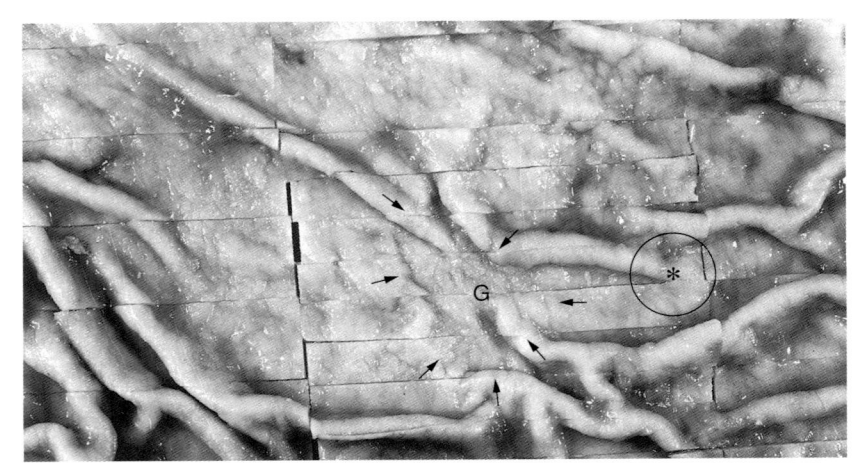

図 XII-16　図 XII-15 の陥凹病変の拡大
陥凹面の辺縁(矢印)は鮮明で,その局面内は顆粒状(G)である.

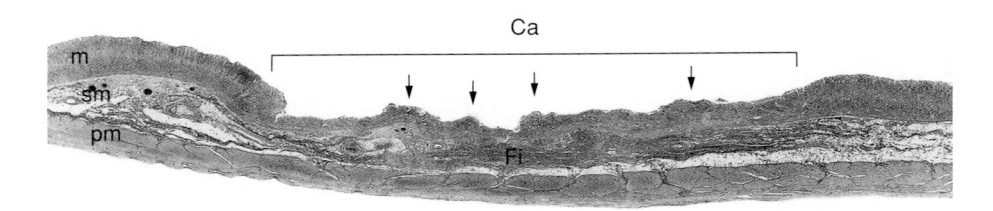

図 XII-17　図 XII-16 の＊印の割面
癌は粘膜内に限局していて,粘膜下組織には線維化(Fi)が認められる.Ul-II の潰瘍瘢痕を伴う IIc 型癌である.陥凹面には再生粘膜島(矢印)がみられる.この再生粘膜島が,肉眼的に顆粒として認められる.m：粘膜,sm：粘膜下組織,pm：固有筋層.

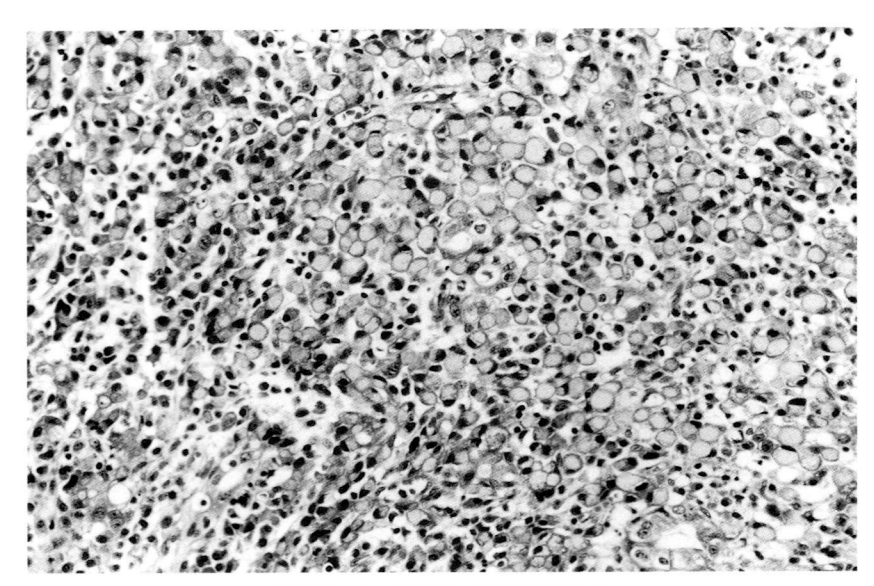

図 XII-18　図 XII-17 の癌の拡大
未分化型癌(粘液細胞性腺癌)である.

2. 胃底腺粘膜領域に発生した癌の深達度と浸潤範囲

　肉眼的に粘膜ひだの著明な領域は，組織学的には腸上皮化生のない胃底腺粘膜領域と大体において一致している．この領域に発生した癌のX線・内視鏡検査による癌の深達度および浸潤範囲の推定は，幽門前庭部における未分化型癌のそれよりも一般的に困難である．その理由は，粘膜ひだの著明な領域の粘膜下組織は，幽門前庭部のそれに比べて空間が広く粗であるからである．また，後述する潜在的 linitis plastica が存在するからである．
　すなわち，癌の深達度についてみると，胃底腺粘膜領域に発生した未分化型癌は一般に潰瘍化しやすく（表 III-8, 21 頁；表 XII-1, 250 頁参照），癌が潰瘍化するとその粘膜下組織に線維化が生ずるが，その部位は粘膜下組織の空間が広いので，そこに生ずる線維性組織の量は多くなる（図 XII-19～22 b）．そのため，IIc＋III 型あるいは III 型の粘膜内癌であっても，粘膜下組織における多量の線維性組織によって，X線的に台状挙上あるいは陥凹周辺の著明な透亮像を示すようになる．また，癌巣周辺の既存の粘膜ひだの辺縁隆起あるいは癒合も生ずるようになる．八尾・大串（1977）[8]は，癌の深達度診断についての研究で，X線・内視鏡的に，台状挙上，透亮像，粘膜ひだの太まり・癒合といった所見は，癌の深達度診断というよりも，癌の粘膜下組織以深における癌の量の診断であるとしている．それらの所見は，ある一定量以上の癌が粘膜下組織に存在して，粘膜表面に形態変化を及ぼすようになって初めてみられるものである．これは，粘膜下組織における癌と粘膜表面の形態変化との因果関係に基づくものである[5]．
　胃底腺粘膜領域においては，以上のような所見は癌の潰瘍化による粘膜下組織の多量の線維性組織によっても容易に生じる．したがって，胃底腺粘膜領域における癌深達度の推定を行う場合には，X線・内視鏡的に上記所見が認められても，それは潰瘍化による粘膜下組織の線維性組織によるのかもしれないということを考慮しておく必要がある（図 XII-19～22）[1]．
　しかし，胃底腺粘膜領域における癌の深達度診断において，潰瘍化による粘膜下組織の多量の線維化巣を伴う粘膜内癌を，粘膜下組織浸潤のある早期癌（sm癌）あるいは進行癌とみなしたとしても，それは患者にとってはあまり問題とはならない．癌は完全に切除されるからである．問題となるのは，胃底腺粘膜領域に発生した未分化型癌の水平方向の浸潤範囲の推定である．
　胃底腺粘膜領域，特に粘膜ひだのある領域における粘膜下組織は粗であり，空間が広く，いわばリンパの海であり，胃底腺粘膜に発生した癌がその潰瘍化に先行して粘膜下組織へ浸潤した場合には，癌細胞はリンパの海である粘膜下組織を水平方向に拡がっていく．杉山ら（1977）[7]は，未分化型癌の粘膜内浸潤範囲（m）と粘膜下組織における浸潤範囲（sm）の面積比（m/sm）について，胃底腺粘膜領域における癌と幽門前庭部における癌とに分けて検討した結果，胃底腺粘膜領域の癌の m/sm 比は，幽門前庭部における癌のそれよりも小さい傾向があることを報告している．すなわち，幽門前庭部における未分化型の浸潤癌

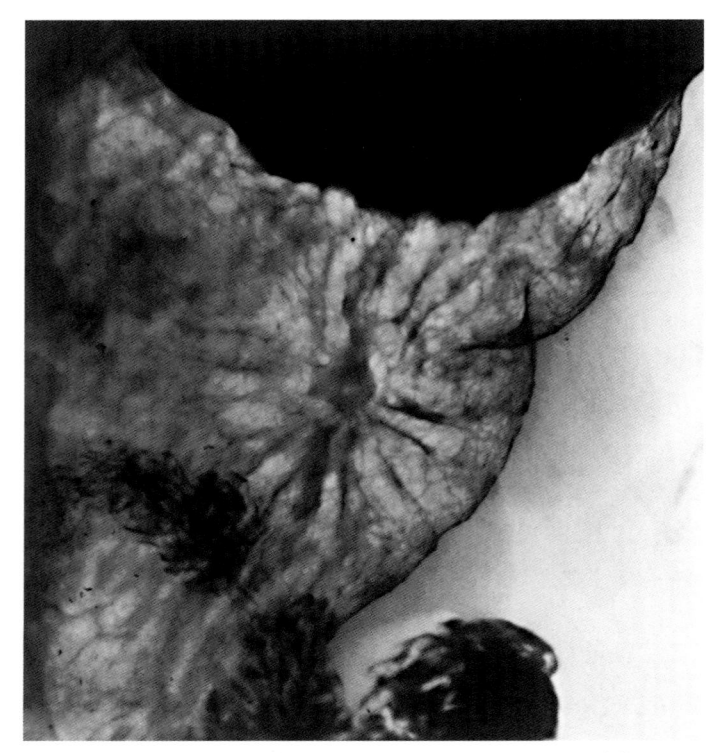

図 XII-19　胃底腺粘膜から発生した癌のX線所見(4)
52歳，女性．胃体部後壁に浅い陥凹性病変があり，その中心部には潰瘍性病変が認められる．その浅い陥凹面は全体的に周囲正常粘膜面よりやや隆起していて二重輪郭像を呈している．浅い陥凹面の辺縁は比較的鮮明で，その中心部には全周性に既存の粘膜ひだ集中を伴う潰瘍がある．陥凹面には数個の顆粒が認められる．このような所見からは，X線的に未分化型癌であり，そしてその癌深達度は粘膜下組織以深へ浸潤している癌であろうと推測される．

は，一般に，粘膜内と粘膜下組織における癌の浸潤範囲は大体同じ，つまり m/sm 面積比がほぼ1であるのに対して，胃底腺粘膜領域における未分化型浸潤癌の m/sm 面積比は相当に小さい(m/sm≪1)傾向があると述べている．

　胃底腺粘膜領域には，Borrmann 4 型のなかでも特殊な状態である linitis plastica 型癌がある．そのなかには，いまだ胃の全体的な収縮は生じていないけれども癌細胞の拡がりの点では linitis plastica 型癌と同等の，いわば潜在的な linitis plastica 型癌ともいうべき癌がある．この潜在的 linitis plastica 型癌においては，その粘膜下組織における癌浸潤範囲を術前に診断することは非常に困難である(図 XIV-21～24，303頁参照)．このように，胃底腺粘膜領域における未分化型癌の粘膜下組織における浸潤範囲は，一般に癌の粘膜内浸潤範囲よりもかなり広く，その浸潤範囲を X 線・内視鏡的に診断することは不可能に近い．

　それでは，胃底腺粘膜領域における未分化型癌の深達度および浸潤範囲の診断あるいは推定をどのようにしたらよいのか，ということが問題となる．この問題に対する1つの考

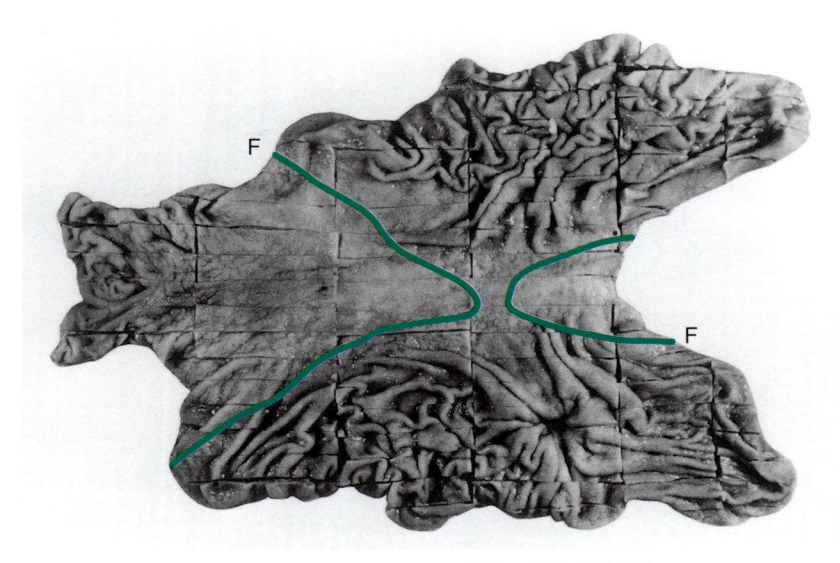

図 XII-20　図 XII-19 の症例の全摘出胃標本
胃体部後壁に，約 3×2 cm の中心部に潰瘍を伴う IIc＋III 型の癌がある．その陥凹面は全体的にやや隆起していて，潰瘍に集中している既存の粘膜ひだは太くなっている．F：腸上皮化生のない胃底腺粘膜領域を限界づける線．

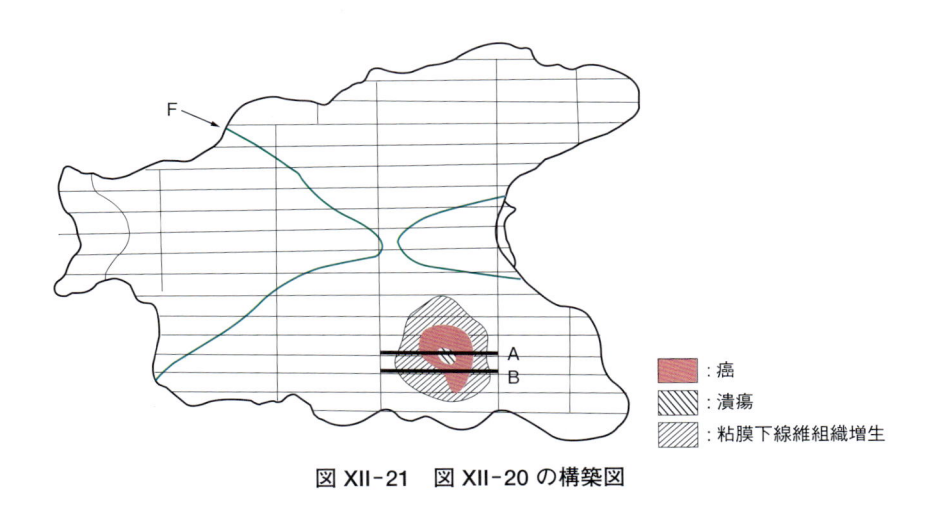

図 XII-21　図 XII-20 の構築図

え方としては，癌の原発巣の大きさと潰瘍化の有無を考慮することである．すなわち，原発巣の潰瘍化がある場合には，その癌の大きさと癌浸潤の頻度との関係(図 XIV-29, 308 頁参照)から，癌が粘膜下組織以深に浸潤している頻度を確率的に推定することができる．たとえば，癌の大きさが径 2 cm 以下であるときは，その約 70％ は粘膜下組織以深に浸潤している可能性があるというようにである．このことは，大きさ 2 cm 以下で X 線・内視鏡的に粘膜内癌であると判断される癌において重要である．なぜならば，大きさ 2 cm 以下の癌の肉眼所見は，明らかに進行癌と診断できるような像を示すことが少ないからで

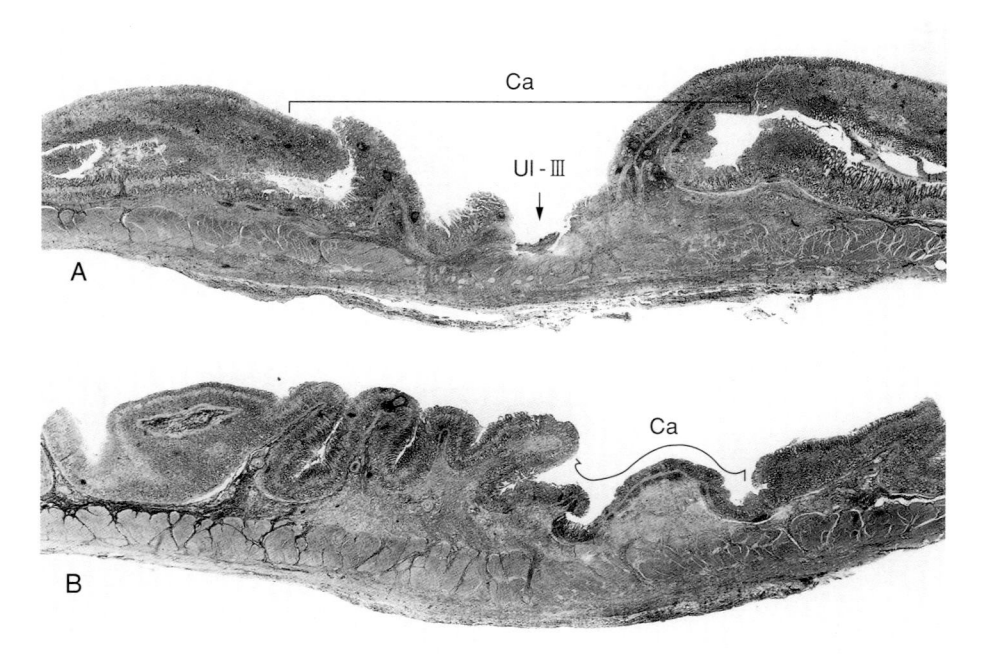

図 XII-22　図 XII-20 の A と B の割面
癌（Ca）は粘膜内に限局していて，周囲正常粘膜は腸上皮化生のない胃底腺粘膜である．中心部の潰瘍は Ul-III である．粘膜下組織の線維化は著しく，胃壁が肥厚している．

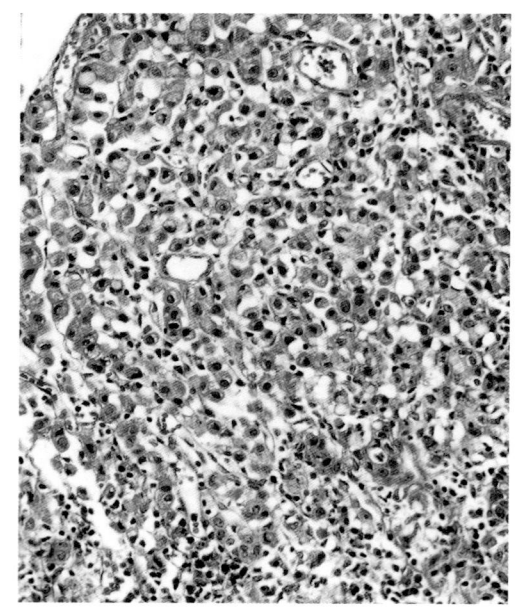

図 XII-23　図 XII-22 の拡大
未分化型癌（粘液細胞性腺癌）である．

ある．つまり，X線・内視鏡的に粘膜下組織への癌浸潤の所見が認められたからsm癌であると診断したとしても，大きさ2cm以下の癌では，その約70％が粘膜下組織以深に浸潤しているから，癌浸潤の所見のみによっては，癌深達度診断が正しくなされたということにならないからである．

　胃底腺粘膜領域に発生した癌でその原発巣に潰瘍化がない場合は，"linitis plasticaへの道"の観点から，原発巣の大きさとは無関係に一度は潜在的linitis plastica型癌を疑ってみる必要がある．このことを考慮しないと，胃切除にあたって癌の取り残しの危険性があるからである．

【文献】

1) 荒木恒敏，池園　洋，菊池正教：癌深達度診断が困難であった胃底腺粘膜から発生したIIc＋III型粘膜内癌の一例．胃と腸 18：255-260，1983
2) 熊倉賢二，落合英朔：高位潰瘍の診断．内科シリーズNo.2胃十二指腸潰瘍．pp145-158，南江堂，1970
3) 丸山雅一，他：胃底腺粘膜領域に存在する癌のX線所見．日癌治会誌 7：249，1972
4) 中村恭一，菅野晴夫，加藤　洋：臨床病理学的にみた腺境界―腸上皮化生のない胃底腺粘膜を限界づける線について．胃と腸 15：125-136，1980
5) 中村恭一：陥凹型早期胃癌の粘膜下組織浸潤の肉眼所見．胃と腸 17：219-221，1982
6) 杉山憲義，他：胃底腺粘膜に存在する癌の肉眼所見とX線診断について．日消誌 69：949，1972
7) 杉山憲義，他：胃癌の発生部位的にみた胃壁浸潤に関する臨床病理学的研究．胃と腸 12：1073-1085，1977
8) 八尾恒良，大串秀明：病理組織構築よりみた深達度診断の問題点．胃と腸 12：1157-1178，1977
9) 細井董三，志賀俊明，西沢　護：萎縮性胃炎のX線診断．臨床消化器内科 2：33-41，1987
10) 太田邦夫：胃癌の発生．日病会誌 53：3-16，1964
11) 馬場保昌，中原慶太，森田秀裕，他：X線的胃小区像からみた背景粘膜の質的診断．胃と腸 30：1315-1324，1995

XIII. 胃癌の組織発生から導かれる胃癌の発育速度

　もとより生物系は一様均一な系ではなく，人体に発生する癌にも種々の点で個体差がみられる．しかし，癌の個々の事象に関する個体差にはある一定の幅があって，それから逸脱するものは少ない．胃癌の大きさとその癌発生からの経過時間との関係についてもある一定の幅があって，その幅のなかには平均的な値が存在する．そのような平均値を見いだすことができれば，個々の患者の追跡期間，胃集団検診の間隔，ならびに検診開始の平均年齢などの決定に1つの指標を与えてくれるであろう．さらには，linitis plastica 型癌の原発巣の病理組織学的検討を通じて，その発生から完成までの発育進展過程を明らかにする1つの手懸かりとなる．

1. 胃癌の大きさとその癌発生からの経過時間を導くにあたって

　胃癌の発育，つまり胃癌発生からの経過時間(t)と癌の大きさ(S)との関係を導くにあたって，まずはじめに問題となることは，癌の大きさ S と時間 t の尺度をどのようにするかということである．癌が大きくなるのは細胞分裂によるものであるから，癌細胞発生初期における癌の大きさと時間との関係については，癌細胞数 n と細胞分裂間隔の時間である日数との関係ということになる．未分化型癌におけるその関係は，

$$n \leq n_0 e^{0.05t}$$

（ただし，n は癌細胞発生から t 日後の癌細胞数，n_0 は最初に発生した癌細胞数）

で示された(VIII-3-d, 181頁参照)．

　しかしながら，われわれが日常，臨床病理学的に目にする癌の大きさは径 0.5 cm 以上であり，また，臨床的に逆追跡が可能であった胃癌症例の経過観察では，急速な発育はみられず，癌が大きくなっていると認識できる時間間隔は年単位である．したがって，一般的に診断されている大きさの癌（S cm^2）と，その癌が発生してから大きさ S に発育するまでの時間 t との関係を知ろうとする場合には，時間 t は年単位とすることになる．一般的に，あるものを計測する場合に物差しの単位が問題となるが，その単位を細かくすればするほど精密である，あるいは正確な結果が得られる，と思い込んでいる場合がしばしば見うけられる．これは，有効数字という概念を無視しており，まったく無意味なことである．知ろうとすることに尺度の水準を合わせることによって，より正確な結果が得られるので

ある(有効数字,70頁参照).一般的に発見される胃癌の肉眼的大きさを計測する場合には,μ単位ではなく,多くの場合はcm単位であり,mm単位では固定時の状態が計測値に大きく影響してくる.

癌が大きくなっていく過程では,癌細胞の死滅,癌組織のびらん・潰瘍化による癌の部分的脱落がある[4,11,12].さらに,われわれは日常,胃癌の大きさをX線・内視鏡的に,そして胃切除標本上で,肉眼水準での面積あるいは直径で表現している.したがって,臨床的にみた癌の大きさとその経過時間との関係を求める場合は,細胞水準での細胞数と,細胞分裂間隔日数を考慮した増殖関数を適用することはできない(VIII-3,170頁参照).知ろうとすることに対して,尺度があまりにも微細すぎるからである.われわれは日常の胃癌の診断・治療において,X線・内視鏡的に,そして肉眼的に胃癌の大きさを円あるいは楕円で表現している.したがって,一般的な大きさにおける胃癌の発育速度を知ろうとする場合には,肉眼水準での癌の大きさを$S\,cm^2$とし,時間の単位をt年とするのがより実際的である.

ここで,癌の大きさを体積ではなく表面積で表す理由を述べておこう.まず第一には,胃は平面的な臓器であるということである.第二には,われわれは日常のX線・内視鏡検査あるいは切除胃肉眼標本において,癌の大きさをその表面積で認識し,癌の大きさを直径または長径×短径の楕円で表現していて,それによる不都合は生じていないからである.

2.胃癌組織発生の観点から:胃癌発育関数の仮説

4つの前提から出発して導かれた胃癌の組織発生の概念の確立に至る過程で,一般的な大きさの癌の年齢層別にみた組織型比(図VII-4,113頁参照),および年齢層別にみた腸上皮化生の程度の比(図V-16,69頁参照)が示されている.それらによると,胃癌好発年代である40~60歳代では,年齢層別にみた癌組織型比(未分化型/癌分化型癌)と,潰瘍胃における腸上皮化生の程度の比(無~軽度/中等度~著明)との間には平行関係が認められる(図XIII-1).

この関係を胃癌の組織発生の概念から眺めると,組織型比と腸上皮化生の程度の比との間には1対1の対応関係が存在していることになる.つまり,ある年齢層の胃癌の組織型比は,ある年齢層の腸上皮化生の程度の比によって決定されるということである.図XIII-1は,年代別にみた癌組織型比と腸上皮化生の程度の比を重ねたものであり,胃癌発生頻度の高い40~60歳代では平行関係が認められ,その間隔は10年前後である.したがって,この癌組織型比を求めるために用いられた癌は日常診療で一般的に発見されている癌であるということからは,"**一般的に発見されている大きさの癌は,癌発生から10年前後を経過している**"という主張が成り立つ.胃癌組織発生からは癌組織型比の決定は約10年前の腸上皮化生の程度の比に依存しているとみなされるからである.それでは,

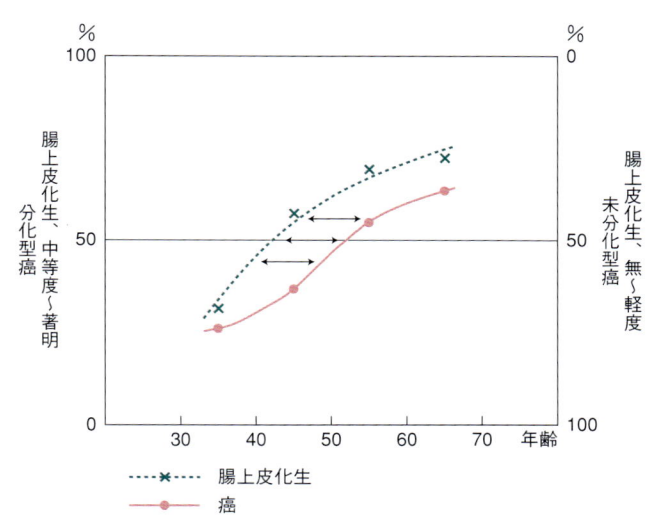

図 XIII-1　年齢層別にみた癌組織型比と腸上皮化生の程度の比

　一般的に発見されている大きさの癌とはどれくらいの大きさであろうか．この癌の大きさ $S\,cm^2$ がわかれば，その癌の発生からの経過時間 t は約 10 年であるから，S と t とを関係づける関数 $f:S\to t$ を決定することができる．

　一般的に発見されている癌の大きさを知るために，linitis plastica 型癌を除いた 998 例の癌の表面積を円または楕円とみなして計測すると，図 XIII-2 に示すように，平均値($\bar{X}$) $29.4\pm 0.7\,cm^2$，中央値(me) $24\,cm^2$，最頻値(Mo) $13.2\,cm^2$ が得られた．なお，linitis plastica 型癌を除外した理由は，この型の癌は原発巣の所見そのものをもって診断されているのではなく，一般に胃の全体的な管状狭窄，すなわち leather bottle 状態で診断されているからである．なお，表面積の計測にあたっては，粘膜面の所見を主とし，それを円または楕円とみなして面積計測を行っている．計測の対象となっている切除胃標本は，過収縮・過伸展状態ではない状態に固定されたものである．

　さて，$f:S\to t$ の関数を求めてみよう．癌の粘膜内における増大は，癌辺縁における，癌細胞分裂による増加と癌細胞のびらんによる脱落との総和によって決定される．辺縁における癌の増大速度(v)は年単位(t)にみれば一定であると仮定する．癌の大きさを面積 $S\,cm^2$ の円とみなした場合の半径を $r\,cm$ とすると，

$$r = vt \quad (v\text{ は一定}) \quad \cdots\cdots(1)$$

円の面積
$$S = \pi r^2 \quad \cdots\cdots(2)$$

(1)と(2)から癌の面積と時間との関係は，

$$S = \pi v^2 t^2 \quad \cdots\cdots(3)$$

πv^2 は一定であるから $\pi v^2 = k$ とおくと，

$$S = kt^2 \quad \cdots\cdots(4)$$

症例数：996 例
平均値($\bar{X}$) 29.4±0.7cm²
中央値(me) 24cm²
最頻値(Mo) 13.2cm²

早期癌症例

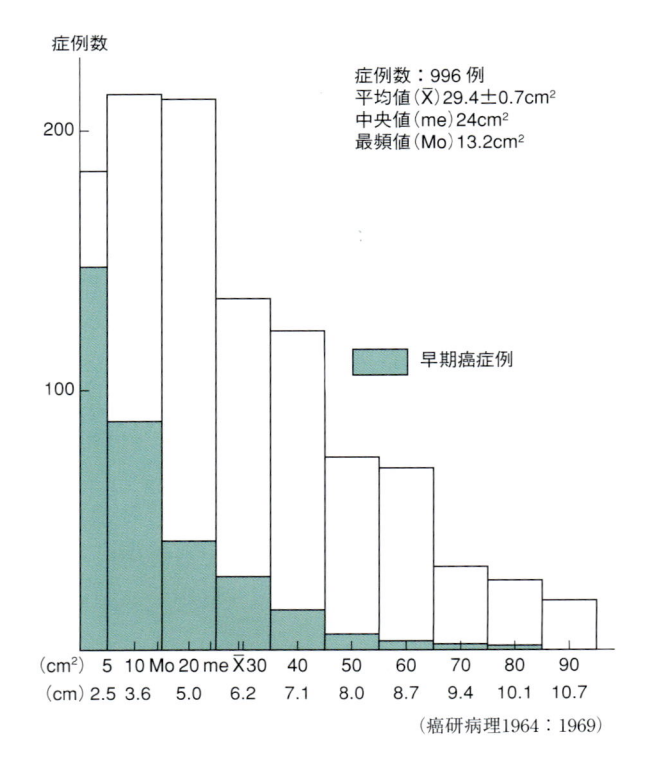

(癌研病理 1964：1969)

図 XIII-2　癌表面積別にみた胃癌の頻度

(4)に一般的に発見される癌の大きさとして特性値($\bar{X}$, Mo, me)を用い, t を 10 年として k を求めると，

$$k = 0.1 \text{(最頻値)}$$
$$k = 0.2 \text{(中央値)}$$
$$k = 0.3 \text{(平均値)}$$

すなわち，癌の大きさ S cm² とその癌発生からの経過時間 t 年との関係，

$$S = 0.1\, t^2$$
$$S = 0.2\, t^2$$
$$S = 0.3\, t^2$$

の 3 つの式が得られる．

以上のように，癌の大きさとその癌発生からの経過時間との関数が，大まかな方法をもって導かれたのであるが，これは理論的な実験式ともいうべきもので，この式が実際と大局において一致しないと，机上の空論となって無意味なものとなってしまう．したがって，次には実際の症例において，3 つの式のうちどの式が，より多くの症例において癌の発育を表しているかを検討する必要がある．

臨床的に癌の経過観察がなされた症例の経験から，「癌は小さいうちはあまり大きくならないが，癌が大きくなると急激に大きくなる」といわれているが，この胃癌の発育関数

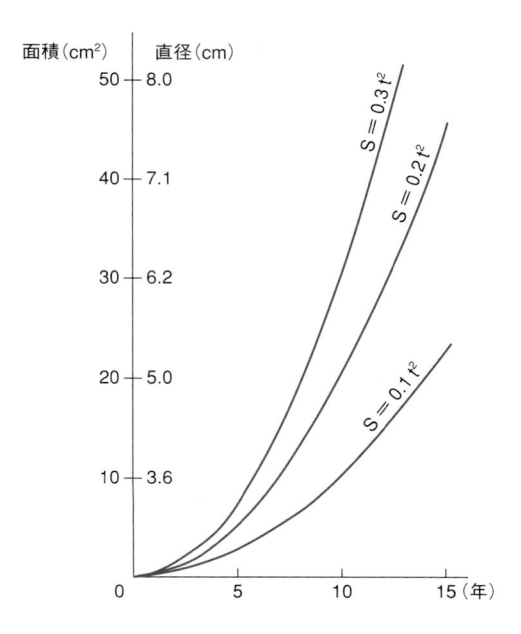

図 XIII-3　癌の大きさ(cm^2)と癌発生からの経過時間(年)との関係

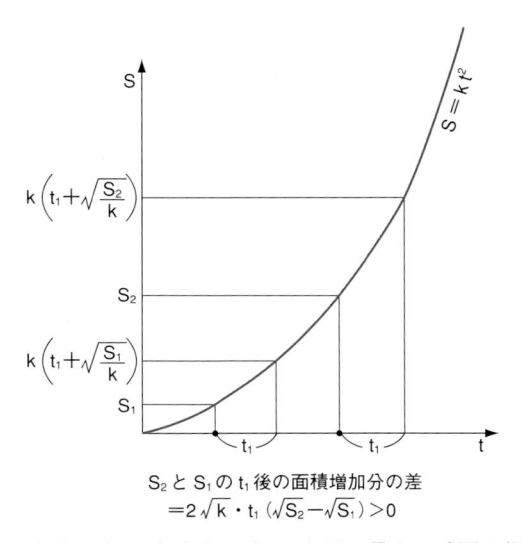

図 XIII-4　大きい癌 S_2 と小さい癌 S_1 を同じ長さの時間の経過観察を行った場合のそれぞれの面積の増加

ともいうべき式から，そのことを理論的に説明することができる．すなわち，このような癌発育に関する印象は，癌の大きさを X 線・内視鏡的に面積としてとらえているがためである。すなわち，癌面積の増大は $S=kt^2$ にしたがっているので，癌の大きさが異なればその勾配 dS/dt も異なるからである．例えば，異なる大きさの2つの癌 S_1 と S_2（ただし，$S_1 < S_2$）を，同じ長さの時間 t の経過観察を行うとすると，図 XIII-4 に示すように，S_1 と S_2 の t_1 時間後の面積の増加分の差は $2\sqrt{k} \cdot t_1(\sqrt{S_2}-\sqrt{S_1}) > 0$ となる．この式から，当

然のことながら S_1 と S_2 の差が大きければ大きいほど，大きい癌 S_2 は急速に大きくなるように感じ，また経過観察時間が長ければ長いほど大きい癌の発育が速いと感じる．もし，癌の大きさを体積で表現すれば，体積 $V = kt^3$ で表されるから，面積の場合よりも一層急激に発育するように感じられるであろう．

3．胃癌の発育関数の仮説の検討：結果的に微小病変にまで内視鏡的逆追跡が可能であった早期癌症例で

　結果的に微小病変にまで内視鏡による逆追跡が可能であった早期癌症例の検討から，微小病変から胃切除までの経過時間と，切除胃標本上における癌の表面積とを知ることができる[7-9]．これら個々の症例における経過観察時間とその切除胃標本の癌面積との2つのデータからは，最小二乗法による二次放物線へのあてはめが可能である．表 XIII-1 は，第 19 回日本消化器内視鏡学会のシンポジウム「胃癌の発育」において検討された症例に，癌研究会付属病院で結果的に微小病変にまで内視鏡による逆追跡が可能であった早期癌症例を加えた合計 80 症例を示している．**図 XIII-5** は，表 XIII-1 の症例を癌表面積（S）と時間（t）を軸とする直交座標上に示したものである．放物線への回帰を行うにあたっては，とび離れた位置にある症例は除外した．その理由は，癌発育が急速だった症例では，最初の内視鏡では微小病変としてしか把握できないが，実際上はもっと大きかったことを完全に否定できないからである．また，癌発育が極めて遅かった症例では，癌との組織学的鑑別が困難な良性悪性境界領域病変，あるいは良性の異型上皮巣（腸型腺腫）であることを完全に否定できないからである．除外症例の決定は，各逆追跡期間における癌の面積の分布は正規分布を示す，言い換えれば，癌の粘膜内における発育の速さの分布は正規分布を示すと仮定して，Frank E. Grubbs 表を用いて危険率 5% とした．
　以上のようにして導かれた関数は，

$$S = 0.3\,t^2 - 1.1\,t + 3.5$$

である．この式に t の一次の項と常数項とがあるのは，各症例において逆追跡の最終時点での癌病変にはある大きさがあり，しかもその大きさは一定ではなく種々バラバラであるからである．この方法によって得られる方程式は，t 項の係数および常数が小さければ小さいほど，胃癌の大きさとその癌発生からの経過時間をよりよく表しているということができる．つまり，それらが小さくなればなるほど，放物線の最小値が原点に近づくからである．逆追跡の最終点での癌の大きさがより微小な症例の数が増加すれば，その曲線の最小値は 0 に近づくことは確実であろう．
　最小二乗法を用いて導かれた胃癌の発育関数の t^2 項の係数は，いわば胃癌の発育速度勾配であって，胃癌の組織発生を導く過程で副次的に派生した命題から導かれた係数の 1 つである 0.3 と同じである（270 頁参照）．2 つの異なった方法で導かれた胃癌の発育速度係数が 0.3 を示していることから，実際の発育速度係数は 0.3 前後であろうとみなされる．

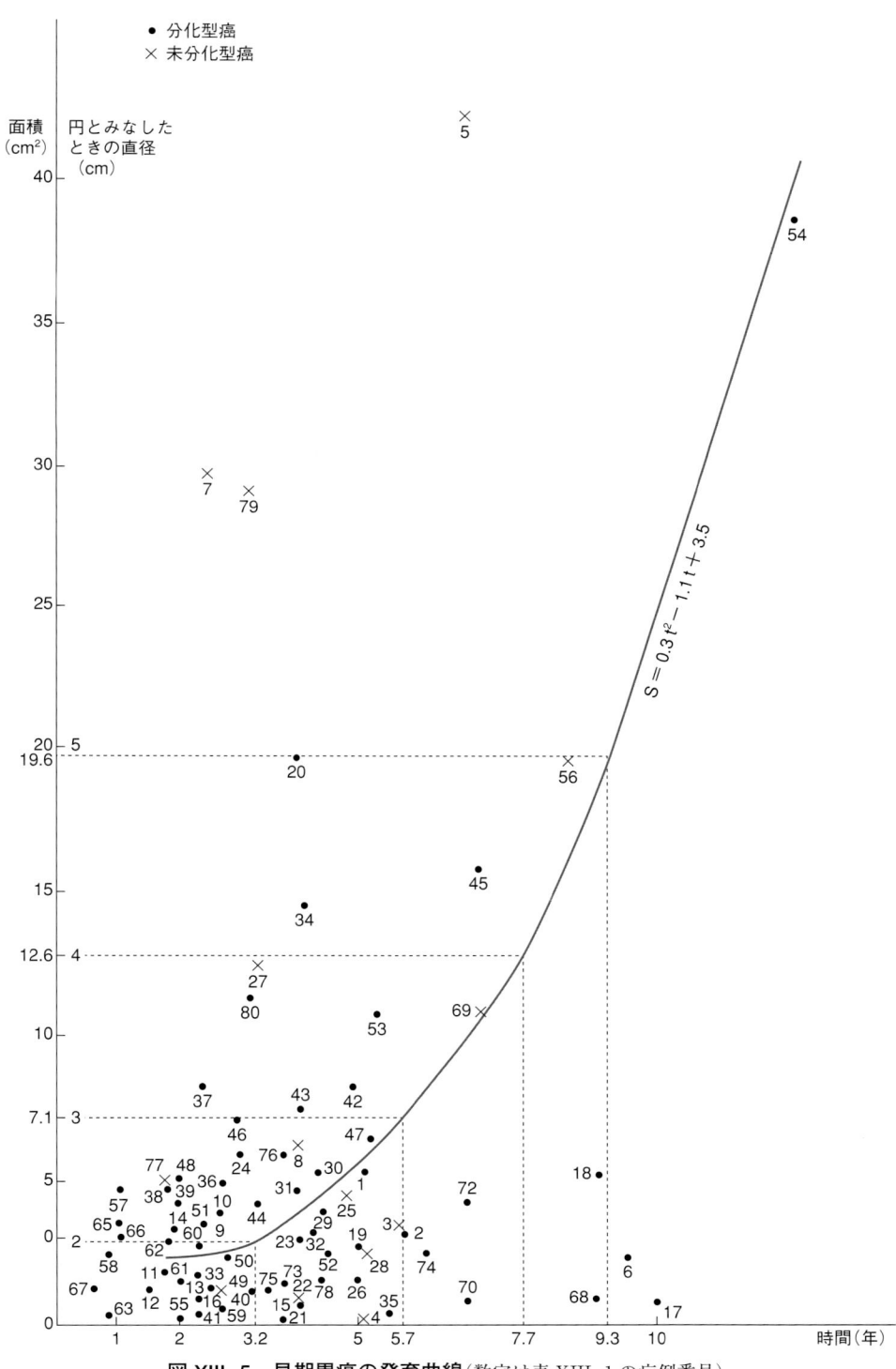

3. 胃癌の発育関数の仮説の検討　273

図 XIII-5　早期胃癌の発育曲線（数字は表 XIII-1 の症例番号）

$S = 0.3t^2 - 1.1t + 3.5$

表 XIII-1　結果的に微小病変にまで内視鏡による逆追跡が可能であった早期癌症例[1,7,8]

症例番号		S(面積)	t(年)	症例番号		S(面積)	t(年)	症例番号		S(面積)	t(年)
1.	国立がんセンター	5.3	5.1	27.	宮城県対ガン協会検診センター	12.4	3.3	58.	癌研 ⑦	2.4	0.8
*2.	〃	3.1	5.8					59.	〃 ⑧	0.6	2.7
3.	〃	3.5	3.5					60.	〃 ⑨	2.7	2.3
4.	〃	0.2	5.1	28.	〃	2.5	5.1	61.	〃 ⑩	1.5	2.0
*5.	〃	42.4	6.8	29.	〃	3.9	4.4	62.	〃 ⑭	2.9	1.8
*6.	〃	2.4	9.5	30.	〃	5.3	4.3	63.	〃 ⑰	0.3	0.8
				31.	〃	4.6	4.0	64.	〃 ㉒	0.5	2.0
*7.	鳥取大学第2内科	29.7	2.5	32.	〃	3.2	4.2	65.	〃 ㉓	3.5	1.0
				33.	〃	1.4	2.5	66.	〃 ㉖	3.1	1.0
*8.	〃	6.3	4.0	34.	〃	14.4	4.1	67.	〃 ㉙	1.2	0.6
9.	日本大学有賀内科	3.9	2.7	35.	〃	0.4	5.5	*68.	京都府立医大第3内科	0.8	9.1
				36.	〃	4.9	2.7				
*10.	〃	3.9	2.7	37.	〃	8.2	2.4				
11.	〃	1.8	1.8	38.	〃	4.7	1.8	69.	〃	10.7	7.0
12.	〃	1.2	1.5	39.	〃	4.2	2.0	*70.	〃	0.6	6.8
13.	〃	1.8	2.3	40.	〃	1.2	3.2	71.	大阪府立成人病センター	3.9	4.0
14.	〃	3.4	1.9	41.	〃	0.4	2.3				
15.	〃	0.2	3.7	42.	〃	8.2	4.9				
16.	〃	0.9	2.3	43.	〃	7.4	4.0	72.	〃	4.2	6.8
				44.	〃	4.2	3.3	73.	〃	1.4	3.8
*17.	東京医科大学内科	0.9	10.0	45.	〃	15.7	7.0	74.	〃	2.6	6.1
				46.	〃	7.1	3.0	75.	〃	1.2	3.5
*18.	〃	5.2	9.0	47.	〃	6.4	5.2	76.	〃	5.9	3.8
19.	〃	2.7	5.0	48.	〃	5.1	2.0	77.	〃	1.0	1.7
*20.	〃	19.6	4.0					78.	〃	1.6	4.3
21.	〃	0.7	4.0	49.	青山病院	1.2	2.7	79.	〃	28.9	3.0
22.	〃	0.9	4.0	50.	〃	2.4	2.8	80.	〃	11.1	3.2
23.	〃	2.9	4.0	51.	〃	3.5	2.4				
24.	〃	5.9	3.0	52.	癌研 ①	2.4	4.5				
25.	宮城県対ガン協会検診センター	4.5	4.8	53.	〃 ②	10.6	5.3				
				54.	〃 ③	38.5	12.3				
				55.	〃 ④	0.2	2.0				
				56.	〃 ⑤	19.6	8.5				
26.	〃	1.5	5.0	57.	〃 ⑥	4.7	1.0				

*除外症例

　次に，**表 XIII-1** における個々の症例の切除時の癌の大きさと逆追跡時間とのデータから，癌発育速度係数を求めてみよう．この場合，逆追跡時間の最終時点においては，癌にはある大きさがあるから，発育速度係数を求めるにあたっては，単純に癌面積(S)を逆追跡時間の二乗(t^2)で除することはできない．それを補正する必要があるが，逆追跡の最終時点での癌の面積(図 XIII-6 の S_1)は内視鏡所見から判断される大きさであること，およびその大きさはまちまちであるという2つの制約があるために，補正をしたとしても得られる結果には相当のばらつきが予想される．ここで，あえて逆追跡の最終時点での癌面積を最大径 5 mm と仮定して(**図 XIII-6**)，個々の症例の癌発育速度係数 k を求めてみると，**表 XIII-2** に示すように，k の値はかなり分散しているが，0.1〜0.3 を示したものが 70 例中 37 例と一番多くみられる．

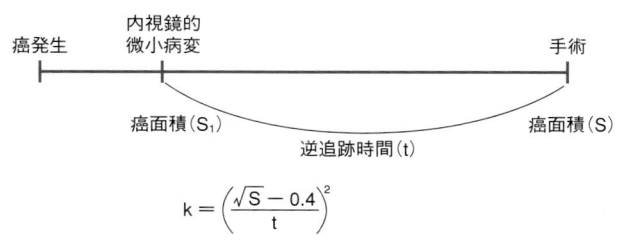

```
癌発生    内視鏡的
         微小病変                              手術
  |―――――――|_____|
              癌面積(S₁)              癌面積(S)
                       逆追跡時間(t)
```

$$k = \left(\frac{\sqrt{S} - 0.4}{t}\right)^2$$

図 XIII-6 内視鏡的微小病変（S_1）を最大径 5 mm と仮定した場合の癌発育速度係数 k

表 XIII-2 内視鏡的微小癌を最大径 5 mm と仮定した場合の癌発育速度係数 k と症例数

癌発育速度係数(k)	症例数
10^{-2}	15 例
0.1〜0.3	37
0.4〜0.7	8
0.8 以上	10
合計	70 例

表 XIII-3 k 値を導くために用いられた手術時の癌面積と逆追跡時間との平均

癌発育速度係数(k)	手術時の癌面積(S)	S の直径	逆追跡時間(t)
10^{-2}	0.9 cm²	1.0 cm	3.5 年
0.1〜0.3	5.7	2.7	4.2
0.4〜0.7	5.8	2.7	2.6
0.8 以上	5.6	2.7	1.7

　このkの値の幅の広さは，前述したように，癌の発育速度には相当の遅速の幅が存在することを示しているのか，あるいは，逆追跡の最終時点における内視鏡所見での癌の大きさの判断に原因が求められるのか，ということが問題となる．k値を導くのに用いられた手術時の癌面積と，逆追跡時間との平均を，それぞれのk値についてみると，**表 XIII-3**に示すように，癌発育速度係数(k)の値が 10^{-2} であるものは，手術時の癌面積が直径で1 cmと小さく，逆追跡時間が3.5年と比較的長い．このことは，逆追跡の最終時点での癌の大きさが直径5 mm以下であったのか，あるいは癌が小さいうちはびらんによる癌細胞の脱落が多いために癌の発育が遅いのか，の2つのことが考えられよう．

　一方，k値が0.1以上の場合は，手術時の癌面積の平均は5.7 cm²（直径2.7 cm）とほぼ同じであるのに対して，逆追跡時間の平均が異なっている．その逆追跡時間は，k値が大きくなるにしたがって短くなっている．このことは逆に，$k = (5.7 - \sqrt{S_1}/t)^2$ でtが小さいことによってk値が小さくなっていることを示しているが，このように逆追跡の時間の

長さによってkの値が幅広く変動することはまずありえない．k値が0.1以上の場合は，少なくとも逆追跡の最終時点での癌の大きさ(S_1)に原因が求められると思われる．すなわち，その最終時点での癌は，内視鏡的に小病変としか判断できない所見ではあっても，随伴 IIb の局面を有していたということが考えられる．

以上のように，結果的に内視鏡による逆追跡が可能であった早期癌症例において，最小二乗法，ならびに個々の症例から得られた，最も高い頻度を示した係数という点から，癌の粘膜内における癌発育速度係数 k は 0.1 ～ 0.3 であろうとみなされる．

次に，結果的に微小病変にまで内視鏡による逆追跡が可能であった粘膜内癌症例を呈示しよう．

【症例】54 歳，女性

患者は胃癌手術の約 6 年前から毎年 1 回の割合で胃癌検診を受けていた．切除胃所見は，胃幽門前庭部前壁の小彎寄りにおける IIc＋IIb 型の早期癌で（図 XIII-7, 8），その大きさは約 4×4 cm（面積 12.6 cm²）である．組織学的に，粘膜内に限局している未分化型癌である（図 XIII-9）．

本症例について内視鏡写真による逆追跡を行ったところ，手術前 5.3 年の内視鏡写真で，幽門前庭部前壁に発赤した微小びらんが認められた（図 XIII-10）．この微小びらんは，中心部が発赤していて，周辺部がやや隆起を示し，いわゆる IIc＋IIa 様病変として認められる．微小癌として認められる肉眼的特徴は IIc＋IIa または IIa＋IIc 型である場合が多いということから（表 XVI-1, 371 頁参照），その存在部位が幽門前庭部小彎寄りの前壁で

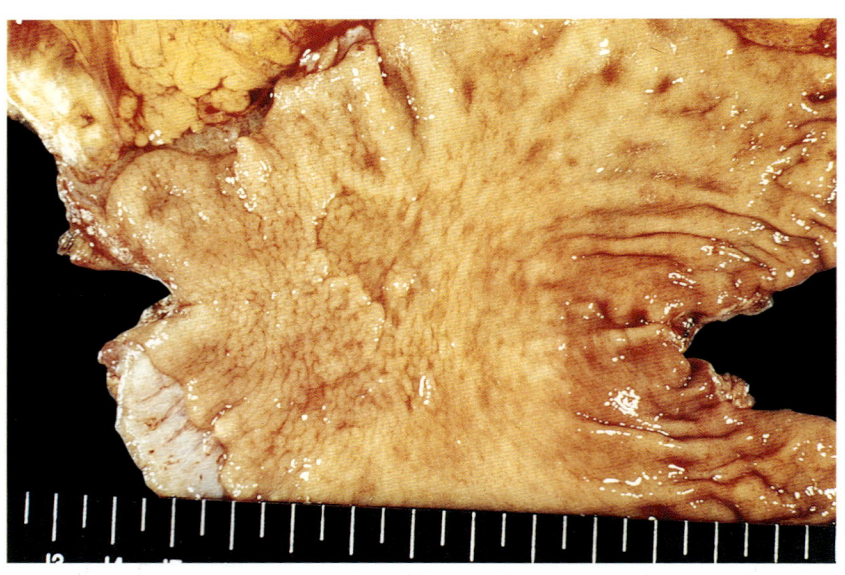

図 XIII-7　5.3 年の逆追跡が可能であった症例の切除胃新鮮標本（54 歳，女性）
幽門前庭部小彎寄りの前壁に IIc 型癌がみられる．

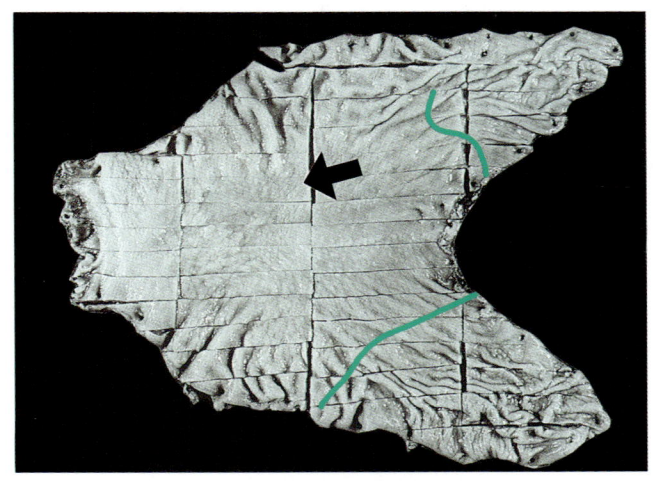

図 XIII-8　図 XIII-7 の組織学的再構築図
幽門前庭部前壁の IIc 型粘膜内癌の大きさは約 4×4 cm である．

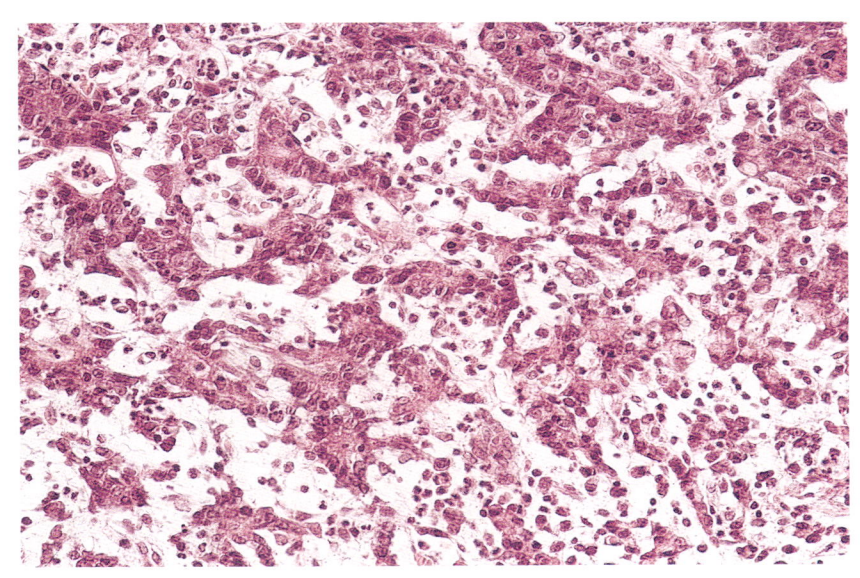

図 XIII-9　図 XIII-7 の癌の拡大
未分化型癌である．癌細胞は小型で管腔のない不完全な小型腺管を形成し，それら腺管は細胞索を形成して連結している．

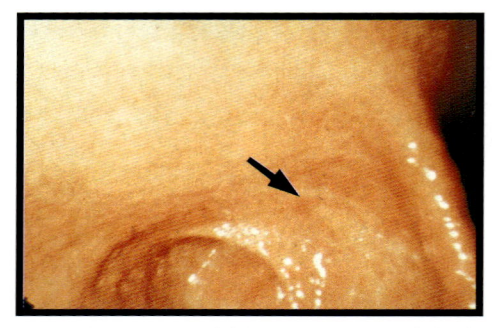

図 XIII-10　図 XIII-7 の症例の術前 5.3 年の内視鏡写真

幽門前庭部小彎の前壁寄りに微小びらん(矢印)がみられる．その微小びらんの周囲粘膜はやや隆起している．この IIc + IIa 様の所見は，肉眼的に微小癌であると認識しうる1つの特徴的な所見である(図 XVI-1, 371 頁参照)．微小びらんの大きさは約 5〜6 mm である(癌研病院内科，藤井彰博士の提供による)．

表 XIII-4　図 XIII-7 の症例の経過表と癌発育速度係数

	癌発生 ⟶	内視鏡検査(図 XIII-10) ⟶	手術(図 XIII-7)
癌の面積	0	S cm²	12.6 cm²
直径	0		4×4 cm
経過時間		t 年	5.3 + t 年

$S = 12.6 + 28.1k - 37.6\sqrt{k}$ における k 値と 5.3 年前における癌の大きさ

k	S	Sを円とみなしたときの直径
0.1	3.5 cm²	2.1 cm
0.2	1.4	1.3
0.3	0.4	0.7

あること，および肉眼形態が IIc + IIa 様の所見であるという2つの点で，この微小びらんは微小癌である可能性が高い．その微小癌の大きさを推定するために，癌発育速度係数 k を 0.1, 0.2, 0.3 として計算すると，**表 XIII-4** に示すように，それぞれ直径 2.1 cm，1.3 cm，0.7 cm である．図 XIII-10 の内視鏡所見では，微小びらんの直径は約 0.6 cm くらいである．ということは，本症例の癌発育速度係数は 0.3 であることを示している．

4. 胃癌発育関数の仮説の検討：結果的に X 線による逆追跡が可能であった早期癌症例で

　胃癌集団検診で，結果的に小病変にまで逆追跡が可能であった症例は，いうまでもなく，胃癌の発育関数 $S = 0.3t^2 - 1.1t + 3.5$ が実際において成り立つかどうかの検討に適した対象である．藤井，高橋ら(1983, 1984)[2,13]は，胃癌集団検診で発見された早期癌症例につい

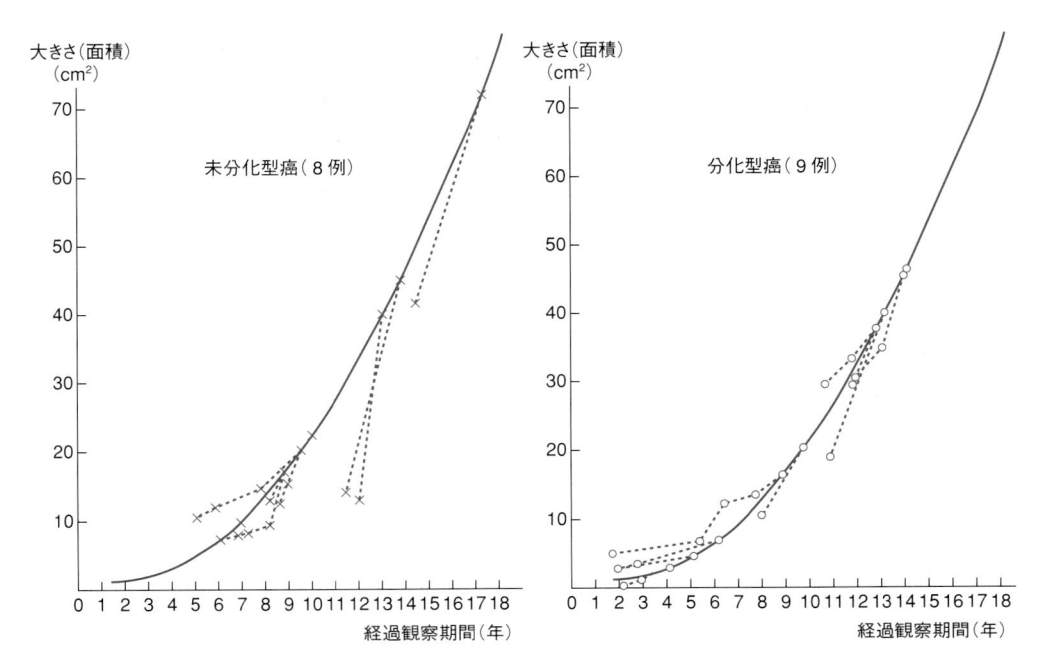

図 XIII-11 陥凹型早期胃癌の経過観察期間と癌の大きさの変化
(高橋ら：1984)(癌研検診センター：1968〜1981)

て遡及的に内視鏡・X線所見の見直しを行った結果，かなり小さな病変にまで逆追跡が可能であった 28 症例(未分化型癌 14 例，分化型癌 14 例)を報告している．それらのうち，X 線写真上で癌巣の大きさを計測することが可能であった未分化型癌 8 例，分化型癌 9 例について，経過観察時間と各時点での X 線写真から推定した癌面積とから，胃癌の発育関数を検討している(図 XIII-11)[13]．彼らはまず，それらの症例の胃切除時点での癌の大きさを胃癌の発育曲線の上に置き，そこから逆追跡時間とその時点での癌の大きさの点を座標上に印し，それら 2 点を直線で結んでいる．それらの経過逆追跡線ともいうべき線分の多くは，胃癌の発育曲線に沿っている．つまり，おおよそにおいて接線に近い傾きを示している．ということは，各症例の癌細胞発生から胃切除までの経過時間は不明であるが，経過逆追跡線分の勾配は $S = 0.3\,t^2$ の 0.3 に近似しているということである．もし，X 線的にみた癌の発育が胃癌の発育関数に従わないとすると，経過逆追跡線分は発育曲線の接線に近い勾配を示す直線分布を示さないはずである．したがって，X 線的にみた胃癌の発育関数は $S = 0.3\,t^2$ であることを示している．

胃癌の発育関数 $S = 0.3\,t^2 - 1.1\,t + 3.5$ は，未分化型癌と分化型癌とを一緒にして求められたものであるが，高橋ら(1984)[13]による図 XIII-11 は，未分化型癌と分化型癌を分けて検討している．それによると，未分化型癌と分化型癌との経過逆追跡の分布はほぼ同じようであり，癌組織型別による粘膜内での癌発育速度には大差がないものと考えられる．

5．胃癌の発育関数のまとめ

　生物系は完全一様な系ではないから，ヒトに発生する胃癌の発育には個々に遅速があることは自明の理である．しかし，胃癌の発育の遅速にはある限られた幅があり，実際の診療においてはその幅を把握しておくことが必要であろう．

　胃癌の粘膜内における大きさ $S\ cm^2$ と，その癌の発生からの経過時間 t 年との関係を，胃癌組織発生を前提として理論的に導いたところ，胃癌の発育速度係数として 0.1，0.2，0.3 が得られた．さらに，多数の実際の逆追跡観察症例を対象として，最小二乗法による二次放物線へのあてはめを行い発育関数を求めたところ，$S = 0.3\ t^2 - 1.1\ t + 3.5$ が導かれた．2つの異なった方法のいずれによっても，得られた胃癌発育係数は 0.3 であった．X線による逆追跡が結果的に可能であった早期癌症例を用いた胃癌発育係数の検討においても，0.3 が妥当であろうとみなされた．

　以上のことから，胃癌の表面積（$S\ cm^2$）とその癌発生からの経過時間（t 年）との関係は，

$$S = 0.1\ t^2$$
$$S = 0.2\ t^2$$
$$S = 0.3\ t^2$$

で表すことができることがわかった．このなかでも，癌発育の速い方の上限である

$$S = 0.3\ t^2$$

を用いることが実際的であろうと思われる．

6．胃癌の発育関数からみた胃癌集団検診

　胃癌集団検診の間隔についての問題を $S = 0.3\ t^2$ の観点から考えてみる場合，ある大きさの癌を見逃した場合のその後の発育という問題に置き換えてみることができる．小さい癌と大きい癌とを同期間経過観察した場合を考えると，$dS/dt = 0.6\ t$ から，当然のことながら，小さい癌よりも大きい癌の増加率が大である．したがって，小さい癌を見逃した場合の再検査の間隔は，大きい癌のそれよりも長くてもよいことになる．

　清成（1970）[3] は，胃癌集団検診で径 2 cm 以下の癌は，33% が無所見で見逃す場合があり，径 4 cm 以上の癌は高率で発見されると報告している．胃癌集団検診で発見すべき癌の大きさは径 4 cm であるとすると，径 2 cm の癌が径 4 cm の癌に発育するのに要する時間は 3.2 年である．したがって，径 2 cm の癌を見逃した場合には，それを 3 年以内に発見すればよいことになる．ちなみに，完全治癒切除の行われた径 4 cm 以下の進行癌の 5 年生存率は[10]，癌深達度が固有筋層（mp）と漿膜下組織（ss）の未分化型癌で 85%，分化型

癌で60%であり，癌深達度が漿膜(s)に及んでいる未分化型癌では58%，分化型癌で50%である(図XI-26, 27, 245頁参照)．

このように，胃癌集団検診の間隔は，発見すべき癌の大きさをどこにおくかによって異なってくる．発見すべき癌の大きさは，集団検診の方法の限界と，癌の大きさによる予後との関係から決定することが望ましいと考えられる．なお，以上のことは，linitis plastica型以外の癌についてであり，集団検診でlinitis plastica型癌を標的とする場合は話は別である(XIV-10. linitis plastica型癌の早期発見のための所見, 329頁参照)．

【文献】

1) 芦沢真六，高田　洋：パネルディスカッション「胃癌の発育経過」．第19回日本消化器内視鏡学会総会，東京，1977
2) 藤井　彰，他：胃癌の初期内視鏡像とその発育．Progress of Digestive Endoscopy 22：135-138, 1983
3) 清成秀康：胃集検間接撮影の診断能に関する研究．日医放誌 30：1-22, 1970
4) 中村恭一，菅野晴夫：潰瘍と癌．In 常岡健二(編)：内科シリーズ No.8 早期胃癌のすべて．pp 118-134, 南江堂, 1972
5) 中村恭一，菅野晴夫，高木国男，他：胃の潰瘍と癌の因果律．胃と腸 6：145-156, 1971
6) 中村恭一：胃癌の病理―微小癌と組織発生．金芳堂 1972
7) 中村恭一：早期胃癌の病理と問題点．医学のあゆみ 78：327-335, 1971
8) 中村恭一，芦沢真六，高田　洋，他：胃癌の大きさと時間との関係，いわゆる胃癌の成長曲線．胃と腸 13：89-93, 1978
9) 中村恭一，加藤　洋，菅野晴夫：胃癌の組織発生とそれから導かれる胃癌の発育時間．臨床科学 17：303-314, 1981
10) 中村恭一，菅野晴夫，加藤　洋：胃癌の構造．内科MOOK No.8 胃癌．pp 31-39, 金原出版, 1979
11) 岡部治弥：胃潰瘍の長期経過―再燃，再発，癌化，悪性サイクルなど．In 吉利　和(編)：内科シリーズ No.2 胃・十二指腸潰瘍のすべて．pp 263-278, 南江堂, 1971.
12) 斉藤利彦，芦沢真六：胃癌の発育と経過．内科MOOK　No.8 胃癌．pp 31-39, 金原出版, 1979
13) 高橋　真，淵上在弥，藤井　彰，他：胃集検発見早期胃癌におけるX線所見の経時的変化と発育経過について．日消集検誌・消化器集団検診 63：91-99, 1984

XIV. linitis plastica 型癌，その癌発生から完成までの発育進展過程
—— linitis plastica への小径
(*Caminito a la linitis plástica*)

　日常生活でとくに自覚症状はないけれども毎年胃癌の検診を行っている人が，あるときの胃癌検診の X 線検査で，胃の全体的な強い収縮を呈する leather bottle（La bota del cuero）状変形（図 XIV-1, 2）あるいは管状狭窄が認められ，この時点ではすでに外科的治癒切除が不可能な場合がある．このような型の癌は従来から"**linitis plastica または linitis plastica 型癌**"あるいは"**スキルス胃癌**"と呼ばれ，臨床的に早期発見が困難で予後の極めて悪い癌とされている．この linitis plastica 型癌となる原発巣の部位と，leather bottle 状となるまでの癌発生からの経過時間および癌の形態変化はどのようになっているのであろうか？　linitis plastica 型癌の癌発生からの発育過程が解明されれば，この型の癌の早期発見に寄与することができる．

　ここで，"linitis plastica への小径（*Caminito a la linitis plástica*）"としたのは，"道"は，点が時間の経過とともに連続的に位置変化をすることによって画かれる軌跡であるから，癌の形態・大きさの変化をこの位置変化になぞらえれば，linitis plastica の癌発生からの発育過程を道として表現することができる，という理由による．胃癌全体からみれば linitis plastica 型癌の頻度は低いから，その道は"小径 caminito"であるのかもしれないが，社会的にはいろいろと問題の多い癌である[1-26, 28]．

1. linitis plastica の名称とその原発巣に関する疑問

　表題に掲げた"linitis plastica（形成性胃壁炎）"という用語は William Brinton（1852）によって命名されたもので，この疾患は -itis とあるように，当時は胃の炎症性疾患であるとされていた[11]．その後，linitis plastica と呼ばれる疾患のほとんどは癌によるものであることがわかってきた．多少の定義の差異はあるが，そのほかに Borrmann 4 型癌，Carcinoma fibrosum（Konjetzny），diffuse infiltrative carcinoma（Stout）[49]，Skirrhus, linitis plastica type of carcinoma（Saphir and Parker）[46]，generalized diffuse carcinoma（遠城寺，渡辺）[6]，びまん性癌（佐野）[45]などと呼ばれていて，用語の混乱が多少みられている．このようないろいろな名称をもって呼ばれる癌に対して望月（1976）[21]は，Rudolf Virchow（1855）の硬い癌から始まる歴史的文献考察を展開して相互の定義の違いを指摘し，Konjetzny の carci-

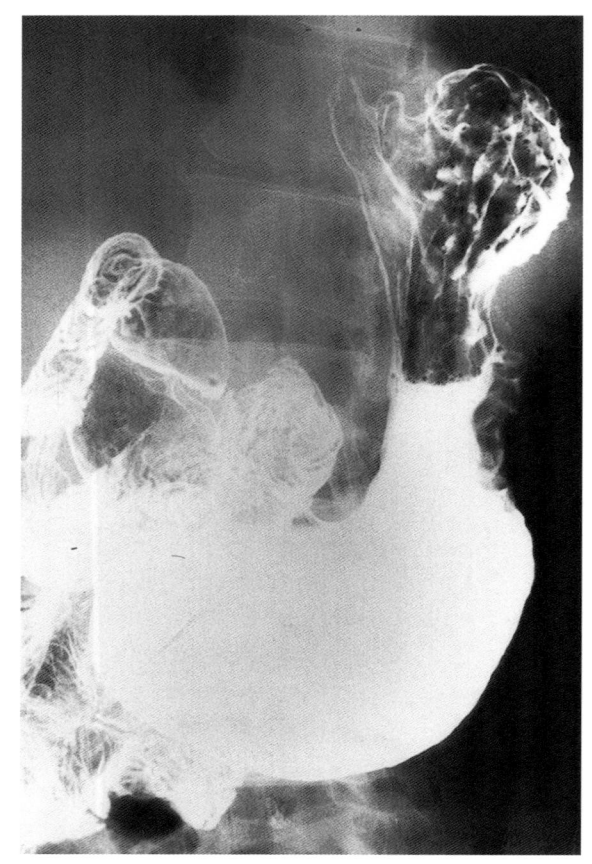

図 XIV-1　leather bottle 状態の胃 X 線写真
この症例は肉眼的ならびに組織学的に典型的 linitis plastica 型癌である．

noma fibrosum という名称が適切であると述べている．いずれにせよ，この癌の定義では，組織学的に著しい線維性組織増生を伴う未分化型癌であるという点で共通しているものの，癌の肉眼的形態および占居部位の点で多少異なっている．

翻って，早期胃癌診断学の進歩した現在でもなお，早期発見が困難とされている一群の胃癌がある．そのような癌は，癌細胞がほとんど胃全体に多量の線維性組織増生を伴ってびまん性の浸潤を示し，X 線的には胃の全体的な管状収縮（図 XIV-44，322 頁）あるいは leather bottle 状(**図 XIV-1, 2**)を呈する場合が多く，予後が極めて悪い．このような状態の癌(**図 XIV-3～7**)は，まさしく Konjetzny の分類による carcinoma fibrosum であり，また，Saphir and Parker のいう linitis plastica type of carcinoma でもある．

Saphir and Parker(1943)[46]は，linitis plastica type of carcinoma の原発巣に関して，胃癌の好発部位である幽門前庭部に発生した未分化型癌が胃体部へびまん性に浸潤・増殖したものであるとしている．確かに，未分化型癌はびまん性の浸潤をするという生物学的特徴があるから，幽門前庭部に発生した未分化型癌を宿している患者を理想的な状態のもと

1. linitis plastica の名称とその原発巣に関する疑問　285

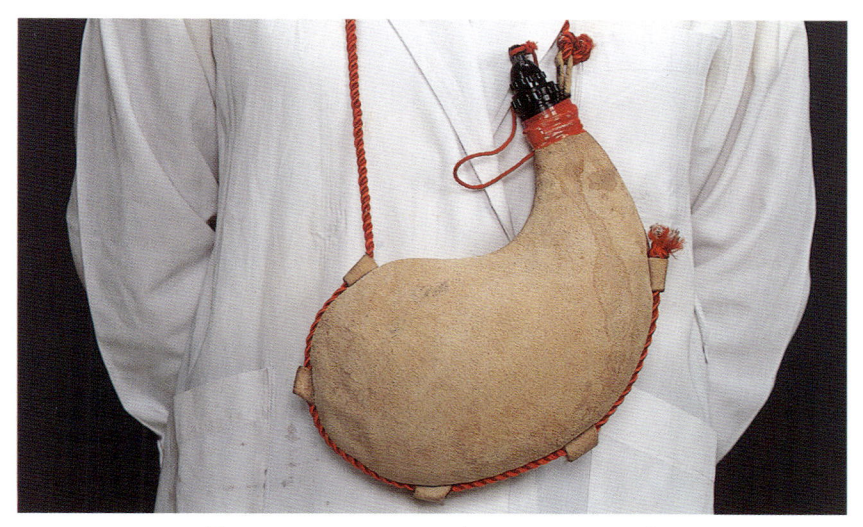

図 XIV-2　leather bottle（La bota del cuero）

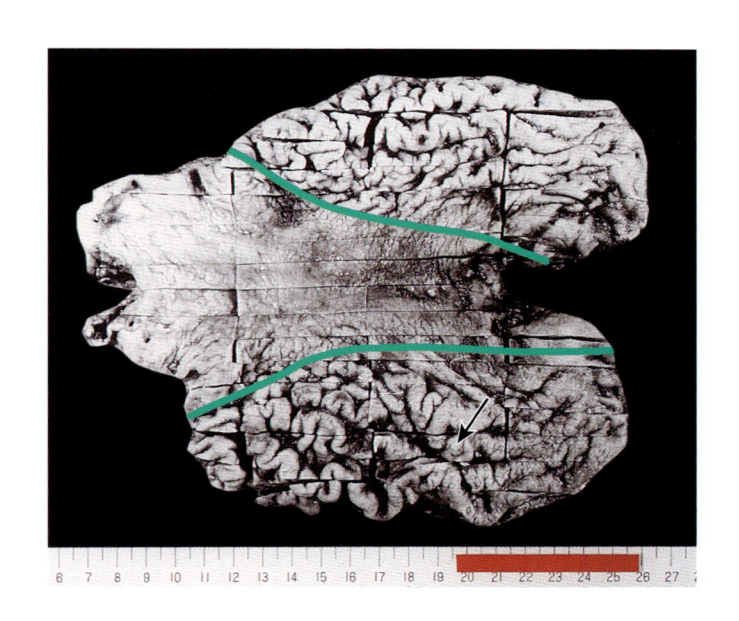

図 XIV-3　linitis plastica 型癌の胃全摘出標本の肉眼像（50歳，女性）
原発巣（矢印）は胃体部後壁にあり，最大径2 cm（原発巣の面積：3.2 cm^2）で肉眼的にIIc＋III型様を呈している．胃粘膜ひだは一般的に太く，蛇行している．

図 XIV-4　図 XIV-3 の組織学的再構築図
■：癌細胞が粘膜内に存在する部位（linitis plastica 型癌の原発巣）．
□：粘膜を除いた胃壁全層における癌細胞のびまん性浸潤．
F 境界線は腸上皮化生のない胃底腺粘膜領域を限界づける線である．

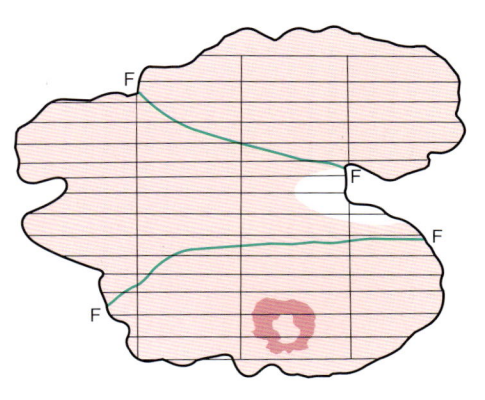

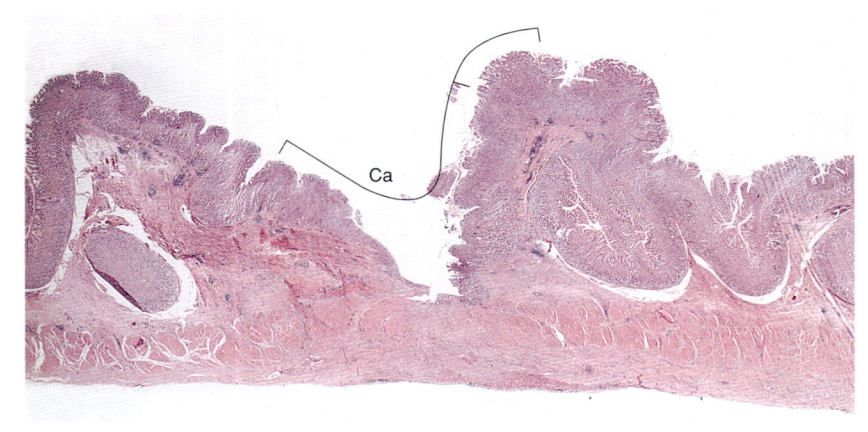

図 XIV-5　図 XIV-4 の原発巣の割面
原発巣は Ca で示した部分である．粘膜下組織，漿膜下組織は癌細胞浸潤に伴う線維組織増生が密で肥厚している．固有筋層は，線維組織によって筋束が分離されている．

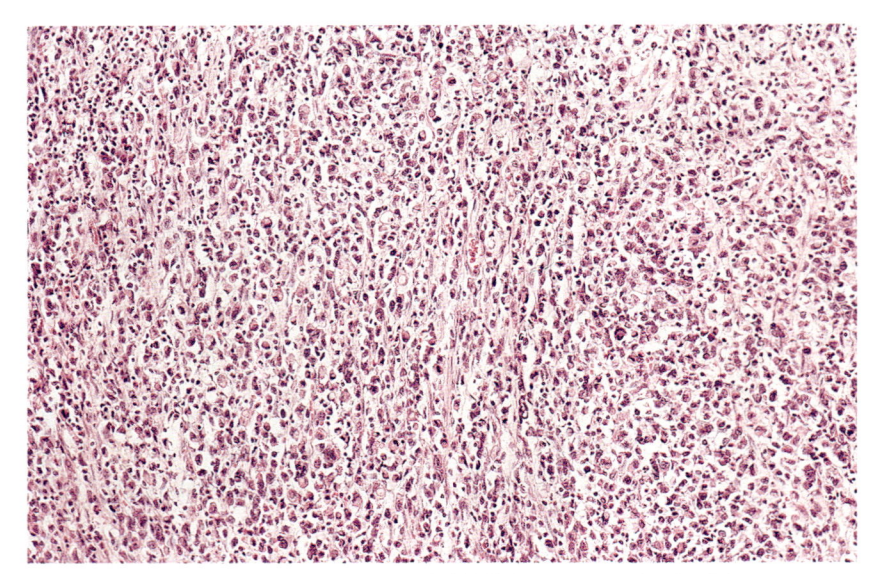

図 XIV-6　図 XIV-5 の原発巣（粘膜内における癌）の組織像
癌細胞は腺管を形成せず，個々にバラバラである．癌細胞質には粘液が認められる．（PAS 染色）

で管理して，極限状態に至るまで生命を維持するという思考実験を行うと，その胃は linitis plastica 型といわれる状態になることは確実であろう．ところが，幽門前庭部に発生した未分化型癌は，自覚的・他覚的に発見が容易であり，多くの場合，linitis plastica 型状態に発育進展する以前に手術されているか，あるいは発見されずに転移などにより鬼籍に入っているかのいずれかで，早期胃癌診断学が進歩した現在においても linitis plastica 型癌の早期発見がなされていないのはなぜなのであろうか．

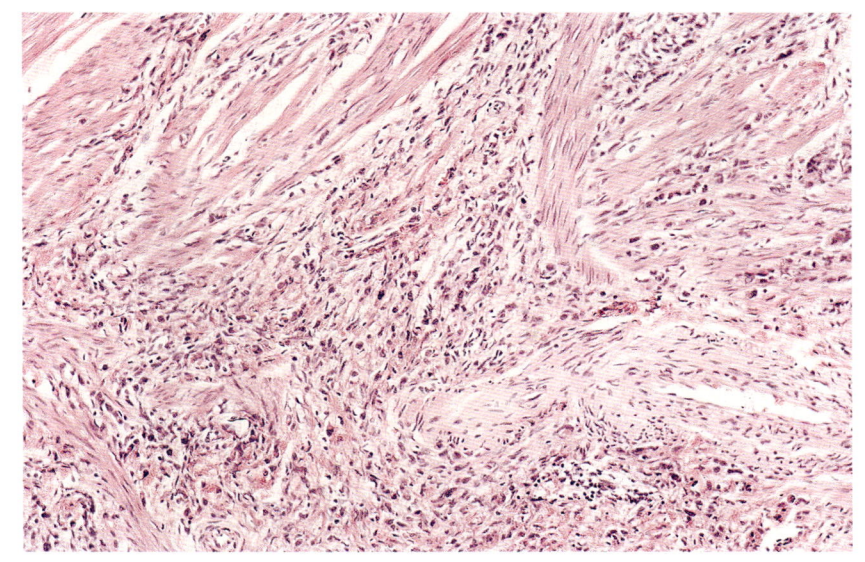

図 XIV-7　図 XIV-5 の固有筋層における癌細胞浸潤
　癌細胞浸潤に伴う線維組織の増生が著しく，その線維組織によって筋束は分離されている．やや大型の細胞が癌細胞である．

　現在の進歩した早期胃癌診断学を視座として linitis plastica 型癌の原発巣に関する Saphir and Parker の主張を考えるとき，ある1つの疑問が生ずる．すなわち，幽門前庭部は胃体部に比べて内腔の狭い所であり，そこにびまん性に浸潤する未分化型癌は，線維組織の増生を伴い胃壁は肥厚し硬くなる．時間の経過とともに線維性組織は収縮し，その結果，胃内腔の狭小化が起こる．したがって，幽門前庭部に発生した未分化型癌が，ある大きさの進行癌に発育した場合には，自覚症状が発現し，現在の診断技術ではその大部分を発見することが可能である．さらに，幽門前庭部に発生した未分化型癌の切除胃を組織学的にみると，大部分が幽門前庭部に限局していて，胃体部へびまん性に浸潤していることは少ない．未分化型癌は，幽門前庭部においては，癌の粘膜内進展部と粘膜下組織における進展部との広さにはあまりかけ離れがみられない（**図 XIV-8，表 XIV-1**）[50]ので，いわゆる linitis plastica type of carcinoma の原発巣は幽門前庭部ではなく，他の部位に発生したのではないか，との疑問が生ずるのは，現在においては自然の成り行きであり，また，その疑問を解決することが必要である．

　なお，本書で linitis plastica 型癌（linitis plastica type of carcinoma）という用語を用いているのは，胃全体が管状狭窄あるいは leather bottle 状となる癌を，組織学的用語としても用いられているスキルス skirrhus，硬性腺癌 scirrhous adenocarcinoma あるいは carcinoma fibrosum という用語と区別するためである．また，この linitis plastica（形成性胃壁炎）という用語は，-itis とあるように，歴史的には炎症とみなされていたこと（図 XIV-59, 60，339 頁）はすでに述べた．現在でも原発巣の早期発見が困難であるという特徴があるので，linitis plastica 型癌という用語は捨てがたい．

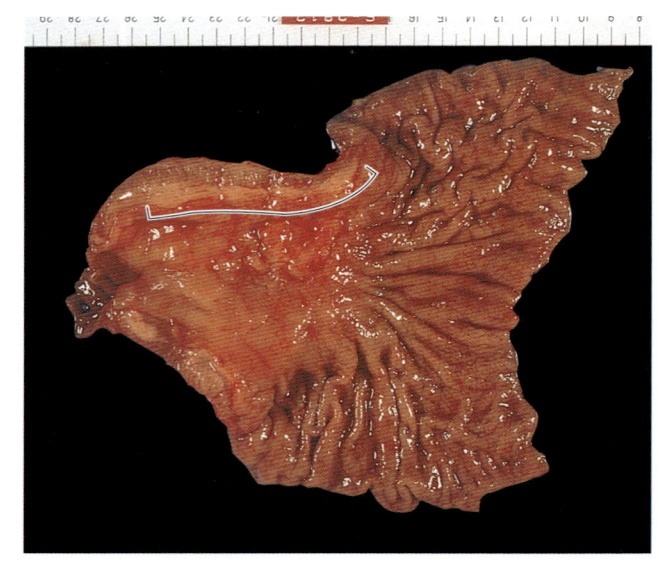

図 XIV-8　幽門前庭部における未分化型癌の切除胃

幽門前庭部の胃壁割面は線維性に肥厚していて硬いので（線の範囲），肉眼的に硬癌であると診断できる．粘膜における癌浸潤範囲と粘膜下組織・固有筋層におけるそれとはほぼ同じ広さである．粘膜ひだの太まりと蛇行あるいは硬直化がないことは，肉眼的に癌細胞が胃体部粘膜下組織・固有筋層に浸潤していないことを物語っている．Borrmann 4 型である．

表 XIV-1　癌の組織型，占居部位別にみた m/sm 比

【未分化型癌】

癌占居部位	m/sm 比	
	IIc, IIc 類似進行癌（症例数）	Borrmann 2, 3, 4 型癌（症例数）
腸上皮化生を伴わない胃底腺粘膜領域	3.7（27 例）	0.2（31 例）
腸上皮化生を伴う胃底腺粘膜領域	2.9（19 例）	1.3（13 例）
幽門腺粘膜領域	5.2（35 例）	0.8（22 例）

【分化型癌】

癌占居部位	m/sm 比	
	IIc, IIc 類似進行癌（症例数）	Borrmann 2, 3, 4 型癌（症例数）
腸上皮化生を伴わない胃底腺粘膜領域	—	—
腸上皮化生を伴う胃底腺粘膜領域	1.1（6 例）	0.8（6 例）
幽門腺粘膜領域	4.3（41 例）	1.3（24 例）

（杉山ら：1977）

2. linitis plastica 型癌の原発巣の部位について

　linitis plastica 型癌の原発巣の存在部位を検討するにあたって，まずはじめにその全体像を明確にしておかなければならない．文献上[2,5,21,23,24,49]に記載されている linitis plastica 型癌あるいは carcinoma fibrosum と呼ばれている胃癌の所見を要約すると，次のごとくであろう．すなわち，X線的ならびに肉眼的に，胃は管状狭窄あるいは leather bottle 状を呈し，胃壁の大部分は板状に肥厚していて硬い．胃粘膜面は一般的に一様平坦で，胃体部の粘膜ひだは肥大・蛇行し，原発巣と考えられる限局性の腫瘤形成は認められない．組織学的には線維形成の著しい未分化型癌の広範囲にわたるびまん性浸潤である．

　linitis plastica 型癌の原発部位については，前述したように，幽門前庭部以外の部位が考えられるということ，組織学的に胃底腺粘膜から発生したことが証明された未分化型癌のなかには意外に linitis plastica 型癌が多い（**表 XIV-2**），という2つの事実から，linitis plastica 型癌の原発巣に関する命題"**linitis plastica 型癌は胃体部の胃底腺粘膜から発生した未分化型癌である**"が派生する．

　この命題を証明するためには，linitis plastica 型癌の切除胃の全割による組織学的検索を行って直接的に証明することが望ましい．しかし，この型の癌は一般に粘膜面の癌浸潤が広い範囲に及んでいる場合が多く，原発部位を組織学的に同定できない場合が多い．したがって，それを証明するためには間接的な方法を採用せざるをえない．ここで，linitis plastica 型となる胃癌の組織型はほとんどが未分化型癌であるという既知の事実を採用すれば，linitis plastica 型癌の原発部位と胃底腺粘膜から発生した癌との間の関係を間接的に示す論理を構成することができる．すなわち，**表 XIV-3** に示すように，仮言三段論法 conditional syllogism を二度使用することである．

　表 XIV-3 の(1)〔胃底腺粘膜〕→〔未分化型癌〕は"**胃底腺粘膜から発生した癌，ならばその癌組織型は未分化型癌である**"ことを示している．この点は，胃癌の組織発生を導く過程で証明済みのことである（表 VII-5～7，118頁参照）．表 XIV-3 の(2)〔未分化型癌〕→〔linitis plastica 型癌〕は"**未分化型癌ならば linitis plastica 型癌になりうるものであり，linitis plastica 型の癌になるのはほとんどが未分化型癌である**"ことを示している．この(1)と(2)とから，表 XIV-3 の(3)〔胃底腺粘膜〕→〔linitis plastica 型癌〕すなわち"**胃底腺粘膜から発生した癌，ならば linitis plastica 型癌になりうる**"が成り立つ．

　しかしながら，この"**胃底腺粘膜から発生した癌，ならば linitis plastica 型癌になりうる**"という点は，前にも述べたように極限状態でのことであり，その逆である"**linitis plastica 型癌，ならばそれは胃底腺粘膜から発生した癌である**"は成り立たない．逆は必ずしも真ではないから，表 XIV-3 の(6)〔linitis plastica 型癌〕→〔胃底腺粘膜〕に示すように，"**linitis plastica 型癌，ならばその原発巣は胃底腺粘膜に存在する，あるいは胃底腺粘膜から発生した癌である**"ということを証明しなければならない．

　この証明には表 XIV-3 の(4)と(5)の論理式が成り立つことが必要である．すなわち，

表 XIV-2　linitis plastica 型癌の原発巣の部位（手術症例）

linitis plastica 型癌症例	症例数
胃底腺粘膜から発生したことが組織学的に証明された症例	34 例
胃底腺粘膜から発生したことが組織学的に証明されなかった症例の原発巣の部位	131 例
C 領域	72 例（55%）
M 領域	37 例（28%）
A 領域（大彎側）	5 例（4%）
不明（大部分の胃粘膜に癌細胞浸潤）	17 例（13%）
合計	165 例

表 XIV-3　仮言三段論法による腸上皮化生のない胃底腺粘膜と linitis plastica 型癌の原発巣との関係

〔胃底腺粘膜〕→〔未分化型癌〕	(1)
〔未分化型癌〕→〔linitis plastica 型癌〕	(2)
ならば，〔胃底腺粘膜〕→〔linitis plastica 型癌〕	《③》
〔linitis plastica 型癌〕→〔胃上部〕	(4)
〔胃上部〕→〔胃底腺粘膜〕	(5)
ならば，〔linitis plastica 型癌〕→〔胃底腺粘膜〕	(6)
ゆえに，〔胃底腺粘膜〕⇄〔linitis plastica 型癌〕	(7)

　表 XIV-3 の (4)〔linitis plastica 型癌〕→〔胃上部〕は"**linitis plastica 型癌，ならばその原発巣は胃上部である**"ということであり，このことは表 XIV-2 に示すように率の高い確率事象であるとみなされる．

　すなわち，胃底腺粘膜から発生した癌であることを組織学的に証明できなかった linitis plastica 型癌の手術胃で，その粘膜内進展部位をみると（表 XIV-2），胃上部（C）が 72 例，胃中部（M）が 37 例と，胃の上部半分の粘膜を進展している症例が 109 例（83%）である．幽門前庭部（A）に限局している症例は僅か 5 例と少なく，しかもそれらの癌は大彎側の粘膜を進展している．F 境界線の位置は大彎側においては幽門輪にかなり近接していることを考慮すると（図 V-29, 80 頁参照），このような癌は胃底腺粘膜から発生した癌である可能性が高い．胃中部に原発巣が存在する症例には，胃底腺粘膜から発生した癌（**図 XIV-9, 10**）と，幽門腺粘膜に存在する癌（**図 XIV-11, 12**）とが含まれている．

　次に，表 XIV-3 の (5)〔胃上部〕→〔胃底腺粘膜〕であるが，これは"**胃上部，ならばその内面の大部分は胃底腺粘膜で覆われている**"ということである．このことは，腸上皮化生のない胃底腺粘膜領域を限界づける F 境界線の経時的移動を考えれば成り立つ．

　表 XIV-3 の (4) と (5) は率の高い確率事象であるから，表 XIV-3 の (6)〔linitis plastica 型癌〕→〔胃底腺粘膜〕すなわち"**linitis plastica 型癌，ならばその原発巣は胃底腺粘膜であ**

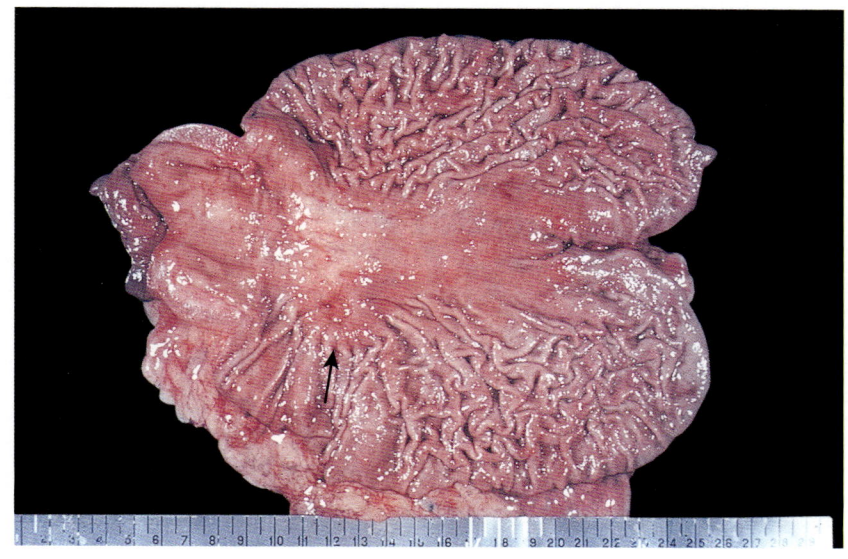

図 XIV-9　F 境界線近傍に発生した未分化型癌（41 歳，男性）
原発巣は組織学的に腸上皮化生のない胃底腺粘膜領域に存在している．原発巣の最大径は 1.5 cm である（矢印）．

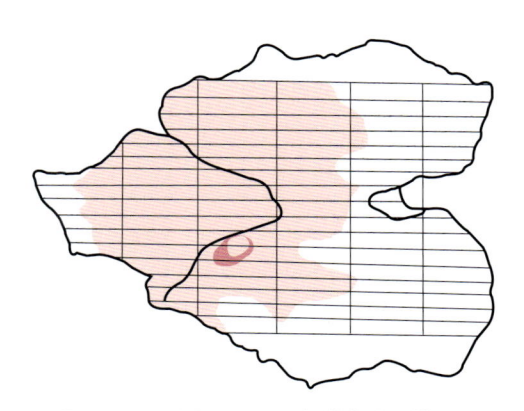

図 XIV-10　図 XIV-9 の組織学的再構築図
■：粘膜内における癌（原発巣）．
□：粘膜を除く胃壁全体における癌浸潤．

る"という表 XIV-3 の(3)の逆も成り立つことになる．

　以上から，表 XIV-3 の(7)〔胃底腺粘膜〕⇄〔linitis plastica 型癌〕に示すように，"**linitis plastica 型癌と胃底腺粘膜から発生した癌との間には強い関係がある**"とすることができる．すなわち，linitis plastica 型癌の原発巣に関する命題について，仮言三段論法を用いて間接的に証明することによって得られた結論は，"**linitis plastica 型癌は，胃底腺粘膜から発生した未分化型癌である**"ということが高い確率をもって成り立つということである．

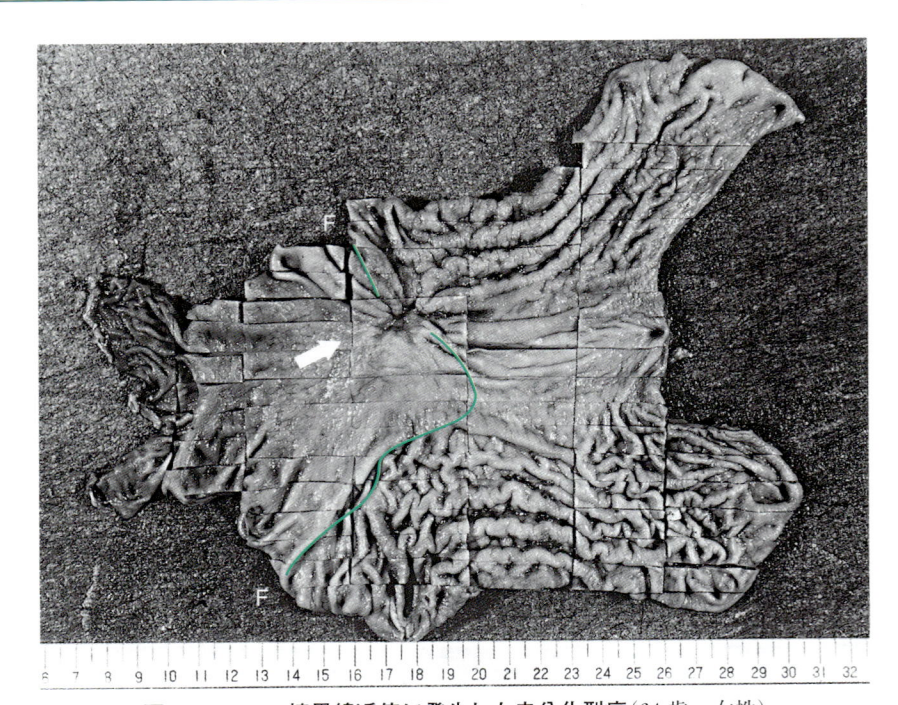

図 XIV-11　F 境界線近傍に発生した未分化型癌(64歳，女性)
原発巣は組織学的に F 境界線上に存在し，原発巣の大きさは最大径 2 cm である（矢印）．粘膜ひだの太まり，蛇行がみられる．

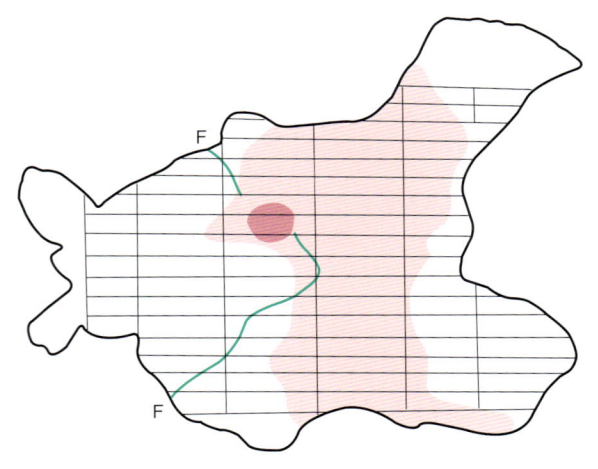

図 XIV-12　図 XIV-11 の組織学的再構築図
■：粘膜内における癌（原発巣）．
■：粘膜を除く胃壁各層における癌浸潤．

　表 XIV-2 で，粘膜内進展部が胃の口側 1/2（M 領域と C 領域）に限局している 109 症例は，胃底腺粘膜から発生した癌の確率が高いから，それを胃底腺粘膜から発生した癌とみなして，linitis plastica 型癌 165 例で胃底腺粘膜から発生した癌の頻度をみると，87 ％（143/165 例）となる．このように，胃底腺粘膜から発生した未分化型癌のなかのある症例

がlinitis plastica型癌へと発育進展しているということができる．なお，この結論は，幽門腺粘膜から発生した未分化型癌は，linitis plastica型にならないということを意味しているものではない．先にも述べたように，未分化型癌はびまん性に浸潤するという生物学的な特徴があるから，患者を極限状態にまで生存させうるならば，linitis plastica型となることは十分に考えられることである．しかし，幽門前庭部に発生した癌の多くは，そのような状態になる以前に手術されるか，あるいは見逃されて鬼籍に入るというのが現実である．

　linitis plastica型癌と胃底腺粘膜から発生した癌の関係が強いという点を臨床的視座の上に立って眺めてみると，小彎を除く胃上部の癌は自覚的にも他覚的にも癌発見の時期が遅れる場合が多いからと考えられる．すなわち，胃体部は解剖学的に幽門前庭部よりも胃内腔が広いから，未分化型癌の浸潤部の線維性収縮による胃内腔の狭小化が相対的に弱く，そのために狭窄症状の出現がかなり遅れると考えられること，また，胃体部は粘膜ひだの著明なところでもあるから，その部位に存在する小病変は幽門前庭部におけるそれよりも発見し難いことも，大きな原因の1つであろう．

　linitis plastica型癌の多くは胃底腺粘膜から発生した癌であるといえるが，それでは，胃底腺粘膜から発生した癌のうちどのような癌が，linitis plastica型に発育進展していくのか，ということが問題となる．さらに，逐年の胃癌検診の経験から，linitis plastica型癌では，年単位での経過追跡のある時点において，胃がX線・内視鏡上で急激に変化することが知られている．このことから，linitis plastica型癌の発育は他の型の癌に比べて発育が速いのではないか，という疑問が生ずる．すなわち，癌発生からlinitis plastica型癌が完成されるまでの経過時間と形態変化，つまり癌発育過程が問題となる．

3．胃体部粘膜下組織における未分化型癌の拡がりの大きさと粘膜下組織浸潤からの経過時間

　胃体部の粘膜に限局している未分化型癌が粘膜下組織に浸潤したときから，それが粘膜下組織においてある広さに拡がるまでの経過時間 t と，その癌の大きさ S との関係 $f(f : S \rightarrow t)$ を推測することは非常に難しい．1つの方法として，未分化型癌の断端再発の残胃手術症例で，その2回の手術間隔と，残胃の粘膜下組織における癌の拡がりの面積から，未分化型癌の粘膜下組織における癌の発育速度を算出することができる．しかし，第1回目の手術における癌の取り残しの量が不明なことが多いため，この方法では相当ばらつきのある値しか得られない．この方法を用いることのできる症例は，残胃の粘膜下組織における癌細胞の取り残しの量がある程度推定できるようなものである．しかも，その取り残された癌細胞の量が少なければ少ないほど好ましい対象ということになる．このような症例には，よほどの偶然が重ならない限り遭遇しえない．

　早期胃癌あるいは良性限局性病変で切除され，胃の全割標本作製による病理組織学的検査が行われた多数の症例から，そのような1例を経験しているので，ここで供覧しよう[44]．

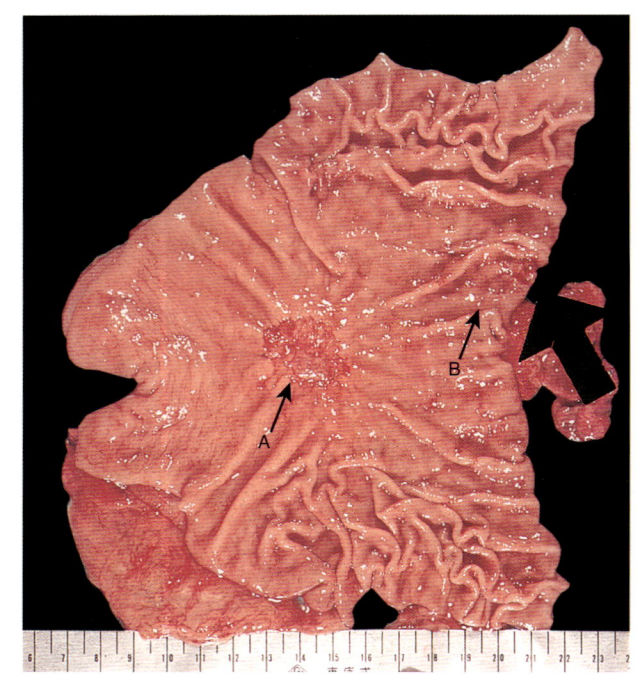

図 XIV-13　二重複早期癌の切除胃（33 歳，女性）
本症例は幽門前庭部小彎側に存在している大きさ 2.5×2.5 cm の IIc + III 型粘膜内癌（A）で切除されたのであるが，組織学的にもう 1 つの癌（B）が発見された．B の癌は F 境界線内部領域に存在している癌で，その大きさは最大径 0.8 cm である．

【症例】33 歳，女性

　　胃角部の大きさ 2.5×2.5 cm の IIc + III 型早期癌で手術が行われた（**図 XIV-13, 14 の癌巣 A**）．切除胃の全割による組織学的検査で，IIc + III 型 の癌は粘膜内に限局している未分化型癌であったが，胃体部前壁小彎寄りの外科切離線近傍にもう 1 つの最大径 0.8 cm の IIc + III 型早期癌が組織学的に発見された（**図 XIV-13, 14 の癌巣 B**）．この第 2 の小胃癌（B）は，腸上皮化生のない胃底腺粘膜領域，すなわち F 線内部領域に存在している未分化型癌で，粘膜下組織に浸潤している（**図 XIV-15, 16**）．その手術断端をみると，断端の粘膜部には癌細胞は認められなかったが，粘膜下組織には極少量の癌細胞が認められた（**図 XIV-17, 18**）．このような所見から再手術が検討されたが，手術断端には極少量の癌細胞しかないこと，および手術断端は電気メスによってある幅の組織が損傷を受けていることを考慮して，再手術は行わずに経過観察が行われた．

　　術後 2 年 3 カ月に残胃に IIa + IIc 様の再発が認められ，残胃の切除が行われた（**図 XIV-19, 20**）．残胃の肉眼所見では，図 XIV-19 に示すように，第 1 回目の手術時の小彎側の縫い込みのところに，約 2×1.5 cm の IIa + IIc 様病変が認められる．この部位は，第 1 回目の手術標本上では，外科切離線の胃体部前壁の小彎寄りに相当するから，IIa + IIc 様の病変は再発によるものであることがわかる．ところが，残胃の全割による組織学的検索の結果，癌の再発は，図 XIV-20 に示すように，癌細胞は粘膜下組織にびまん性の浸潤を示

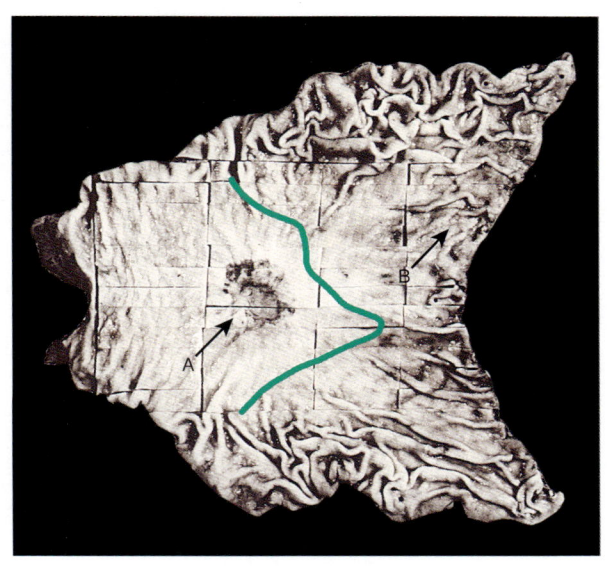

図 XIV-14 a

図 XIV-13 の全割による組織学的検索後の再構築図．癌巣 B は腸上皮化生のない胃底腺粘膜領域である．

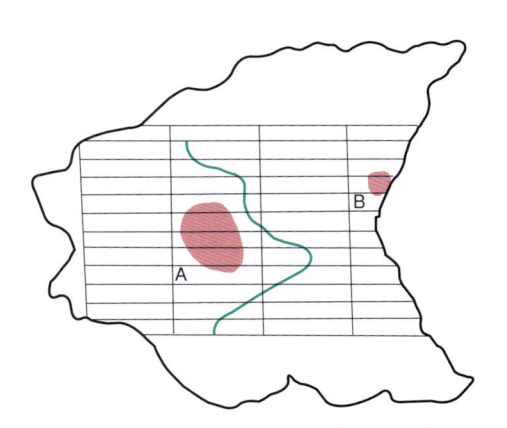

図 XIV-14 b　図 XIV-13 の組織学的再構築図

A の癌は粘膜内癌で，B の癌は F 境界線内部領域に存在し，粘膜下組織へ浸潤している未分化型癌である．

していた．その拡がりは約 8×5.5 cm で，線維性組織の増生を伴う未分化型癌である．癌細胞の粘膜内浸潤は肉眼的に IIa + IIc 様に見えた部分のみであって，他の粘膜部には癌細胞の浸潤は認められない．

　この粘膜部の癌細胞は，吻合部の粘膜下組織にあった癌細胞が粘膜部へ浸潤したものである．粘膜下組織における癌細胞のびまん性浸潤の部位に相当する粘膜面には，肉眼的に，粘膜ひだはやや太まっていて軽度の蛇行をみることができる（図 XIV-19）．すなわち，この癌細胞の粘膜下組織の浸潤範囲の局面のみを取り上げれば，linitis plastica 型癌と同じである（図 XIV-20）．

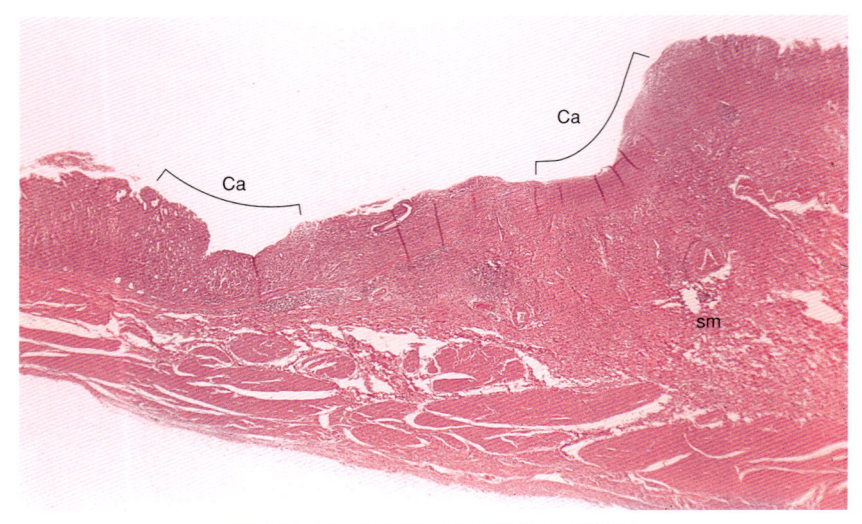

図 XIV-15　図 XIV-13 の癌巣 B の割面

癌は腸上皮化生のない胃底腺粘膜に存在している IIc＋III 型（Ul-II）の癌で（Ca），癌細胞は粘膜下組織に浸潤している．粘膜内における癌は正常粘膜面よりも陥凹し，癌に接している粘膜は腸上皮化生のない胃底腺粘膜である．粘膜下組織の癌細胞浸潤部における線維組織形成は弱く粗であり，潰瘍化してからの経過時間は短いとみなされる（sm）．

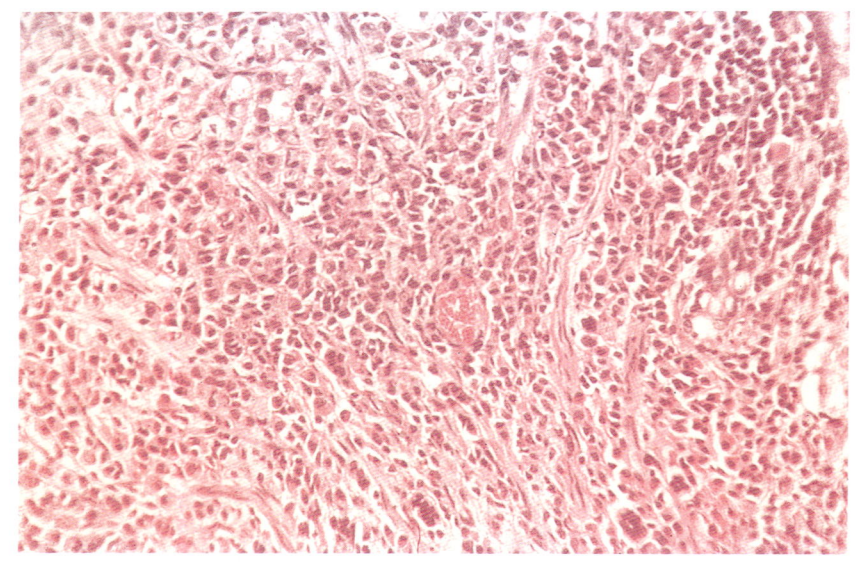

図 XIV-16　図 XIV-15 の粘膜部（Ca）の拡大
手術断端の粘膜に癌は存在していない

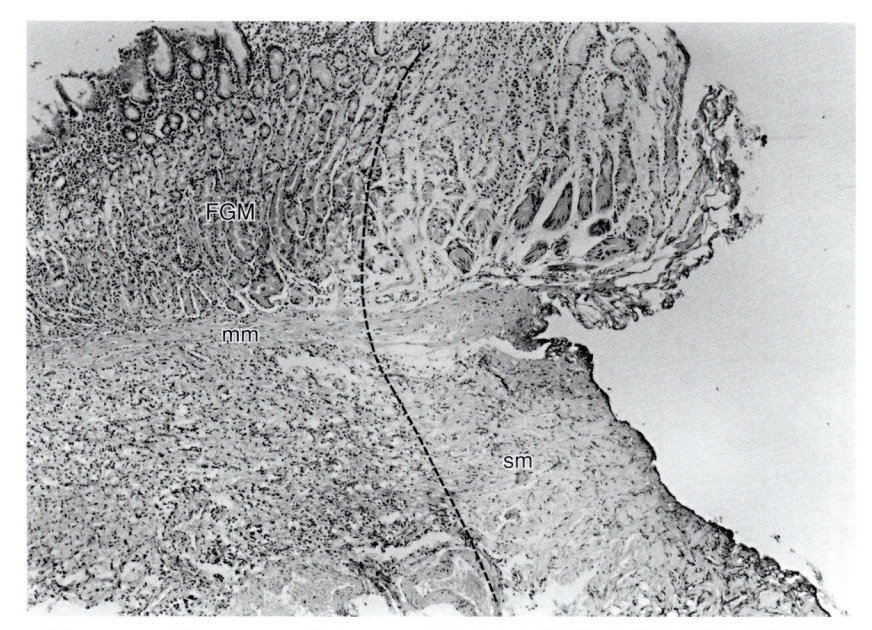

図 XIV-17　図 XIV-15 の電気メスで焼灼された外科的切離線辺縁の粘膜と粘膜下組織の拡大

破線より右側の粘膜と粘膜下組織は熱変性に陥っている．粘膜は胃底腺粘膜で癌細胞浸潤はない(FGM)．mm：粘膜筋板，sm：粘膜下組織．

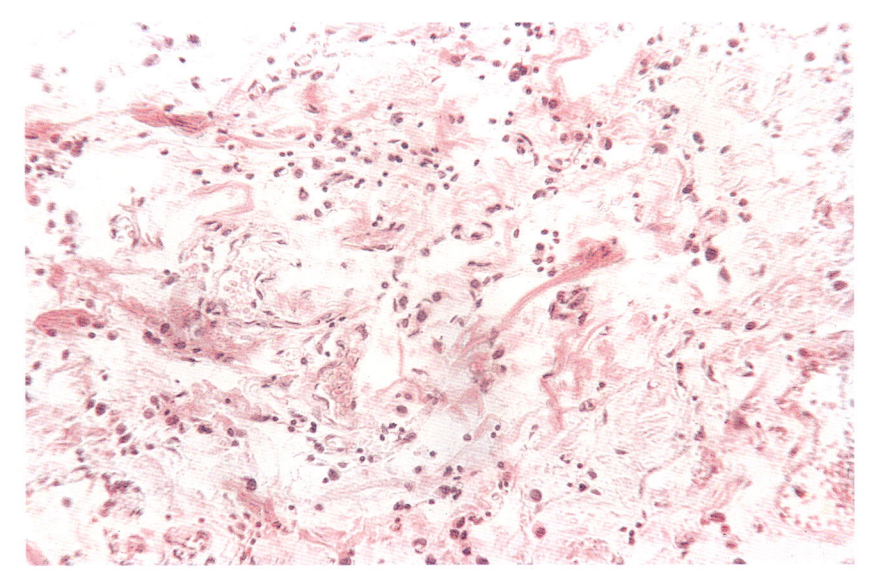

図 XIV-18　図 XIV-17 の手術断端の粘膜下組織(sm)の拡大

手術断端において，癌細胞は粘膜部にはなく，粘膜下組織(sm)に散在性に認められる．

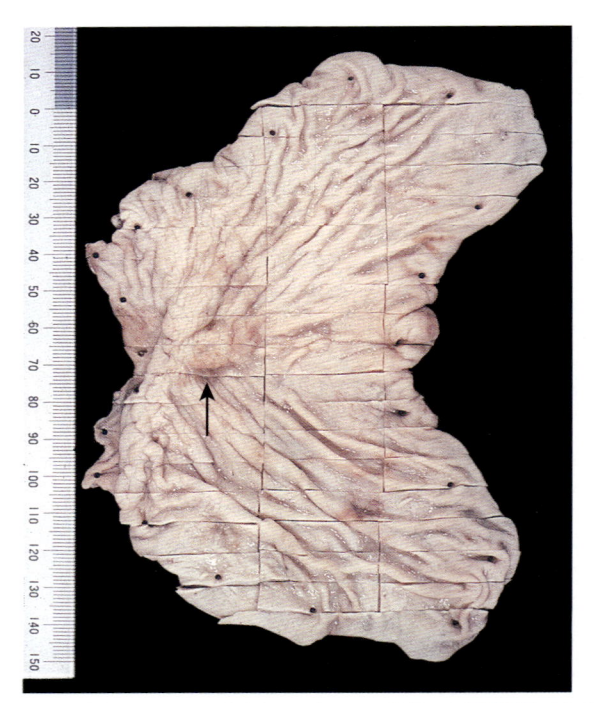

図 XIV-19　図 XIV-13 の症例の 2 年 3 か月後の残胃再発の切除胃
小彎側の縫い込みの一部に，癌が粘膜表面に露出しているが(矢印)，癌の大部分は前壁の粘膜下組織と固有筋層にびまん性に浸潤している．そのため，前壁の粘膜ひだはやや太まっていて蛇行している．

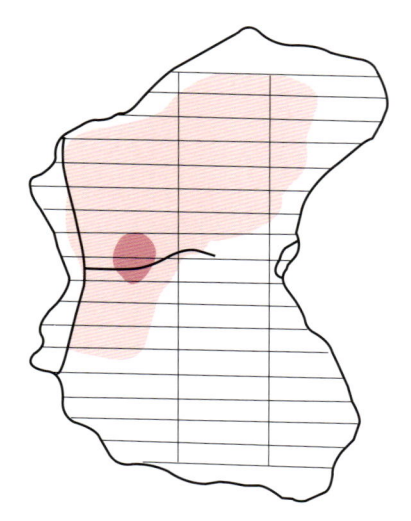

図 XIV-20　図 XIV-19 の組織学的再構築図
粘膜内にある癌(■)は，粘膜下組織にある癌の粘膜内への逆行性浸潤によるものであって，原発巣ではない．

以上のように，本症例は結果的に残胃の粘膜下組織に極少数の癌細胞を取り残し，それが2年3カ月後に linitis plastica 型の拡がりを示した症例である．この症例は，言い換えれば，極少量の未分化型癌細胞を胃体部粘膜下組織に移植し，2年3カ月後に粘膜下組織に約 8×5.5 cm の拡がりの局面を形成したという症例である．

　この症例からは，未分化型癌細胞が粘膜から粘膜下組織に浸潤した時点から，ある大きさに発育するまでの時間 t_{sm} との関係を求めることができる．すなわち，この症例から，$S_{sm}=k\,t_{sm}^2$ を用いて，未分化型癌細胞の胃体部粘膜下組織における発育速度係数 k を計算すると，k=9.5 となる．したがって，発育速度関数は **$S_{sm}=9.5\,t_{sm}^2$** ということになる．

4．linitis plastica 型癌の発育進展過程の仮説を導くための前提

　linitis plastica 型癌の発生からそれが完成されるまでの形態変化と，その経過時間とを導くにあたって，必要となる前提は何であろうか．形態変化の点では，linitis plastica 型癌と他の形態の癌との比較が必要となるから，胃底腺粘膜から発生した癌という条件づけが必要である．経過時間という点については，癌の粘膜および粘膜下組織における拡がりの大きさとその経過時間との関係が必要となる．

linitis plastica 型癌の癌発生からの発育進展過程を導くための前提
前提1 "linitis plastica 型癌は胃底腺粘膜から発生した未分化型癌である"
前提2 "癌の粘膜内進展部の大きさ（S_m cm²）とその癌発生から切除までの経過時間（t_m 年）
　　　との関係は $S_m=0.3\,t_m^2$ である"
前提3 "未分化型癌の粘膜下組織における拡がりの大きさ（S_{sm} cm²）とその癌が粘膜下組織
　　　へ浸潤した時から切除までの経過時間との関係は $S_{sm}=9.5\,t_{sm}^2$ である"

　[前提1]は，linitis plastica 型癌の原発巣についての結論である．[前提2]は，胃癌の大きさと癌発生からの経過時間との関係から，その結果のうちの1つを採用したものである．すなわち，粘膜内における癌の拡がりの大きさ S_m cm² と，癌発生からの経過時間 t_m 年との関係 $S_m=kt_m^2$ で，k 値は 0.1，0.2，0.3 であるとの結論であった（270頁参照）．その3つの値のうち，[前提2]で 0.3 を採用した理由は，癌の発育の速いほうの上限を用いたほうが実際上で有用であろうと考えられるからである．[前提3]は，1症例のみから導かれた結果を採用している．1例のみの結果をもって前提とすることは好ましいことではない．それが一般的な傾向であるのかどうかが不明であるからである．しかし，このような症例は得ようとしても得られるものではなく，また，粘膜下組織における未分化型癌の発育速度係数を知る他の方法も見当たらない．したがって，ここでは1症例のみから導かれた $S_{sm}=9.5\,t_{sm}^2$ を採用しておく．この3つの前提から導かれた linitis plastica 型癌の発育に関する仮説を実際症例で検討し，さらに，異なった観点からの仮説の検討を行って矛盾が多いときに[前提3]を見直すことにしよう．

5．linitis plastica 型癌の粘膜と粘膜下組織における癌の大きさと経過時間

　逐年の胃癌検診を受けていて何ら変化が認められなかったのに，ある時点の X 線検査で，leather bottle 状となっている症例が存在する[8,12,14,54]．このような症例があるので，linitis plastica 型癌の発育は速いと考えさせられるのであるが，何もその証拠はない．Matzner ら (1951)[14] は，結果的に約 10 年間の X 線・内視鏡的経過観察がなされた linitis plastica 型癌の 1 例を報告している．

　ここでは前に述べた 3 つの前提から出発して，linitis plastica 型癌の発生から胃が leather bottle 状態あるいは管状狭窄状態になる，いわゆる典型的 linitis plastica 型状態の完成までの経過時間について考えてみよう．

　表 XIV-4 は胃全摘出が行われた linitis plastica 型癌で，全割による組織学的検索で，粘膜における癌の拡がりの面積 S_m（原発巣の大きさ）および粘膜下組織における癌の拡がりの面積 S_{sm} が計測された 36 症例について，その計測値を示してある．この表で癌発生から切除までの時間 t_m とあるのは，原発巣の大きさ S_m の実測値と［前提 2］から導かれた値である．また，癌の粘膜下組織浸潤の開始から切除までの時間 t_{sm} は，癌の粘膜下組織における大きさ S_{sm} の実測値と［前提 3］とから算出することができる．表 XIV-3 の癌が粘膜下組織に浸潤した時の原発巣の大きさ，$0.3(t_m - t_{sm})^2$ の $(t_m - t_{sm})$ 項が負となる症例が 15 例存在する．負になるのが何を意味しているかというと，癌が粘膜に存在する以前に，癌細胞が粘膜下組織に存在していたことを示している．すなわち，癌は粘膜から発生するものであるにもかかわらず，癌発生以前に癌細胞が粘膜下組織に存在していた，ということである．これは，理論的に矛盾する．このような結果になった原因には，3 つのことが考えられる．

　その第一は，原発巣が小さいための計測による誤差である．第二には，切除胃のホルマリン固定時における胃の伸展状態が一定ではないということである．すなわち，胃という管腔臓器は，生体内では拡張状態と収縮状態に生理的限界があり，胃はその両極の間で無数の形状に変化しうるものであるから，これが正常状態であるという一定の形状を指定することができない．ただ切除胃の固定に際して，一般に，X 線および内視鏡写真と 1 対 1 の対応づけに便利なように固定しているのである．したがって，線維性収縮の強い切除胃と，いまだ収縮していない切除胃では，固定時の大きさが異なってくる．第三には，$S_{sm} = 9.5 \, t_{sm}^2$ を導いた症例の状態は，やや線維性収縮が加わっているということである（図 XIV-19）．したがって，未だ胃の収縮が生じていない症例に胃癌発育速度係数 9.5 を適用すれば，得られる値がある幅に分散するのは当然である．

　以上のような理由で，15 例の $(t_m - t_{sm})$ 項が負となったのであるが，それらの症例において，癌が粘膜下組織に浸潤したときの原発巣の大きさは，胃切除時における原発巣の大きさ S_m 以下であったことは明らかである．$(t_m - t_{sm})$ 項が負である症例は，一般的に，その原発巣が小さく，粘膜下組織・固有筋層に癌細胞がびまん性に浸潤していて，癌の拡が

表 XIV-4　linitis plastica 型癌の原発巣と粘膜下組織における癌浸潤の面積とその癌発生からの経過時間

症例		S_m	S_{sm}	t_m	t_{sm}	$(t_m - t_{sm})$	$0.3(t_m - t_{sm})^2$	直径
1)	ON-1208	1.8 cm²	230 cm²	2.4 年	4.9 年	−2.5 年	—	—
2)	O-10489	2.0	95	2.6	3.2	−0.6	—	—
3)	O-13092	3.0	151	3.2	4.0	−0.8	—	—
4)	O-15063	3.2	192	3.3	4.5	−1.2	—	—
5)	O-15459	0.4	154	1.2	4.0	−2.8	—	—
6)	O-15668	2.1	168	2.6	4.2	−1.6	—	—
7)	O-15902	1.5	246	2.2	5.1	−2.9	—	—
8)	O-16174	3.8	199	3.6	4.6	−1.0	—	—
9)	O-16242	2.7	239	3.0	5.0	−2.0	—	—
10)	O-16856	1.8	264	2.4	5.3	−2.9	—	—
11)	T-1636	0.8	297	1.6	5.6	−4.0	—	—
12)	O-17452	6.1	248	4.5	5.1	−0.6	—	—
13)	O-502	3.0	132	3.1	3.7	−0.6	—	—
14)	O-17676	3.9	137	3.6	3.8	−0.2	—	—
15)	T-1713	3.4	142	3.4	3.9	−0.5	—	—
16)	O-11583	17.2	122	7.6	3.6	4.0	4.8 cm²	2.5 cm
17)	O-11888	22.0	204	8.6	4.6	4.0	4.8	2.5
18)	O-12093	7.0	124	4.8	3.6	1.2	0.4	0.8
19)	O-12127	26.5	130	9.4	3.7	5.7	9.7	3.6
20)	O-12380	8.7	100	5.4	3.2	2.2	1.5	1.4
21)	O-12658	7.0	119	4.8	3.5	1.3	0.5	0.8
22)	O-12739	81.5	140	16.5	3.8	12.7	48.4	8.0
23)	O-12762	14.5	184	6.9	4.4	2.5	1.9	1.6
24)	O-12771	13.5	162	6.7	4.1	2.6	2.0	1.6
25)	O-13125	8.0	141	5.2	3.8	1.4	0.6	0.8
26)	O-13136	13.0	128	6.6	3.7	2.9	2.5	1.8
27)	O-13483	22.0	116	8.6	3.5	5.1	7.8	3.2
28)	O-14384	13.6	218	6.7	4.8	1.9	1.1	1.2
29)	O-14467	40.9	186	11.7	4.4	7.3	16.0	4.6
30)	O-14553	6.5	157	4.7	4.1	0.6	0.1	0.4
31)	O-15391	16.6	131	7.4	3.7	3.4	4.1	2.2
32)	O-16492	23.3	181	8.8	4.4	4.4	5.8	2.9
33)	O-423	20.7	344	8.3	6.0	2.3	1.6	1.4
34)	O-17569	19.5	195	8.0	4.5	3.5	3.6	2.1
35)	O-17228	3.8	97	3.5	3.1	0.4	0.04	0.2
36)	O-549	6.8	155	4.8	4.0	0.8	0.2	0.5

りの大きさは leather bottle 状の症例と同程度であるが，未だ胃の全体的な収縮が弱いかあるいは収縮が未だ生じていない症例である．このような症例は，さらに時間の経過によって線維性収縮を生じ，管状あるいは leather bottle 状になることは明らかである．ここで，linitis plastica 型癌の2つの状態を定義しておこう．

linitis plastica 型癌の状態の定義

潜在的 linitis plastica 型癌(latent linitis plastica type of carcinoma)：粘膜下組織・固有筋層における癌細胞浸潤の範囲は典型的 linitis plastica 型癌のそれと同程度であるが，

未だ胃の全体的な収縮が生じていない，あるいは部分的な軽度収縮が認められる状態（A群）（図 XIV-21〜24）．

典型的 linitis plastica 型癌（typical linitis plastica type of carcinoma）：粘膜下組織・固有筋層における癌細胞浸潤が胃の 2/3 以上にびまん性に及んでいて，そのために胃壁は線維性に一様に板状に肥厚し，全体的に管状収縮あるいは leather bottle 状変形を呈している状態（B群）（図 XIV-25〜28）．

上記の 2 つの状態における癌の大きさ（S_m，S_{sm}）と経過時間（t_m，t_{sm}）についての平均値をみると，表 XIV-5, 6 のようになる．

表 XIV-5 の粘膜内における癌の拡がりの大きさ，つまり原発巣の大きさを円とみなした直径でみると，A群では約 2 cm，B群では約 5 cm である．一方，粘膜下組織における癌の拡がりの面積（S_{sm} cm²）をみると，A群は 192 cm²，B群は 159 cm² と，原発巣の小さい A群のほうの面積が大きい．A群はB群に比べて癌発生からの経過時間が短いにもかかわらず，粘膜下組織における癌の大きさがB群よりも大きい理由としては，次の2つの場合が考えられる．すなわち，

(1) A群はB群よりも原発巣が小さいうちから，そしてB群では原発巣が大きくなってから粘膜下組織へ浸潤した．

(2) 胃の大きさには制限があるから，B群では癌の拡がりが粘膜下組織・固有筋層の広い範囲に及んで，胃が全体的に収縮した．

この 2 つのうち，いずれの場合が多いのであろうか．(1) の"B群は原発巣が大きくなってから粘膜下組織へ浸潤した"ということはまず考えにくい．平均直径が 3〜5 cm ある胃体部の癌を日常診療で見逃すことは少なく，胃体部に発生した未分化型癌は，図 XIV-29 に示すように直径 2 cm 以下で 70%，直径 2.1〜4 cm で 81%，直径 4.1 cm 以上ではほとんどの癌が粘膜下組織以深に浸潤している[55]．したがって，B群の粘膜下組織における癌の大きさがA群よりも小さいのは，(2) の"B群は粘膜下組織における癌浸潤がある程度広い範囲に及び，胃が全体的に収縮した"結果であろう．表 XIV-5 で癌が粘膜下組織へ浸潤したときの原発巣の大きさをみると，B群のそれは直径で 2.3 cm である．A群の粘膜下組織へ浸潤したときの原発巣の大きさは，表 XIV-5 から，約 2 cm かそれ以下である．A・B両群とも癌が粘膜下組織へ浸潤したときの原発巣の大きさが近似した値を示しているということからは，"**linitis plastica 型癌は胃底腺粘膜から発生し，その原発巣が直径平均 2 cm あるいはそれ以下で粘膜下組織へ浸潤した**"ということができる．

それでは，癌発生から linitis plastica 型癌で切除されるまでの経過時間はどれくらいであろうか．表 XIV-5 からは，A群では 3 年，B群は約 8 年で，その平均は約 6 年である．すなわち，潜在的 linitis plastica 型癌は発生から 3 年前後経過していて，典型的 linitis plastica 型癌は 8 年前後経過している．平均すれば 6 年前後であるということになる．

潜在的 linitis plastica 型癌から典型的 linitis plastica 型癌へ移行するのにどれくらいの時間が必要なのであろうか．表 XIV-6 の粘膜下組織浸潤から切除までの時間（t_{sm}）をみると，A群では 3 年以内，B群では 4 年である．したがって，その差 1 年は潜在的から典型

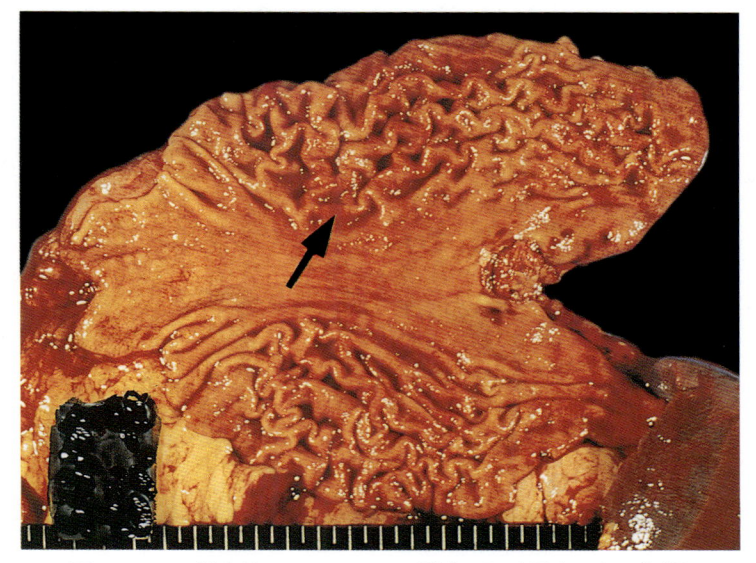

図 XIV-21　潜在的 linitis plastica 型癌の切除胃（29 歳，女性）
原発巣は胃体部前壁にあり，最大径 2 cm の IIc 型癌として認められる（矢印）．原発巣には粘膜ひだ集中は認められない．胃の全体的な収縮はなく，粘膜ひだの太まり，蛇行もない．

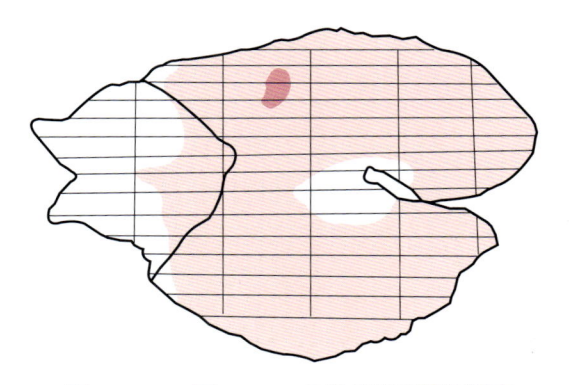

図 XIV-22　図 XIV-21 の組織学的再構築図
　▆：原発巣，▢：粘膜下組織以深におけるびまん性癌浸潤範囲．癌細胞の拡がりは典型的 linitis plastica 型癌に類似している．

的へ変化するのに必要な時間の下限を示すものである．微小癌の大部分は粘膜内癌であるから，A 群では癌が発生してまだ微小なうちに粘膜下組織へ浸潤することはまれと考えられるので，潜在的から典型的への変化の上限は 4 年あるいはそれ以下である．A 群の癌発生から粘膜下組織へ浸潤したときまでの経過時間を 1 年，2 年，3 年と仮定すると，潜在的から典型的への変化に必要な時間は，それぞれ 3 年，2 年，1 年となる．

　結果的に逆追跡が可能であった典型的 linitis plastica 型癌症例の逆追跡時間を文献上で調べると，**表 XIV-7** と**図 XIV-30** に示すように，その多くが 1～2.5 年の間を示している．それらの症例は，逆追跡の最終点，つまり初回の X 線検査で典型的 linitis plastica 型癌の所見があったならば，その時点で手術されていたことは明らかである．したがって，逆追

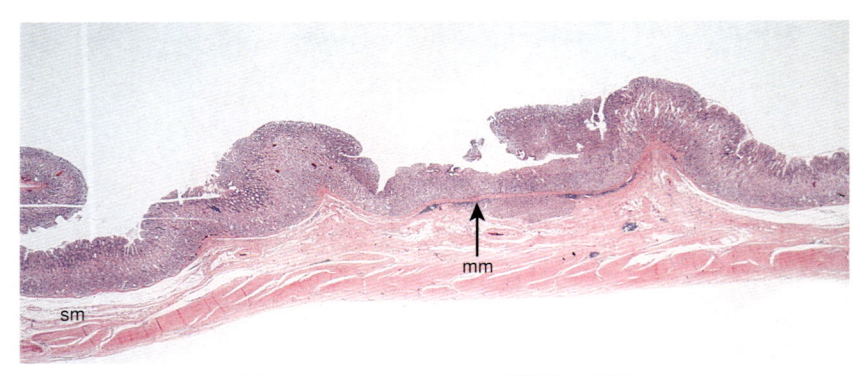

図 XIV-23　図 XIV-21 の原発巣の割面

癌の近傍粘膜は腸上皮化生のない胃底腺粘膜である．原発巣直下の粘膜筋板(mm)は乱れもなくよく保存されていて，粘膜下組織(sm)の線維組織の密度はやや密となっているが周辺のそれとあまり変わらない．したがって，原発巣には潰瘍化が生じていないことは明らかである．

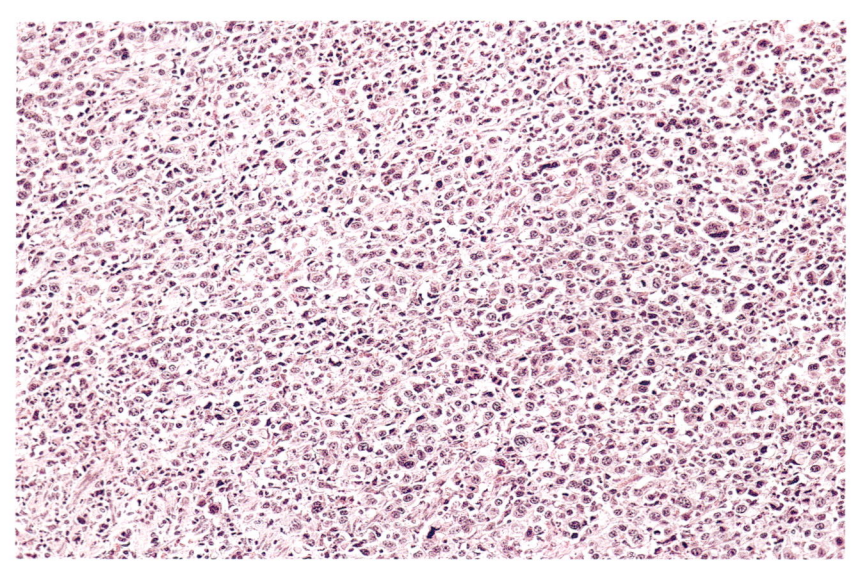

図 XIV-24　図 XIV-23 の原発巣の拡大

未分化型癌(粘液細胞性腺癌)である．

跡の最終時点での胃の状態は潜在的 linitis plastica 型癌の状態であったか，あるいはまだ早期癌の状態であったことを示している．しかし，潜在的 linitis plastica 型癌は，癌の粘膜下組織浸潤開始から胃切除までの経過時間が約 3 年以内(表 XIV-6)であるから，逆追跡の最終時点での胃の状態は潜在的 linitis plastica 型癌だったであろうと推測することができる．すなわち，潜在的 linitis plastica 型状態の胃が，線維性組織の収縮によって典型的 linitis plastica 型状態に形態変化をする時間は 1〜2.5 年であるとみなされる．

　以上のような癌発生からの経過時間と形態変化について，時間の順序にしたがってまとめてみると次のようになる．すなわち，

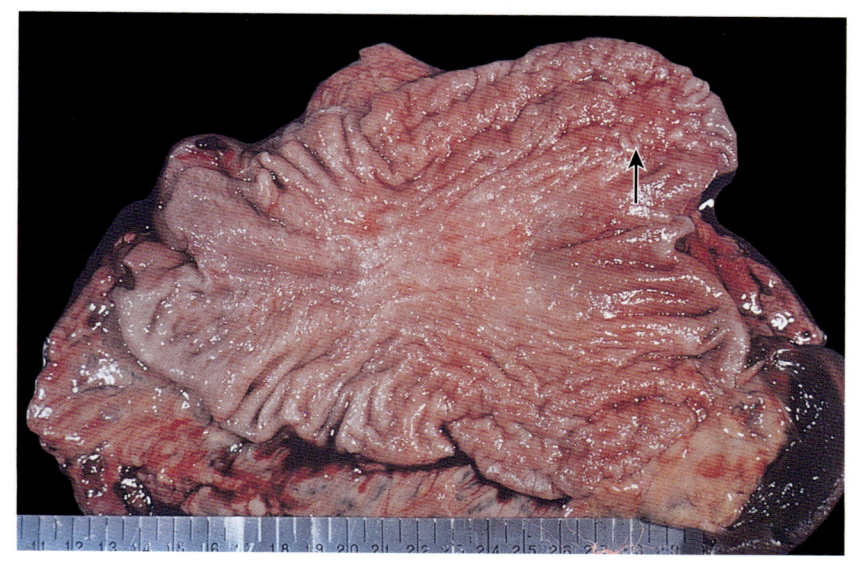

図 XIV-25　典型的 linitis plastica 型癌の切除胃（55 歳，男性）
原発巣（矢印）は胃円蓋部前壁にあり，肉眼的に最大径 3 cm の IIc 型癌として認められる．胃体部は全体的に強く収縮している．粘膜ひだの太まり，蛇行がみられる．原発巣に粘膜ひだ集中は認められない．

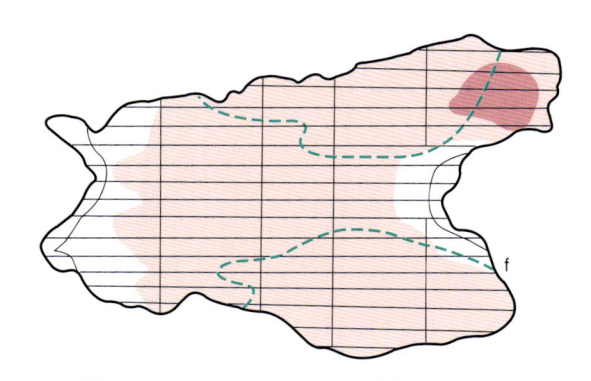

図 XIV-26　図 XIV-25 の組織学的再構築図
■：原発巣，□：粘膜下組織・固有筋層における癌細胞浸潤，破線 f：腸上皮化生を伴う胃底腺粘膜領域を限界づける線（f 境界線）．

(1) 胃底腺粘膜から発生した未分化型癌は，その大きさが直径 2 cm あるいはそれ以下で粘膜下組織へ浸潤する．癌発生からの経過時間は 3 年あるいはそれ以内である．
(2) 癌発生から典型的 linitis plastica 型癌になるまでは，6～8 年経過している．
(3) 潜在的 linitis plastica 型癌から典型的 linitis plastica 型癌へと形態変化するのに必要な時間は 1～2.5 年である．

次に，胃底腺粘膜から発生した未分化型癌のうち，どのような肉眼型を呈している粘膜内癌が linitis plastica 型癌へと発育進展していくか？ということが問題となる．

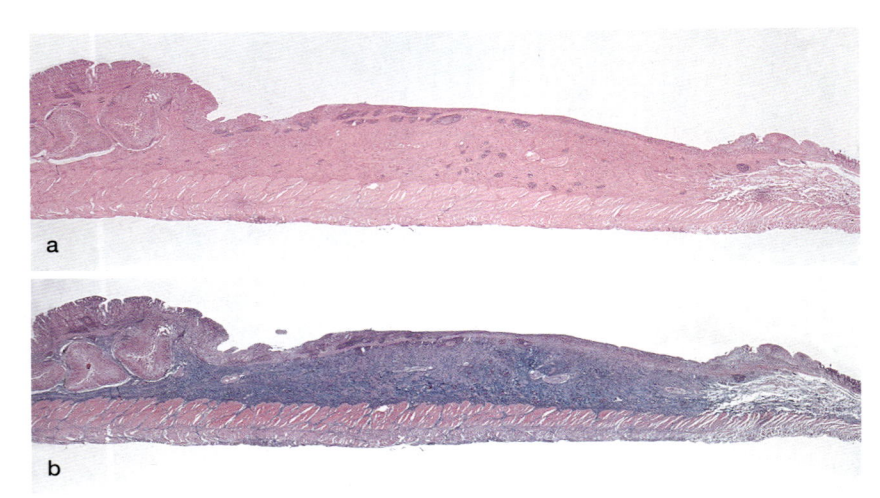

図 XIV-27　図 XIV-25 の原発巣の割面

原発巣直下の粘膜筋板はよく保存されていて，原発巣に潰瘍化は認められない．粘膜筋板は保存されている（Masson-trichrome 染色）．粘膜下組織および漿膜下組織は，癌浸潤に伴う線維性組織増生によって肥厚している．
a. HE 染色
b. Masson-trichrome 染色

表 XIV-5　linitis plastica 型癌の原発巣と粘膜下組織における癌の拡がりの面積の平均値

症例数	原発巣		粘膜下組織における癌の拡がりの面積（S_{sm} cm^2）
	面積（S_m cm^2）	直径（cm）	
A）15 例	2.7	1.9	192
B）21 例	18.7	4.9	159
平均	12.0	3.7	172.8

表 XIV-6　[前提 2][前提 3] および表 XIV-5 から導かれる linitis plastica 型癌の発育時間

症例数	癌発生から切除までの時間（t_m）	癌の粘膜下組織浸潤から切除までの時間（t_{sm}）	癌が粘膜下組織に浸潤したときの原発巣の大きさ：$0.3(t_m - t_{sm})^2$	
			面積	直径
A）15 例	3.0 年	3.0 年以内	2.7 cm^2 以下	1.9 cm 以下
B）21 例	7.9 年	4.1 年	4.3 cm^2	2.3 cm
平均	5.9 年			

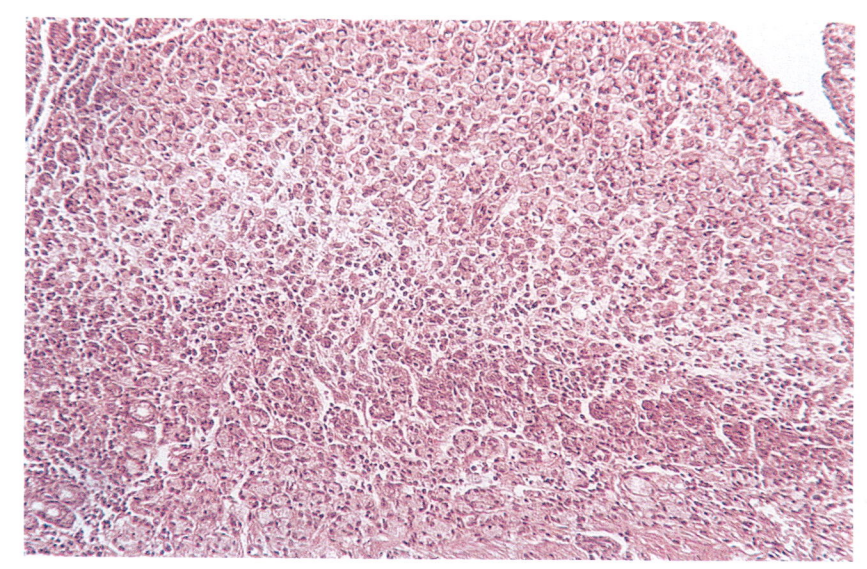

図 XIV-28a　図 XIV-27 の粘膜内の拡大
未分化型癌(粘液細胞性腺癌)である.

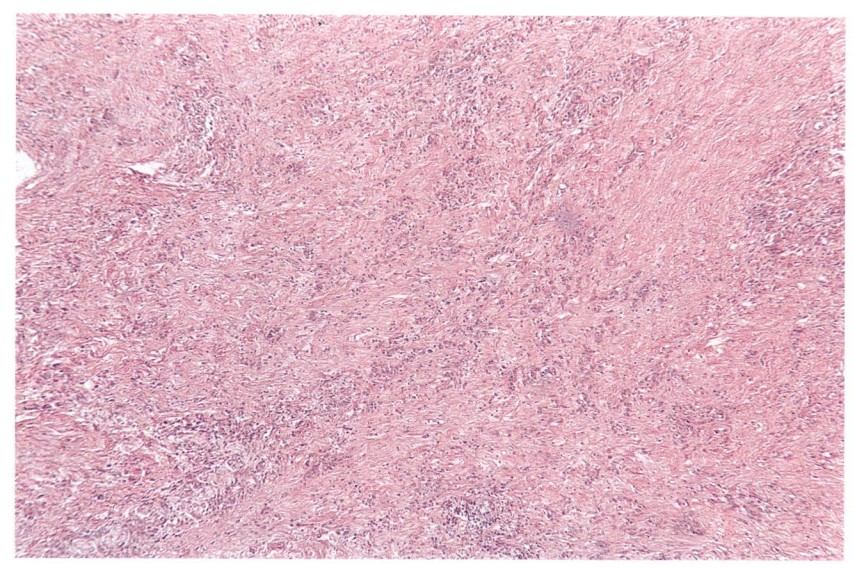

図 XIV-28b　図 XIV-27 の癌細胞の粘膜下組織浸潤の拡大
癌細胞は腺管を形成することなくびまん性に浸潤・増殖し,線維組織の増生が著しい.
未分化型癌である.

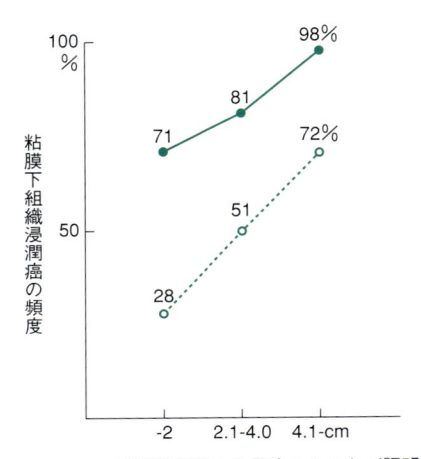

図 XIV-29　癌発生部位別にみた未分化型癌の大きさと粘膜下組織以深へ浸潤している癌の頻度[55]（粘膜下組織以深への浸潤癌数）/（未分化型癌全体数）

● ：胃底腺粘膜から発生したことが証明された癌（115個）
○ ：腸上皮化生のない胃底腺粘膜領域以外に存在する未分化型癌（154個）

表 XIV-7　結果的に逆追跡が可能であった典型的 linitis plastica 型癌の逆追跡時間と症例数

逆追跡時間	症例数
〜6か月	0
〜1年	4
〜1年6か月	4
〜2年	4
〜2年6か月	3
〜3年	1
〜3年6か月	2
〜4年6か月	1
〜5年6か月	1
合計	20 例

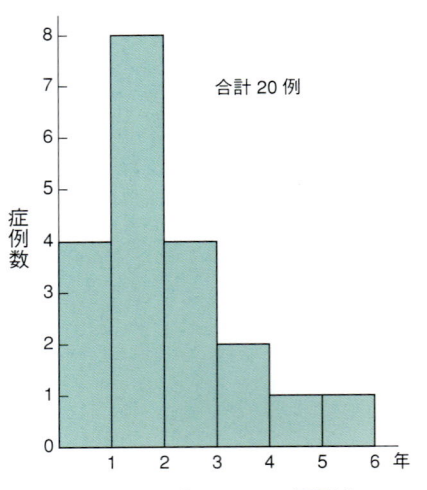

図 XIV-30　表 XIV-7 の図形化

6. 胃底腺粘膜から発生した未分化型癌のうち，どのような癌が linitis plastica 型癌へと発育進展していくのか？

　胃底腺粘膜から発生したことが証明された癌について，肉眼型と癌の粘膜内進展部（原発巣）の大きさとの関係をみると，表 XIV-8 に示すように，早期癌の原発巣の大きさは，linitis plastica 型癌とそれ以外の進行癌の原発巣よりも小さく，進行癌である linitis plastica 型癌とそれ以外の進行癌の原発巣の大きさは近似している．原発巣の大きさは癌発生からの経過時間の指標となるという観点から，linitis plastica 型癌とそれ以外の Borrmann 型癌とは，癌発生からの経過時間が大体同じであることを示しているものである．すなわち linitis plastica 型癌は，早期癌から Borrmann 2, 3 型を経由して linitis plastica 型癌になるのではなく，"IIc 型早期癌から直接 linitis plastica 型状態へと発育進展していく"ものとみなされる（図 XIV-31）．これは，実際面から考えても理解することができる．なぜならば，最大径 4 cm 前後の Borrmann 型癌（表 XIV-9）が胃体部に存在していれば，現在の診断技術ではその大部分は発見されているはずだからである．

表 XIV-8　組織学的に胃底腺粘膜から発生したことが証明された癌 198 例の粘膜内進展部の大きさ（最大径）の平均値

早期癌	2.51 ± 0.13 cm
進行癌	3.84 ± 0.22 cm
linitis plastica 型癌	3.69 ± 0.38 cm

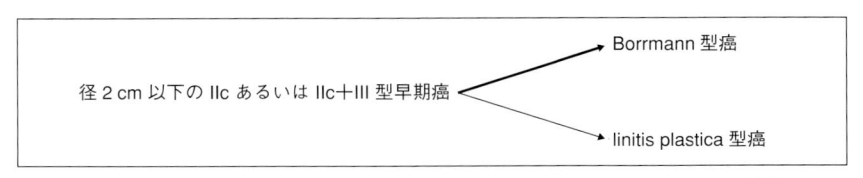

図 XIV-31　胃底腺粘膜から発生した未分化型癌の発育に伴う形態変化

径 2 cm 以下の IIc あるいは IIc＋III 型早期癌 → Borrmann 型癌
　　　　　　　　　　　　　　　　　　　　　 → linitis plastica 型癌

表 XIV-9　胃底腺粘膜から発生した癌のうち，癌の粘膜内進展部が最大径 4 cm 以下である癌の粘膜ひだ集中の有無[18]

癌深達度	粘膜ひだ集中			合計
	(−)	(±)	(＋)	
粘膜内癌	11 (27.5%)	6 (15.0%)	23 (57.5%)	40 (100%)
sm 浸潤早期癌	11 (24.4%)	5 (11.1%)	29 (64.5%)	45 (100%)
進行癌	7 (16.3%)	2 (4.7%)	34 (79.0%)	43 (100%)
linitis plastica 型癌	17 (74.0%)	3 (13.0%)	3 (13.0%)	23 (100%)
合計	46 (30.5%)	16 (10.6%)	89 (58.9%)	151 (100%)

（美園ら：1980）

表 XIV-10　表 XIV-9 で粘膜ひだ集中(±)の群を，表 XIV-9 の傾向を悪くする分配を行った場合

癌の肉眼型	粘膜ひだ集中		合計	粘膜ひだ集中の割合
	(−)	(+)		
linitis plastica 型癌	17 (9.0)	6 (14.0)	23 例	26%
linitis plastica 型以外の癌	42 (50.0)	86 (78.0)	128	67%
合計	59	92	151 例	

(　)：理論的期待値
$\chi^2 = 13.8$，$\chi^2(1, 0.05) = 3.841$，$P < 0.05$

　それでは，胃底腺粘膜から発生した癌のうち，どのような早期癌が linitis plastica 型癌へと発育進展していくのであろうか．胃底腺粘膜から発生した癌の原発巣の肉眼所見に着目すると，早期癌では原発巣に向かう粘膜ひだ集中が認められることが多いのに対して，潜在的 linitis plastica 型癌では粘膜ひだ集中が少ない傾向が認められる．

　胃底腺粘膜から発生したことが組織学的に証明された癌で，その原発巣が直径 4 cm 以下の症例における粘膜ひだ集中の有無をみると，表 XIV-9 に示すように，linitis plastica 型癌では粘膜ひだ集中のある原発巣がわずか 13% であり，他の早期癌(粘膜内癌：57.5%，粘膜下組織浸潤癌：64.5%)および linitis plastica 型以外の進行癌(79%)のそれに比べて少ない．なお，粘膜ひだ集中の判定は，原発巣内の 1 点に向かう，同一直線上にない 3 本以上の粘膜ひだの存在をもって粘膜ひだ集中(+)としている．なぜこのように定義したかというと，粘膜ひだ集中が同一直線上に 2 本ある場合は，1 本の粘膜ひだの原発巣による切断であることを否定できないからである．

　原発巣における粘膜ひだ集中の有無と肉眼型別との関係について，表 XIV-9 の粘膜ひだ集中(±)とある症例を，表から得られる傾向とは逆の条件にするために，linitis plastica 型癌の場合は粘膜ひだ集中(+)とし，linitis plastica 型癌以外は粘膜ひだ集中(−)として，条件を悪くしてカイ二乗検定を行うと，**表 XIV-10** に示すように，有意差が認められる($P < 0.05$)．すなわち，胃底腺粘膜から発生した癌のなかで，linitis plastica 型癌の原発巣は，他の型に比べて粘膜ひだ集中を有する症例が少ないということができる．

　これが何を意味するかというと，粘膜ひだ集中は潰瘍化によって生じた線維性組織が古くなって収縮するために起こるものであるから，linitis plastica 型癌の原発巣に粘膜ひだ集中が少ないということは，原発巣の潰瘍化に先行して，癌細胞の粘膜下組織におけるびまん性浸潤が存在していたことを物語っているのである．linitis plastica 型癌は未分化型癌であり，未分化型癌は潰瘍化しやすいから，その原発巣は癌細胞が粘膜下組織に浸潤した後に，いつかは潰瘍化する．linitis plastica 型癌の原発巣に潰瘍化があって粘膜ひだ集中が認められないものは，癌細胞の粘膜下組織におけるびまん性浸潤とそれに伴う線維化によって，潰瘍化による粘膜ひだ集中が生じにくいものとみなされる．すなわち，linitis

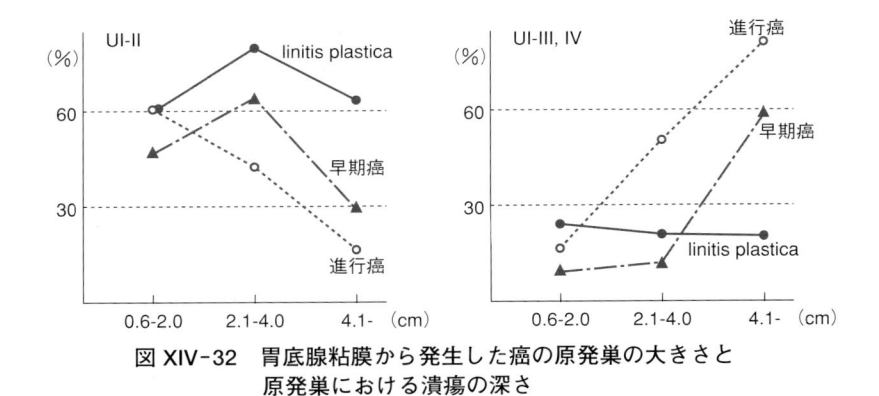

図XIV-32 胃底腺粘膜から発生した癌の原発巣の大きさと原発巣における潰瘍の深さ

plastica 型癌の原発巣における潰瘍化は，胃底腺粘膜から発生した他の型の癌に比べて相対的に遅れて発生しているのであろう．

　このことは，日常診療の実際面からも考えうることである．つまり，粘膜ひだ集中を伴う潰瘍性病変の所見は，癌の X 線診断上で重要な所見での1つであり，しかも，その潰瘍性病変は比較的描出しやすく，見逃される頻度は低い．結果的に経過観察された症例の逆追跡の検討では，その多くが IIc であり，潰瘍所見が存在していなかった頻度が高いことからも，linitis plastica 型癌の原発巣の潰瘍化は，癌細胞が粘膜下組織以深へ広範に浸潤した後に生じていることが理解できよう．

　組織学的にも，linitis plastica 型癌の原発巣における潰瘍化が相対的に遅く生じていることを物語っている所見がある．すなわち美園ら(1980)[17]は，胃底腺粘膜から発生した癌の原発巣における潰瘍の深さと原発巣の大きさとの関係について，linitis plastica 型癌とそれ以外の癌を対象として検討を行ったところ，図XIV-32 に示すように，原発巣が大きくなっても linitis plastica 型癌では潰瘍の深さにあまり変化が認められないが，linitis plastica 型以外の癌では，原発巣が大きくなると潰瘍の深さが Ul-II から Ul-III, Ul-IV へと深くなっている傾向が認められた．原発巣の大きさは癌発生からの経過時間を示しているという観点からは，linitis plastica 型以外の癌では時間の経過とともに潰瘍の深さが深くなっていることを示している．linitis plastica 型で Ul-II が多いということは，linitis plastica 型癌の原発巣における潰瘍化は相対的に遅く生じているためであろうと考えられる．すなわち，linitis plastica 型癌，粘膜下組織に浸潤している早期癌，および linitis plastica 型以外の進行癌の原発巣における潰瘍底の組織所見は，線維化を伴う未分化型癌細胞のびまん性浸潤という点で同じであって差が認められないからである．また，時間の経過とともに潰瘍は深くなっていくということについて，村上(忠重)(1979)[22]は，Ul-III あるいは Ul-IV の良性潰瘍の始まりは Ul-II であって，Ul-III と Ul-IV の潰瘍は時間の経過とともに Ul-II の潰瘍が深くなったものであると報告している．良性潰瘍の潰瘍底と未分化型癌の原発巣の潰瘍底とは，癌細胞の有無という差があるので同一に論ずることはできないとしても，癌が大きければ，それに伴っている潰瘍の深さは，小さい癌よりも一般

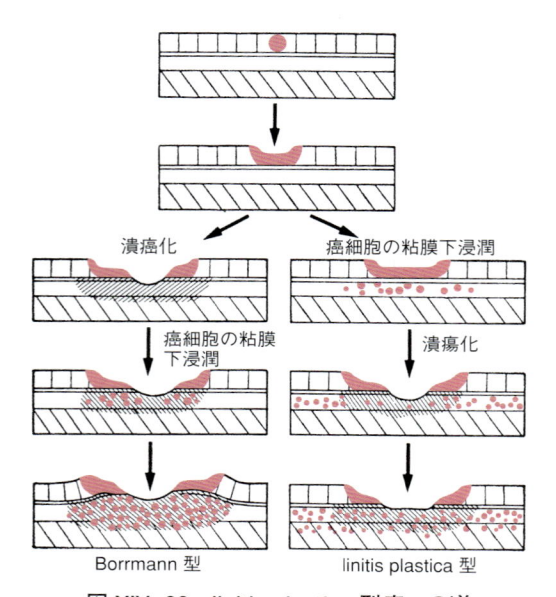

図 XIV-33　linitis plastica 型癌への道
linitis plastica 型癌に発育進展するための原発巣における
潰瘍化と癌細胞の粘膜下組織浸潤の順序．

的に深いという傾向がある．

　以上のことから，linitis plastica 型癌へと発育進展していく原発巣の形態変化をまとめてみると次のようになる．すなわち，

(1) 胃底腺粘膜から発生した IIc 型または IIb 型の未分化型癌が，その原発巣の潰瘍化に先行して粘膜下組織へ浸潤した場合に，linitis plastica 型癌へと進展していく（図 XIV-33）．
(2) 大きい Borrmann 型癌を経由して linitis plastica 型癌へと進展していく例は少ない．
(3) 未分化型癌は潰瘍化しやすいから，linitis plastica 型癌の原発巣の潰瘍化は癌細胞の粘膜下組織におけるびまん性浸潤がある程度形成された後に生ずる．その潰瘍化は linitis plastica 型癌以外の癌の場合よりも相対的に遅れて生ずる．

　癌細胞の胃粘膜以外の胃壁各層における拡がりが典型的 linitis plastica 型癌と同じで，かつ癌細胞浸潤に伴う線維性組織量が少なく，いまだ胃壁の線維性収縮の加わっていない潜在的 linitis plastica 型癌とされるに至らない癌はどのような状態であろうか．それは，胃底腺粘膜から発生した癌でその原発巣に潰瘍化がなく，癌細胞の粘膜下組織における浸潤範囲が潜在的 linitis plastica 型癌よりも狭く，癌細胞浸潤に伴う線維組織の量が少ないといった状態の癌である．いうなれば，このような癌は発見されなければ潜在的 linitis plastica 型へと発育進展していくことは明らかであるから，前 linitis plastica 状態（pre-linitis plastica）ともいうべき症例である．

なお，潜在的 linitis plastica 状態は，佐野(1978)[45]の主張する linitis plastica 型癌の浮腫期に相当するものではない．佐野のいう浮腫期は，まだ癌細胞浸潤による粘膜下組織の線維組織増生が十分ではない linitis plastica 型癌で，粘膜下組織に癌性リンパ管炎 lymphangitis carcinomatosa がある場合に，粘膜下組織にリンパのうっ滞が生じて浮腫を生ずる状態を指している．linitis plastica 型癌へと発育進展していく過程では，このような癌性リンパ管炎による浮腫状態を呈する頻度は低い．粘膜下組織における癌性リンパ管炎がもたらす胃壁の浮腫状態は，linitis plastica 型癌完成のための必要条件ではないのである．linitis plastica 型癌の大部分はこのような状態を経過していない．大部分の linitis plastica 型癌の粘膜下組織および固有筋層における早期の癌細胞浸潤は，リンパ管を介したものではなく，粗な粘膜下組織の線維性組織および固有筋層の筋束間をびまん性に浸潤して浮腫状態となることはない．もし，linitis plastica 型癌の多くが，リンパ管を通じて癌細胞が胃壁全体に拡がることで形成され，その過程で浮腫期を経過するのであれば，浮腫期には粘膜下組織の浮腫による部分的な，もしくは全体的な粘膜ひだの腫大化，あるいは柔らかい巨大粘膜ひだ giant folds が肉眼的に認められるはずである．そのような所見は，X線的・内視鏡的に容易に認識されるから，linitis plastica 型癌の切除胃標本においてリンパ管経由による linitis plastica 型癌の頻度が高くなければならない．

　linitis plastica 型癌は，その原発巣の潰瘍化に先行して癌細胞が粘膜下組織に浸潤することが必要であるという点について，渡辺・八尾(1976)[54]は，結果的に逆追跡された linitis plastica 型癌の組織学的検索によって同様の結論を報告している．彼らは，未分化型癌細胞が粘膜下組織における既存の潰瘍瘢痕を避けて進展している所見から，癌細胞は線維化巣の中へは進展し難いと述べている．確かに，粘膜下組織は組織学的に粗であり，胃体部は胃の収縮・拡張に適する構造である粘膜ひだがあるので，粘膜下組織の空間は幽門前庭部のそれに比べて広い．胃体部の粘膜下組織はいわばリンパ液の海である．粘膜内からの浸潤によってリンパの海に置かれた癌細胞は，粘膜部における癌細胞とは異なり，胃内腔からの種々の化学的・物理的作用を免れるので，粘膜下組織は粘膜よりも癌細胞の発育にとっては好適な場である．さらに，胃体部は空腹・満腹による胃壁の収縮・拡張状態の繰り返しがあり，それによって胃体部粘膜下組織のリンパの海は流動する．それに反して，線維化した粘膜下組織は組織学的にも明らかに密であり，そこには線維組織を浸すリンパ液がわずかである．このような場では，癌細胞が激しく能動的に動かない限り，癌細胞は拡がり難いであろう．

　以上のように，異なった方法および思考過程から得られた結論が一致したことから，先に述べた linitis plastica 型癌における癌細胞の粘膜下組織浸潤と原発巣の潰瘍化との因果関係(311頁)は確実だといえよう．なお，この因果関係は粘膜内に限局している癌の局所においても成り立つ．すなわち，図 XIV-34 に示すように，比較的大きい IIc＋III 型の粘膜内癌で，潰瘍が癌の粘膜下組織浸潤に先行して発生しているから linitis plastica 型癌へは進展しないということにはならない．潰瘍病変部以外の癌の粘膜内進展部分は，局所的にみれば潰瘍のない粘膜内癌であるから，その部分の粘膜下組織に潰瘍による線維化が

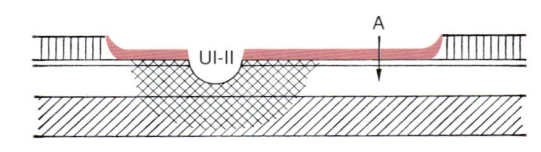

図 XIV-34　IIc＋III 型粘膜内癌の割面の模式図

A の部分は局所的には潰瘍化のない粘膜内癌である．A 局面で潰瘍化に先行して癌細胞の粘膜下組織浸潤が生じれば，この IIc＋III 型癌は linitis plastica 型癌へと進展していく条件は整っている．

波及していなければ，そこは linitis plastica 型癌へ進展する条件は整っている．しかし，そのような大きな IIc＋III 型の粘膜内癌は，実際においては潰瘍性病変によって診断され切除されてしまう場合が多いので，linitis plastica 型癌となることはまれであろう．

7．癌発生から linitis plastica 型癌完成までの発育進展過程の仮説 "linitis plastica 型癌への小径（*Caminito a la linitis plástica*）"

3 つの前提から出発して導かれた，癌発生から典型的 linitis plastica 型癌の完成までの過程における形態変化とその経過時間についてまとめると次のようになる（図 XIV-35）．

(1) 胃底腺粘膜から発生した未分化型癌は，その大きさ径 2 cm 前後あるいはそれ以下の IIc あるいは IIb 型粘膜内癌のときに，その原発巣の潰瘍化に先行して癌細胞が粘膜下組織へ浸潤した場合に linitis plastica 型へと進展していく．癌細胞が粘膜下組織へ浸潤するときの時間は，癌発生から 3 年前後あるいはそれ以内である．臨床的には IIc 型癌で発見される．

(2) 粘膜下組織へ浸潤した癌細胞は粘膜以外の胃壁各層をびまん性に浸潤していく．一方，原発巣においては潰瘍化が生じ，また癌浸潤部には線維性組織の形成が生じるようになる．この時期では，臨床的には IIc 型あるいは粘膜ひだの太まり・胃壁の部分的変形で発見される（潜在的 linitis plastica 型癌）（図 XIV-21，22，図 XIV-54〜58）．

(3) 癌細胞浸潤に伴う線維性組織は時間の経過とともに収縮するため，胃内腔は全体的に狭くなっていく．臨床的には管状狭窄あるいは leather bottle 状態で発見される（典型的 linitis plastica 型癌）（図 XIV-36，37〜43）．発見されるまでの経過時間は，癌発生から 6〜8 年あるいはそれ以上である．潜在的 linitis plastica 型癌から典型的なそれへと変化するのに要する時間は 1〜3 年である．

以上の仮説は，原発巣ならびに粘膜下組織における癌の拡がりが計測可能であった症例を用いて導かれたものである．一般にみられる典型的 linitis plastica 型癌では，癌の進展が著しいために，このような面積計測が不可能である場合が多い．この仮説は，そのような特徴をもつ linitis plastica 型癌のなかで成り立つのであろうか．仮説をより強固なもの

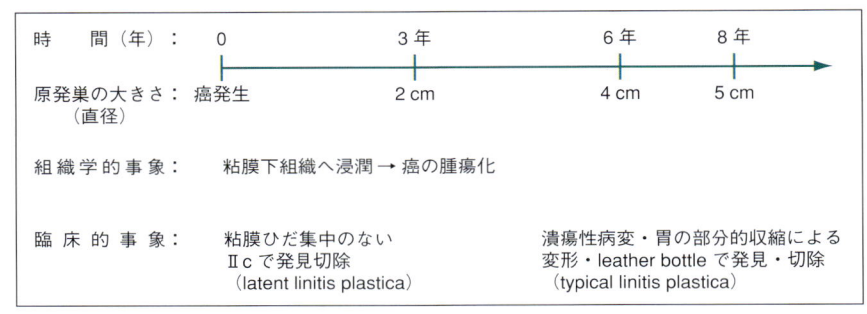

図 XIV-35　linitis plastica 型癌の発育進展過程の仮説

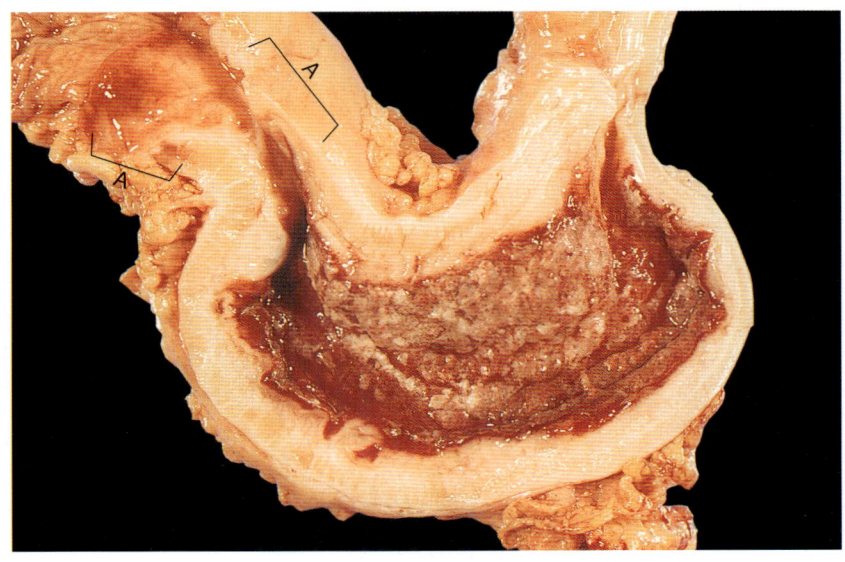

図 XIV-36　進行した典型的 linitis plastica 型癌
このような状態の症例では胃の収縮が著明であり，また，原発巣の大きさは不明である．幽門前庭部の一部（A）は，肉眼的に癌細胞浸潤は少なく，まだ胃壁が肥厚していない．

とするためには，進行した状態である典型的 linitis plastica 型癌を対象とした検討が必要となる．

8．仮説"linitis plastica 型癌への小径"の検討

a．linitis plastica 型癌の切除時の平均年齢から

典型的 linitis plastica 型癌の多くは，一般に癌細胞の粘膜内における拡がりが大きく，びらん・潰瘍化しているために，原発巣の部位を胃口側半分あるいは胃中部より口側と限定することはできても，原発巣の拡がりの大きさを計測することは不可能である場合が多い．したがって，面積計測による方法以外の方法で検討しなければならない．この仮説は

形態変化と時間との関係を述べたものであるから，典型的 linitis plastica 型癌から時間についての指標を取り出して仮説を検討することになるが，一般的な典型的 linitis plastica 型癌症例から得られる時間を含む所見は何かというと，年齢しかない．癌の大きさ，つまり癌発生からの経過時間とはまったく無関係な切除時の年齢を用いて，どのように仮説を証明したらよいのか．

　linitis plastica 型癌は胃底腺粘膜から発生した癌であるという[前提1]から，粘膜内進展が広範で原発巣の部位を特定することができない進行した典型的 linitis plastica 型癌も，"胃底腺粘膜から発生した癌"と条件づけられた集合の要素となりうる．したがって，もし胃底腺粘膜から発生する癌に好発年齢というものが存在するのであれば，胃底腺粘膜から発生したことが証明された癌の癌発生時の平均年齢と，それが証明されていない典型的 linitis plastica 型癌の切除時平均年齢から6～8年を引いた値とが近似しているかどうかを検討すればよい．

　胃底腺粘膜から発生したことが組織学的に証明された癌の大きさと，その切除時の平均年齢を検討すると，**表 XIV-11** に示すように，癌が大きくなるにしたがって切除時平均年齢が高くなっている[19, 27]．さらに，その切除時平均年齢と[前提2]から，癌発生時の平均年齢を推定すると，それぞれの群において 42±2.5 歳と近似値が得られる．これは，胃底腺粘膜から発生する癌には好発年齢が存在していることを意味している．

　ここで，組織学的に胃底腺粘膜から発生したことが証明されていない，そして癌の拡がりの計測が不可能な，いわゆる進行した典型的 linitis plastica 型癌の切除時の平均年齢をみると，表 XIV-11 の下段に示すように，51.0±2.0 歳と，他の状態の癌に比べて高年齢を示している．一方，進行した典型的 linitis plastica 型癌の癌発生時の平均年齢は，[前提2]による癌の大きさからの推定ができない．癌発生時の年齢を知るためには，仮説の1つ"典型的 linitis plastica 型癌は癌発生から6～8年経過している"の6～8年を，切除時平均年齢 51.0±2.0 歳から引くことによって得ることができる．その値は 41～47 歳（表XIV-11）と，胃底腺粘膜から発生したことが組織学的に証明された癌のそれと近似を示している．

　以上のように，胃底腺粘膜から発生した癌の集合のなかで，癌の原発巣の大きさとはまったく異なった切除時の平均年齢というデータから仮説を検討しても矛盾は生じていない．もちろん，対象を男女別に分けた検討も必要であるが，現時点では対象が少なすぎる．また，面積計測の不可能な典型的 linitis plastica 型癌を除いた，胃底腺粘膜から発生した癌の集合において，切除時年齢と原発巣の大きさとから，[前提2]を用いて癌発生時の年齢を推定し，面積計測不可能な典型的 linitis plastica 型癌の切除時の年齢から，[前提2]を用いた結果である6～8年を引いた年齢を算出して比較している点について，同じ[前提2]を用いた比較であり，癌発生時の平均年齢が近似するのは当然のことであるという主張が成り立つかもしれない．しかし，切除時の年齢と癌の大きさとは全く無関係なことである．したがって，この検討で重要なことは，癌の大きさと切除時の平均年齢との間に相関が見出されたことである．つまり，この相関が存在することによって，この仮説の検

表 XIV-11 胃底腺粘膜から発生したことが証明された癌と linitis plastica 型癌の手術時年齢と癌発生時の年齢推定

【胃底腺粘膜から発生したことが証明された linitis plastica 型癌以外の癌】

	直径 1〜2 cm の癌	直径 2.1〜4 cm の癌
症例数	43	72
年齢の幅	20〜73	25〜78
手術時の平均年齢	44.6±2.5	46.2±22.6
原発巣の大きさの平均(cm^2)	1.9±0.3	6.4±0.6
癌発生からの経過時間(年)	2.5±0.2	4.5±0.3
癌発生時の平均年齢	42.1±2.5	42.3±2.5

【linitis plastica 型癌】

	胃底腺粘膜から発生したことが組織学的に証明された癌	胃底腺粘膜から発生したことが組織学的に証明されなかった癌
症例数	34	131
年齢の幅	26〜66	25〜78
手術時の平均年齢	48.8±2.5	51.0±2.0
原発巣の大きさの平均(cm^2)	13.0±4.3	—
癌発生からの経過時間(年)	5.8±1.1	—
癌発生時の平均年齢	42.9±2.6	(41〜47)

討が成り立っている．胃底腺粘膜から発生した癌の集合のなかで，癌が大きくなるとその切除時の平均年齢が高くなっていく事実は，そこに癌の好発年齢が存在することを物語っているものである．もし，そうでないとすると，高年者の癌は若年者のそれよりも発育が早いということになる．

胃底腺粘膜から発生する癌の好発年齢は，表 XIV-11 からは，39.6〜45.5 歳である．それを幅広くとって，30 歳代後半から 40 歳代前半が，胃底腺粘膜から発生する癌の好発年代であるということができよう．

b. 結果的に逆追跡が可能であった linitis plastica 型癌症例[12]

【症例】36 歳，女性

この症例は表 XIV-4 の症例 15 である．X 線的に典型的 linitis plastica 型癌と診断され（図 XIV-37），胃全摘出術が行われた（図 XIV-38, 39）．原発巣は胃体部後壁に大きさ 2.7×2.5 cm の粘膜ひだ集中のない IIc 型病変として認められ，それは組織学的に腸上皮化生のない胃底腺粘膜領域に存在している（図 XIV-40）．したがって，その癌組織型は未分化型癌である（図 XIV-41）．

本症例は 2.5 年前に他院で X 線検査が行われていたので，その X 線写真を検討したところ，原発巣を同定することができなかった（図 XIV-42）．しかし，原発巣の存在部位は，切除胃から胃体部後壁であることがわかり，一方，仮説"linitis plastica 型癌への小径"から原発巣は径 2 cm 以下の粘膜ひだ集中のない IIc であり，その大きさは linitis plastica 型癌の［前提 2］から 1 cm 前後であることがわかる（表 XIV-12）．その 3 つの情報，すなわ

表 XIV-12　症例(36歳, 女性)の経過表

	臨床経過	$S_m = 0.3\ t_{tm}^2$ より初回胃 X 線検査時における原発巣の大きさの推定
−2.5 年	胃 X 線検査：慢性胃炎(図 XIV-42, 43)	胃 X 線写真の再検討：径約 1 cm の IIc $S_m = 0.3\ t_{tm}^2$ より：原発巣の大きさ, 径 1 cm
0 年	胃 X 線検査：leather bottle(図 XIV-37)	↑
1 か月	姑息的胃全摘出術(図 XIV-38〜41)： 原発巣の部位：胃体部後壁大彎寄り 原発巣の大きさ：2.7×2.5 cm	癌発生からの経過時間：$t_m = 4.2$ 年
7 か月	死亡	

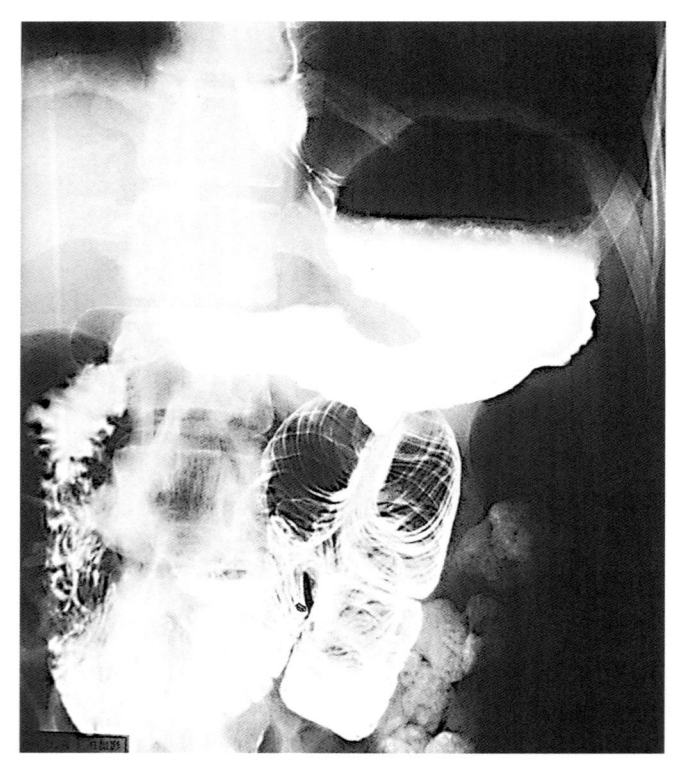

図 XIV-37　典型的 linitis plastica 型癌の X 線写真(36歳, 女性)
原発巣の部位は不明である．

ち，原発巣は胃体部後壁に存在する大きさ径 1 cm 前後の粘膜ひだ集中のない IIc 型癌という所見をもとに，2.5 年前の X 線写真で原発巣が存在していると思われる部位について，局所的にいろいろな条件で焼き付け・現像を行ったところ，図 XIV-43 に示すように，その原発巣を明瞭に描出することができた．図 XIV-43 からは，原発巣は胃体部後壁にあ

8. 仮説"linitis plastica 型癌への小径"の検討　319

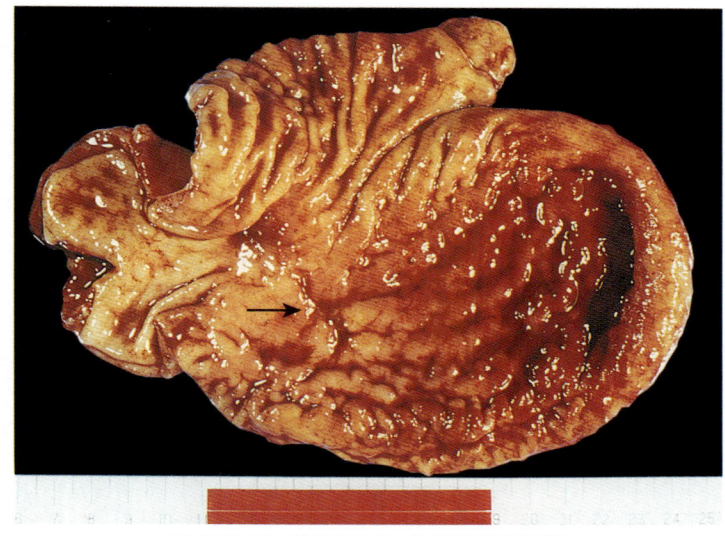

図 XIV-38　図 XIV-37 の症例の切除胃
肉眼的に，典型的 linitis plastica 型癌である．原発巣（矢印）は胃体部後壁の大彎寄りにあり，大きさ約 2.7 × 2.5 cm の IIc として認められる．原発巣に粘膜ひだ集中は認められない．粘膜ひだの太まり，蛇行がみられる．

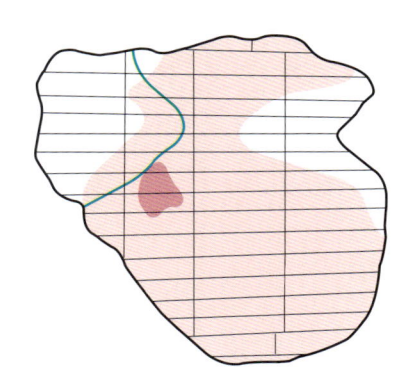

図 XIV-39　図 XIV-38 の組織学的再構築図
■：原発巣，□：粘膜下組織・固有筋層における癌浸潤．

る粘膜ひだ集中のない IIc で，その大きさは径約 1 cm である．また，IIc 近傍の粘膜ひだに蛇行はないが，粘膜ひだの太まりが認められるので，図 XIV-43 の X 線写真は潜在的 linitis plastica 型癌の状態であると思われる．この写真は術前 2.5 年のものであり，潜在的 linitis plastica 型から典型的 linitis plastica 型への時間は 1〜3 年であることとも一致している．

　以上のように，この患者は仮説"linitis plastica 型癌への小径"を歩んだ典型的な症例であるということができる．

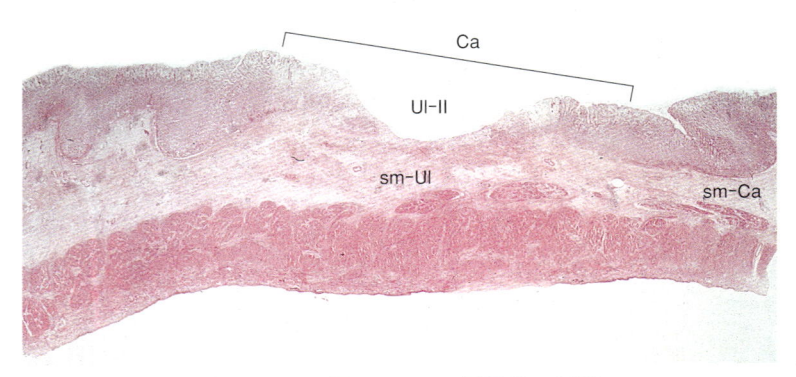

図 XIV-40　図 XIV-38 の原発巣の割面
原発巣は腸上皮化生のない胃底腺粘膜領域に存在していて，中心部には Ul-II の潰瘍がある．この潰瘍部分の粘膜下組織(sm-Ul)は，癌浸潤に伴う粘膜下組織の線維化部分(sm-Ca)と密度においてあまり差は認められない．すなわち，この潰瘍所見は潰瘍化してからあまり時間を経過していないことを示している．

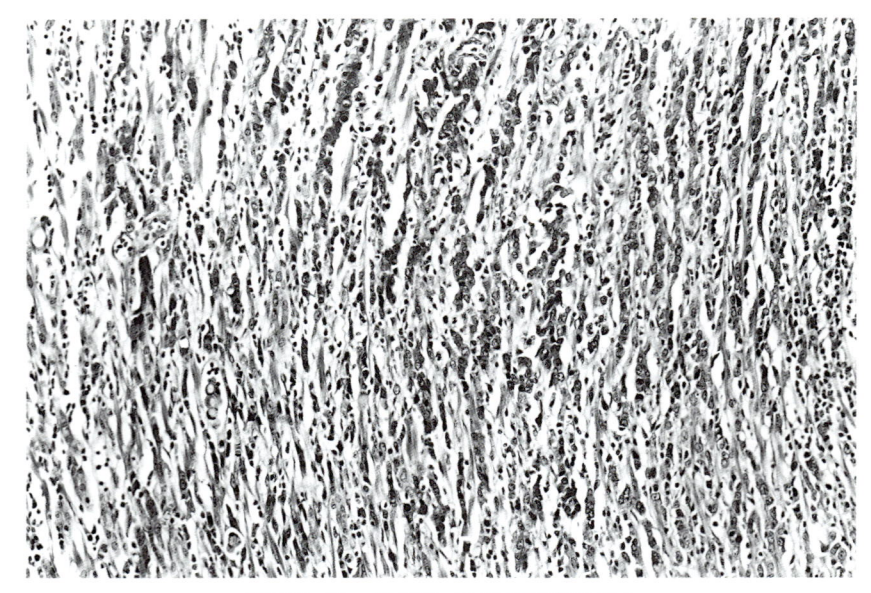

図 XIV-41　図 XIV-40 の原発巣の拡大
癌細胞は小型で腺管を形成せず，索状に配列している．未分化型癌である．

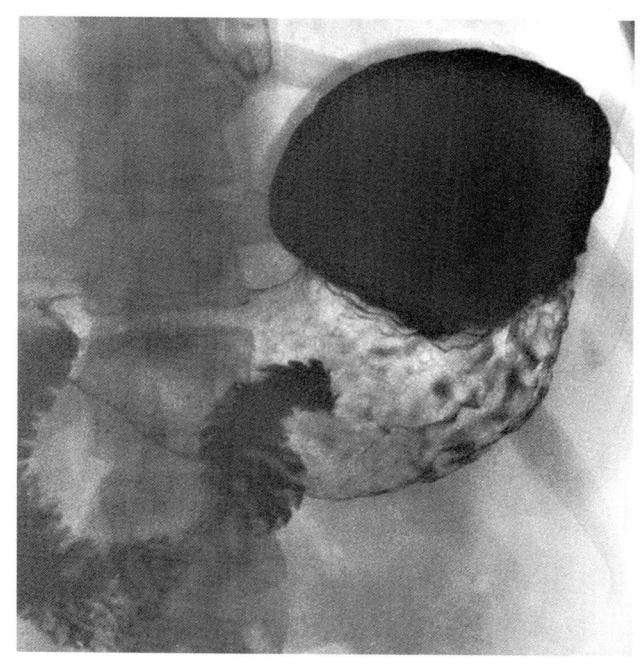

図 XIV-42　図 XV-37,38 の症例の術前 2.5 年の X 線写真(1)
二重造影法による胃 X 線写真において明瞭な限局性病変は認められず，慢性胃炎と診断された．

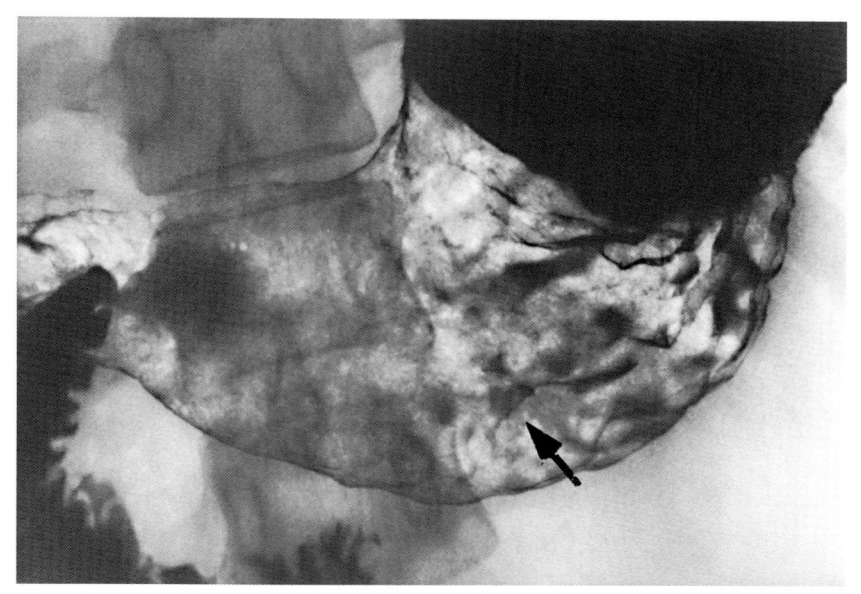

図 XIV-43　図 XV-37,38 の症例の術前 2.5 年の X 線写真(2)
手術標本および胃癌の発育速度関数から癌の存在部位，大きさそして肉眼型がわかるので，その推定される局面を重点的にコントラストを強く現像したところ，原発巣を浮き彫りにすることができた．胃体部後壁大彎寄りに，径 1 cm の粘膜ひだ集中のない IIc が認められる（矢印）．胃体部の粘膜ひだがやや太まっているので，この時点ですでに潜在的 linitis plastica 型癌状態であるとみなすことができる．

9．例外的な linitis plastica 型癌症例

　linitis plastica 型癌への小径は，"胃底腺粘膜から発生した未分化型粘膜内癌が，大きさ 2 cm 前後あるいはそれ以下で，癌の潰瘍化に先行して癌細胞が粘膜下組織へ浸潤した場合に linitis plastica 型癌へと発育進展していく"，ということである．しかしながら，原発巣の大きさが 1 cm 以下の典型的 linitis plastica 型癌がまれならず存在する．原発巣が極端に小さな典型的 linitis plastica 型癌の症例を提示しよう．

【症例：39 歳，女性】

　胃のX線検査で胃全体の管状狭窄が認められ，典型的 linitis plastica 型癌と診断された（図 XIV-44）．内視鏡検査時には原発巣を決定することができなかったが，病理組織検査で原発巣が見いだされた後に内視鏡写真の再検討を行ったところ，原発巣を同定することができた（図 XIV-45）．切除胃の全割による病理組織学的検査がなされたが，最初に作製された組織標本には，粘膜内に癌細胞が限局している部分を見いだすことができず，癌細胞は粘膜以外の胃壁をびまん性に浸潤している所見のみであった（図 XIV-46～48）．その後，肉眼写真で微小びらんあるいは微小 IIc と思われる部分を含むパラフィン・ブロックから組織標本を作製して原発巣を探したところ，胃体部前壁の大彎寄りに大きさ 5 mm の原発巣を見いだすことができた（図 XIV-49）．原発巣は，びらんにより陥凹している IIc 型を呈しているが，粘膜筋板は切断されていない．すなわち，癌原発巣にはいまだ潰瘍化が生じていない（図 XIV-49, 50）．

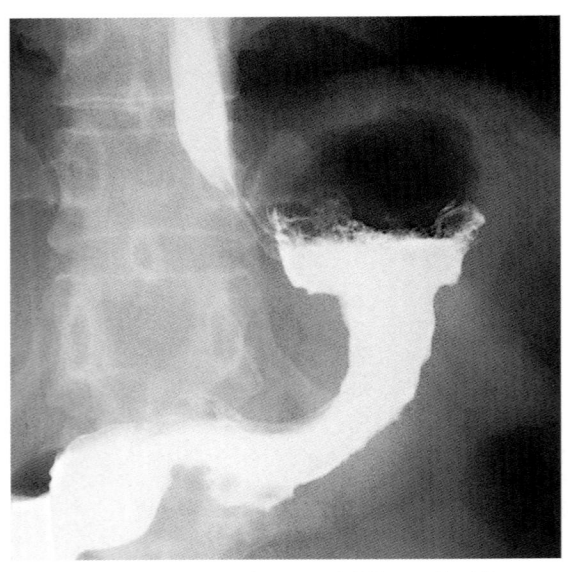

図 XIV-44　症例（39 歳，女性）のＸ線所見
管状狭窄の著明な典型的 linitis plastica 型癌である．

9. 例外的な linitis plastica 型癌症例　323

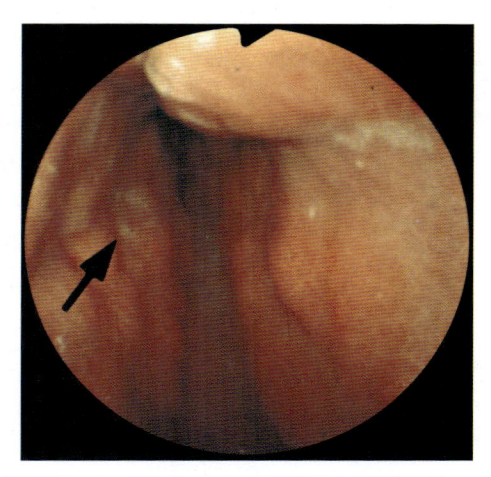

図 XIV-45　図 XIV-44 の症例の内視鏡写真
病理組織学的検索によって原発巣が固定された後の内視鏡写真の再検討の結果，原発巣である微小 IIc を認めることができた（矢印）．その大きさは約 5 mm である．

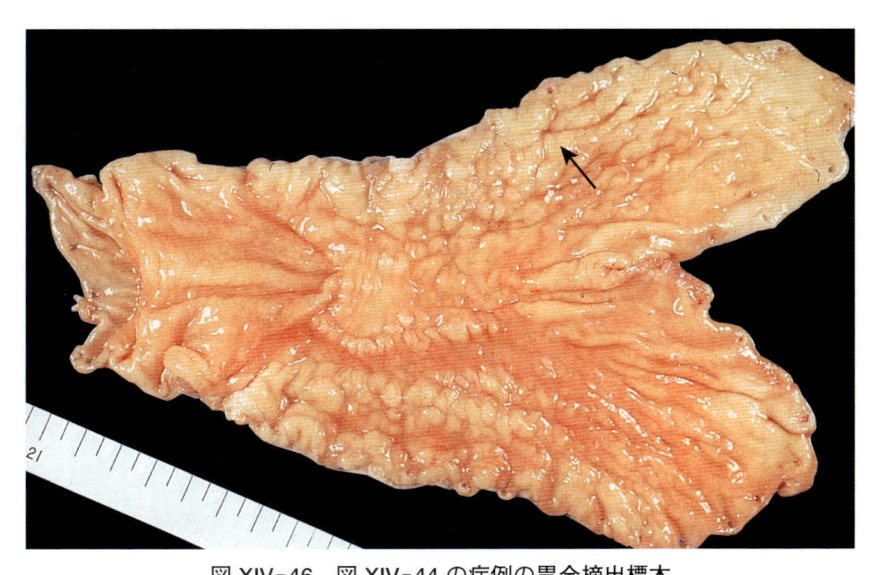

図 XIV-46　図 XIV-44 の症例の胃全摘出標本
胃粘膜は全体的にきれいで，肉眼的に癌原発巣と思われる限局性病変は見当たらない．胃体部は収縮して幅が狭くなっていて，感覚的に硬直している．幽門前庭部の胃壁は柔らかいと感じられ，その部分の胃壁には癌細胞浸潤はない．矢印は組織学的検索で見いだされた原発巣を示す．

　この癌の原発巣の大きさは切除胃では 5 mm である．胃体部全体が収縮状態にあるので，胃の収縮前では 5 mm より多少大きかったかもしれないが，1 cm 以下であったことは確実であろう．次に，この癌が胃底腺粘膜で発生してから粘膜下組織へ浸潤するまでの経過時間と，その時点での原発巣の大きさはどうであったか，ということが問題となる．
　この症例の成り立ちからは，癌が微小なうちから粘膜下組織へ浸潤していなければなら

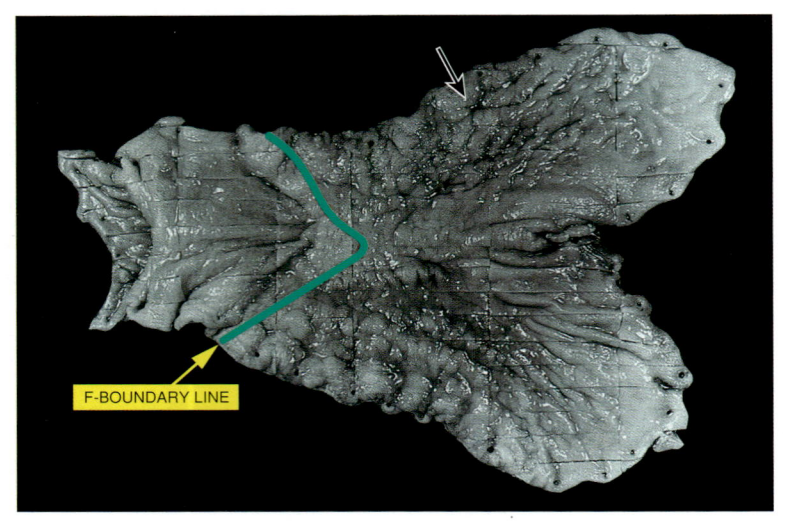

図 XIV-47　図 XIV-46 の胃全摘出標本の全割状態
組織学的に癌原発巣を探したところ，胃体部前壁の大彎寄りに大きさ 5 mm の原発巣（矢印）を見いだすことができた．

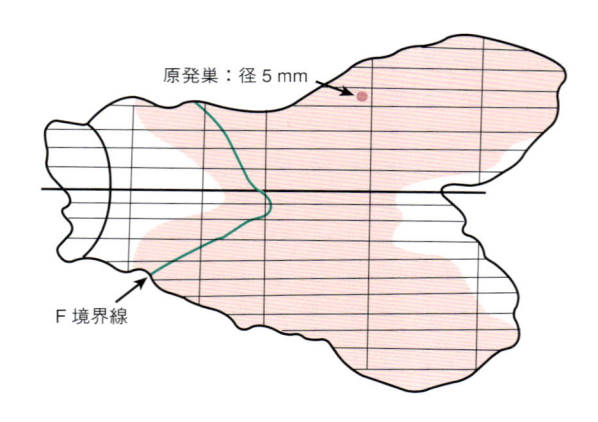

図 XIV-48　図 XIV-47 の癌細胞浸潤範囲
▨：癌細胞が粘膜以外の胃壁をびまん性に浸潤している部分を示す．

ない．癌細胞発生から粘膜下組織へ浸潤するまでの時間を推測するならば，胃底腺細胞の寿命が 200〜250 日ぐらいであることから，その前後，すなわち 6 カ月前後であることになる（V．1　胃固有粘膜と腸上皮化生粘膜，図 V-7，63 頁参照）．その時点での原発巣の大きさは，微小癌の大きさと粘膜内占居部位との関係から，3 mm 前後であったことになる．癌細胞が粘膜下組織へ浸潤したときから胃切除に至るまでの経過時間を $S_{sm} = 9.5\ t_{sm}^2$（癌の粘膜下組織浸潤の面積：146.8 cm^2）を用いて計算すると 4 年となるが，原発巣が微小であること，および潜在的から典型的 linitis plastica 型癌になるまでは 1〜3 年であることを考慮すると，この症例の癌細胞発生からの経過時間は 2〜3 年であろうと思われる．

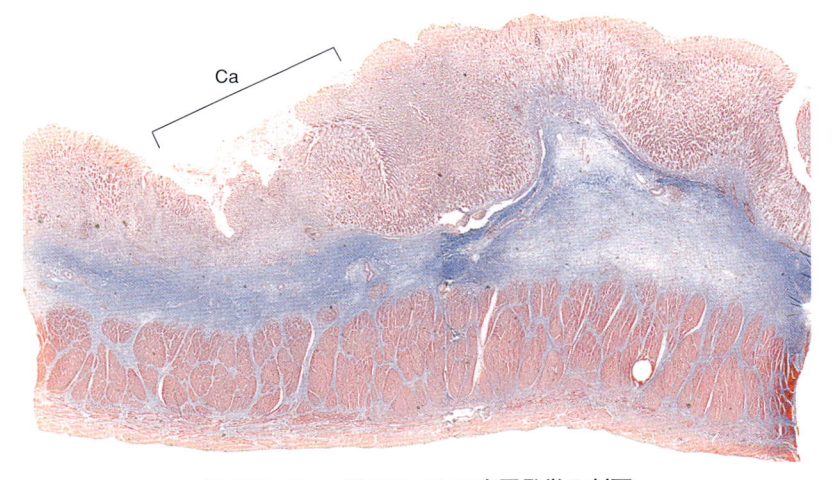

図 XIV-49a　図 XIV-46 の癌原発巣の割面
大きさ 5 mm の IIc 型微小癌である（Ca）．粘膜に存在する癌はこの部分のみである．この微小癌の周辺粘膜は，萎縮のみられない正常胃底腺粘膜である．微小癌の表面は深いびらんのため陥凹しているが，粘膜筋板の切断はなく，完全に保持されている．すなわち，癌原発巣は潰瘍化のない IIc 型である．

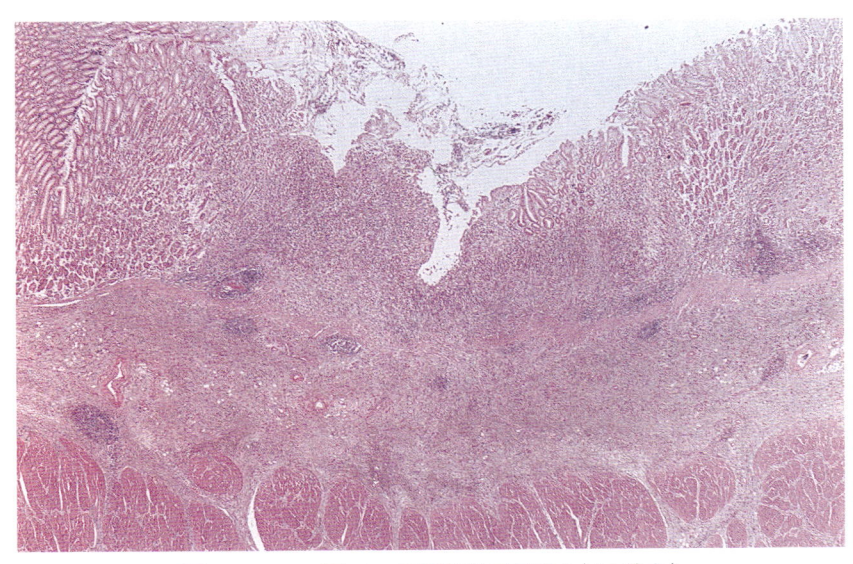

図 XIV-49b　図 49a の原発巣の弱拡大（HE 染色）

　linitis plastica 型癌の切除胃の粘膜が広範に癌浸潤をこうむっている場合，原発部位はその面のどこかの部分に存在していることは確実であるが，組織学的検索でその部分を狭い面として特定することはできない．"癌細胞浸潤は粘膜以外の胃壁をびまん性に浸潤しているが，粘膜内に癌細胞が認められない癌，つまり原発巣のない linitis plastica 型癌症例"という表現をまれならず聞くことがある．しかし，胃癌は胃にある粘膜上皮から発生するから，癌原発巣は粘膜内に癌細胞集団として存在していることは確実である．したが

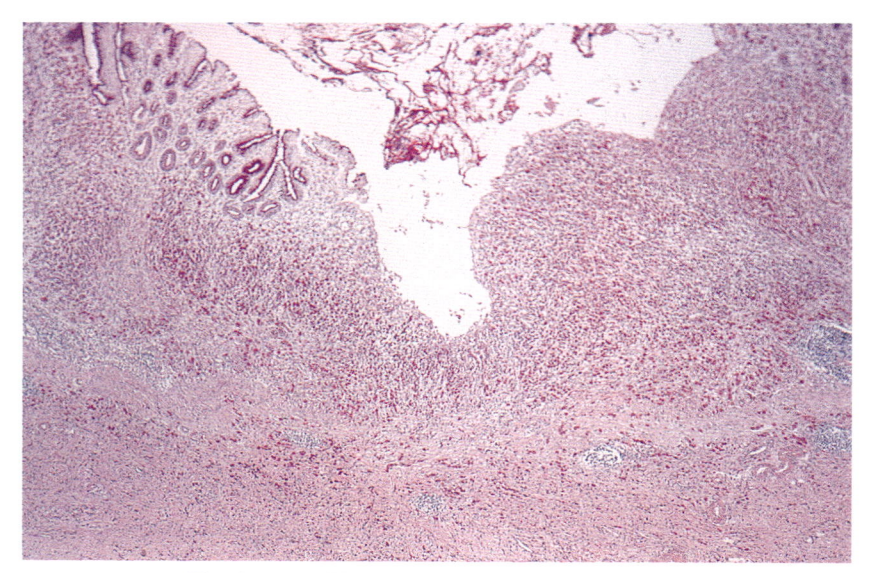

図 XIV-49c　図 XIV-49b の癌原発巣の PAS 染色
未分化型癌（粘液細胞性腺癌）で，癌細胞が産生する粘液は PAS 染色で強く染色されている．粘膜筋板は切断されていず，癌細胞は粘膜筋板に浸潤して粘膜下組織に至っている．

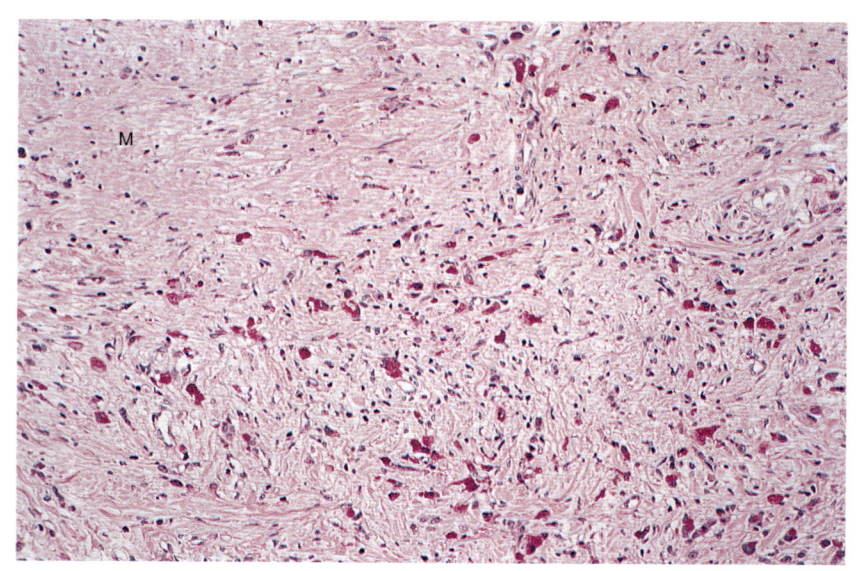

図 XIV-50　図 XIV-49c の癌細胞の粘膜筋板と粘膜下組織浸潤部の拡大
癌細胞は PAS で赤色に染色されている．癌細胞は個々にバラバラに浸潤している．
M：粘膜筋板

って，粘膜内に癌浸潤の認められない linitis plastica 型癌症例は，肉眼標本から原発巣を切り出していないのである．すなわち，linitis plastica 型癌の原発巣として確率の高い胃体部における小さなびらん，あるいは IIc 病変を切り出していないのである（**図 XIV-51〜53**）．図 XIV-51 の症例は X 線・内視鏡的に linitis plastica 型癌と診断されて胃全摘出術

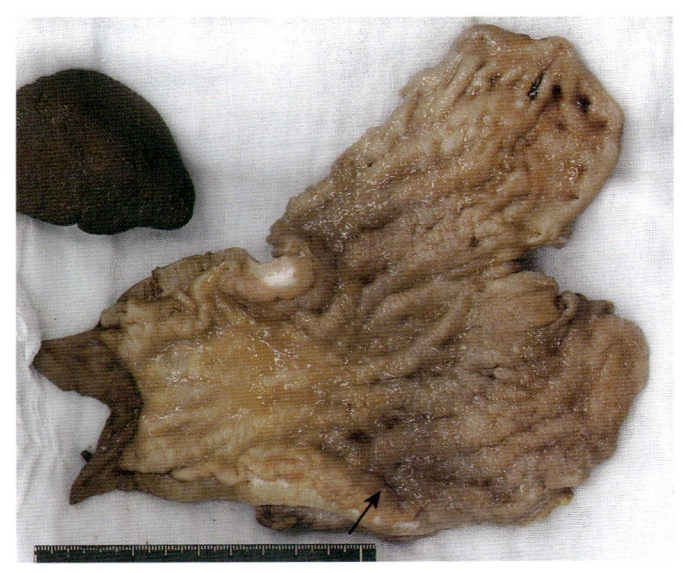

図 XIV-51　linitis plastica 型癌の切除胃肉眼標本
全割切片作製によって原発巣(矢印)を見いだすことができた．原発巣の大きさは径 1.5 cm の IIc 型で，粘膜ひだ集中はない．すなわち，肉眼的に，原発巣は潰瘍化していないと判断される．

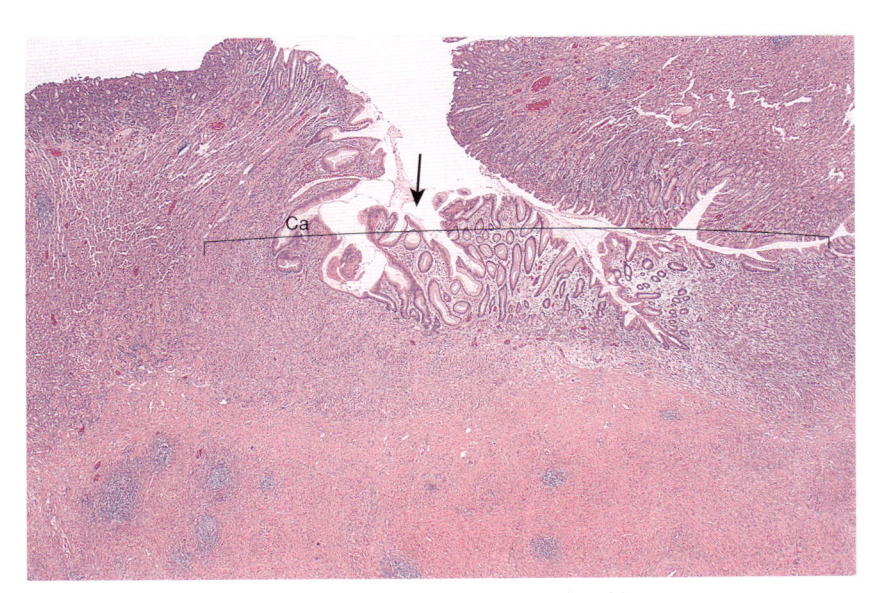

図 XIV-52a　図 XIV-51 の原発巣の割面
粘膜筋板は保存されている．粘膜内の癌の中には再生粘膜島がみられる(矢印)．原発巣(Ca)において，癌細胞は粘膜全層にみられる．

が行われた．第一回目の病理組織学的検索では粘膜内の小さな癌巣が数個認められたが，それらは図 XIV-53 に示すように，胃底腺粘膜の下 1/2 に限局しているので，粘膜内に限局してはいるが原発巣ではない．癌発生部位である腺頸部が保存されているからである．原発巣は全割による病理組織学的検索によって探し出すことができた(図 XIV-52)．

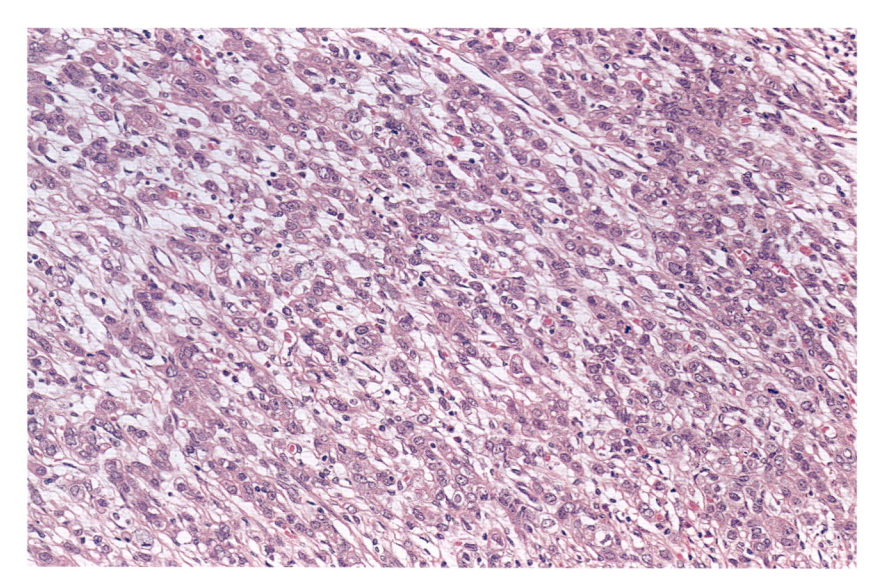

図 XIV-52b　図 XIV-52a の原発巣の拡大
未分化型癌(粘液細胞性腺癌)である.

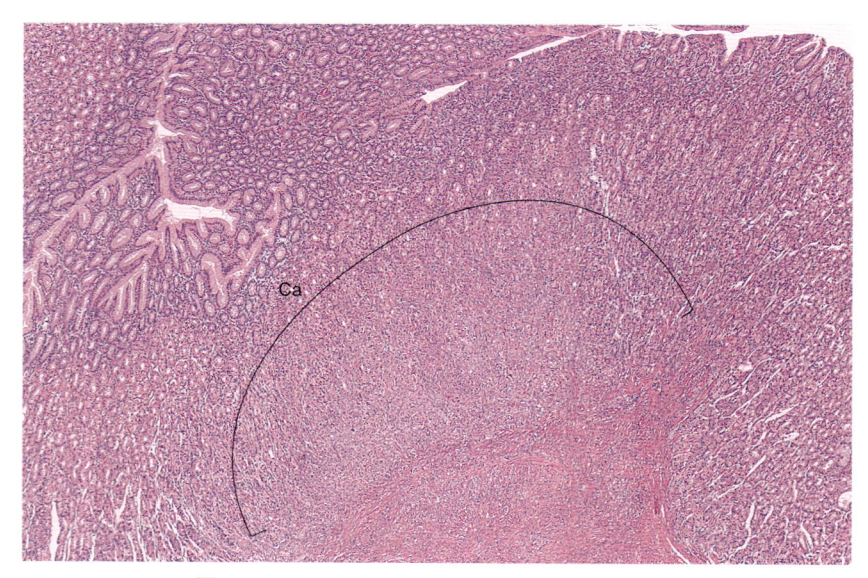

図 XIV-53　図 XIV-51 の他のびらん部分の割面
この癌細胞浸潤部(Ca)の粘膜表層には,胃底腺管および腺管頸部が残存していることから,この部分は癌細胞の粘膜下組織から粘膜内への逆行性浸潤像であることがわかる.

10. linitis plastica 型癌の早期発見のための所見

"linitis plastica への小径"からは，linitis plastica 型癌の早期発見は"胃体部における直径2 cm 以下の粘膜ひだ集中のない IIc 型癌の発見"ということになる．しかし，そのような小さな癌を発見したとしても，それはすでに潜在的 linitis plastica 型癌である場合がある(図 XIV-54〜58)[37]．結果的に逆追跡が可能であった linitis plastica 型癌の症例を文献的にみると，その逆追跡の最終時点のX線・内視鏡写真では，原発巣が小さな IIc である症例が多い(大串ら[43]，竹田ら[53]，鎗田ら[58]，新野ら[48]，西沢ら[39]，鈴木ら[51])．潜在的 linitis plastica 型癌をも除外した，つまり linitis plastica 型へと進展する以前の状態での早期発見を考えた場合，表 XIV-6(306頁)から，直径1 cm 前後の胃体部における潰瘍化のない，あるいは粘膜ひだ集中のない IIc 型癌ということになり，ますますその早期発見が困難となってくる．しかし，linitis plastica 型へと進展する可能性を秘めた，胃底腺粘膜領域に存在する潰瘍化のない粘膜内癌が，表 XIV-9(310頁)あるいは図 XIV-23(177頁)にみられるように，発見され切除されていることも事実である．したがって，このような癌の診断法の確立ということが，今や完成に近い，いわゆる胃癌診断学の今後に残されている1つの課題であろう．

その1つの手段としては，X線的に胃底腺粘膜領域に存在する癌，あるいは小彎側を除いた胃体部に存在する癌の場合には，X線写真による原発巣の局所的な深達度診断も重要だが，むしろ過伸展状態の胃X線写真による胃壁の部分的収縮を示す潜在的 linitis plastica 型状態の有無を確認することのほうがより重要であろう[9,15,38]．なぜならば，X線的に胃底腺粘膜領域に存在する癌であれば，組織学的には未分化型癌と診断して誤る率は低く，また，その癌は大きさ径2 cm 以下でもその70％が粘膜下組織へ，あるいはそれよりも深く浸潤しているので(図 XIV-29, 308頁)，肉眼形態に基づくX線所見での深達度診断よりも，確率的な見方をすることのほうがより有効と考えられるからである[29]．胃底腺粘膜から発生した癌では，肉眼形態に基づくX線所見での深達度診断は困難である．なぜならば，胃底腺粘膜領域は粘膜ひだがあるために粘膜下組織の層は厚く，そこに生じた潰瘍による粘膜下組織の線維化巣は一般的に厚く広いため，その線維化巣が潰瘍化によって生じたものであるのか，あるいは未分化型癌の浸潤によって生じたのかの鑑別が，X線的に困難であるからである．また，胃底腺粘膜から発生する癌の好発年齢は30歳代後半から40歳代前半であるということ，そして男性よりも女性に多いという点からは，対象が女性で，特にその年代の場合には，胃体部の検査を多少なりとも考慮することが必要となる．

このような癌の早期発見は，実際上はどのようにすればよいのであろうか．当然のことながら，それは胃の口側 1/2 の小さな IIc 様あるいは IIc+III 様病変の発見である．東京都がん検診センター・グループ(西沢，細井，牧野ら：1986, 1987)[9,15,38]は，胃癌集団検診で発見された linitis plastica 型癌40例の原発巣の大きさと，その部位との関係について報

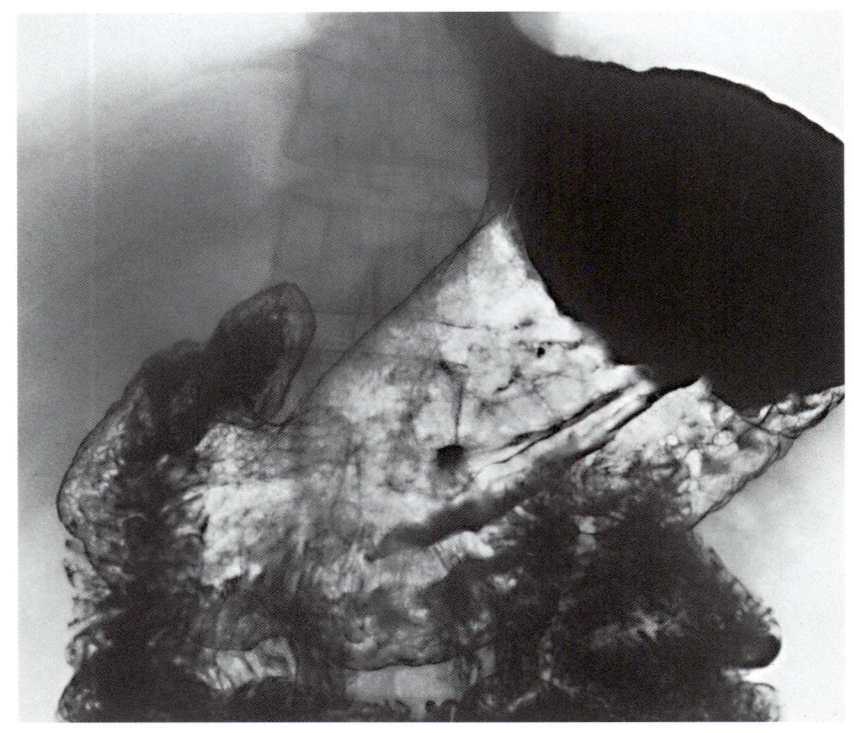

図 XIV-54　潜在的 linitis plastica 型癌のＸ線写真（42 歳，男性）
胃体部後壁に大きさ径1cmの潰瘍性病変が認められるが，粘膜ひだ集中はない．胃の部分的な収縮は認められない．

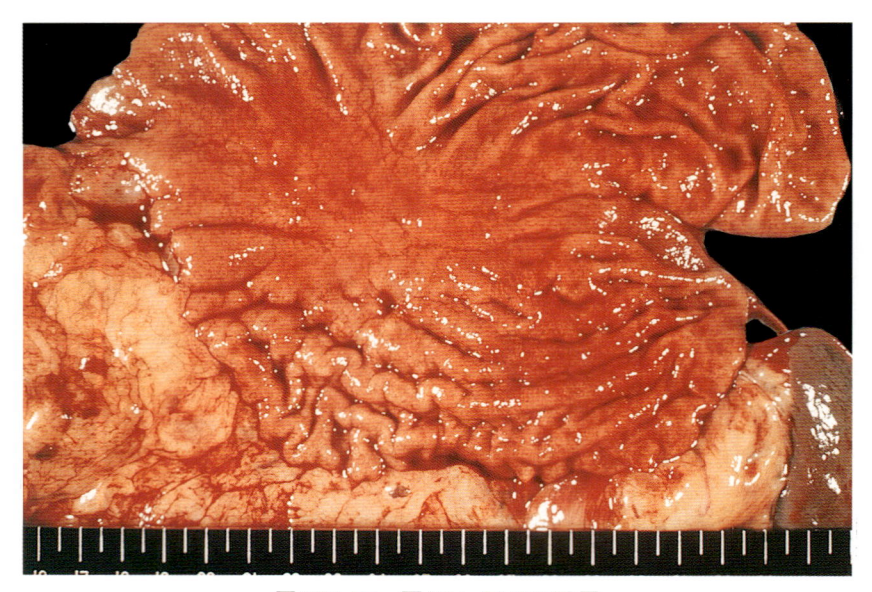

図 XIV-55　図 XIV-54 の切除胃
癌の原発巣はＦ境界線内部領域に存在していて，大きさ径1cmのIIc型を呈している．胃体部後壁の3本の粘膜ひだはやや太く蛇行している．

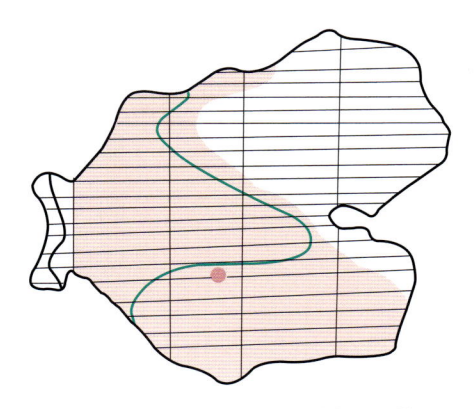

図 XIV-56　図 XIV-55 の組織学的再構築図
▨：原発巣, ▨：粘膜以外の胃壁におけるびまん性癌浸潤．

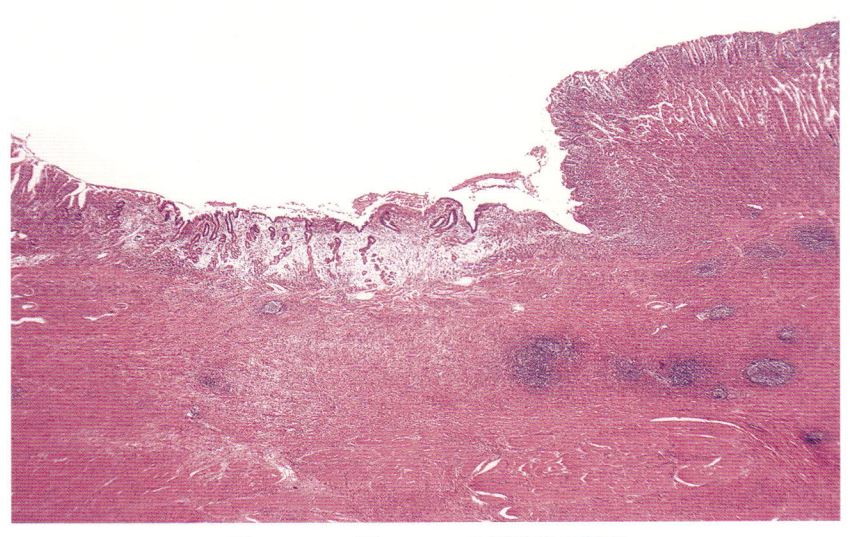

図 XIV-57　図 XIV-55 の原発巣の割面
粘膜における所見は IIc 型癌である．癌原発巣の中心部は再生上皮で覆われていて粘膜筋板は乱れ，Ul-II の潰瘍瘢痕の所見がみられる．潰瘍瘢痕部分の粘膜下組織における線維化の密度は周囲のそれと同じでほぼ一様である．したがって，原発巣における潰瘍病変はそれが生じてから胃切除までの時間は短いと判断され，癌細胞の粘膜下組織浸潤と進展後の原発巣の潰瘍化である．

告している．それによると，胃底腺粘膜領域に存在している症例 23 例中 17 例（85％）の原発巣の大きさは 2.5 cm 以下で，腺境界領域の症例では 17 例中 13 例（77％）が 5 cm 以上である．そのうち X 線検査による遡及的検討が可能であった linitis plastica 型癌は 15 例あり，そのうち 12 例は診断確定 1～3 年前の X 線写真上に原発巣を確認できたと報告している．その所見として，粘膜ひだの異常（悪性レリーフ），辺縁の壁硬化像あるいは伸展不良，原発巣周囲粘膜ひだの異常，IIc 様陥凹を挙げている．これらの所見が 2～3 年前ま

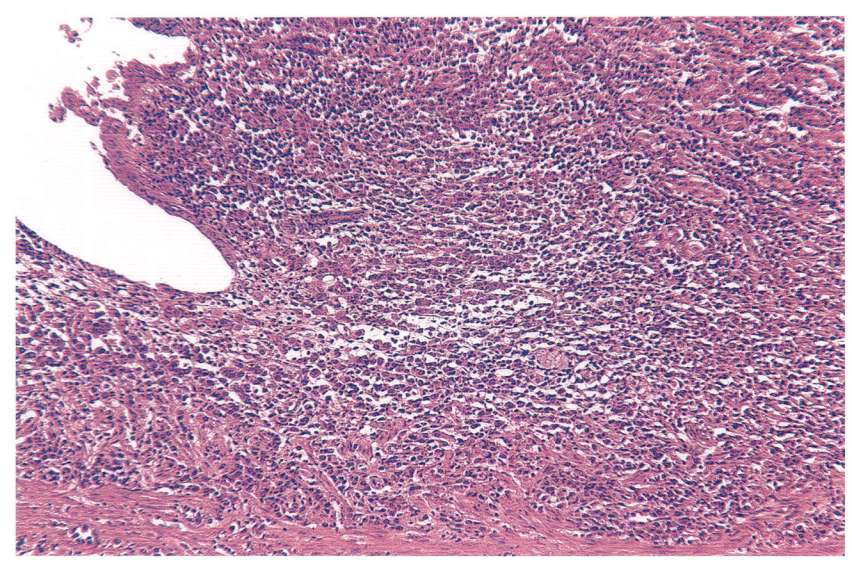

図 XIV-58　図 XIV-57 の原発巣の拡大
未分化型癌である．

で遡って指摘可能であった症例が 15 例中 10 例（67％）において認められたことから，linitis plastica 型癌の発育進展に伴う X 線的形態変化を "linitis plastica 型癌の自然史" として**表 XIV-13** にまとめている．

　linitis plastica 型癌早期発見のための所見は，文献的にも数多く認めることができるが，その共通項は X 線・内視鏡所見上で胃底腺粘膜領域に存在する大きさ 2 cm 以下の IIc 型未分化型癌である（五十嵐ら：1984，馬場ら：1985, 1987，中沢・芳野：1985，飯石ら：1985，中野ら：1986，磨伊ら：1997）[3,4,10,33,36,41,59]．しかし，そのような病変のなかには，すでに潜在的 linitis plastica 型癌の状態になっているものがある．美園ら（1988）[19]は，linitis plastica 型癌の早期発見は，X 線的に大きさ 1 cm 前後の粘膜ひだ集中のない IIc 病変の診断であるとしている．

　linitis plastica 型癌をより早期に診断するためには，腺境界近傍（F 境界線近傍）を除いた胃底腺粘膜領域内（F 境界線内部領域）の大きさ径 1 cm 以下の小さなびらん，IIc または IIc＋III 様病変を見いだして，そこから生検組織を採取することであろう．その部分から生検組織を採取しないと，組織学的に癌細胞を証明することができない[56]．なぜなら，比較的早期の linitis plastica 型癌は，一般的に，粘膜内に存在する癌細胞は小さな IIc または IIc＋III 型原発巣の部分にしか存在していないからである．X 線・内視鏡的に linitis plastica 型癌であることが明らかではあっても，その生検組織に癌細胞が認められなかったという症例をしばしば見聞するが，それは生検組織が上記のような小さな病変，すなわち原発巣から採取されていなかったためである．

　西沢ら（東京都がん検診センター）は，1984 年以来，linitis plastica 型癌をより早期に発

表 XIV-13　linitis plastica 型癌の自然史：linitis plastica 型癌の発育進展に伴う X 線的形態変化

	癌深達度			
	粘膜内～粘膜下組織	固有筋層～漿膜下組織	漿膜外組織	漿膜外組織
［4 年前］				
［3 年前］	（原発巣）陰影斑			
［2 年前］		（原発巣）辺縁隆起を伴う陰影斑 （粘膜ひだ）限局性肥大		
［1 年前］			（粘膜ひだ）びまん性肥大 （胃壁）伸展障害	
［典型的 linitis plastica 型癌］			（粘膜ひだ）著明なびまん性肥大・収縮 （胃壁）胃体部管状狭窄	

──→ 診断可能域
----→ 診断不可能域

（細井：1986）[9]

表 XIV-14　胃底腺粘膜から発生した未分化型癌における linitis plastica 型癌の年次別頻度：その I

年度	（胃底腺粘膜から発生した未分化型癌）／（未分化型癌数）	（linitis plastica型癌）／（胃底腺粘膜から発生した未分化型癌）
1984	11/55（20%）	3/11（27%）
1985	13/52（25%）	3/13（23%）
1986	14/58（33%）	3/14（21%）
1987	13/40（33%）	4/13（31%）
1988	13/68（19%）	4/13（31%）
1989	16/69（23%）	1/16（6%）
1990	10/34（29%）	0/10（0%）
1991	13/36（36%）	1/13（8%）
1992	4/28（14%）	0/4（0%）
1993	6/31（19%）	0/6（0%）
合計	113/471（24%）	19/113（17%）

（東京都がん検診センター：1984～1993）

見するべく，胃上部のびらんおよび潰瘍性病変の発見と診断に重点をおいて胃癌検診を行うようにした．その結果は**表 XIV-14** に示すように，1984～1993 年の 10 年間に，年度別にみた未分化型癌総数に対する胃底腺粘膜から発生した未分化型癌の頻度は，多少の増減はあるが 14～36% の間に分布し，平均 24% である．ところが，胃底腺粘膜から発生し

表 XIV-15　胃底腺粘膜から発生した未分化型癌における linitis plastica 型癌の年次別頻度：そのⅡ

年度	（胃底腺粘膜から発生した未分化型癌）／（未分化型癌数）	（linitis plastica型癌）／（胃底腺粘膜から発生した未分化型癌）
'84～'88	64/273（23%）	17/64（27%）
'89～'93	49/198（25%）	2/49（4%）
合計	113/471（24%）	19/113（17%）

（東京都がん検診センター：1984～1993）

　た未分化型癌のなかの linitis plastica 型癌の頻度を年度別にみると，表 XIV-14 に示すように，前5年間（1984～1988）では 21～31% とあまり変化は認められないが，後5年間（1989～1993）になるとその頻度が 0～8% と激減している．

　表 XIV-14 を前5年と後5年にまとめたのが**表 XIV-15** である．この表において，胃底腺粘膜から発生した癌の未分化型癌総数に対する割合は前5年間が 23%，後5年間が 25% と近似している．ところが，linitis plastica 型癌の胃底腺粘膜から発生した未分化型癌総数に対する割合は，前5年が 27% であるのに対して，後5年のそれはわずか 4% と激減していることがよくわかる．このことは何を物語っているのであろうか．**linitis plastica への小径"linitis plastica 型癌の完成には癌発生から平均6～8年経過している"**ことを考慮すると，逐年の胃癌検診で胃上部に注意を向けることによって，胃底腺粘膜から発生した癌をより早期に発見しているということができよう．すなわち，linitis plastica 型癌の芽を摘んでいたことになる．最近，淵上（2005）[63]は linitis plastica 型癌の予後について，以前に比べて多少長期生存例が増加していると述べている．それはより早期の状態で発見されていることと，治療法の進歩とによるのであろう．西沢らの linitis plastica 型癌早期発見プロジェクトの結果を考慮するならば，linitis plastica 型癌がより早期に診断されている症例が増加しているのではないかと考えられる．

11．linitis plastica 型癌の頻度

　linitis plastica 型癌は胃癌のなかでもその手術適応の解釈に問題があるため，全胃癌のなかに占める linitis plastica 型癌の頻度について論ずることは難しい．

　linitis plastica 型癌の原発巣の大部分は胃底腺粘膜から発生した未分化型癌である［前提1］から，癌の占居部位が肉眼的に主として胃上部である症例のなかにおける linitis plastica 型癌の頻度について検討を行った．なお，胃上部の癌あるいは高位の癌とは，肉眼的に癌の主たる占居部位が，胃角部で胃を上下二分した場合の口側半分に存在する症例である．1955～1974 年の 20 年間に癌研外科で切除された胃癌のうち，上部胃癌の組織型が未分化型癌であった症例は 936 例であった．その胃上部の未分化型癌症例のうち，肉眼型が linitis plastica 型癌であった症例は 75 例であった．したがって，胃上部の未分化型癌

表 XIV-16　組織学的に胃底腺粘膜から発生したことが証明された癌の大きさと肉眼型

肉眼型	癌の大きさ(最大径)		合計
	0.6～2.0 cm	2.1 cm 以上	
早期癌	45(48%)	49(52%)	94(100%)
進行癌	13(19%)	57(81%)	70(100%)
linitis plastica 型癌	13(38%)	21(62%)	34(100%)
合計	71(36%)	127(64%)	198(100%)

(美園ら：1980)[17]

表 XIV-17　胃底腺粘膜から発生した未分化型癌が linitis plastica 型癌となる頻度

◆癌研外科(1955～1974)

$$\frac{\text{肉眼的に linitis plastica 型癌}}{\text{胃上部の未分化型癌}} \rightarrow \frac{75\,例}{936\,例} \times 100 = 8\%$$

$$\frac{\text{linitis plastica 型癌}}{\text{胃底腺粘膜から発生した癌}} \rightarrow \frac{34\,例}{198\,例} \times 100 = 17\%$$

◆東京都がん検診センター(1984～1993)

$$\frac{\text{linitis plastica 型癌}}{\text{胃底腺粘膜から発生した癌}} \rightarrow \frac{19\,例}{113\,例} \times 100 = 17\%$$

に占める linitis plastica 型癌の割合は約 8% となる．この 8% という値は，胃底腺粘膜から発生した未分化型癌が linitis plastica 型癌になる頻度の下限を示しているのであろう．なぜならば，胃上部の未分化型癌のなかで linitis plastica 型癌症例は，他の肉眼型を呈している症例よりも胃全摘出術が行われなかった症例が多いと考えられるからである．

　一方，胃底腺粘膜から発生した癌であることが組織学的に証明された癌と条件づけられた集合のなかにおける linitis plastica 型癌の割合は，表 XIV-16 から，34/198 症例で約 17% となる．その頻度を東京都がん検診センター(1984～1993)の症例でみると，表 XIV-17 に示すように，偶然にも同じ頻度を示している．胃底腺粘膜から発生した癌と条件づけられた集合では，癌が大きくなるとその原発巣の一部が F 境界線に重なって，たとえ胃底腺粘膜から発生していても，集合からは除外されている症例がかなり存在している．すなわち，時間の経過とともに癌が大きくなる一方，腸上皮化生も，癌の原発巣が大きくなっていく方向とは逆の方向に拡がっていくからである．時間の経過に伴う腸上皮化生の進展による影響を少しでも除外するために，上記集合に原発巣の大きさ径 4cm 以下という条件を加えてみると，表 XIV-9(310 頁)からは 23/151 症例で約 15% となる．

　以上のように，胃底腺粘膜から発生した未分化型癌が linitis plastica 型の癌へと発育進展していく頻度は，8～17% の間と推測される．これを全胃癌のなかでみれば相当低い値となることは確実であるが，linitis plastica 型癌のもつ社会的な影響を考慮すれば，決して低いということはできない．すなわち，linitis plastica 型癌の癌発生時の好発年齢は 30 歳代後半～40 歳代前半であり，社会的には最も活躍している年代であるからである．さ

らに，その年代は一般に子供も小さく，教育・経済上で最も大切な時期であり，家庭に与える影響は他の型の癌よりも大きい．他の型の癌は，linitis plastica 型癌よりも一般に好発年齢は高く，また予後も比較的よいのである．

12. スキルス癌と Borrmann 4 型癌と linitis plastica 型癌と

　胃底腺粘膜から発生した未分化型癌のある肉眼型を linitis plastica 型癌と定義して，その発育進展過程の解析を行い，"linitis plastica 型癌への小径"としてまとめてみたが，その過程で linitis plastica 型癌にまつわる諸事象の考察を省略し，linitis plastica 型癌の癌発生からの成り立ちを一気に論じてきた．ここで改めて，スキルス癌と Borrmann 4 型癌と linitis plastica 型癌との臨床病理学的な関係について考えてみよう．

　前にも述べたように(283 頁)，スキルス癌(carcinoma scirrhosum, scirrhous carcinoma, skirrhus)とは，歴史的に，見て触って硬い感じのする癌をそのように呼んだのが始まりである．組織学的には，未分化型癌細胞が粘膜以外の胃壁に浸潤すると，その浸潤部に一致して多量の線維性組織増生が生じるようになり，このために時間が経過すると線維性組織は密となり胃壁は板状に硬くなる．したがって，スキルス癌は粘膜内癌においては存在しないのである．このような組織学的なスキルス癌は胃に限らず，他の臓器に発生する癌においても認められる．例えば，スキルス癌は乳腺，膵臓，前立腺においてもよく遭遇する癌組織型であり，それらの臓器に発生する癌のなかで特別に問題となることはない．ところが胃のスキルス癌となると，早期診断が困難であり，予後不良であるということから問題となっている．しかし，すべてのスキルス癌が問題となるのではなく，そのなかで特異的な発育進展を示すある型のスキルス癌が，予後と早期診断の点で問題となるのである．すなわち，組織学的にスキルス癌ということで条件づけられた集合は，自覚的・他覚的に早期発見が困難で，予後の極めて不良な症例の類と，そうではない類とに分けられる．

a. スキルス癌のなかで臨床病理学的に問題とならない癌

　肉眼的に，胃壁が平板状に肥厚し，明らかな腫瘤を形成しない硬い癌で，組織学的には，腺管形成傾向の極めて弱い未分化型癌細胞が粘膜以外の胃壁をびまん性に浸潤し，その浸潤部に一致して線維性組織増生を伴い，そのような組織が胃壁に広範に及んでいる状態を一般に"スキルス癌"と呼んでいる．しかし，組織学的に同じような所見を呈していても，癌進展範囲の狭い癌は，ただ小さいがために，あるいは粘膜下組織浸潤を呈している早期癌であるために，一般には"スキルス癌"とは呼ばれていない．このように，"スキルス癌"という用語は組織学的な意味での"スキルス癌"と，肉眼的に広範な癌進展を示している平板状の硬い癌を意味する"スキルス癌"との 2 通りの意味で用いられている．"スキルス癌"といった場合に，どちらの意味で用いられているのか不明なことがしばしばあり，用語の使用に混乱が生じている．

翻って，胃癌の好発部位である幽門前庭部では，癌進展範囲の狭い組織学的に硬性腺癌（scirrhous adenocarcinoma, skirrhus, carcinoma fibrosum）である進行癌，および粘膜下組織の癌浸潤がスキルスである早期癌（IIc，IIc＋III）とは日常診療でよく遭遇し，その癌の早期診断につながる IIc 型未分化型癌も日常的に発見されている．現在の胃癌診断学をもってすれば，これらの診断は容易であり，幽門前庭部における癌の早期診断も，自覚症状の発現時期も早いので何ら問題となることはない．また，幽門前庭部に存在する大きさ径 4 cm 以下の進行癌の予後についてみると，組織学的に未分化型癌あるいはスキルス癌は，分化型癌よりも予後が良好である（XI-2f 予後，243 頁参照）．

このように，組織学的なスキルス癌すべてが予後と早期診断について問題となるわけではない．幽門前庭部に存在する組織学的に未分化型癌あるいはスキルス癌である Borrmann 3 型あるいは 4 型癌，または狭窄型スキルス癌（岩永ら）[61]が，そのような状態にまで放置されていたのは宿主側に問題がある．なぜなら，幽門前庭部は解剖学的に胃体部に比べて狭く，幽門前庭部に発生した IIc 様病変あるいは潰瘍性病変による自覚症状は，胃体部のそれよりも一般に早期に発現するので，現在の診断学をもってすれば幽門前庭部の IIc 型あるいは IIc＋III 型未分化型癌の診断は容易であるからである．よほどのことがない限り幽門前庭部における早期癌は見逃されないから，幽門前庭部のスキルス癌の早期診断につては全く問題がない．

スキルス胃癌と称される癌について問題となるのは，自覚症状もなく経過していたのに X 線・内視鏡検査で癌が発見されたときには癌が広範に及んでいる予後の極めて悪い胃癌症例が存在することである．実際，毎年胃癌検診を行っていたのに，ある時点での検診で X 線写真上に leather bottle 状の胃が現れ，このときにはすでに手遅れというケースがまれならず存在している．それらの症例のなかにX線・内視鏡的逆追跡が可能であった症例があり，多くは 1～5 年前に遡って肉眼的に粘膜ひだのある領域，すなわち胃中部あるいは上部における小さな IIc，びらん，浅い潰瘍病変が認められている[9,59,60]．

以上のような症例は，早期診断が難しいのではなく，"linitis plastica 型癌への小径"を念頭に置いて胃体部の所見に注意を払わないと，原発巣である小さな IIc，びらん，浅い潰瘍病変を見逃す危険が多々あることを物語っているのである．それらは，スキルス胃癌と呼ばれているなかで早期診断が問題となる癌であり，胃底腺粘膜から発生した未分化型癌のうち"linitis plastica 型癌への小径"を歩んだ症例なのである．

b．スキルス癌のなかで臨床病理学的に問題となる癌，およびその呼び名

スキルス癌，carcinoma fibrosum, skirrhus, diffuse carcinoma などと呼ばれている癌は，肉眼的には，限局性の腫瘍を形成せずに，びまん性に浸潤して境界が不鮮明な板状を呈して硬く，粘膜面は癌浸潤によって広範なびらん化あるいは浅く潰瘍化している（Borrmann 4 型または 3 型）．組織学的には，腺管形成傾向の極めて弱い小型癌細胞が個々バラバラにびまん性に胃壁を浸潤し，その浸潤部に一致して多量の線維組織増生を伴っている．胃癌組織発生の観点からは，このスキルス癌は胃固有粘膜（幽門腺粘膜，胃底腺粘膜）

から発生した未分化型癌が，粘膜下組織以深へ浸潤することによって初めて出現する癌組織型であるから，胃のどの部分からも発生する．そして，未分化型癌は粘膜内においては線維組織の増生はなく，印環細胞癌・粘液細胞性腺癌・索状腺癌型である（表X-9，223頁参照）．

　スキルス癌の肉眼形態は，幽門前庭部および胃体部の早期癌としては，一般にIIc型あるいはIIc＋III型，進行癌ではBorrmann 4型あるいは3型を呈している．しかし，胃体部に原発巣が存在しているBorrmann 4型の類に包括されている癌のなかには，自覚的・他覚的に早期発見が困難であるために，それが臨床的に発見されたときには末期状態になっている癌が含まれている．

　胃癌の早期診断が日常茶飯事のように行われている現代においては，そのような癌はBorrmann 4型癌から独立させることに意義があり，またそのようにすべきである．それは前述したように，胃底腺粘膜から発生した未分化型癌であり，胃X線写真上ではleather bottle状あるいは管状狭窄，粘膜ひだの太まりと蛇行を呈する癌である．このような癌が，スキルス癌のなかでその早期診断が難しい，あるいは見逃しやすい癌であり，その原発巣の早期発見が問題となるのである．

　肉眼的にBorrmann 4型として一括されている癌から，上述のような問題となる癌を区別するために，その名称をどのようにするか．前述したように，歴史的な名称を用いるならば"linitis plastica型癌（linitis plastica type of carcinoma）"となる．ただし，この名称には-itisとあるように，炎症とみなされていたことに問題はある．また，Saphir and Parkerがlinitis plastica型癌（linitis plastica type of carcinoma）の原発巣を幽門前庭部としていることにも問題はある．しかし，頻度は極めて低いが，癌ではない"linitis plastica形成性胃壁炎"は存在し，その肉眼像は胃全体が管状狭窄を呈しているlinitis plastica型癌に酷似している（図XIV-59, 60）．このようなことから，linitis plastica型の癌をBorrmann 4型癌から区別するために次のように定義しよう．すなわち，

典型的linitis plastica型癌（typical linitis plastica type of carcinoma）の定義
1. 癌組織型：胃底腺粘膜から発生した未分化型癌．粘膜以外の胃壁浸潤部では硬性腺癌adenocarcinoma scirrhosum.
2. 原発巣：胃底腺粘膜領域（F線内部領域）に存在している．または，癌の粘膜内浸潤の主座が胃体部である．
3. 胃壁における癌浸潤範囲：胃体部の半分以上をびまん性に浸潤する．
4. 癌肉眼所見：腫瘤を形成せず平板状の拡がりを示し，胃壁は肥厚し硬い．原発巣はIIc様あるいは浅い潰瘍化を呈していて，噴火口状の潰瘍は形成していない．
5. 胃形状：X線的に胃の全体的な管状狭窄あるいはleather bottle状（la bota del cuero）を呈している．

　この定義では，幽門前庭部に発生した未分化型の進行癌がlinitis plastica型癌から除外

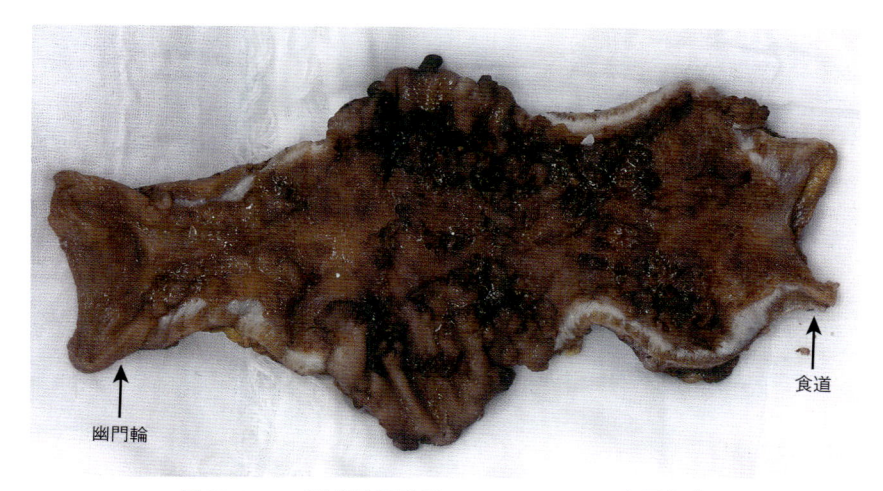

図 XIV-59　形成性胃壁炎 linitis plastica の肉眼標本
胃全体が管状狭窄を呈している．組織学的に癌ではなく，炎症による変化である．広範囲のびらん・潰瘍化による粘膜下組織の線維化により胃壁全体が管状に収縮している．

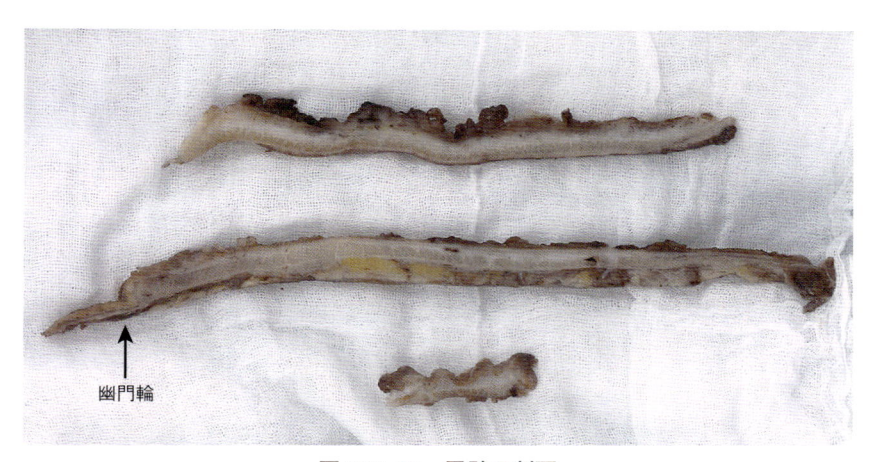

図 XIV-60　胃壁の割面
胃壁は線維性に肥厚し，表面は再生粘膜で覆われている．さらに追加切り出しをして組織学的に検索しても癌細胞は見いだせなかった．広範囲のびらん・潰瘍化による粘膜下組織の線維化（白色）である．

されているが，それは linitis plastica 型癌へ発育進展しないということを意味するものではない．未分化型癌はびまん性浸潤を呈するという特徴があるから，宿主を極限状態にまで生存させておけば，やがては癌細胞は胃全体にびまん性に浸潤して linitis plastica 型癌状態になることは明らかである．しかし，現在の進歩した早期胃癌診断学をもってすれば，幽門前庭部から発生した未分化型癌の大部分は，早期状態では IIc 型あるいは IIc＋III 型であるから，自覚的・他覚的に容易に発見され切除されてしまう．であるから，幽門前庭部に発生したスキルス癌あるいは Borrmann 4 型癌は，linitis plastica 型状態となるまで

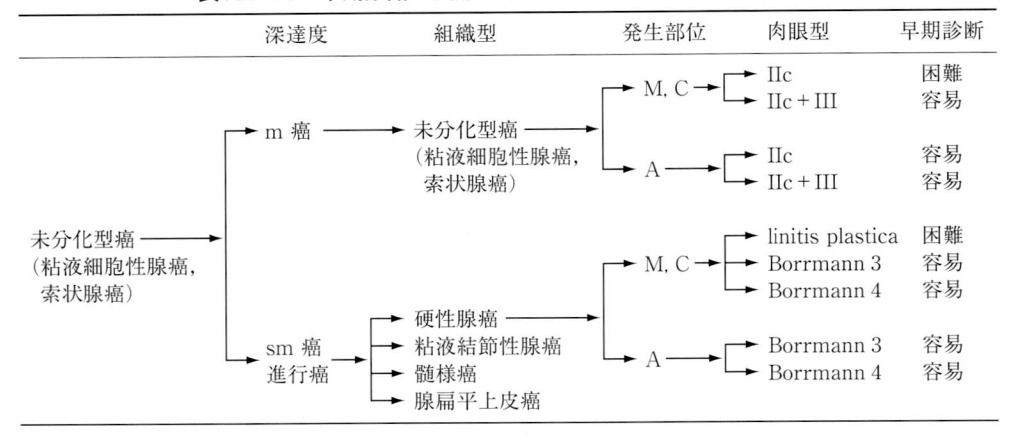

表 XIV-18　早期診断の困難な未分化型癌の発生部位と肉眼型

深達度	組織型	発生部位	肉眼型	早期診断
m癌	未分化型癌（粘液細胞性腺癌，索状腺癌）	M, C	IIc / IIc+III	困難 / 容易
		A	IIc / IIc+III	容易 / 容易
sm癌 進行癌	硬性腺癌 / 粘液結節性腺癌 / 髄様癌 / 腺扁平上皮癌	M, C	linitis plastica / Borrmann 3 / Borrmann 4	困難 / 容易 / 容易
		A	Borrmann 3 / Borrmann 4	容易 / 容易

(未分化型癌（粘液細胞性腺癌，索状腺癌）)

放置されることは少ないのである．すなわち，現代においては，胃幽門前庭部から発生した未分化型癌の早期発見は容易であり，linitis plastica 型癌状態となる頻度は低いから，そのような癌を問題として取り上げても実際上は何の意味もないのである．現在，早期診断で問題となるのは，胃底腺粘膜から発生した未分化型癌のなかの"linitis plastica 型癌"なのである．

　以上から，慣用語となっている"スキルス胃癌"という用語のあいまいさから脱却するために，これを組織学的な意味に限定して用いることが望ましい．組織学的なスキルス癌（硬性腺癌）と条件づけした集合を，肉眼型によって幾つかの部分集合に分けてみると，スキルス癌と Borrmann 4 型癌と linitis plastica 型癌との関係が明瞭となり，臨床的な問題点の所在も明らかとなる(**表 XIV-18**)．

13．linitis plastica 型癌の発育経過からみた病期分類

　Borrmann 4 型癌のなかで臨床病理学的に問題のある癌を lintitis plastica 型癌として 1 つの類に独立させたのであるが，その定義は典型的な lintitis plastica 型癌を想定している．しかし，癌発育過程のある時点で，突然，典型的 lintitis plastica 型癌となることはなく，ある段階を経て典型的状態となるはずである．なぜならば，どのような癌も，癌原発巣の発育進展過程は連続しているものであり，癌の肉眼形態が急激に変化するような胃癌の破局はありえないからである．ここでは，X 線・内視鏡的に linitis plastica 型癌と診断される所見から，典型的 lintitis plastica 型癌に至るまでの病期分類について眺めてみよう．

a. 典型的 linitis plastica 型癌期（typical linitis plastica type of carcinoma）

　典型的 lintitis plastica 型癌はどのような所見で発見あるいは診断されているかというと、胃の全体的な変形（管状狭窄, leather bottle 状），あるいは胃体部粘膜ひだの変形（ひだの太まり，ひだの蛇行）である．このような状態で発見される癌は，X線・内視鏡的にその原発巣を同定することは一般に困難であり，癌原発巣の所見で発見あるいは診断されることはない．これらの変化は，胃壁をびまん性に浸潤した癌細胞に伴う線維性組織の増生と，それに引き続く線維性組織の収縮によって現れてくる所見である．すなわち，典型的 linitis plastica 型癌は，原発巣の所見によって診断されているのではなく，癌の広範な進展の結果として二次的に現れてきた所見によって診断されているのである．

b. 潜在的 linitis plastica 型癌期（latent linitis plastica type of carcinoma）

　典型的 linitis plastica 型癌は破局的に形成されるわけではないから，その前段階の状態が必ず存在する．すなわち，癌細胞の胃壁浸潤範囲は典型的 linitis plastica 型癌と似ているが，いまだ胃の全体的な収縮が生じていない症例（図 XIV-21～24），あるいは部分的な粘膜ひだの太まり・蛇行が認められる症例である（図 XIV-54～58）．組織学的には，粘膜以外の胃壁において，癌細胞浸潤に伴う線維性組織増生が弱い状態である．なお，破局 catastrophe とは急激に生じる形態変化を意味する[42]．

　このような症例の多くは，原発巣の所見である IIc 型あるいは IIc＋III 型，および癌浸潤による胃壁変化の所見である部分的な粘膜ひだの変化と胃の部分的な変形，というように，癌原発巣と癌の壁浸潤との両方の所見をもって発見・診断されている．すなわち，胃底腺粘膜から発生した未分化型癌が，原発巣の潰瘍化に先行して癌細胞が粘膜下組織へ浸潤した場合に linitis plastica 型癌への道を辿るから，その道程において原発巣に潰瘍化が生じれば，その形態変化の所見が強調され，容易に発見・診断されてしまう．また，潰瘍化が生じれば自覚症状も発現するから，検査を受ける動機ともなる．結果的に逆追跡が可能であった典型的 linitis plastica 型癌の原発巣の多くが IIc 型として認められていることが，そのことを物語っている．一方では，癌の浸潤範囲が典型的 linitis plastica 型癌のそれと似ているが，その癌浸潤による粘膜面の肉眼形態変化がなく，IIc 型早期癌として診断・切除されている場合もある．

　以上のような，いわゆる潜在的 linitis plastica 型癌期ともいうべき状態をどのように定義したらよいであろうか．癌の胃壁浸潤の広さは連続的に大きくなるものであるから，どの広さが「潜在的」であり，「典型的」であるかは定義できない．連続的性質のあるものを厳密に分けようとする場合には，それを数値で表現しなければならないからである．そのおおよその広さに肉眼所見を付加して定義づけてみるならば，癌の胃壁進展範囲が胃の半分以上で，典型的 linitis plastica 型癌の浸潤様式と似ているけれどもいまだ胃の全体的収縮が生じていない状態（図 XIV-21～24 参照）といえよう．また，部分的なひだの太まりと蛇行が，癌の浸潤による肉眼所見として粘膜面に認められるものも，それとして挙げることができよう（図 XIV-54～58 参照）．さらに，癌原発巣は小さいが，癌の胃壁進展範囲が胃

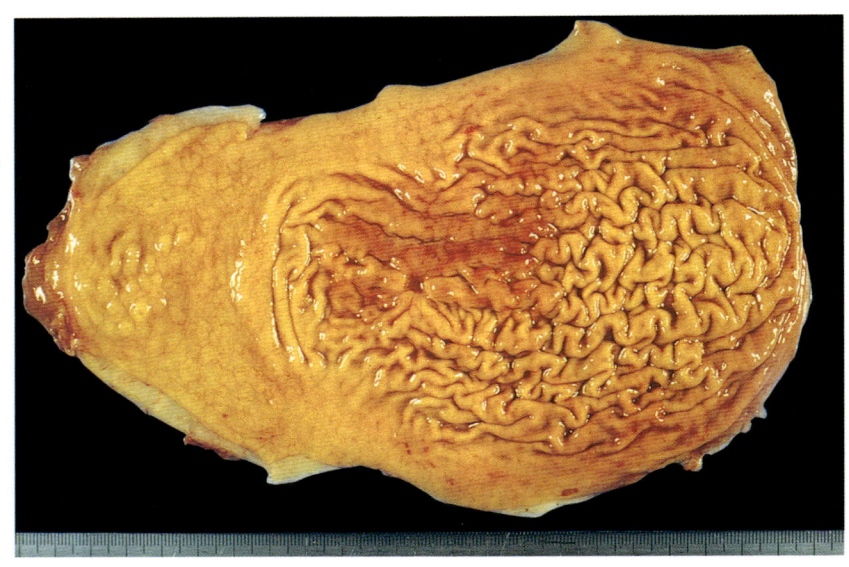

図 XIV-61　潜在的 linitis plastica 型癌（55 歳，女性）
この切除胃は小彎で切り開かれている．胃中部の大彎に大きさ径 6 mm の潰瘍がみられる．その部位は粘膜ひだのある領域であるので，肉眼的に胃底腺粘膜領域であることがわかる．潰瘍の周囲粘膜ひだはやや太く蛇行している．（東京都がん検診センター）

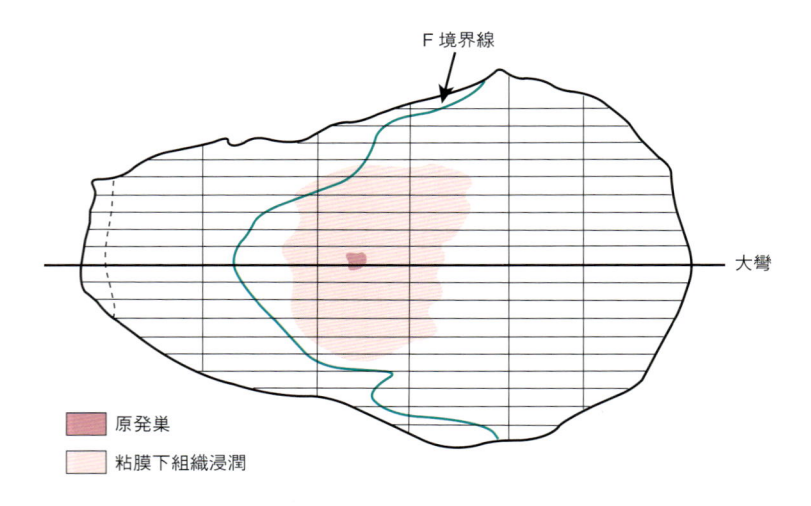

図 XIV-62　図 XIV-61 の癌浸潤の組織学的再構築図
癌原発巣は腸上皮化生のない胃底腺粘膜に存在していて，その大きさは径 6 mm である．粘膜以外の胃壁における癌浸潤範囲（点の面）の大きさは 10×8 cm である．

体部の 1/3 から 1/4 と相対的に広く，胃体部の癌浸潤による特徴的な肉眼所見（ひだの太まりと蛇行）が粘膜面に認められる症例も，潜在的 linitis plastica 型癌期とすることができよう（図 XIV-61～64）．なぜならば，そのような状態の癌症例では，もし癌原発巣に潰瘍化が生じなければ自覚症状の発現はなく，癌細胞はさらに胃壁をびまん性に浸潤していくであろうからである．

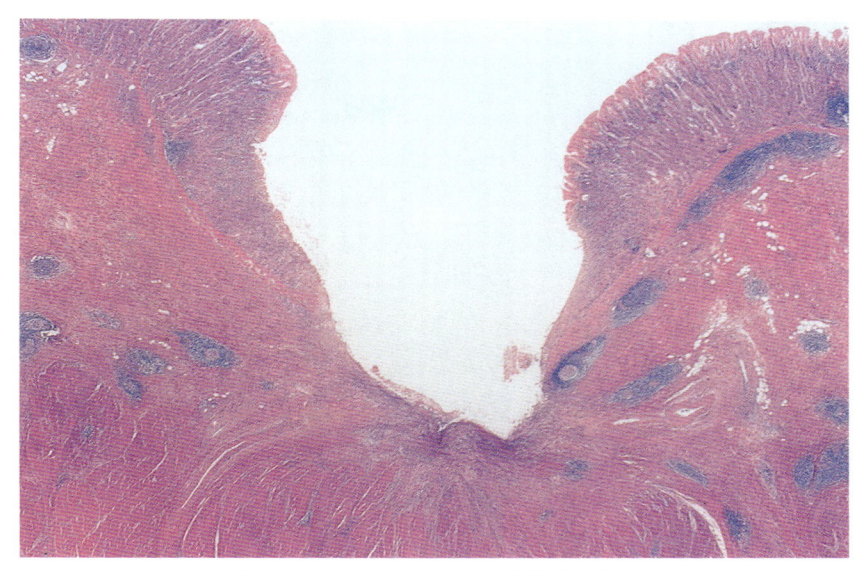

図 XIV-63　図 XIV-61 の癌原発巣の割面

癌原発巣は正常胃底腺粘膜に囲まれて存在していて，その中心部は潰瘍化している．潰瘍底は固有筋層の上縁に達しているが，その固有筋層には潰瘍による線維性組織の増生が生じていない．また，潰瘍底の粘膜下組織の線維化の程度は，癌浸潤による線維性組織増生と同じ程度の密度である．これらの所見は，潰瘍が形成されてから，あまり時間を経過していないことを物語っている．すなわち，この癌が発見されるに至ったきっかけは，この潰瘍化による自覚症状の発現であろう．粘膜内の癌の大部分は潰瘍化によって脱落していて，潰瘍辺縁にわずかに残っているのみである．癌原発巣の肉眼形態は IIc + III 型である．

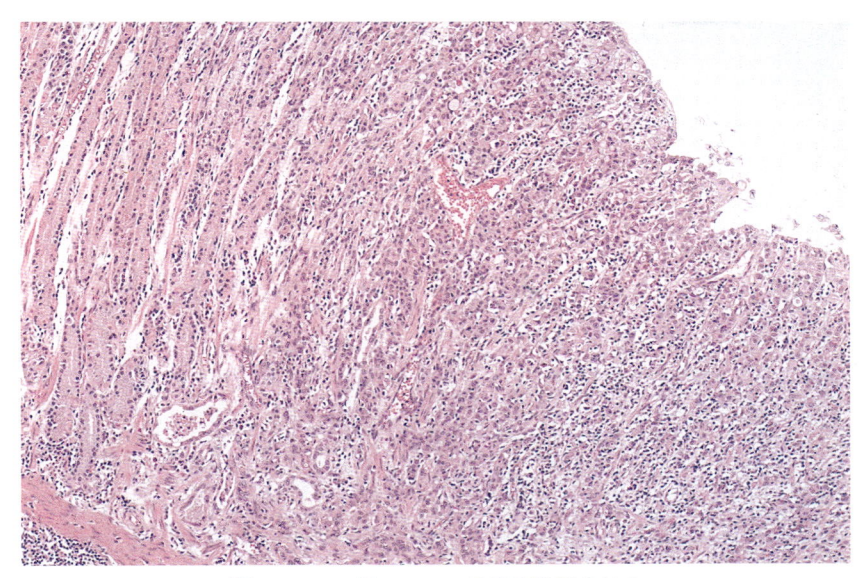

図 XIV-64　図 XIV-63 の癌原発巣の拡大

未分化型癌である．粘膜内の癌組織像は，粘膜表面の一部は粘液細胞性腺癌型で，その深部は索状腺癌型である．

以上のような所見から，潜在的 linitis plastica 型癌を定義づければ，次のようになる．すなわち，

潜在的 linitis plastica 型癌(latent linitis plastica type of carcinoma)の定義
1. 癌組織型：胃底腺粘膜から発生した未分化型癌．粘膜以外の胃壁浸潤部では硬性腺癌 adenocarcinoma scirrhosum.
2. 原発巣：胃底腺粘膜領域(F線内部領域)に存在している．または，癌の粘膜内浸潤の主座が胃体部である．
3. 胃壁における癌浸潤範囲：胃壁浸潤の広さは原発巣の大きさに対して相対的に大きい．胃体部の半分以上をびまん性に浸潤している．
4. 癌肉眼所見：腫瘤を形成せず平板状の拡がりを示し，胃壁の肥厚はなく軟らかい．原発巣は IIc 様あるいは浅い潰瘍化を呈していて，噴火口状の潰瘍は形成していない．
5. 胃形状：胃全体の形状には変化がないか，あるいは部分的に軽度の粘膜ひだの太まりがみられる(図 XIV-54〜58)．

このような状態の癌症例では，もし癌原発巣に潰瘍化が生じなければ自覚症状の発現はなく，癌細胞はさらに胃壁をびまん性に浸潤していく．一方では癌細胞浸潤に伴う線維性組織の増生が進行して胃壁は肥厚し硬くなり，やがては線維性収縮が加わって胃腔は狭くなり，典型的 linitis plastica 型癌状態となることは必定である．

c. 前 linitis plastica 型癌期(pre-linitis plastica type of carcinoma)

未分化型癌は一般に潰瘍化しやすい傾向があり(表 III-8, 21 頁参照)，胃底腺粘膜から発生した未分化型癌もまた，その多くは癌原発巣に潰瘍化がみられる(表 XII-1, 250 頁参照)．その潰瘍性病変によって多くの胃底腺粘膜領域に存在する癌が診断されている．一方，胃底腺粘膜領域に存在する潰瘍化のない IIc 型早期癌も発見され切除されているが，そのなかには肉眼的には小さな IIc 型早期癌であるにもかかわらず，潜在的 linitis plastica 型ほど広くはなく，顕微鏡的に癌細胞が粘膜下組織あるいは固有筋層をびまん性に浸潤していて，線維性組織増生が軽度であるような場合がある(図 XIV-65〜69)．このような症例は癌巣に潰瘍化はなく，粘膜以外の胃壁における癌細胞浸潤が少量なので，癌巣のびらんによる IIc 所見によって発見され切除されている．もし，この癌が IIc 所見によって発見されず，また潰瘍化が生じなければ，その癌は linitis plastica 型へと発育進展していく条件を十分に備えている癌であり，linitis plastica 型癌の前段階にある．

この潜在的 linitis plastica 型癌になる前の段階の状態，いわば前 linitis plastica 型癌ともいうべき状態をどのように定義したらよいだろうか．潰瘍化のない IIc 型の粘膜内癌はそのすべてが linitis plastica 型癌へと進展していく可能性を秘めているから，広い意味ではそのような癌も前 linitis plastica 型癌期にあるということになる．しかし，それらをすべて含めて前 linitis plastica 型癌期を定義すると，病期分類においては何の意味もなさないことになるので，狭い意味では粘膜内癌を除外しておくことが必要である．そうすると，

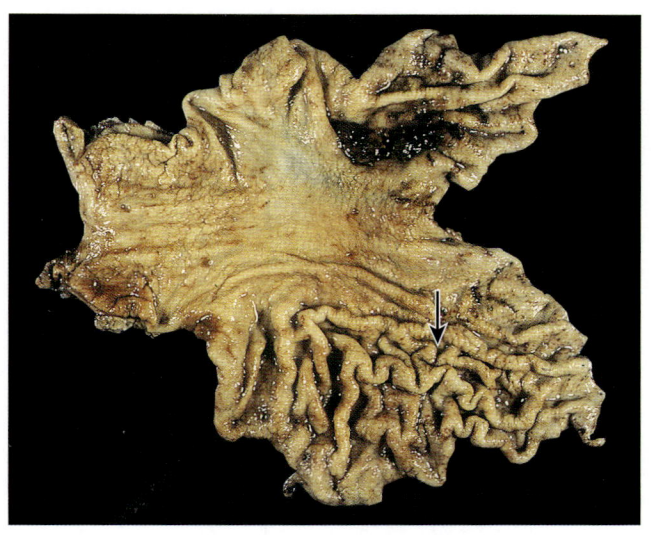

図 XIV-65　胃底腺粘膜から発生した未分化型癌の切除胃（47歳，女性）
胃体部後壁の粘膜ひだのある領域に，大きさ径 2 cm の IIc 型（矢印）の癌がみられる．その部分は，肉眼的には胃底腺粘膜領域である．

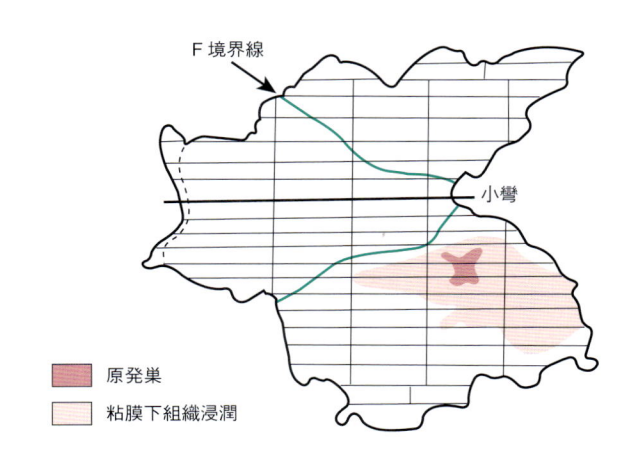

図 XIV-66　図 XIV-65 の癌浸潤範囲の組織学的再構築図
癌原発巣は腸上皮化生のない胃底腺粘膜領域に存在し，大きさは 2×2 cm である．癌の粘膜下組織浸潤部の大きさは 12×6 cm で，癌は口側外科切除断端に及んでいる．

肉眼的に粘膜下組織浸潤のある IIc 型の癌で，潰瘍化はなく，粘膜以外の胃壁浸潤の範囲は狭く，胃壁浸潤による肉眼所見が認められない癌ということになるであろうか．ここにおいてもまた，癌の胃壁浸潤範囲について潜在的 linitis plastica 型癌との間が問題となるが，その癌浸潤範囲は癌の粘膜内進展の大きさより少し大きいという，漠然とした定義となってしまう．

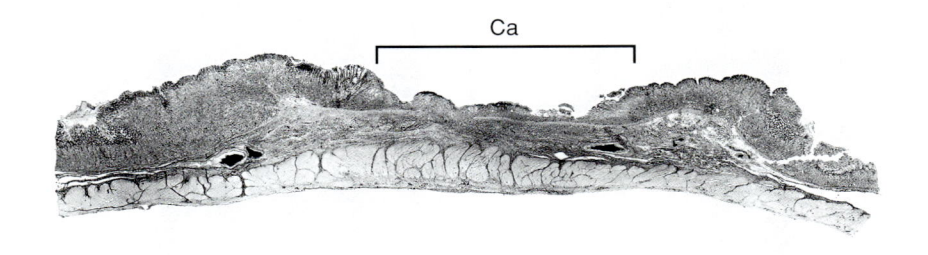

図 XIV-67　図 XIV-65 の癌の割面
癌は腸上皮化生のない胃底腺粘膜に存在していて，割面では IIc 型である．しかし，癌浸潤は大部分が粘膜下組織であるが，一部固有筋層に及んでいる．粘膜筋板の切断はないから，いまだこの原発巣には潰瘍化が生じていない．Ca：粘膜内における癌浸潤範囲．

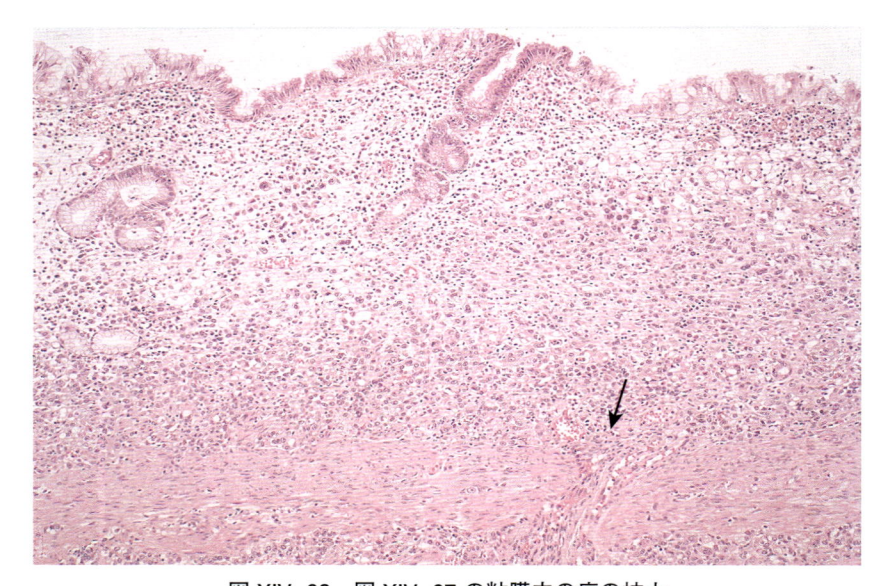

図 XIV-68　図 XIV-67 の粘膜内の癌の拡大
未分化型癌である．癌細胞が粘膜筋板を破壊することなくその間隙を通って粘膜下組織へ浸潤している（矢印）．

　ここで，潰瘍化した粘膜下組織浸潤のある IIc＋III 型早期癌は，この前 linitis plastica 型癌期にあるのではないか，ということが問題になる．確かに，そのような癌は IIc 型粘膜下組織浸潤癌の潰瘍化によっても形成されるから，前 linitis plastica 型癌期であった癌が潰瘍化によって発見・切除されたとすることができる．しかし，IIc＋III 型早期癌のなかには，癌の粘膜下組織浸潤に先行して潰瘍が生じ，その潰瘍による粘膜下組織の線維化巣に癌浸潤が認められるものがある．それら2つの場合を組織学的に区別することは難しいが，ある程度は区別することが可能である．それは，潰瘍によって生成される粘膜下組織の線維化巣が組織学的に新しい場合は，つまり潰瘍化によって形成された線維化巣が癌浸潤部のそれと同じような場合には，癌の粘膜下組織浸潤が潰瘍化に先行しているとみな

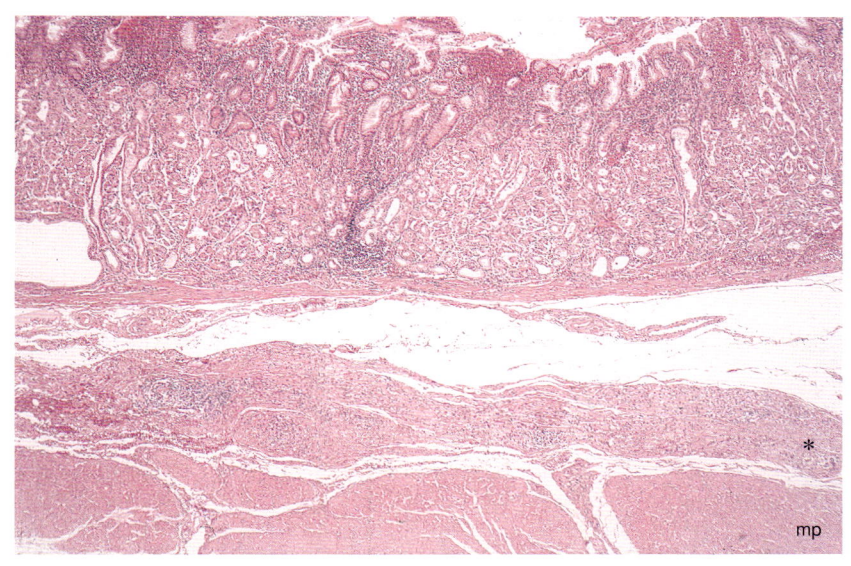

図 XIV-69　図 XIV-65 の口側外科切除断端の拡大
粘膜下組織に癌細胞浸潤があり，その部分に一致して線維性組織増生がみられる（＊印）．
mp：固有筋層

すことができるからである[1]．なぜならば，潰瘍化のない粘膜下組織浸潤癌では，その癌浸潤によって形成されている線維性組織は一般に粗であるからである．このような症例も前 linitis plastica 型癌期に含めることになると，定義が煩雑となってしまう．定義は単純であることが望ましい．また，容易に診断しうる IIc＋III 型早期癌を前 linitis plastica 型癌期に含めると，その病期分類は分類の意義を失ってしまう．linitis plastica 型癌の早期診断ということに焦点を合わせているからである．

d. linitis plastica 型癌の病期のまとめ

　linitis plastica 型癌の病期を分類してまとめてみると，**表 XIV-19** のようになる．このような病期を経過して典型的 linitis plastica 型癌へと進展していくのである．その早期診断は，前 linitis plastica 型癌期においてなされなければならない．この時期の癌が実際に数多く発見されて切除されているが，そのような癌を診断しても linitis plastica 型癌の芽を摘み取ったという意識がなければ，linitis plastica 型癌の早期診断は難しいと思い込んでしまうことになる．

　潜在的および典型的 linitis plastica 型癌の大きさから，それらの癌発生からの経過時間を推定してみると，**表 XIV-20** に示すようになる．これに，胃底腺粘膜から発生した潰瘍化のない粘膜内癌，つまり広い意味での前 linitis plastica 型癌とされる癌を加えて図示すると，**図 XIV-70** のようになる．図 XIV-70 で各病期の太い実線は，比較的頻度の高い症例の原発巣の大きさから導かれた経過時間の範囲を示している．この広義の前 linitis plastica 型癌とされる癌の大きさは 1 cm 以下である．

表 XIV-19　linitis plastica 型癌の病期分類

所見	linitis plastica 型癌の病期		
	前	潜在的	典型的
原発巣の所見：			
存在部位	胃底腺粘膜	胃底腺粘膜	胃底腺粘膜または胃体部
肉眼的形態	IIc	IIc, IIc＋III	IIc, IIc＋III
X 線	IIc	IIc, IIc＋III	IIc, IIc＋III または不明
内視鏡	IIc	IIc, IIc＋III	IIc, IIc＋III または不明
癌浸潤による所見：			
粘膜ひだ	変化なし	変化なし、または部分的なひだの太まり	ひだの太まりと蛇行・直線化
胃壁	変化なし	部分的変形	胃の全体的な管状狭窄または leather bottle
癌浸潤範囲：			
粘膜下組織で	原発巣よりやや広い	胃体部 1/4〜1/3 くらい	胃体部の 1/2 以上
原発巣の組織所見：			
潰瘍化	(−)	(−) または (＋)	(−) または (＋)

表 XIV-20　linitis plastica 型癌の癌発生から切除までの経過時間と状態（S＝0.3 t^2 より算出）

癌発生から切除までの経過時間	原発巣の大きさ（最大径）	胃壁の収縮状態	
		潜在的	典型的
〜1.9 年	〜0.9 cm	2 例	1 例
2.0〜2.9 年	1.0〜1.9 cm	13	1
3.0〜7.9 年	2.0〜4.9 cm	2	13
8.0〜	5.0〜	0	10
合計		17 例	25 例

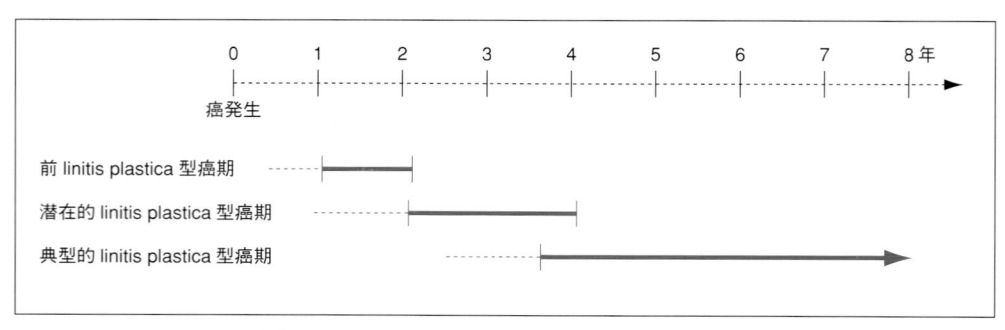

図 XIV-70　linits plastica 型癌の病期と経過時間

14. "linitis plastica 型癌への小径"の風景：まとめにかえて

　linitis plastica 型への道を辿る癌の頻度は，未分化型進行癌全体のなかでは 8% 以下，胃底腺粘膜から発生した未分化型癌のなかでは 15% と少ない．それは胃癌全体からみればもっと少なくなるから，癌細胞発生から linitis plastica 型癌となる道は小径 caminito なのかもしれない．しかし，linitis plastica 型癌の早期診断のためには，その癌発生からの発育進展過程 "linitis plastica 型癌への小径 *Caminito a la linitis plástica*" を知っておくことが必要である．以下に，"linitis plastica 型癌への小径" の道程の移り変わる風景（所見）を描いてみよう．

a. 癌細胞発生とその生体生着様式：大きさ径 2 mm 以下の癌で

　胃底腺粘膜の腺管頸部の細胞分裂帯で突然変異細胞が生じ，生体から排除されずに生着して細胞分裂を繰り返し増殖した結果が未分化型癌の始まりである．この未分化型癌細胞発生の初期状態は，癌細胞の大部分は胃底腺管の腺頸部近傍の粘膜固有組織に存在していて，腺頸部内に限局している癌細胞は少ない．すなわち，腺管頸部内で増殖した未分化型癌細胞は，基底膜形成能が弱いために腺頸部は破壊され，癌細胞は粘膜固有組織で増殖する．

　胃底腺粘膜における 2 mm 以下の未分化型癌細胞の局在部位は，胃底腺管頸部近傍，すなわち胃底腺粘膜の表層 1/3～1/2 で，その表面はまだ正常腺窩上皮で覆われており，びらんは生じていない．したがって，この大きさでは，たとえ癌の存在部位が肉眼標本上でわかっていても，肉眼的に粘膜表面の変化としてとらえることができないから，臨床的に診断することは不可能である．

　癌細胞発生から径 2 mm ぐらいの癌に発育するまでの経過時間はということになると，その推定は難しい．癌細胞増殖関数 $n = n_0 e^{0.05t}$（ただし，癌細胞発生数 $n_0 > 1$，癌細胞発生からの経過時間：t 日，t 日後の癌細胞数：n を前提とすれば，径 2 mm の癌の経過時間は癌細胞発生から 200 日以内であろう．

b. 粘膜内における癌細胞増殖と形態変化：3～5 mm の癌で

　大きさが径 3～5 mm の癌になると，癌細胞増殖によって腺管頸部が破壊され，癌直下の胃底腺管群の萎縮・消失が生じて癌細胞は粘膜全層を占めるようになり，癌表面にはびらんが生じるようになる．この大きさの微小癌はほとんどが粘膜内に限局しているが，粘膜下組織浸潤を呈している微小癌も頻度は低いが存在している．症例数は少ないが，この大きさの癌が X 線・内視鏡的に診断されている．微小癌の表面びらん形成により，その周囲粘膜上皮は炎症性変化として過形成性・再生性となり，微小癌の辺縁粘膜は軽度隆起するため，病変全体の形態は IIc + IIa 型を呈し，大きさ 5 mm 以上の大きい病変として認められるからである．恐ろしいことには，癌原発巣の大きさが径 5，6 mm で linitis plastica 型癌症例があることである．

癌発生から大きさ径 5 mm 前後の癌となるまでの経過時間は，$S = 0.3 t^2$ から 9〜10 か月ぐらいであろうと推測される．

c. 癌細胞の粘膜下組織浸潤：0.6〜1cm の癌で

癌の原発巣の大きさが径 0.6〜1 cm ともなると，粘膜下組織以深へ浸潤している癌がまれならず認められるようになるが，胃底腺粘膜から発生した癌でその大きさの症例数が少ないので，この時期が"linitis plastica 型癌への小径"の分岐点であるのかどうかは不明である．しかし，原発巣の大きさが径 1 cm 前後の linitis plastica 型癌の症例がかなりの数で認められていることから，この大きさが小径への 1 つの分岐点であろうと考えられる．

d. linitis plastica 型癌の成立：1.1〜2 cm の癌で

癌原発巣の大きさが径 2 cm 以下で，胃底腺粘膜から発生した癌の粘膜下組織以深への浸潤頻度は，約 70% である．一方，潜在的 linitis plastica 型癌の原発巣の大きさの平均は，径 2 cm である．この 2 点から，粘膜内癌が，大きさ径 2 cm 以下で潰瘍化に先行して粘膜下組織へ浸潤したときに"linitis plastica 型癌への小径"を歩むことになる．その癌発生から潜在的 linitis plastica 型癌状態となるまでの経過時間は，胃癌の発育関数 $S = 0.3 t^2$ からは 3 年あるいはそれ以内である．潜在的 linitis plastica 型癌から典型的な状態に転ずる時間は，1〜3 年である．これらのことから，癌発生から典型的 linitis plastica 型癌の状態になるまでは，一般に 6 年前後経過していることになる．

【文献】

1) 荒木恒敏，池園　洋，中村恭一，他：胃底腺粘膜から発生した癌の粘膜下組織における進展過程．特に潰瘍との関係について．胃と腸 19：579-587，1984
2) Bockus HL : Gastroenterology, Vol 1, 2nd ed. WB Saunders, Philadelphia, 1963
3) 馬場保昌，清水　宏，津田淳一，他：胃底腺領域癌のX線診断．スクリーニング検査，深達度，浸潤範囲について．胃と腸 22：1011-1026，1987
4) 馬場保昌，武本憲重，清水　宏，他：「スキルス胃癌」のX線診断．In 消化器外科セミナー 21「スキルス胃癌」―発生・診断・治療．pp68〜91，へるす出版，1985
5) Elster K : Der Kranke Magen. p 39, Urban & Schwarzenberg, 1970
6) 遠城寺宗知，渡辺英伸：早期胃癌と進行胃癌との関連．内科シリーズ No. 8 早期胃癌のすべて．pp 92-100，南江堂，1972
7) 福島通夫，斉藤明子，鈴木　茂：定例検査の 78 日後に変貌せるスキルス．胃と腸 15：1285-1288，1980
8) 古沢元之助，良永拓国，林逸郎，他：2 年 8 ヶ月前に多発潰瘍と診断されていたスキルス胃癌．胃と腸 15：1179-1182，1980
9) 細井董三：Linitis plastica 型胃癌のX線学的研究，とくに早期診断を目的として．順天堂医学 33：528-536，1986
10) 飯石浩康，竜田正晴，奥田　茂，谷口春生：「スキルス胃癌」の内視鏡診断．In 消化器外科セミナー 21「スキルス胃癌」―発生・診断・治療．pp 94-107，へるす出版，1985
11) 五十嵐　勤，栗原陽一，小原勝敏，他：スキルス胃癌．限局性 Linitis plastica のX線像．消化器外科 7：421-431，1984
12) 川崎恒雄，美園俊明，高原信敏，他：2 年 5 ヶ月逆追跡された胃スキルス，原発巣のX線上の同定を中心に．胃と腸 15：1183-1188，1980
13) Kikuchi WI，渋谷　進，蔡　承熹，他：原発巣が微小癌であった典型的 linitis plastica 型癌の一例．

Progress of Digestive Endoscopy 26 : 271-274, 1985
14) Matzner MJ, et al : Benign giant rugae complicated by submucosal gastric carcinoma. Gastroenterology 18 : 296-302, 1951
15) 牧野哲也, 西沢　護, 野本一夫, 他：胃底腺領域の早期癌の診断. 胃と腸 22 : 1003-1010, 1987
16) 間山素行, 狩谷　淳, 林　学, 他：Borrmann 4 型胃癌（スキルス）の経過観察例. 粗大皺襞がスキルスを疑わせた例. 胃と腸 15 : 1289-1290, 1980
17) 美園俊明, 加藤　洋, 中村恭一, 菅野晴夫：Linitis plastica 型癌の病理組織学的研究. 原発巣における癌浸潤と潰瘍化の関係について. 胃と腸 15 : 1357-1366, 1980
18) 美園俊明, 政　信太郎, 西俣寛人, 他：Linitis plastica 型癌の X 線診断. とくに早期発見について. 外科診療 59 : 278-286, 1988
19) 美園俊明, 中村恭一, 加藤　洋, 菅野晴夫：Linitis plastica 型胃癌の臨床病理学的研究. 特に経過時間について. 胃と腸 17 : 691-698, 1982
20) Morson BC, Dawson IMP : Gastrointestinal Pathology, 2nd ed. Blackwell Scientific Publications, 1979
21) 望月孝規：胃スキルスの病理. 胃と腸 11 : 1261-1264, 1976
22) 村上忠重, 唐沢洋一, 平福一郎, 他：対称性潰瘍からみた胃潰瘍の発生・成熟過程, そのⅠ, Kissing ulcer について. 胃と腸 14 : 1499-1507, 1979
23) 中村恭一, 菅野晴夫, 丸山雅一, 他：Linitis plastica の原発巣についての病理組織学的研究—胃底腺粘膜から発生した癌と Linitis plastica との関係. 胃と腸 10 : 79-86, 1975
24) 中村恭一, 菅野晴夫, 杉山憲義, 他：胃硬癌の臨床的ならびに病理組織学的所見. 胃と腸 11 : 1275-1284, 1976
25) 中村恭一, 他：Linitis plastica への道. Progress of Digestive Endoscopy 15 : 22-25, 1979
26) 中村恭一, 加藤　洋, 美園俊明, 他：Linitis plastica 型癌の発育過程に関する研究. 胃と腸 15 : 225-234, 1980
27) 中村恭一, 他：Linitis plastica 型癌の発育過程. 第 39 回日本癌学会総会記事, p 266, 1980 年 11 月（東京）
28) 中村恭一, 加藤　洋, 菅野晴夫：胃癌の組織発生とそれから導かれる胃癌の発育時間. 臨床科学 17 : 303-314, 1981
29) 中村恭一：陥凹型早期胃癌の粘膜下組織浸潤の肉眼所見. 胃と腸 17 : 219-221, 1982
30) 中村恭一, 斉藤洋子：スキルス胃癌の臨床病理. 最新医學 41 : 951-959, 1986
31) 中村恭一, 斉藤洋子, 大倉康男, 石堂達也：「スキルス胃癌」のなかの Linitis plastica 型癌. その進展過程と発育時間. In 消化器外科セミナー 21「スキルス胃癌」―発生・診断・治療. pp 17～32, へるす出版, 1985
32) 中村恭一, 斉藤洋子, 石堂達也, 他：Linitis plastica 型胃癌. その癌発生から完成までの道程. 外科治療 59 : 266-277, 1988
33) 中野　浩, 宮地育郎, 北川康雄, 他：スキルス胃癌の X 線診断. 最新医學 41 : 987-994, 1986
34) 中野　実, 城田修爾, 大屋正章, 他：胃微小びらんから 8 ヶ月後に発生した linitis plastica 型胃癌の一例. 胃と腸 15 : 1297-1302, 1980
35) 中沢三郎, 川口新平, 芳野純治, 他：Linitis plastica 早期発見のための retrospective study. 胃と腸 15 : 1145-1151, 1981
36) 中沢三郎, 芳野純治：逆追跡による「スキルス胃癌」の早期像. In 消化器外科セミナー 21「スキルス胃癌」―発生・診断・治療. pp 110-132, へるす出版, 1985
37) 二宮　健, 他：胃 X 線. 日経メディカル, 1981
38) 西沢　護, 志賀俊明, 野本一夫, 他：スキルス胃癌の現状と問題点. 最新医學 41 : 972-979, 1986
39) 西沢　護, 野本一夫, 山田耕三, 他：1 年 10 ヶ月の経過中, 原発巣の大きさがほとんど変化しなかったと思われる linitis plastica. 胃と腸 15 : 1199-1202, 1980
40) 西沢　護, 野本一夫, 岡田利邦, 他：「初回検査時に原発巣の目立たない症例」―比較的急速に悪化し死亡した症例. 胃と腸 15 : 1273-1276, 1980
41) 西俣寛人, 政信太郎, 西俣嘉人, 他：胃底腺領域の Ⅱc 型胃癌のスクリーニング X 線検査. 特に早期の Linitis plastica 型癌の診断. 胃と腸 22 : 1027-1036, 1987
42) 野口　宏：カタストロフィーの理論. 講談社, 1973
43) 大串秀明, 八尾恒良, 岩下明徳：Linitis plastica 型胃癌の原発巣と経時的変化. 胃と腸 11 : 1345-1353, 1976
44) 大森協司, 高木国夫, 馬場保昌, 他：Linitis plastica 様拡がりを示した局所再発小胃癌の一例. 胃と腸 11 : 1345-1353, 1976
45) 佐野量造：胃疾患の臨床病理. 医学書院, 1978

46) Saphir O, Parker ML：Linitis plastica type of carcinoma. Surg Gynecol Obstet 76：206-213, 1943
47) 笹川道三，山脇義晴，森山紀之，他：5年6ヶ月以上の経過が考えられる胃スキルスの一例．胃と腸 15：1203-1207, 1980
48) 新野武吉，磨伊正義，渡辺駸七郎，他：胃体部の微小胃癌から急速に進展した linitis plastica 型胃癌の一例．胃と腸 15：1189-1193, 1980
49) Stout AP：Tumors of the Stomach. AFIP, Oxford, 1953
50) 杉山憲義，馬場保昌，丸山雅一，他：胃癌の発生部位別にみた癌の胃壁浸潤に関する臨床病理学的研究．胃と腸 12：1073-1085, 1977
51) 鈴木 茂，勝呂 衛，喜田村陽一，他：2年間の経過を観察しえたスキルスの一例．胃と腸 15：1213-1217, 1980
52) 高田 洋，近藤台五郎，佐田 博，他：Linitis plastica 状態を呈した胃癌の一症例．胃と腸 15：1209-1212, 1980
53) 竹田彬一，須藤洋昌，郡 大裕，他：Linitis plastica の初期変化とその後の進展推移．胃と腸 15：1137-1144, 1980
54) 渡辺英伸，八尾恒良：Linitis plastica 型胃癌の病理組織学的研究．胃と腸 11：1285-1296, 1976
55) 渡辺 勇，加藤 洋，秋川正嗣，他：胃癌の深達率についての病理組織学的研究．胃と腸 12：1231-1236, 1977
56) 山下由起子，鈴木博孝，喜多村陽一：スキルス胃癌の内視鏡診断．外科治療 59：287-292, 1988
57) 矢川祐一，大谷洋一，喜田村陽一，他：急速な発育進展を示した Borrmann4 型胃癌の一例．胃と腸 15：1281-1284, 1980
58) 鎗田 正，浜田 勉，荻原奉祐，他：逆追跡されたスキルスの原発巣と経時的変化―X線診断の立場から．胃と腸 15：1165-1173, 1980
59) 磨伊正義，高木サユリ：スキルス胃癌の診断と初期病変．In 曽和融生，井藤久雄（編）：スキルス胃癌，基礎と臨床．pp117-134, 医薬ジャーナル社, 1997
60) 曽和融生：スキルス胃癌の歴史的背景と問題点．In 曽和融生，井藤久雄（編）：スキルス胃癌，基礎と臨床．pp11-21, 医薬ジャーナル社, 1997
61) 岩永 剛，他：Borrmann4 型胃癌の肉眼形態別にみた癌の進展形式．癌の臨床 29：120-124, 1983
62) 淵上忠彦：胃癌の時代的変遷．診断の立場から．胃と腸 40：11-17, 2005

XV. 胃癌組織発生からみた胃癌診断の考え方："胃癌の三角"

　胃癌の診断は，言うまでもなくX線検査，内視鏡検査，そして生検組織の病理組織検査によってなされている．しかし日常診療においては，それらの検査によって得られた資料がすべて診断に適したよい写真であるとは限らず，また，生検組織が適切に採取された組織であるとは限らず，病変を十分に判読できない場合，あるいは判断に迷う紛らわしい所見を呈している場合がある．そのような場合，"胃癌の三角"の観点から病変を検討することによって，判読した結果をある程度修正することができる．資料の所見から得られた診断と，"胃癌の三角"からみた診断とに食い違いが生じた場合は，病変をよりよく描出すべき所見に焦点を合わせて再検査をすることができる．また，1つの検査によって得られた良質な資料による診断を基準として，他の良質でない検査資料の所見を"胃癌の三角"を通して補い，診断の正誤を確認することができる．

　それでは"胃癌の三角"とはどのようなことなのであろうか．癌は，存在する「場」があって初めて存在しうるのであり，これを無視して胃癌の臨床病理を論ずることはできない．胃癌の存在する「場」は，本質的に異なる2つの粘膜〔胃固有粘膜，腸上皮化生粘膜〕に，癌組織型は癌組織発生の観点から基本的に2つの類〔未分化型癌，分化型癌〕に分けられる．この粘膜と癌組織型とは〔癌組織発生 h：粘膜→癌組織型〕で関係づけられている．一方，2つの癌組織型は肉眼型と転移様式において差異がみられ，〔癌の性質 c：癌組織型→肉眼型（陥凹型，隆起型）・転移様式〕で関係づけられている．そうすると，推移的に〔合成関数 h・c：肉眼型・転移様式→粘膜〕の関係が成り立つ．胃粘膜は定常的ではなく経時的に変化する．

　F境界線によって胃粘膜という場を2つの領域〔F境界線内部領域，F境界線外部領域〕に分けることができ，境界を含めて3つの領域〔F境界線内部領域，F境界線近傍領域，F境界線外部領域〕に分けると，場を構成する粘膜の質が決定される．すなわち，場と癌組織型と癌肉眼型は互いに関連していて，それぞれを頂点とした三角を形成している（図XV-1）．これが"胃癌の三角"と呼ばれる所以である．

　この三角は，胃癌診断においてはいわば fail safe system の役割を果たす．ここでは，"胃癌の三角"の骨格を示すことによって，胃癌の占居部位，肉眼型，組織型，そして転移様式の関連性を浮き彫りにしてみよう．なお，この"胃癌の三角"を記載するにあたっては，ここでの文意を完結するために，他の章で記載したことも，あえて繰り返しをいとわず，記述してみた．また，読者の便宜のために，必要な図表を前の各章から選び，ここに再掲した．

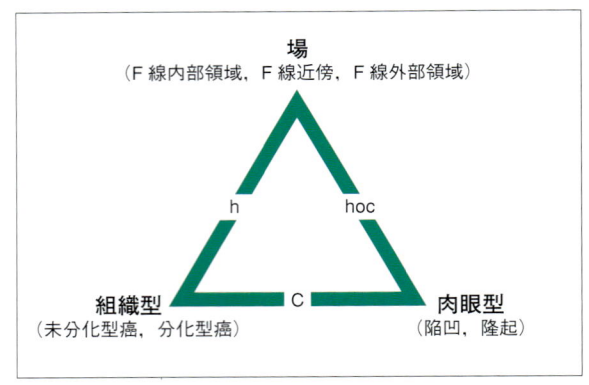

図 XV-1　胃癌診断に関する"胃癌の三角"

1. 癌発生の「場」

　"腸上皮化生のない胃底腺粘膜領域を限界づける線"をF境界線と定義する[9]．腸上皮化生のない胃において，十二指腸側のF境界線は幽門腺粘膜と胃底腺粘膜とを境する境界線であり，口側のF境界線は胃底腺粘膜と噴門腺粘膜とを境する境界線である．これが胃本来の粘膜状態である．このような胃固有の粘膜には，腸上皮化生が発生する．腸上皮化生の発生様式は，一般に，はじめは小彎側の幽門腺粘膜，次いで噴門腺粘膜に腸上皮化生腺管が巣状に発生し，腸上皮化生巣は幽門前庭部・噴門部で増加し，やがて胃底腺粘膜にも発生するようになる．腸上皮化生の程度は加齢とともに著明となっていく傾向がある．腸上皮化生巣が胃全体の粘膜に波及するようになると，胃体部は腸上皮化生粘膜の中に巣状に散在する胃底腺粘膜といった状態となる．この加齢に伴う腸上皮化生による胃粘膜の変化をF境界線に置き換えて表現するならば，図 XV-2 に示すようになる．つまり，胃粘膜は定常的ではなく，一般に，F境界線は加齢とともに腸上皮化生によって図 XV-2 のように移動する[3,10,14]．

　なお，この腸上皮化生の原因については2つの考え方がある．すなわち，1つは慢性胃炎の結果であるということ，そして他の1つは胃粘膜の老化現象であるということである．これらの2つの見方のうち，全体的に眺めた場合に，いずれがより合目的的であろうか．

　腸上皮化生の程度は一般に加齢とともに著明になり，年齢と腸上皮化生の程度との間に相関関係がみられる．腸上皮化生は化生性胃炎といわれているように，胃炎の所見の1つとされる場合があるが，炎症が生じるのは年齢・性別とは無関係である．もし，腸上皮化生を慢性胃炎の結果であるとすると，高齢者の多くは慢性胃炎に罹患している，あるいは罹患したことがあるということになる．また，治癒・再燃を繰り返している胃潰瘍の周辺粘膜は潰瘍随伴性胃炎状態であるから，潰瘍周辺粘膜は他の部位の粘膜に比べて円形帯状の腸上皮化生粘膜帯を形成していることになるが，実際にはそのようなことは観察されな

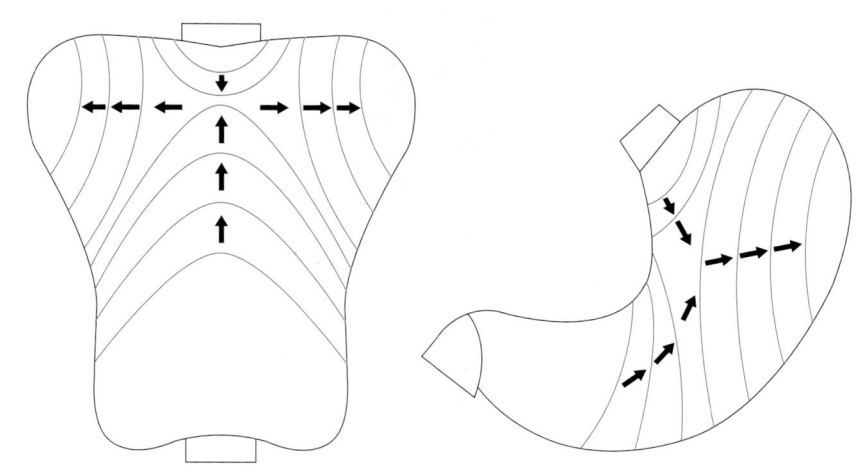

図 XV-2　加齢に伴う F 境界線の経時的移動(図 V-29 再掲)

い．なぜか．「病的である」という状態は，日常の生活において苦痛・不愉快さがある程度の時間持続する状態，あるいは生命維持に不都合な状態である．しかし，腸上皮化生を有していても，多くは「病的」と感ずることなく健康であるとの自覚のもとに日々を過ごしている．ということから，腸上皮化生は胃粘膜の老化現象の1つとみなすことのほうがより合目的的であろう．また，「化生」とは持続的に加えられた刺激に対する組織の適応現象の1つであり，炎症のみならず日々の飲食によっても炎症性細胞浸潤は一時的ではあるにせよ増加する．われわれは，それを炎症，急性胃炎とはいわないであろう．なお，高齢者ではあってもその胃に腸上皮化生が認められない場合がある．そのような場合，他臓器の萎縮も年齢の割には軽度であるといった傾向が剖検例において観察されている．

　F 境界線の型は，本質的に通常型と萎縮型との2つの型に分けられる(図 XV-3)．本質的にというのは表 XV-1 に示す違いであり，胃を茶筒とみなしてその上に F 境界線を画いてみると，本質的な違いをよく理解することができる(図 XV-4)．

　内視鏡的には通常型は閉鎖型 closed type，萎縮型は開放型 open type と呼ばれている．この命名は胃角部局所の所見に基づいてなされたものである．境界線を全体的に眺めてみれば，閉鎖型も開放型も閉じている(closed)．開放型の F 境界線は胃壁上に描かれた単純閉曲線であり，その線は閉じていて(closed)開放的 open ではない(表 XV-1)．ということから，開放型 open type というよりも 萎縮型 atrophic type といったほうが適切であろう．この F 境界線は，内視鏡的には色素染色で，X 線二重造影法では粘膜のアレア模様の違い，あるいは粘膜ひだの状態で，その位置をおおよそ同定できる(図 XV-5, 6)[2,6,11-13]．たとえば，適当な空気量の X 線二重造影写真上で，粘膜ひだの途切れた端を結んだ線を X 線的 F 境界線とすることができ，その内部領域は組織学的に腸上皮化生のない胃底腺粘膜領域とみなすことができる(図 XV-7)．

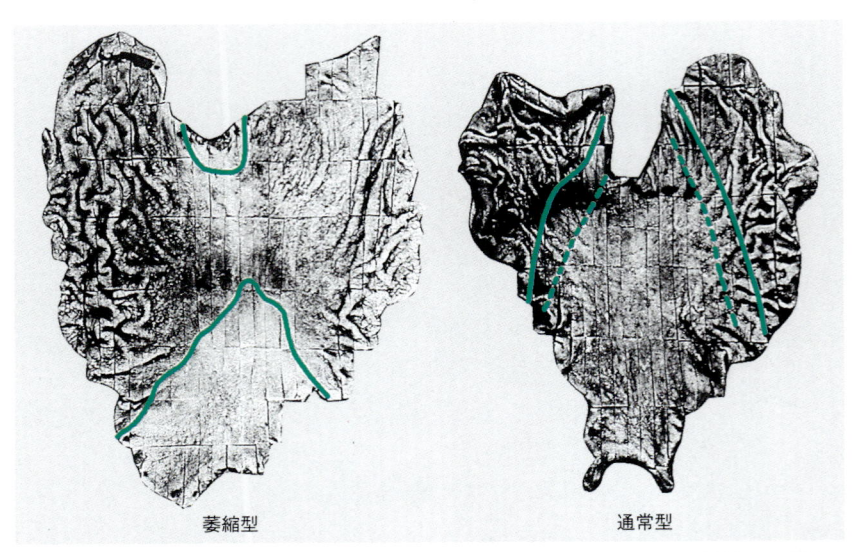

図 XV-3a　F 境界線の定義"腸上皮化生のない胃底腺粘膜領域を限界付ける線"にしたがって，組織学的検索後に画かれた F 境界線

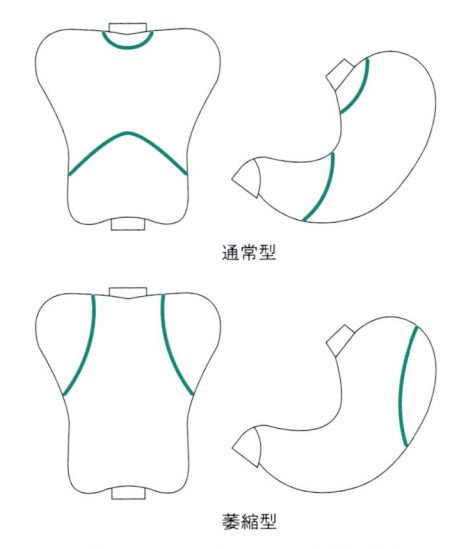

図 XV-3b　図 XV-3a の模式図

表 XV-1　F 境界線の通常型と萎縮型との本質的違い（表 V-3 再掲）

	通常型 ordinary pattern	萎縮型 atrophic pattern
腸上皮化生のない胃底腺粘膜領域を限界づけるのに必要な境界線の数	2 本	1 本
境界線の位置	胃壁を取り巻く単純閉曲線	胃壁面上における単純閉曲線

1. 癌発生の「場」　357

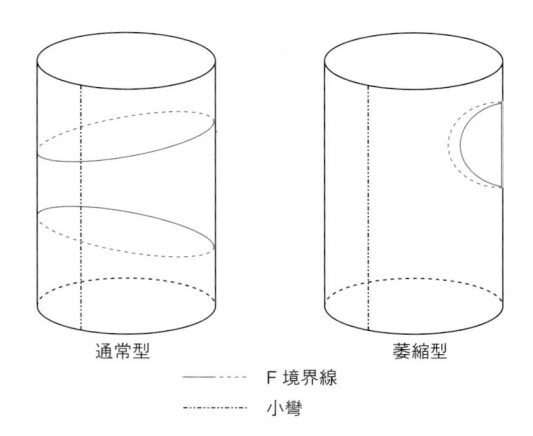

通常型　　　　　　萎縮型

――――　F 境界線
⋯⋯⋯⋯　小彎

図 XV-4　胃を茶筒とみなした場合の F 境界線（図 V-25 再掲）

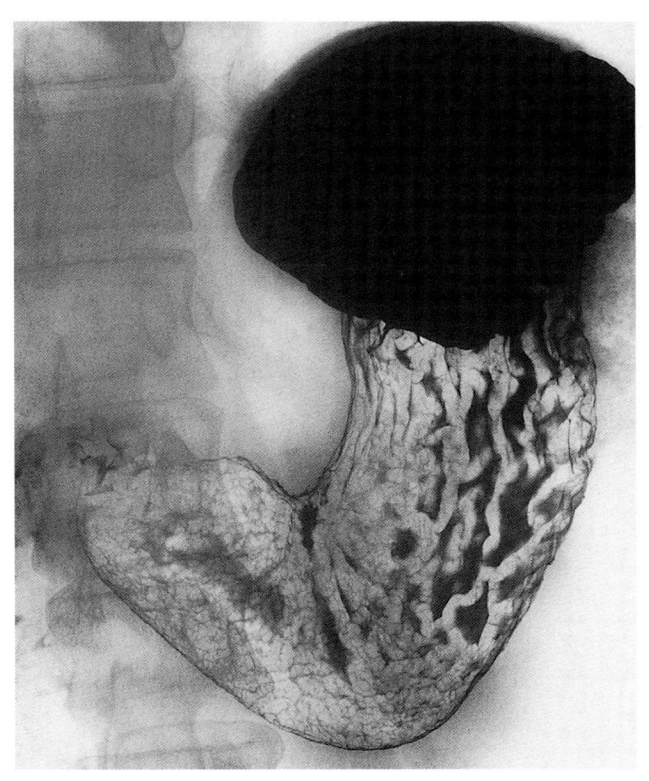

図 XV-5　X 線二重造影写真，通常型（閉鎖型 closed type）

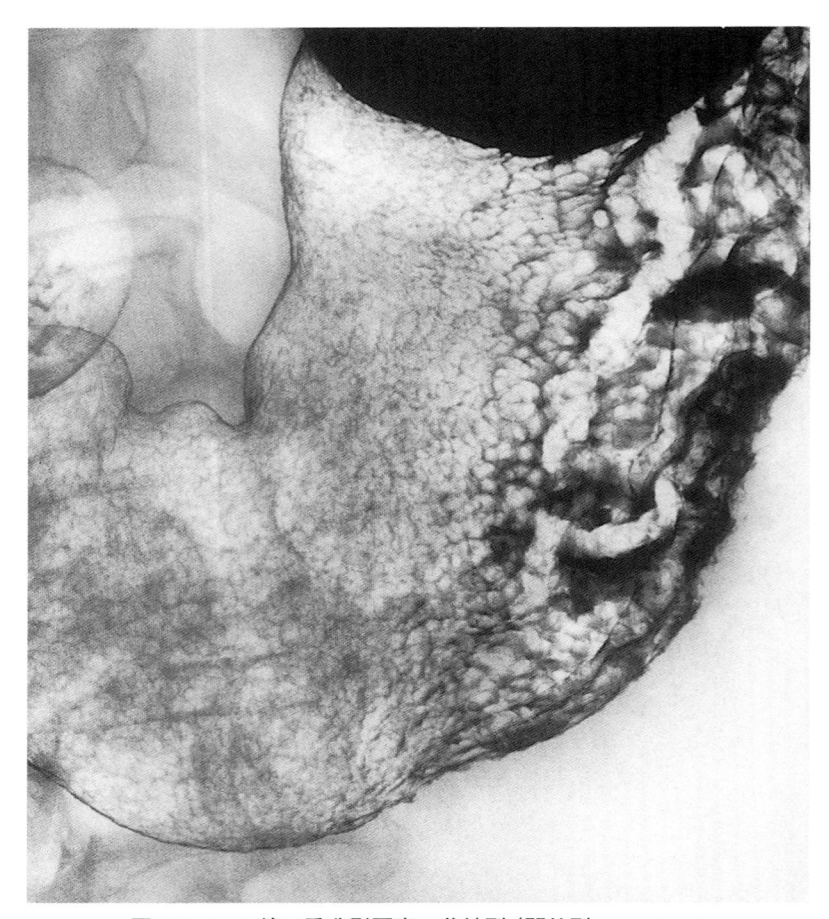

図 XV-6　X 線二重造影写真，萎縮型（開放型 open type）

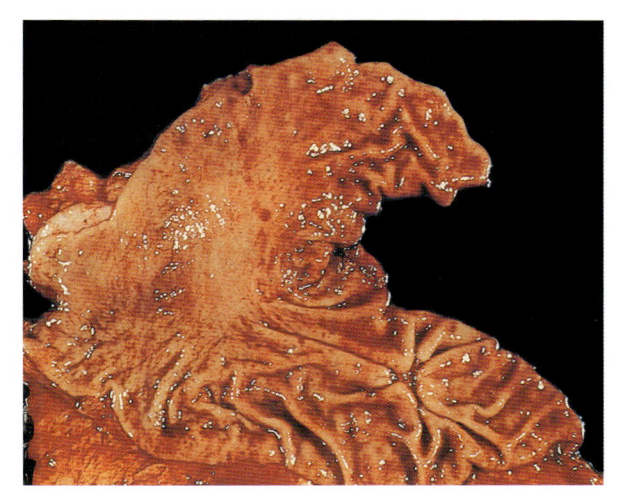

図 XV-7a 胃底腺粘膜から発生した癌の新鮮手術標本
IIc 型癌である．癌は粘膜ひだのある面に存在している．したがって，肉眼的に未分化型癌であることがわかる．

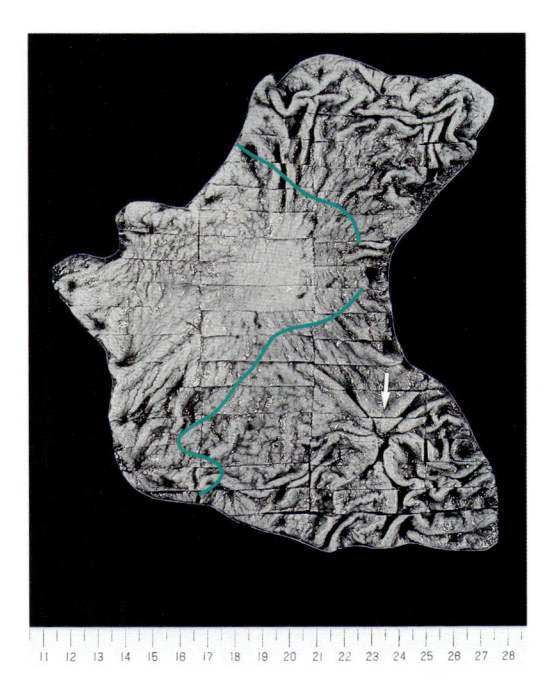

図 XV-7b 図 XV-7a の組織学的再構築図
組織学的にみた腸上皮化生のない胃底腺粘膜領域（F 境界線）の位置は図 XV-7a の粘膜ひだのある領域と大体において一致している．矢印は IIc 型癌．

2. 胃癌の組織発生と組織型

　どのような場からどのような癌が発生するのか，という胃癌の組織発生は，次のようにまとめられる．すなわち，① 胃癌の大部分は，良性病変(潰瘍，腺腫，慢性胃炎)とは無関係に，いわゆる正常あるいは萎縮性の粘膜から発生する．② 胃本来の粘膜である胃固有粘膜(幽門腺粘膜，胃底腺粘膜)からは，粘膜内で腺管形成傾向の極めて弱い個々にバラバラの癌が，一方，胃の腸上皮化生粘膜からは，腺管を形成する癌が発生する(図XV-8)．粘膜内で腺管を形成しない癌は，それを形成する癌よりも組織形態の点で未分化であるということができるから，腺管を形成しない癌を未分化型，腺管を形成する癌を分化型と呼ぶ．また，未分化型癌は胃固有膜から発生するから"胃型の胃癌"，一方，腸上皮化生粘膜から発生する癌を"腸型の胃癌"と呼ぶこともできる[9]．このように，胃癌の組織発生の観点からは，胃癌の組織型は粘膜内で癌組織が腺管を形成しているかどうかによって大きく未分化型癌と分化型癌とに分けられる．

　胃癌の組織型は粘膜内では腺管形成の有無をもって二分できるが，癌が粘膜下組織以深の胃壁へ浸潤した場合には，多種多様の組織像を呈する．このことから，胃癌学会による癌組織型分類規約のみならず，他の癌組織型分類でも，癌の組織型は一般に5～10型に分類されていて，その適用に際しては"面積の点で優勢な組織像をもってその癌の組織型とする"としている[4,5]．それらの癌組織型分類規約に従って粘膜内癌とそれ以外の癌(粘膜下組織以深へ浸潤している癌)を分類すると，粘膜内癌では硬性腺癌，粘液癌，髄様癌，腺扁平上皮癌をほとんどみることができない．このことは何を意味しているかというと，それらの癌組織型は，癌が粘膜以外の胃壁へ浸潤したことによって現れてきた癌の二次的

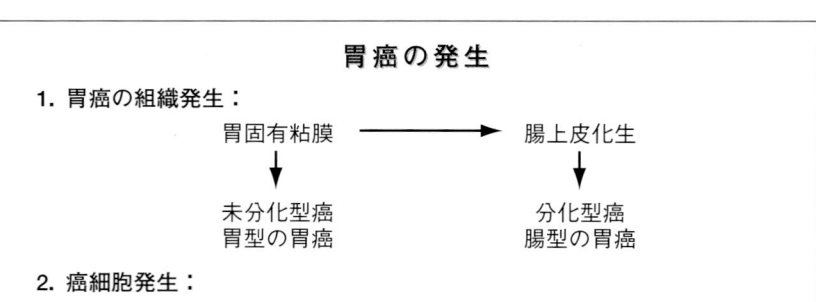

```
                        胃癌の発生
1. 胃癌の組織発生：
              胃固有粘膜    ——→    腸上皮化生
                 ↓                     ↓
              未分化型癌             分化型癌
              胃型の胃癌             腸型の胃癌
2. 癌細胞発生：
    未分化型癌細胞は胃固有腺管の腺頸部，一方，分化型癌細胞は腸
    上皮化生腺管の下部1/2に限局している上皮細胞新生のための細
    胞分裂帯で発生する．
3. 癌細胞発生後：
    正常上皮細胞の分化の過程を模倣する．
       未分化型癌－粘液細胞，幽門腺細胞，パネート細胞
       分化型癌－吸収細胞，杯細胞
```

図 XV-8　胃癌の組織発生

修飾像であり，胃の粘膜から発生した癌本来の組織型ではない，ということである．二次的な修飾を受けた組織型を呈する症例であっても，癌の粘膜内進展部の組織像によって未分化型癌か分化型癌に二分することができる．したがって，胃癌組織の基本型は粘膜内における癌組織像であり，胃癌組織発生の観点からは，粘膜における腺管形成の有無をもって組織型を大きく未分化型癌と分化型癌とに分類することが基本である．胃癌の生検組織は一般的に粘膜進展部から採取されるので基本型を呈している場合が多いから，基本型を術前に知ることによって，癌の生物学的振る舞いを予測することができる．このようにしないと，生検組織の癌組織型と進行癌の組織型との間に違いが生じる場合があり，また，前述したように，粘膜内癌においては認められない癌が進行癌では存在することになり，あたかも異なった2つの癌が胃に存在するような錯覚に陥ってしまうことになる．

なお，胃固有粘膜から発生する癌は，粘膜内で決して腺管を形成しないということではなく，腺管を形成している頻度が確率的に相当に低いので，そのように表現しているのである．腫瘍病理組織学の大前提には"腫瘍はそれが発生した臓器・組織の構造・機能を多少とも模倣している"ということがあり，当然，胃固有粘膜から発生する癌も腺管を形成しないわけがないのである．その頻度は，胃底腺粘膜から発生した癌で腺管を形成している例の頻度をみると，5～6%程度であろうと推測される．

3．癌組織型と癌肉眼型

胃癌の組織発生の観点から癌組織型を未分化型癌と分化型癌とに分け，その肉眼型をみてみると，その間に差異をみることができる．早期癌では，未分化型癌の大部分は陥凹型(IIc, IIc＋III)で隆起型はまれであり，分化型癌は陥凹型(IIc, IIc＋IIa, IIc＋III)と隆起型(IIa, I)の両方を呈する．未分化型癌と分化型癌の両方とも陥凹型を呈するが，その陥凹の所見に差が認められる(表 XV-2)．進行癌では，一般に，未分化型癌の大部分はBorrmann 4型または3型であり，分化型癌の大部分はBorrmann 2型で，3型と1型は少なくBorrmann 4型はほとんどない．したがって，肉眼的に隆起型の早期癌であれば，組織

表 XV-2　陥凹型(IIc, IIc＋III)の未分化型癌と分化型癌との形態的な違い

鑑別点	未分化型癌	分化型癌
陥凹面：		
深さ	深い	浅い
表面性状	びらん状	平滑，アレア模様
再生粘膜島	多い	なし
陥凹辺縁：		
形状	平滑	鋸歯状
性状	明瞭，断崖状	不明瞭，なだらかに陥凹

学的には分化型癌である．ただし，癌組織発生の点では胃固有粘膜から発生した未分化型癌であるが，組織形態の点で腺窩上皮に類似する腺窩上皮型腺癌と呼ばれている癌があり，この癌の多くは肉眼的に隆起型を呈している．

4．領域別にみた"胃癌の三角"

　これまで"胃癌の三角"の頂点である癌発生の場，癌組織型，癌肉眼型について，それぞれ簡潔に述べてきたが，次に，それぞれの場における"胃癌の三角"を描いてみよう．まずはじめに，癌発生の場をF境界線内部領域，F境界線近傍領域，F境界線外部領域の3つに分類する．それらの領域は，前に述べたように，X線・内視鏡的にある程度同定することができるから，それぞれの領域に存在する癌の組織型と肉眼型をある程度限定することができるはずである．

a．F境界線内部領域の"胃癌の三角"

　この領域は胃底腺粘膜から構成されている．胃癌の組織発生からは，そこに存在する癌の組織型は未分化型癌である（図XV-9，表XV-3）．したがって，肉眼型は早期癌では陥凹型（IIc，IIc＋III），進行癌ではBorrmann 4型あるいは3型である．この領域では，F境界線内部領域⇔未分化型癌⇔早期癌（IIc，IIc＋III）・進行癌（Borrmann 4型，3型）の関係がかなり高い確率をもって成り立つのである．また，この"胃癌の三角"にはlinitis plastica型癌が含まれているので，その早期診断のための標的病変である径1cm前後の陥凹型癌（IIc，IIc＋III）の診断は重要である．

　F境界線内部領域に存在している未分化型癌の約80％は潰瘍化している．一方，この領域における良性消化性潰瘍の発生はまれである（胃潰瘍の約0.3％）（表XV-4）．したがって，この領域における単発の潰瘍性病変は，たとえX線・内視鏡的に癌の所見が認められなくとも，それは癌，しかも未分化型癌であるとみなしても誤る率は低いことになる．このような場合には，1回の生検で癌が見いだされなくとも，癌でないことを完全に否定することができないから，経過観察の後に再度生検を行って，潰瘍性病変の良性悪性診断を確認する必要がある[20]．なお，この領域にはいわゆる急性胃粘膜病変としてのストレス潰瘍が発生しうるが，この場合の潰瘍は多発性・不規則形の浅い潰瘍であり，原因がなくなると急速に治癒する傾向がある．

　この領域における癌の早期診断は他の領域よりも難しい点があり，また"linitis plastica型癌への小径"を歩む癌が存在しているので，それを見逃さないように注意しなければならない．その小径を重複をいとわずに簡潔に描いてみると次のようになる．

（1）胃底腺粘膜から発生した未分化型癌が，大きさ2cmあるいはそれ以下で，癌の潰瘍化に先行して癌細胞が粘膜下組織へ浸潤した場合にlinitis plastica型癌へと発育進展していく．癌細胞発生から粘膜下組織へ浸潤するまでの経過時間は3年前後あるい

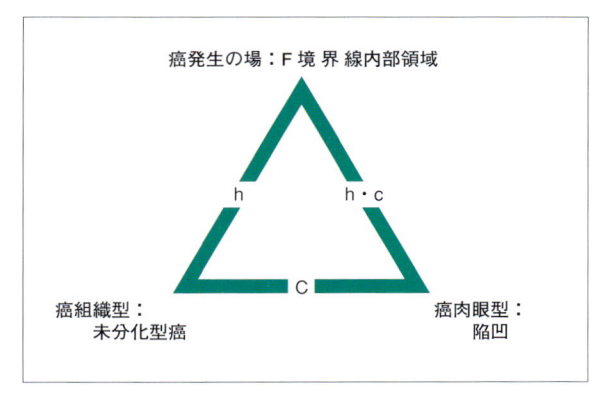

図 XV-9　F境界線内部領域の"胃癌の三角"

表 XV-3　腸上皮化生のない胃底腺粘膜から発生した癌の組織型[9, 15-18]（表 VII-5, 6 再掲）

報告者（発表年）	未分化型癌	分化型癌	合計
中村ら（1971）	196（99%）	2（1%）	198（100%）
岩下ら（1987）	15（94%）	1（6%）	16（100%）
馬場ら（1994）	101（98%）	2（2%）	103（100%）
石黒ら（1994）	12（92%）	1（8%）	13（100%）
下田ら（1994）	443（96%）	19（4%）	462（100%）
合計	767（97%）	25（3%）	792（100%）

表 XV-4　F境界線内部領域に存在する潰瘍性病変は未分化型癌であることの論理（表 XII-3 再掲）

F境界線内部領域における癌が未分化型癌である頻度	96%
未分化型癌の潰瘍化の頻度	80%
F境界線内部領域における良性消化性潰瘍の頻度	0.3%

したがってF境界線内部領域における潰瘍性病変は未分化型癌である確率が高い．

はそれ以内である．この時期の癌は臨床的に潰瘍化のない IIc 型早期癌として発見されることが多いが，それは"linitis plastica 型癌への小径"を歩む癌の芽を摘み取ったことになる．

(2) 粘膜下組織に浸潤した癌細胞は，粘膜下組織・固有筋層をびまん性に浸潤していく．この時期における胃壁の癌細胞浸潤の広さは原発巣（癌が粘膜内に存在している部分）の大きさに比べると相当に広い範囲に及んでいる．しかし，まだ癌細胞浸潤に伴う線維化が弱く，胃壁の収縮がないか，あってもその範囲は局所的である（潜在的 linitis plastica 型癌の状態）．一方，粘膜内進展部の原発巣には潰瘍が生じるようになる．この時期の癌の多くは，臨床的に IIc 型または IIc＋III 型癌，あるいは局所的な粘膜ひだの異常で発見されている．また，潜在的あるいは典型的 linitis plastica 型癌で発

見された場合は，逆追跡が可能であった症例の検討では，多くの場合，IIc 型 または IIc＋III 型 癌の見逃しである．

(3) 癌細胞はさらに粘膜下組織あるいは固有筋層をびまん性に浸潤する一方，癌細胞浸潤に伴う線維性組織の増生と収縮のため，胃壁の大部分が板状に肥厚して硬くなり，胃の全体的な形状は leather bottle 状あるいは管状狭窄を呈するようになる（典型的 linitis plastica 型癌）．この時期に発見される癌の発生からの経過時間は 6〜8 年あるいはそれ以上とみなされる．潜在的 linitis plastica 型癌から典型的 linitis plastica 型癌となるまでの時間は 1〜3 年である．

以上のようなことから，linitis plastica 型癌の早期発見ための標的病変は，F 境界線内部領域における径 2 cm 以下の潰瘍化のない IIc 型癌ということになる．しかし，そのような原発巣であっても潜在的あるいは典型的 linitis plastica 型癌が多数存在することを考慮するならば，linitis plastica 型癌早期発見のための標的病変は，"F 境界線内部領域における径 1 cm 以下の潰瘍化のない IIc 型癌"とするのが妥当であろう．

次に，胃底腺粘膜から発生した未分化型癌のなかにおける linitis plastica 型癌の頻度についてみてみると，1955〜1974 年に癌研外科で切除された胃口側半分の部位の未分化型癌症例のうち，約 8％ が linitis plastica 型癌であった．また，胃底腺粘膜から発生した未分化型癌であることが組織学的に証明された癌のなかでは，約 15％ が linitis plastica 型癌であった．このように，手術症例でみると，F 境界線内部領域の癌の 8〜15％ が linitis plastica 型癌へと発育進展しているということができる．

linitis plastica 型癌となる頻度を，視座を変えて再び考えてみる．"linitis plastica 型癌への小径"からは，linitis plastica 型となる癌は大きさ径 2 cm 以下で，潰瘍化に先行して粘膜下組織へ浸潤した癌である．未分化型早期癌の潰瘍化率は，大きさ径 2 cm 以下で約 60％ である．胃底腺粘膜から発生した径 2 cm 以下の未分化型癌の粘膜下組織以深への浸潤率は約 70％ である．したがって，径 2 cm 以下の胃底腺粘膜から発生した未分化型癌で潰瘍化のない癌は 40％，粘膜内癌は 30％ であることになる．そうすると，径 2 cm 以下で潰瘍化のない粘膜内癌の頻度は，それらの積 12％ であることになる．この 12％ という値は，F 境界線内部領域の径 2 cm 以下の癌が linitis plastica 型癌へと発育していく可能性の最大頻度を示している．このように，F 境界線内部領域に発生した癌が linitis plastica 型となる頻度は，それぞれ条件は異なるが，8％，12％，15％ ということになり，決して低い値ではなく，胃上部の未分化型癌の早期発見がいかに重要であるかがわかる．

西沢・細井ら(1992)[8] は，特定集団における長年にわたる内視鏡的胃癌集検で，F 境界線内部領域の未分化型早期癌を毎年多数発見している．前半の 5 年間では linitis plastica 型であった癌の頻度は 20〜30％ であったが，5 年後には 4％ 以下に激減した．これは，診断学の進歩による早期発見で，まさしく linitis plastica 型となる癌の芽を摘み取っていたことを意味している．

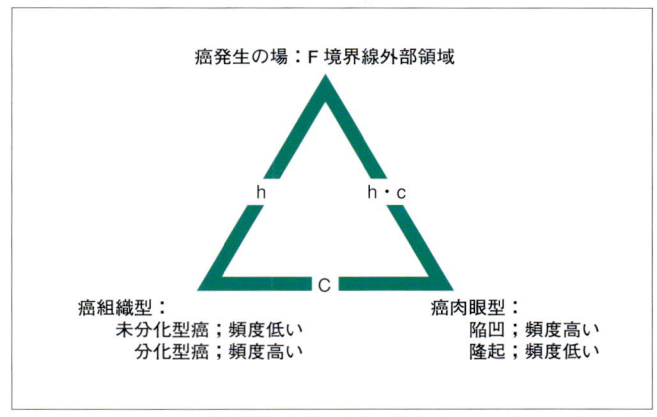

図 XV-10　F 境界線外部領域，若年者の胃癌の三角

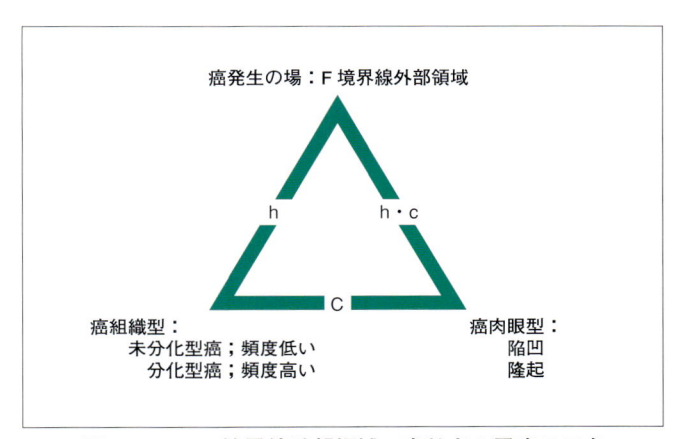

図 XV-11　F 境界線外部領域，高齢者の胃癌の三角

b．F 境界線外部領域の"胃癌の三角"

　この場は組織学的に腸上皮化生を伴う，あるいは伴わない幽門腺粘膜から成り立っているから，未分化型癌と分化型癌の両者が発生する．また，腸上皮化生の程度は年齢・性によって異なるから，〔F 境界線外部領域，若年者の胃癌の三角〕と〔F 境界線外部領域，高齢者の胃癌の三角〕とに分けることが必要となる（**図 XV-10, 11**）．

　それでは，若年者と高齢者との境を何歳にしたらよいか．腸上皮化生の程度あるいは F 境界線の型の比（通常型/萎縮型）からは，男性では 30〜40 歳代，女性では 40〜50 歳代とするのが適当と思われる．

　〔F 境界線外部領域，若年者の胃癌の三角〕（図 XV-10）についてみると，その場は一般的に腸上皮化生が弱く，大部分は幽門腺粘膜で構成されているとみなして差し支えない．したがって，この領域に発生する癌の組織型は，胃癌の組織発生からは未分化型癌であることになる．そうすると，癌の肉眼型は，早期癌では IIc 型または IIc＋III 型であり，進行癌では Borrmann 4 型あるいは 3 型ということになる．

表 XV-5 腸型腺腫（腸型異型上皮巣）と IIa 型分化型癌との肉眼的鑑別

所見	IIa 型分化型癌	腸型腺腫（腸型異型上皮巣）
肉眼形態：		
大きさ	種々	大部分は径 2 cm 以下
隆起形態	不規則形	円形～楕円
隆起辺縁	不規則形，菊花状	平滑
隆起表面	顆粒状，結節状	平滑
組織所見：		
異型腺管の部位	粘膜全層	粘膜表層 1/2，粘膜深層 1/2 に嚢胞化した既存の腺管あり
杯細胞	一般的にはないが，時にみられる	一般的にみられる
パネート細胞	一般的にはないが，時にみられる	一般的にみられる

表 XV-6 陥凹型（IIc, IIc＋III 型）を呈する未分化型癌と分化型癌との鑑別（表 VI-5 再掲）

鑑別点	未分化型癌	分化型癌
陥凹面：		
深さ	深い	浅い
表面性状	びらん状	平滑，アレア模様
再生粘膜島	多い	なし
陥凹辺縁：		
形状	平滑	鋸歯状
性状	明瞭，断崖状	不明瞭，なだらかに陥凹

〔F 境界線外部領域，高齢者の胃癌の三角〕（図 XV-11）の場は，一般的に腸上皮化生粘膜と幽門腺粘膜が面積の点で半々か，あるいは腸上皮化生粘膜の広さが優勢であるような状態である．したがって，そこに発生する癌の組織型は未分化型癌と分化型癌との両者が同じ頻度か，あるいはやや分化型癌の頻度が高いといった傾向がある．この場における早期癌の診断は，肉眼的形態が隆起型（IIa，IIa＋IIc，I 型）であれば分化型癌である．ただし，この場合には腺腫（異型上皮巣）との鑑別診断が必要となる（**表 XV-5**）．陥凹型（IIc，IIc＋III 型）の場合には，未分化型癌と分化型癌との両者があるから，それらを鑑別する必要がある（**表 XV-6**）[1]．進行癌では，未分化型癌は Borrmann 4 型もしくは 3 型，分化型癌は Borrmann 2 型，3 型，1 型である．

c. F 境界線近傍の"胃癌の三角"

F 境界線近傍の"胃癌の三角"についてみると，この場は胃底腺粘膜と幽門腺粘膜との境界であり，一般には腸上皮化生の弱い領域である．したがって，この領域は胃固有粘膜から成り立っているとみなしてもよく，ここから発生する癌の組織型は大部分が未分化型癌である（**表 XV-7, 8**）[7]．なお，この領域における癌は，F 境界線に癌部分が重なっている癌である．このようなことから，〔F 境界線近傍の胃癌の三角〕は〔F 境界線内部領域の胃癌

表 XV-7　大きさ径 0.6〜2.0 cm の癌組織型と F 境界線との関係（表 VII-2 再掲）

癌の局在部位	癌組織型		D/U
	未分化型癌（U）	分化型癌（D）	
F 境界線内部領域	11	0	0
F 境界線近傍	34	3	0.1
F 境界線外部領域	25	40	1.6

表 XV-8　AMC 領域別にみた径 4 cm 以下の癌の組織型（表 VII-3 再掲）

癌の局在部位	癌組織型		D/U
	未分化型癌（U）	分化型癌（D）	
C 領域	26	77	0.3
M 領域	76	48	0.6
A 領域	60	77	1.3

の三角〕あるいは〔F 境界線外部領域，若年者の胃癌の三角〕と同じであるとみなして差し支えない（図 XV-9, 10）．

【文献】

1) 馬場保昌，杉山憲義，丸山雅一，他：陥凹性早期胃癌の X 線所見と病理組織所見の比較．胃と腸 10：37-49，1975
2) 細井董三，志賀俊明，西沢　護：萎縮性胃炎の X 線診断．臨床消化器内科 2：33-41，1987
3) 橋本　肇，山城守也，高橋忠雄，他：老年者の胃粘膜腸上皮化生の分布形式と進展形式について．胃と腸 27：1227-1232，1992
4) 胃癌研究会（編）：胃癌取扱い規約，改訂第 11 版，金原出版，1985
5) International Histological Classification of Tumors, No.18 : Histological Typing of Gastric and Oesophageal Tumours. WHO, Geneva, 1977
6) 井田和徳，川井啓市，橋本　弘，他：胃内視鏡検査における色素撒布法の応用，第 6 報：胃粘膜ごとに腸上皮化生の生体染色．Gastroenterol Endosc 15：671，1973
7) 西俣嘉人，中村恭一，菅野晴夫，他：最大径 0.6〜2.0 cm の小胃癌の臨床病理学的研究．第 32 回日本癌学会総会記事，p45，1973
8) 西沢　護，細井董三，岡田利邦，他：Linitis plastica 型胃癌早期診断へのアプローチ．臨床の立場から．胃と腸 27：579-589，1992
9) 中村恭一：高位の胃癌の組織発生．胃と腸：1111-1119，1970
10) 中村恭一："胃癌の三角"―場と肉眼型と組織型と．胃と腸 26：15-25，1991
11) 鈴木　茂，鈴木博孝，遠藤光夫，他：胃内視鏡的着色法．日本医事新報 2559（グラフ），1972
12) 杉山憲義，他：胃底腺粘膜に存在する癌の肉眼的所見と X 線診断について．日消誌 69：949，1972
13) 竹本忠良，多田正弘：胃の腸上皮化生研究の史的考察．In 竹本忠良，川井啓市，井田和徳，他（編）：胃の腸上皮化生．pp1-26，医学図書出版，1981
14) 山城守也，中村恭一，橋本　肇，他：高齢者の胃病変．剖検例を中心に．胃と腸 12：615-625，1977
15) 岩下明徳，川元健二，渕上忠彦，他：胃底腺領域の陥凹型早期癌に関する病理組織学的検索．分化型癌と未分化型癌の比較．胃と腸 22：1047-1059，1987
16) 馬場保昌，佐伯友久，坂田祐之，他：胃底腺粘膜領域の分化型癌の臨床．胃と腸 29：1031-1038，1994
17) 石黒信吾，辻　直子，寺尾壽幸，他：胃底腺領域の分化型癌の特徴．病理学的特徴と組織発生．胃と腸 29：1025-1029，1994

18) 下田忠和, 松岡美佳, 杉坂宏明, 他：胃底腺内に存在する分化型癌の病理学的特徴. 胃と腸 29：997-1007, 1994
19) 中村恭一, 菅野晴夫, 高木国夫, 熊倉賢二：胃癌組織発生の概念. 胃と腸 6：849-861, 1971
20) 西沢　護, 細井董三, 岡田利邦, 他：診断医からみたスキルス胃癌の早期像. 臨外 48：1505-1511, 1993

XVI. 胃癌あれこれ

1. 胃癌術前診断の極限(1)：微小癌

　早期胃癌の診断学は，1950年，白壁ら[9,15]による胃X線二重造影法の研究，およびグラスファイバー使用による軟式胃内視鏡の開発にその端を発しているが，現在では，早期胃癌の診断はさしたる困難もなく日常的に行われていて，早期胃癌診断学はほぼ完成の域に達していると思われる．さらに，小さな胃癌は内視鏡的粘膜切除 endoscopic mucosal resection (EMR) が行われ，外科的侵襲が最小限に抑えられるようになっている．それでもやはり，癌の粘膜内あるいは粘膜下組織浸潤の取り残しのために胃切除を行う場合がある．これをより少なくするためには，より小さな癌の診断，すなわち微小癌の術前診断が要請される．それでは，微小癌の発見のための標的病変は何か，ということになる．

　粘膜内における癌の診断の極限ともいうべき微小癌のX線・内視鏡診断は，いずれも粘膜面の微細な変化をとらえることにある．したがって，それを論ずるには，まず第一に病変の定義を明確にしておくことが必要であり，次には病変の診断の基礎となる切除胃の病理組織所見を明らかにすることが求められる．

　微小癌を対象とした胃癌の組織発生の研究では，微小癌の大きさを径5mm以下と定義した（中村ら：1968）[20]．胃癌の術前診断の極限を求めてということで検討が始められた初期には，まだX線・内視鏡的に発見された微小な，あるいは小さな癌の症例数が少なかったために，臨床的微小癌は最大径1cm以下と定義されていた[14]．その後，最大径1cm以下の癌が術前に診断されるようになり，馬場ら（1979, 1987）[1,2]は，5～10mmの大きさの癌はすでに一般的な大きさの早期癌と同じ特徴を備えていて，その約70％（41/61病変）が術前に診断されているとの理由から，微小癌の術前診断所見の追求という観点からは，その定義を5mm以下とすべきであるとした．現在では，術前に診断された最大径5mm以下の微小癌の症例数も増加し，臨床診断分野での微小癌の定義も最大径5mm以下とされている．

　第32回日本消化器内視鏡学会総会（1986年10月，東京）[2,4,6-8,11,16,17]では，"胃未分化型腺癌の初期像とその診断指標"と題してシンポジウム*が行われ，そこでは術前に診断された147症例の微小癌が報告された．

---

*第32回日本消化器内視鏡学会総会（1986年10月，東京）では，シンポジウム"胃未分化型腺癌の初期像とその診断指標"が行われた．このシンポジウムでは，司会：竹腰隆男，中村恭一がシンポジウム演者の協力のもとに微小癌に関するアンケート調査を行い，そのまとめを報告した．その報告に用いた表の一部をここに掲載させていただいた．
　シンポジウム演者は演題番号順に西俣寛人・政信太郎[11]，後藤裕夫・花城清史[4]，馬場保昌・竹腰隆男[2]，城島嘉昭・上西紀夫[16]，鈴木　茂・鈴木博孝[17]，飯石浩康・竜田正晴[6]，加藤　洋・柳沢昭夫[7]，磨伊正義・伊藤　透[8]であった．記して謝意を表す．

a. 微小癌の肉眼所見

組織学的に発見された微小癌の肉眼所見をみると，**表 XVI-1** に示すように，約 70% はその存在を肉眼的に認識することができない．表 XVI-1 で微小びらんとしてある所見（約 20%）は帽針頭大の変化であり，正常粘膜にみられる点状びらんと区別することができず，また，残り 50% の微小癌は肉眼的にまったく変化がない．このように，径 5 mm 以下と定義された微小癌の約 70% は肉眼的な変化がないか，あるいは乏しい[10]．

微小胃癌の肉眼型分類と組織型との関係について，シンポジウム"胃未分化型腺癌の初期像とその診断指標"の集計をみると，**表 XVI-2** に示すように，IIb 型と IIc 型が大部分を占め，癌組織型による差はみられない．ただ，I 型と IIa 型とは，分化型癌にのみ認められ，未分化型癌には隆起型はみられていない．この傾向は早期癌の肉眼型と組織型との関係と同じであり，癌発生の初期から，未分化型癌は隆起性発育傾向の極めて弱い癌であるということができる．

ここで気がつくことは，表 XVI-1 の IIc+IIa 型微小癌は 22%，表 XVI-2 の IIa+IIc 型は 1% と大きな差がみられていることである．この差は肉眼的な所見の取り方の違いによるものである．すなわち，IIc+IIa 型あるいは IIa+IIc 型とされている微小癌の辺縁の IIa 部分は一般的に癌ではなく，組織学的に炎症の加わった粘膜の軽度隆起である場合が多く，その部分を肉眼的に病変として捉えなければ IIc+IIa 型の大部分は IIc 型に分類される．

ここで，微小癌の肉眼型を決めるときに，癌近傍の粘膜所見をも加味するかどうかが問題となる．その IIa 部分は肉眼的には癌であるかどうかが不明であるから，微小癌の術前診断という観点からは，肉眼的にみた病変全体の形，すなわち IIc+IIa 型とすることが好ましいと考えられる．実際に，術前に微小癌として発見されている病巣は IIc+IIa 型である場合が多い（**図 XVI-1**）．それは肉眼的にみた病変全体の大きさが径 5 mm 以上あるので，X 線・内視鏡的に発見が容易であり，さらにその形態に特徴があるからである．

その特徴的な肉眼形態とは，図 XVI-1 に示すように，IIc の辺縁の隆起部分には IIc 面から 2,3 本の溝が星芒状にみられ，また隆起の辺縁が不規則なことである．あるいは IIc 局面の辺縁は星形で結節状の軽度粘膜隆起によって囲まれている，と言い換えることができよう[1,10,18]．このような所見は，慢性化したびらんである，いわゆる"タコいぼびらん"にもみられるが，この場合の IIc+IIa 様の肉眼所見は，一般に IIc 様部分と IIa 様部分の辺縁は平滑で，隆起部分は結節状でない．また，この"タコいぼびらん"は一般に多発性である場合が多い（**図 XVI-2,3**）．

表 XVI-1 微小癌の切除胃における肉眼所見[10]

肉眼所見	微小癌数	頻度
IIc + IIa	27 個	22%
IIc	10	8
微小びらん	27	22
なし	59	48
(IIa)	(1)*	
合計	124	100%

*生検によって肉眼所見が不明のため内視鏡所見

(癌研:1977)

表 XVI-2 微小胃癌の肉眼型と組織型

癌組織型	肉眼型						合計
	I	IIa	IIa + IIc	IIb	IIc	Bor 3	
未分化型癌	—	—	—	53	54	1	108
	(0%)	(0%)	(0%)	(49%)	(50%)	(1%)	(100%)
分化型癌	5	44	7	192	293	—	541
	(1%)	(8%)	(1%)	(36%)	(54%)	(0%)	(100%)
合計	5	44	7	245	347	1	649
	(1%)	(7%)	(1%)	(38%)	(53%)	(0%)	(100%)

(第32回日本消化器内視鏡学会総会シンポジウム"胃未分化型腺癌の初期像とその診断指標"より)

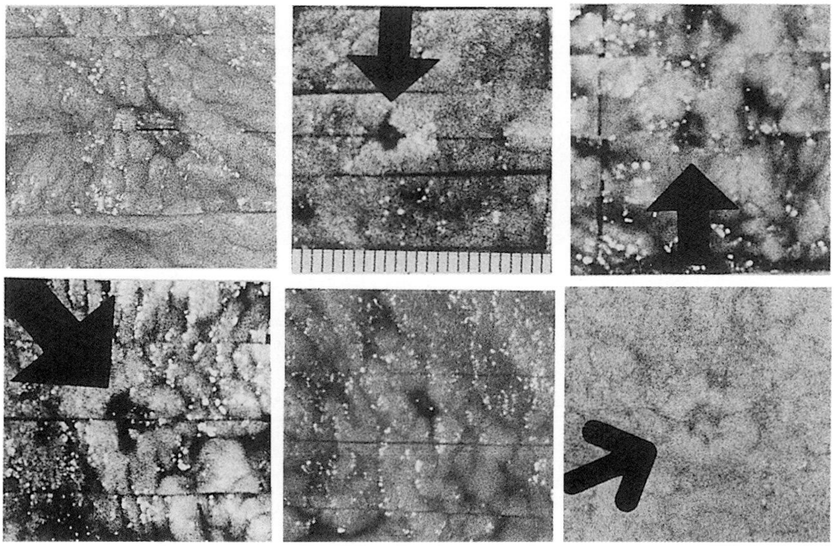

図 XVI-1 IIc+IIa 型を呈している微小癌の肉眼所見

組織学的に癌は陥凹部(IIc)に限局している．陥凹部辺縁は隆起していて，2,3の溝によって結節状を呈している．隆起部(IIa)は組織学的に粘膜表面腺窩上皮の過形成である場合が多い．

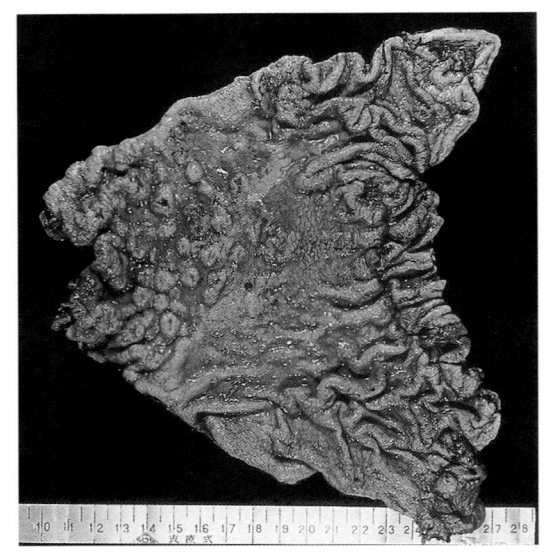

図 XVI-2　幽門前庭部に多発しているいわゆる"タコいぼびらん"

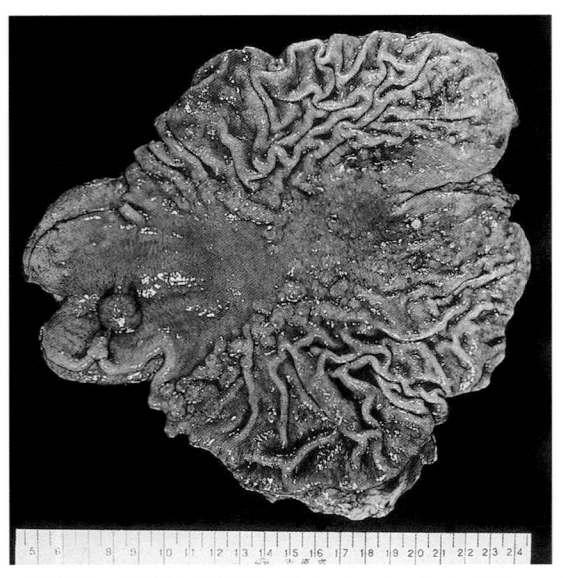

図 XVI-3　F境界線の幽門腺粘膜側に並んでいるいわゆる"タコいぼびらん"

表 XVI-3 微小癌の発育形式[13]

【未分化型癌】

発育形式	a	b	c	d	e
大きさ(mm)	～2	～2	3～5	3～5	3～5
粘膜内占居部位	表層1/2	表層1/2	表層1/2	全層	全層
固有胃腺萎縮	(−)	(＋)	(＋)	(＋)	(＋)
粘膜表面	平坦	平坦	陥凹	陥凹	陥凹
深達度	粘膜	粘膜	粘膜	粘膜	粘膜下組織
微小癌数	7	10	2	2	1

【分化型癌】

発育形式	A	B	C	D
大きさ(mm)	～2	～2	3～5	3～5
粘膜内占居部位	全層	全層	全層	全層
固有胃腺萎縮	(＋)	(＋)	(＋)	(＋)
粘膜表面	平坦	陥凹	陥凹	陥凹
深達度	粘膜	粘膜	粘膜	粘膜下組織
微小癌数	10	5	16	2

表 XVI-4 微小癌の癌組織型別にみた深達度

癌組織型	癌深達度			合計
	粘膜内	粘膜下組織	固有筋層	
未分化型癌	101(93%)	5(5%)	2(2%)	108(100%)
分化型癌	525(93%)	16(3%)	—	541(100%)
合計	626(96.5%)	21(3.2%)	2(0.3%)	649(100%)

(第32回日本消化器内視鏡学会総会シンポジウム"胃未分化型腺癌の初期像とその診断指標"より)

b. 微小癌の組織所見

篠原ら(1985)[13]は，微小癌の発育形式について組織学的に検討し，**表 XVI-3**に示すように，微小癌にみられる組織所見の組み合わせは未分化型癌で5通り(a～e)，分化型癌では4通り(A～D)であると報告している．すなわち，微小癌の大きさ径2mm以下の癌表面についてみると，未分化型癌の大部分は組織学的にびらんがなく平坦である．また，斉藤ら(1987)[12]および加ら(1987)[7]による大きさ径2mm以下の極微小な未分化型癌の組織学的検討では，大部分の微小癌の表面は腺窩上皮で覆われていてIIbである．しかし，磨伊ら(1987)[8]の報告では半数(5/10)にびらんが認められている．一方，径2mm以下の分化型癌では1/3が組織学的に陥凹している．これらの所見から，癌は大きさが径2mm前後になると癌細胞が粘膜表面に露出するようになり，そこに陥凹あるいはびらんが生ずるようになるということができよう．

微小癌の粘膜下組織以深への浸潤をみると，未分化型癌7%，分化型癌3%と，未分化型癌の浸潤率が高い(**表 XVI-4**)．これは，癌原発巣の大きさが5～10mmのlinitis plastica型癌が少なからず存在していることとも関連している．微小癌の粘膜下組織以深への浸潤は，その大きさが径3～5 mm であり（表XVI-3），径2 mm 以下には認められていない[12,13]．

c. 術前に発見された微小癌の臨床病理学的所見

さて，X線・内視鏡的に発見された微小癌の臨床的ならびに病理学的所見について眺めてみよう．まず微小胃癌の術前診断率をみると，**表XVI-5**に示すように，全体的には23%であり，この値は，病変が微小であることを考慮すると非常によい結果であるといえる．肉眼形態別による発見率は，平坦型（7%），陥凹型（31%），隆起型（45%）の順で高くなっている．この差は，微小なⅡaとⅡcとは形態変化と色調変化の両方の所見としてとらえられているのに対して，Ⅱbは色調変化のみの所見であることによるものであろう．

微小癌の組織型別による術前診断率をみると，発見数は分化型癌が未分化型癌よりも約5倍多いが，術前診断率では未分化型癌32%，分化型癌21%と未分化型癌のほうがやや高い．分化型微小癌の発見数が多いのは，検査対象が一般的に高齢者であることによるものであろう．一方，術前に発見された微小癌の肉眼型は，**表XVI-6**に示すように，未分化型癌，分化型癌ともにⅡcが圧倒的に多く，未分化型癌の発見率が分化型癌よりもやや高い（**図XVI-4～9**）．ということは，一般的に未分化型癌は分化型癌よりも癌表面がびらん化しやすい傾向があるので，形態変化と色調変化とが現れやすいことによるのであろう．

術前に発見された微小癌の深達度をみると，全体としてその約10%に粘膜下組織浸潤が認められている（**表XVI-7**）．この値は，微小癌全体の粘膜下組織浸潤率4%（表XVI-4）よりもかなり高い．術前に発見された微小癌に粘膜下組織浸潤率が高いのは，癌の粘膜下組織浸潤によって，ごく軽度なものとはいえ粘膜下組織に線維化が生じ，粘膜表面の形態変化，たとえば粘膜のちりめん状のひだ集中があって発見しやすいということによるのであろう．

第32回日本消化器内視鏡学会総会シンポジウム"胃未分化型腺癌の初期像とその診断指標"（1986）において，術前に診断された微小癌のX線・内視鏡所見をまとめたのが**表XVI-8**である．それによると，当然のことながら，微小癌の特徴とされている肉眼所見と同様の所見をもって発見されている．そのなかでは，微小Ⅱc所見，特にⅡc＋Ⅱa様の所見が微小癌発見のために重要な所見であろうと思われる[2-8,11,16-19]．

早期胃癌診断学が今日にまで進歩した歴史をみると，1950年の白壁一派によるX線二重造影法の開発とそれによる影像の解析，さらに軟式胃内視鏡ファイバースコープの進歩とそれによる直視下胃生検とに始まり，それ以降1960年代までは，早期癌に関する臨床的研究が病理組織学的研究よりも先行していた時代であったといえよう．当時は，粘膜内癌を組織学的に癌と認めない，あるいは経験していない病理医が多い時代でもあった．1960年代後半になると，微小癌の病理組織学的研究が報告され，それに基づいて微小癌の臨床的診断の研究がなされるようになり，それが現在の微小癌診断の指標（1986年）となっている．この指標が確立されるまでの時間は，早期癌診断の研究の始まりから数えて

表 XVI-5　微小胃癌の術前診断率

癌組織型	肉眼型			合計
	隆起型	平坦型	陥凹型	
未分化型癌	0% (0)	13% (7/53)	49% (27/55)	32% (34/108)
分化型癌	45% (25/56)	5% (9/192)	27% (79/293)	21% (113/541)
合計	45% (25/53)	7% (16/245)	31% (106/348)	23% (147/649)

（第32回日本消化器内視鏡学会総会シンポジウム"胃未分化型腺癌の初期像とその診断指標"より）

表 XVI-6　術前発見微小癌の肉眼型と組織型

癌組織型	肉眼型						合計
	I	IIa	IIa+IIc	IIb	IIc	Bor 3	
未分化型癌	— (0%)	— (0%)	— (0%)	7 (20%)	26 (77%)	1 (3%)	34 (100%)
分化型癌	4 (3%)	18 (16%)	3 (3%)	9 (8%)	79 (70%)	— (0%)	113 (100%)
合計	4 (3%)	18 (12%)	3 (2%)	16 (11%)	105 (71%)	1 (1%)	147 (100%)

（第32回日本消化器内視鏡学会総会シンポジウム"胃未分化型腺癌の初期像とその診断指標"より）

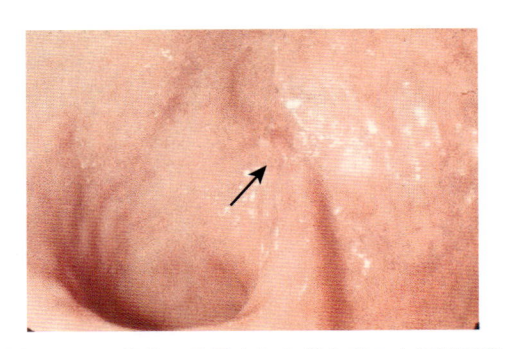

図 XVI-4　術前に発見された微小癌の内視鏡所見
幽門前庭部小彎側に微小 IIc+IIa がみられる（矢印）．軽度陥凹面はやや赤色調で，その辺縁は軽度隆起している．

30年余，微小癌の病理組織学的研究の始まりからは20年弱の歳月が流れている．この時間を長いと感じるか，短いと感じるかは個々に異なるであろうが，微小癌の病理組織学的研究および術前診断の研究という分野に初めから身をおいていた筆者にとっては，進歩の早さにただ驚くばかりである．

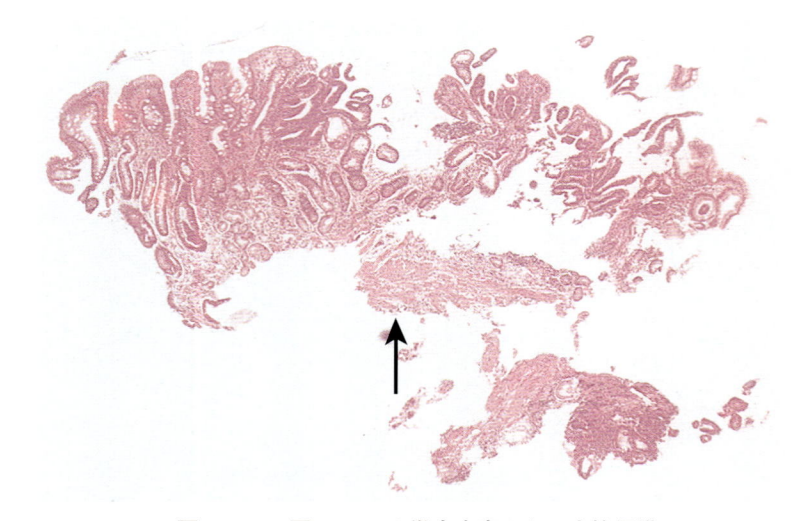

図 XVI-5　図 XVI-4 の微小病変からの生検組織
粘膜は萎縮性で，異型腺管群がみられる．粘膜筋板の一部も採取されている（矢印）．

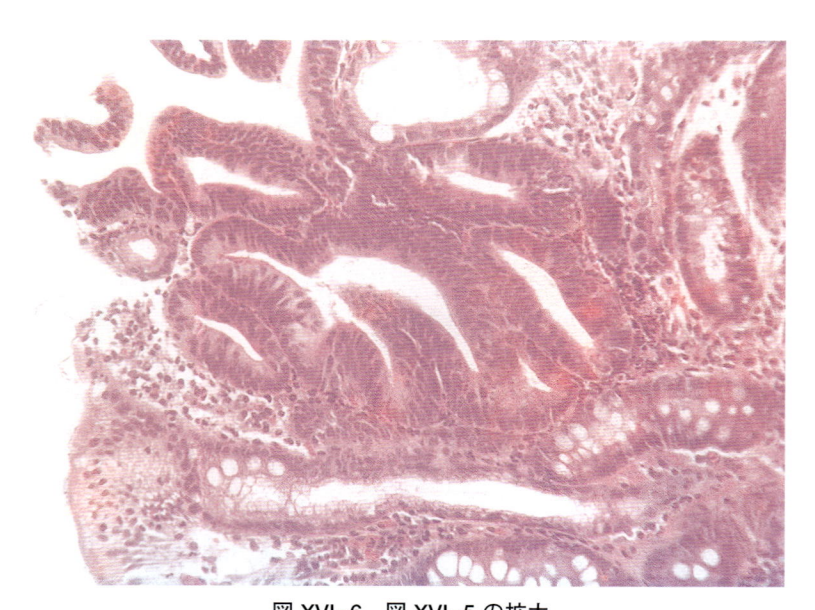

図 XVI-6　図 XVI-5 の拡大
分化型癌（管状腺癌）である．癌研病院で術前に微小癌と診断された初期の症例である．

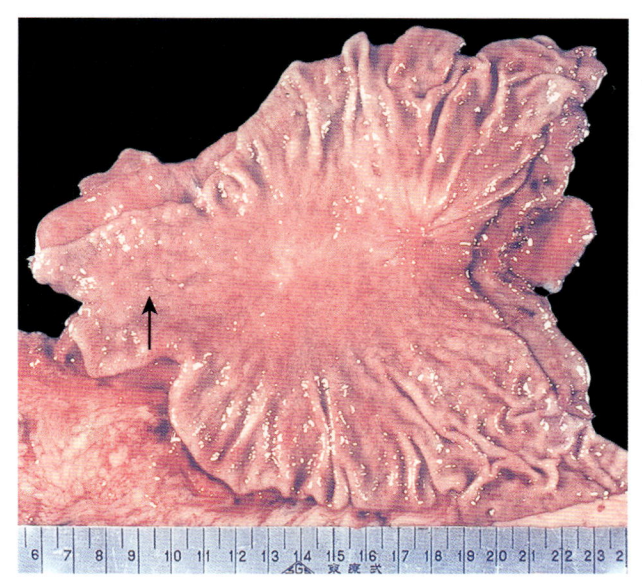

1. 胃癌術前診断の極限(1)：微小癌　377

図 XVI-7a　図 XVI-5 の切除胃
幽門前庭部小彎側に微小 IIc + IIa がみられる（矢印）．

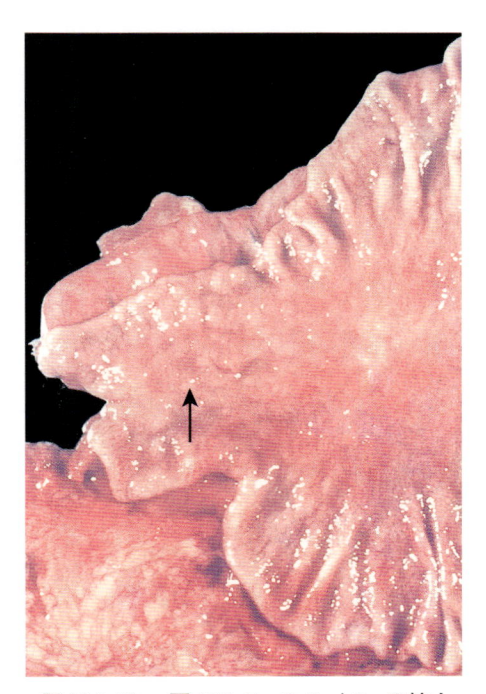

図 XVI-7b　図 XVI-7a の IIc＋IIa の拡大
IIa 部分は癌ではなく腸上皮化生粘膜である．IIc 部分は 5 mm であるが，肉眼的な病変全体つまり IIc + IIa（矢印）の大きさは径 5 mm 以上となる．

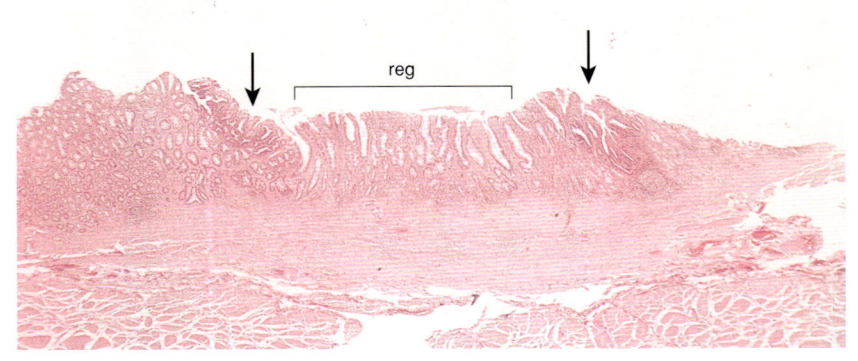

図 XVI-8　図 XVI-7b の微小癌の割面
陥凹の中心部は生検組織が採取されていて，その部位は再生上皮(reg)で覆われている．癌は陥凹の辺縁(矢印)に取り残されている．本症例は生検後 10 日で手術されている．粘膜下組織の線維化は生検で粘膜筋板の一部が採取されたためである．再生粘膜が房状であることは，再生してからあまり時間を経過していない(10 日)ことを示している．

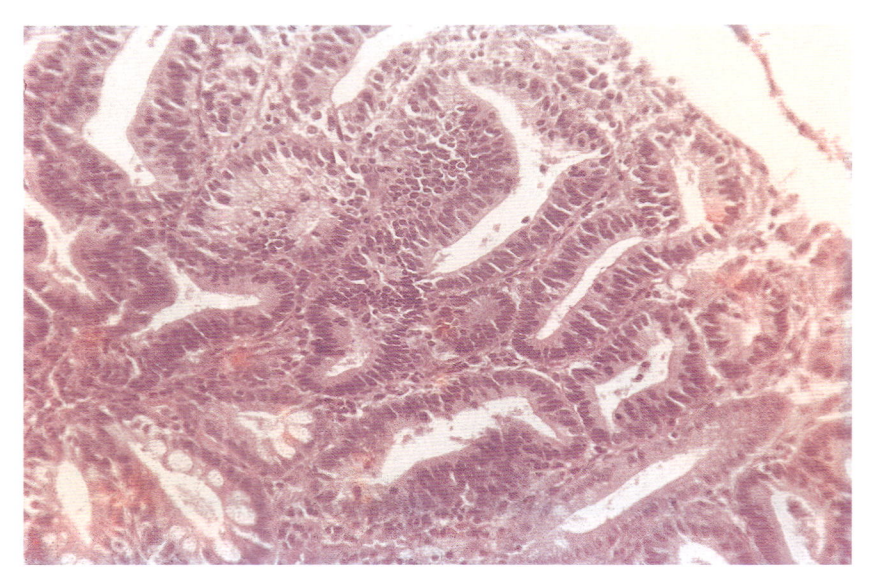

図 XVI-9　図 XVI-8 の癌の拡大
分化型癌(管状腺癌)．この症例が癌と診断された．この頃の胃癌組織診断の傾向としては，このような病変は，一般的には X 線・内視鏡的ならびに病理組織学的に癌とされていなかった．

表 XVI-7　術前発見微小癌の組織型と癌深達度

癌組織型	癌深達度			合計
	粘膜内	粘膜下組織	固有筋層	
未分化型癌	30 (88%)	3 (9%)	1 (3%)	34 (100%)
分化型癌	104 (92%)	9 (8%)	— (0%)	113 (100%)
合計	134 (91%)	12 (9%)	1	147 (100%)

(第32回日本消化器内視鏡学会総会シンポジウム"胃未分化型腺癌の初期像とその診断指標"より)

表 XVI-8　未分化型微小癌の X 線・内視鏡所見

X線所見(有所見群　23例)	内視鏡所見(臨床的診断　34例)
淡いバリウム斑*	不整形陥凹と隆起
不整形ニッシェ*	白苔をもつ陥凹
不整形ニッシェと辺縁透亮	—
溝状ニッシェ	—
線状ニッシェ	—
ヒダ(粘膜)集中	ヒダ(粘膜)集中*
ヒダの中断	
	発赤(淡い発赤,くすんだ発赤)*
	発赤びらん
	褪色斑*

*頻度の高い所見
(第32回日本消化器内視鏡学会総会シンポジウム"胃未分化型腺癌の初期像とその診断指標"より)

【文献】

1) 馬場保昌：座談会『微小胃癌をめぐって』．胃と腸 14：1090-1103, 1979
2) 馬場保昌, 竹腰隆男：未分化型微小胃癌(5mm 以下)の検討―臨床的発見の指標を求めて．Gastroenterol Endosc 29：1012-1013, 1987
3) 古沢元之助, 良永拓国, 中原国広, 他：術前に診断しえた IIc 微小胃癌症例．胃と腸 14：1065-1069, 1979
4) 後藤裕夫, 花城清史：未分化型微小胃癌のX線・内視鏡診断．Gastroenterol Endosc 29：1010-1012, 1987
5) 肥田野等, 中沢三郎：X線にて診断可能であった微小胃癌例．胃と腸 14：1071-1076, 1979
6) 飯石浩康, 竜田正晴：未分化型胃癌の初期像とその診断指標に関する内視鏡的検討．Gastroenterol Endosc 29：1017-1018, 1987
7) 加藤　洋, 柳沢昭夫：発生初期における胃癌の肉眼形態変化―200例の微小癌の分析から．Gastroenterol Endosc 29：1019-1021, 1987
8) 磨伊正義, 伊藤　透：微小胃癌よりみた未分化型腺癌の発育進展様式とその内視鏡診断について．Gastroenterol Endosc 29：1021-1023, 1987
9) 三輪精三, 白壁彦夫：胃ポリープのX線診断．臨床消化器病学 4：325-335, 1956
10) 中村恭一, 加藤　洋, 高木国夫, 菅野晴夫：微小胃癌の肉眼所見とその臨床診断について．日本癌学会総会記事 36：195, 1977
11) 西俣寛人, 政信太郎：未分化型腺癌の初期像の肉眼形態と診断能の検討．Gastroenterol Endosc 29：1008-1010, 1987

12) 斉藤洋子，中村恭一，牧野哲也，西沢　護：胃未分化型癌細胞発生とそれに引き続く癌細胞の生体生着様式．胃と腸 22：1061-1071，1987
13) 篠原直宏，中村恭一，菊池正教，牧野哲也，西沢　護：微小胃癌における癌発生初期の発育様式．胃と腸 20：431-439，1985
14) 白壁彦夫：微小胃癌の統計．胃と腸 5：995-998，1987
15) 白壁彦夫，市川平三郎：胃ポリポージス3例の臨床的・レ線学的考察．第24回日本医学放射線学会関東部会，1950年9月
16) 城島嘉昭，上西紀夫：胃未分化型腺癌の初期像とその診断指標．Gastroenterol Endosc 29：1013-1015，1987
17) 鈴木　茂，鈴木博孝：未分化型微小胃癌の特徴と内視鏡診断．Gastroenterol Endosc 29：1015-1017，1987
18) 竹腰隆男，杉山憲義，馬場保昌：5mm以下の微小胃癌の検討．Progress of Digestive Endoscopy 10：56-61，1977
19) 吉田茂昭，川村　譲，小黒八七郎，他：単発微小胃癌と多発癌に伴う微小胃癌．微小胃癌の内視鏡診断．胃と腸 14：1085-1089，1979
20) Nakamura K, Sugano H, Takagi K : Carcinoma of the stomach in incipient phase ; Its histogenesis and histological appearances. GANN 59 : 251-258, 1968

2．胃癌術前診断の極限(2)：IIb型胃癌

「胃癌取扱い規約」の早期胃癌の肉眼型分類は，周囲非癌粘膜面を基準とした癌表面の高低をもってなされていて，その分類は世界で一般的に用いられている[3,16,17]．その肉眼型分類の適用には実際上であまり問題はないが，ときに分類の適用に困る症例が存在する．それはⅠ～IIa型，IIa～IIb型，そしてIIb～IIc型の間の境界領域に位置する症例である．Ⅰ～Ⅱ型の境界では，その類別あるいは適用が問題となるが，あまり厳密なことは要求されない．なぜならば，IIb型癌以外の型の早期癌は，X線・内視鏡による診断が容易だからである．

"周囲粘膜とは高低のないもの"と定義されているIIb型で，その適用に問題が生じてくるのはIIa～IIb型，IIb～IIc型の間の2つの境界に位置する早期癌である．同じ境界についての問題であるにもかかわらず，IIb型類似の肉眼形態のみがなぜ問題となるのかというと，早期胃癌診断学に残されている最後の問題の1つ，"IIb型および随伴IIb局面の診断"という，形態診断学の極限を追求しているからである．このIIbの適用範囲を明確にしておかないと，浅いIIc型癌あるいは軽度隆起のIIa型癌の診断となってしまう恐れがあるからである（熊倉ら，1972）[6]．すなわち，ある病変をIIb型と診断したとしても，他の視点からはIIb型ではないとする見方が生ずる．つまり，診断ができたということは，多くの場合，局所的にIIa型あるいはIIc型と認識しうる部分を多少なりとも指摘できる場合があるからである．これは，ヒトのパターン認識の感性の違いによってもたらされるものであり，また，ある大きさをもったIIbの実像と写像との関係があまり明確にされていないことによるものである[1]．したがって，IIbの定義の適用範囲が不明瞭であるか，あるいは合意が得られていない，ということが問題となってくる．一方，その適用範囲をあえて明確にする必要はないとする立場もある．しかし，その場合には，"在れども見えず"もIIbとされかねないから，IIb型とすることの条件づけをしておかねばなるまい．

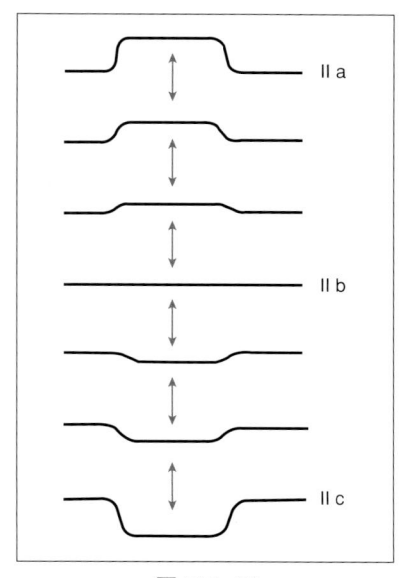

図 XVI-10
1平面上でIIa型からIIb型を経てIIc型に，あるいはその逆方向に連続的に変形が可能であり，それらの間には無数の異なる形態が存在する．

　ここで，"もの"の"かたち"の認識がどのようになされているか，という"生の実体験"の根源的なことから，IIbおよびその定義の適用範囲について考察してみよう[8]．この適用範囲，つまりIIbの幅の決定に際しては，どうしても図形の認識と分類とに関する基本を避けて通ることはできない．なぜならば，IIaとIIb，そしてIIbとIIcとの間には決して同一ではありえない無数の凹凸があり，軽度隆起から平坦を経て軽度陥凹に至る連続的変形過程における平坦近傍の境界に関する問題だからである（図 XVI-10）．

a. IIb型の"かたち"の認識はどのようになされているか

　ここで，ものの"かたち"の認識がどのようになされるか，という"生の実体験"の根源的なことについて触れてみたい．なぜこのようなことを取り上げねばならないのかというと，連続するものに対するヒトのパターン認識には限界と錯視という性（さが）があるからである．それを無視してIIbを論ずることはできない．

1）IIbの存在と"かたち"の認識―感性

　"生の実体験"からわれわれが"ものの存在"をどのように認識しているかというと，肉眼的に，"もの"とそれが置かれた場とが異質であることによる．そして，異質なものの"かたち"の認識は，色々な方向からみた像の総合によってなされている．例えば，一様な光が照射されているという理想状態における円錐体を真上からみた場合，われわれはそれを中心に1つの点がある円板と認識する．真横からは三角，真下からは円板と認識する（図 XVI-11）．"二次元のもののかたち"の認識もまた同様に，円を真上からみれば円，真横からみれば線，斜めからみれば楕円である．このように，ある"もの"を色々な方向から

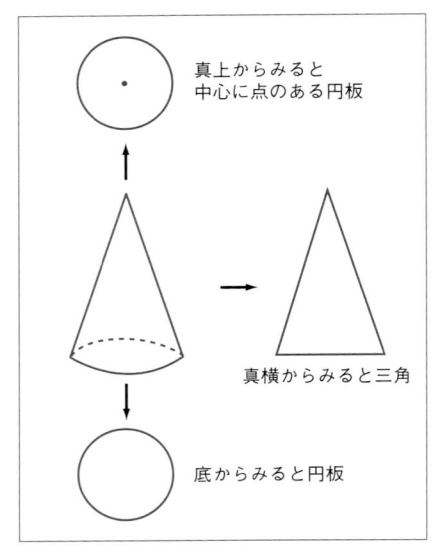

図 XVI-11 三次元の"もの"の"かたち"の認識

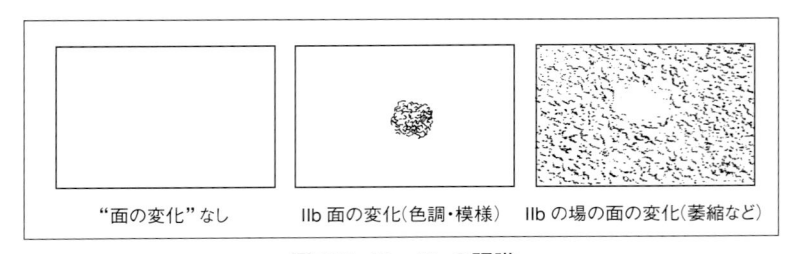

図 XVI-12 IIb の認識
IIb が認識されるのは病変が面の変化を形成している場合であるから，"面の変化"がなければそれを認識することができない．

眺めた形の総合によってそのかたちが認識される．二次元のもののかたちと三次元のもののかたちの違いは，そこに線の要素が含まれているかいないかである．

以上のことから，"周囲粘膜とは高低差のない，平坦な形態を呈する癌"と定義されるIIb 型癌は，胃粘膜という場の性質とは異質な局面の存在であって，かつ場の表面とは高低差のない同じ水準の面であるということになる．したがって，IIb 型早期癌とされるのは IIb 面の性状が非癌粘膜面とは異なっていることであり，その局面の境界は面の性状の違いによって形成されているもので，面の高低によるものではない(図 XVI-12)．IIb 局面の性状は，その面の模様あるいは色調の違いによって認識される[2,4,7,12-15]．鈴木ら(1981)[13]は，IIb の内視鏡所見について，未分化型癌は白色あるいは褪色した局面を呈し，分化型癌は赤色局面を呈する傾向があるので，それぞれ白色型，赤色型としている．このように組織型によって色調の違いが生じるのは，癌の存在する粘膜内の血管量と関係があるのかもしれない．すなわち小西(1971)[7]は，早期癌の粘膜内における血管量は未分化型癌よりも分化型癌のほうが多いと報告している．

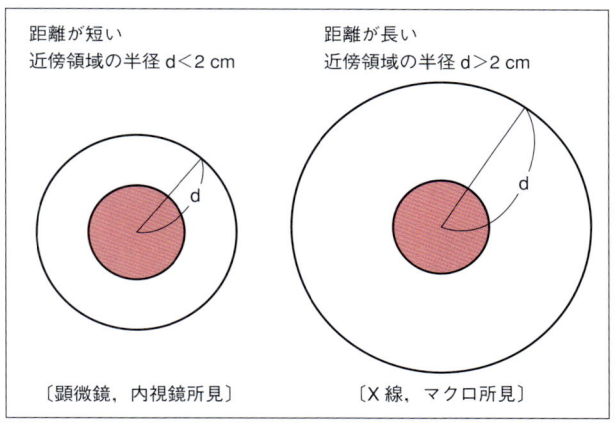

図 XVI-13　IIb の大きさと近傍領域の広さとの関係

表 XVI-9　微小癌の肉眼所見と組織割面所見[9]

肉眼所見	組織割面所見			合計
	IIa	IIb	IIc	
IIc+IIa	0	0	27	27
IIc	0	0	10	10
微小びらん	0	6	21	27
所見なし	2	35	22	59
合計	2	41	80	123

2) 観察方法の違いによる IIb の認識—近傍領域

　IIb の認識はその近傍の取り方によって，当然のことながら異なってくる．これを言い換えれば，IIb の大きさと，それから観察者までの間の距離に影響されるということである．例えば，図 XVI-13 に示すように，X 線および肉眼観察はその近傍領域が広く，内視鏡および顕微鏡観察ではそれが狭い．具体的には，ある1つの早期癌を取り上げて近傍領域の広さとその癌の形態についてみると，近傍領域を広くとった場合には IIb と認識され，近傍領域を狭くとった場合には IIc 型と認識される症例が存在する．このようなことは，微小癌においてよくみられることである(表 XVI-9)．同じ観察方法でも，同一の癌を距離を変えて観察すれば，どの大きさの癌でも，その近傍の大きさの取り方によって癌の型の認識が異なってくる．近づけば IIc，遠くからは IIb となるようにである[11]．

3) 胃の状態像の違いによる IIb の認識—場の状態

　一方では，胃の状態の違い，あるいは病変の観察方法によっても，IIb に対する認識の仕方は異なってくる．胃には生理的極限としての伸展状態と収縮状態とがあり，それらを両極として，その間には無数の状態像がありうる．それらの状態像のうち，胃の大きさと形について，ここまでが正常範囲だという幅を呈示することは不可能である．同一の胃である以上，とりうるすべての状態像が正常範囲内であるからである．ただ，われわれはそ

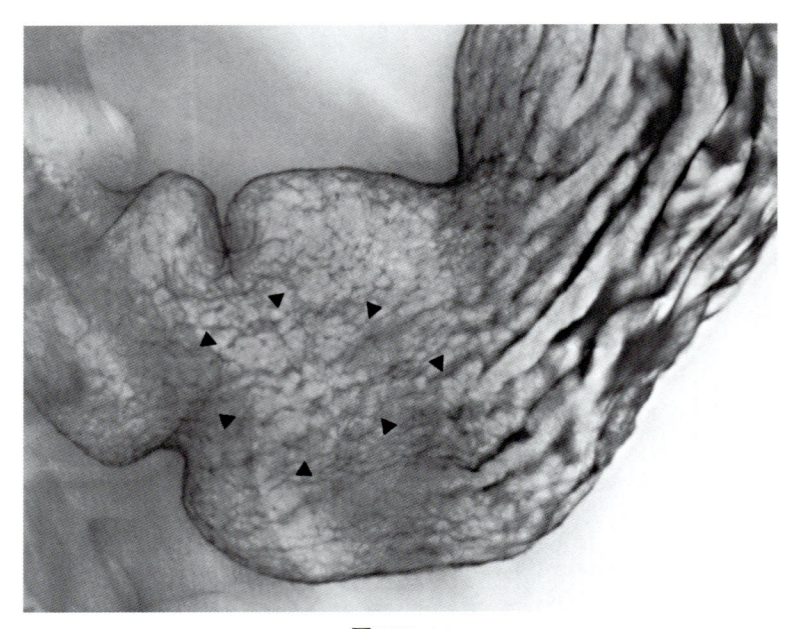

図 XVI-14
X線検査で浅い IIc 型早期癌と診断された．（東京都がん検診センター症例）

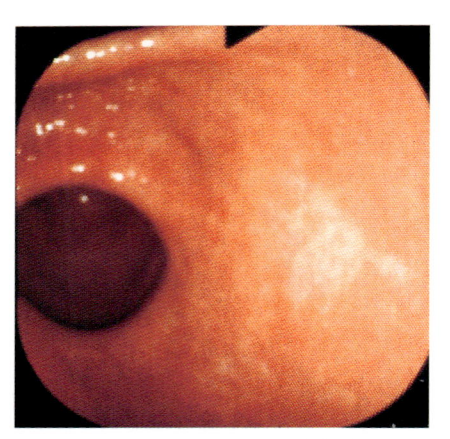

図 XVI-15　図 XVI-14 の内視鏡所見
白色の局面がみられる．浅い IIc 型早期癌と診断されたが，高低のない IIb にもみえる．

れぞれの観察方法で病変を見いだしやすくするために，また病変を互いに異なる観察方法の間で写像しやすくするために，胃の状態像をそれぞれの目的に都合のよいように設定しようとしているのである．例えば，図 XVI-14〜19 に示す症例では，それが伸展状態（X線，内視鏡）では浅い IIc，それが収縮状態（肉眼標本，顕微鏡標本）では IIb とされているようにである．

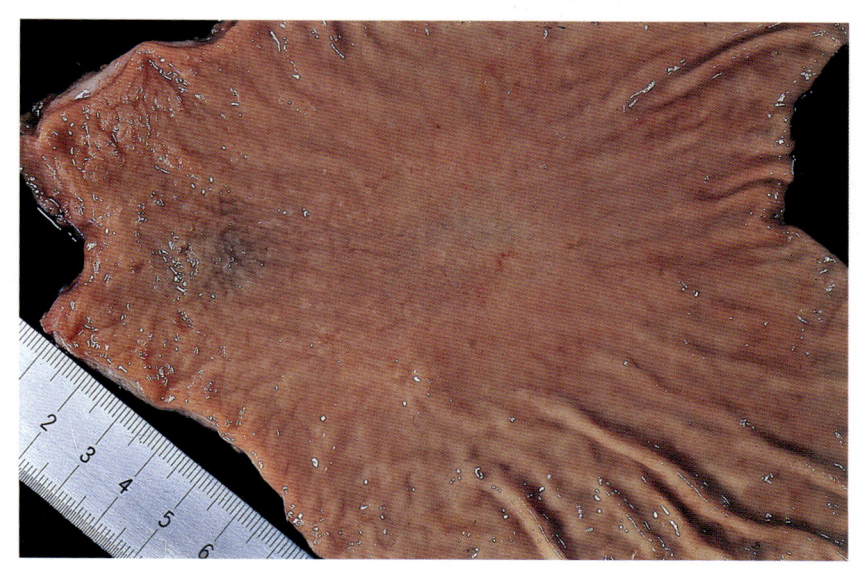

図 XVI-16　図 XVI-14，15 の新鮮肉眼標本
癌の局面を同定し難い．IIb 型に分類される．

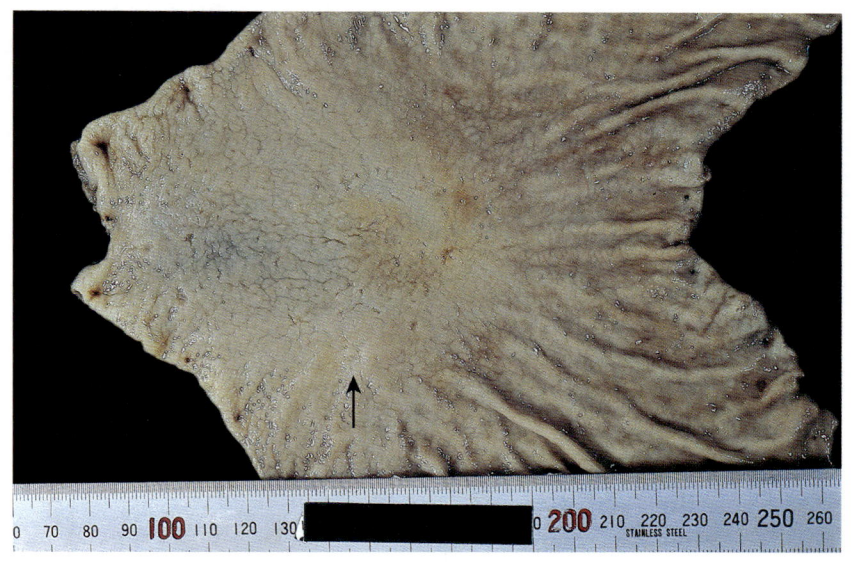

図 XVI-17　図 XVI-16 のホルマリン固定肉眼標本
胃体部粘膜が萎縮性のためか，または胃が伸展状態であるためか，新鮮肉眼標本に比べてやや粘膜ひだの消失がみられる．IIb である（矢印）．

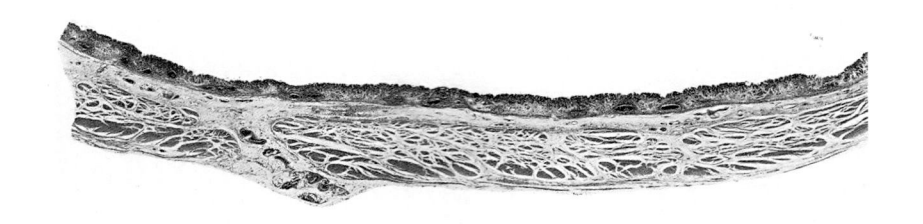

図 XVI-18　図 XVI-17 の癌の割面
大きさ 3.5×2.2 cm の粘膜内癌である．癌近傍粘膜は萎縮性で，癌との境界には段差がみられない．IIb である．

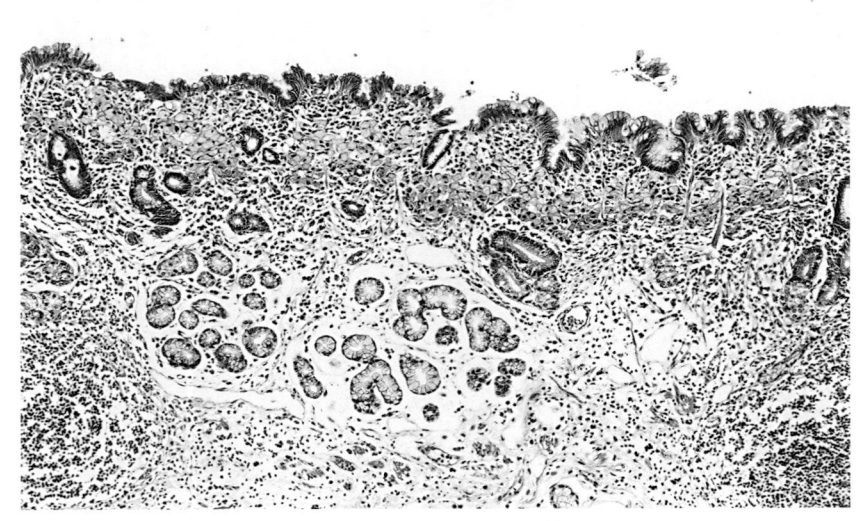

図 XVI-19　図 XVI-18 の拡大
癌組織型は未分化型癌である．癌浸潤のある粘膜表面は腺窩上皮で覆われている．

4）IIb 型の適用範囲を明確にする

　以上のようなパターン認識の基本から，IIb の適用範囲をより明確にしようとする場合には，感性と近傍（観察方法），および場（胃の伸縮状態）とを考慮すればよいのであろう．しかし，このうち感性は個々のヒトの問題であるから別である．近傍と場とについては，一般に，X 線・内視鏡は相対的に伸展状態であり，肉眼標本・顕微鏡標本は相対的に収縮状態であるから，場については観察方法として同一に取り扱うことができる．

　また，型分類においては，微小癌を除くというような大きさによる条件づけは，その分類の普遍性を失わせることであるから，そのような条件づけのないことが望ましい．したがって，IIb の定義を実際に適用する場合には，どうしても近傍の広さをどのようにとる

か，が解決される必要がある．つまり，少なくとも観察方法を考慮した定義の適用が必要となる．

b. IIb 類似の癌における各観察方法間の所見の一致率

IIb 型癌の定義は"周囲粘膜とは高低差のない，平坦な形態を呈する癌"であるが，肉眼型分類が面の凹凸をもって分類されている以上，I～IIa，IIa～IIb，IIb～IIc の間に，どの型に属するのか不確実な3つの領域が生ずるのは必然である．なぜなら，I型の凸面から IIc 型の凹面へは途切れることなく連続的に変形させうるものであり，肉眼型分類とはその連続体の分割であるからである(図 XVI-10, 381 頁参照)．

IIb 型癌の適用範囲の検討にあたっては，その対象をどのように抽出するかが問題となる．IIb 型癌を抽出したといっても，それは主観的であるからである．ここでは，組織標本，固定肉眼標本，新鮮肉眼標本，内視鏡写真，そしてX線写真の5つの観察方法のうちのどれか1つで IIb 型早期癌とされた症例 28 例を対象とする．対象としたなかには，いずれかの観察方法で IIc 部分を有する癌も含まれているが，それは IIb～IIc 型に含まれる浅い IIc である．すなわち，形態のうえで IIa～IIb～IIc の厳密な意味での IIb と，その近傍に位置する IIb 類似の癌である(図 XVI-10, 381 頁参照)．

それらの面の性状の変化を，色調(発赤，褪色)と模様(平滑，粗造)とについて検討すると，**表 XVI-10** に示すように，どの観察方法でも面の変化としてとらえ難いものは 28 例中 5 例(19%)と少ない．それらは，いずれも他の癌で切除された胃に，組織学的に発見された癌である．面の変化としてとらえ難いとは，癌の局面の色調と模様とが周囲粘膜のそれとあまり差が認められないものである．

表 XVI-10 からは，同一の癌であるにもかかわらず観察方法の違いによってその所見の認識のされ方が異なっていることがよくわかる．

さて，組織標本，固定肉眼標本，新鮮肉眼標本，内視鏡写真，およびX線写真の所見は，同一の胃の病変について観察方法を変えてみたものであるが，検査時の胃の状態が異なるとはいうものの，これらの所見の間には互いに写像関係があることは明らかであり(**図 XVI-20**)，思考上では各所見の間に1対1の対応が成り立っているはずである．しかし，実際には IIb 類似の癌でそのような1対1の対応づけは困難である．これは，観察方法と胃の状態が異なること，さらにはX線・内視鏡写真の良し悪しによって，パターン認識のされ方が変わってくるからである．各所見の間の一致率はどのようになっているのであろうか．

1) 術後標本における各所見間の写像関係

この関係は，癌の近傍の大きさの取り方に大きく左右される(図 XVI-13)．例えば，微小癌は顕微鏡でその存在と表面の凹凸を容易に認識することができるが，固定肉眼標本上ではその存在の認識は一般的に容易ではない．次に固定肉眼標本で微小癌の近傍を狭く(微小癌部分をルーペで拡大)とれば癌を認めることができる場合もあるが，一般的にはその認識は容易ではない．微小癌の組織標本割面と固定肉眼標本の所見との関係(表 XVI-9)

表 XVI-10　対象 28 病変の観察方法の違いによる所見[11]

組織標本	固定標本	新鮮標本	内視鏡	X線写真	病変数
平坦	(−)	(−)	(−)	(−)	5
平坦	(−)	(+)	(−)	(−)	1
平坦	(+)	(+)	(−)	(−)	3
平坦	(+)	(+)	(+)	(+)	1
陥凹	(+)	(−)	(−)	(−)	1
陥凹	(+)	(+)	(−)	(−)	1
陥凹	(−)	陥凹	(−)	(−)	1
平坦	陥凹	(+)	(+)	(+)	1
平坦	(−)	(−)	(+)	陥凹	1
平坦	(+)	陥凹	(+)	(+)	2
平坦	(+)	(+)	陥凹	陥凹	1
陥凹	陥凹	(+)	(+)	(+)	1
平坦	陥凹	陥凹	(−)	(−)	3
陥凹	陥凹	陥凹	(−)	(−)	1
陥凹	(+)	陥凹	陥凹	(+)	1
陥凹	陥凹	陥凹	陥凹	(+)	1
陥凹	(+)	陥凹	陥凹	陥凹	3

(−)：面の変化の認識が困難であるもの
(+)：面の変化としてとらえられるもの
陥凹：陥凹面を一部含むと判断されたもの

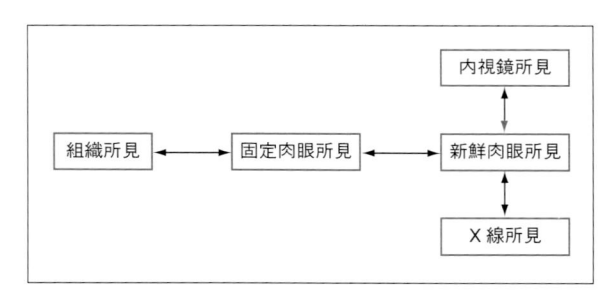

図 XVI-20　各所見の写像関係

にそれをみることができる．例えば，肉眼所見では IIb の所見である微小びらんおよび所見なしの 86 個の微小癌のうち，約半数の 45 個は組織割面では IIb とはならない．

　対象 28 例について，組織標本所見と固定肉眼標本の所見の関係についてみると，**表 XVI-11** に示すようになる．組織標本所見と固定肉眼標本所見との一致率は 61％(17/28) である．この率は，早期胃癌全体のなかにおける IIb 類似の癌の所見の一致率であるから，早期胃癌全体の肉眼型分類における組織標本所見と固定肉眼標本所見との一致率の下限を示すものである．IIb 類似の癌における IIb としての一致率は，陥凹を除いた 14/28 症例，50％ となる．つまり，[新鮮肉眼標本，内視鏡写真，X 線写真]所見のうち 1 つで IIb とされた癌のなかで，[組織標本，固定肉眼所見]所見が IIb となる率は 50％ である．

　同様に，IIb 類似の癌における IIb としての組織標本所見と新鮮標本所見，固定肉眼所見と新鮮肉眼所見との一致率は，それぞれ**表 XVI-12,13** から，46％(13/28) と 50％(14/28) である．

表 XVI-11　組織標本所見⇔固定肉眼所見の写像関係[11]

組織標本所見	固定肉眼所見			合計
	(−)	(+)	陥凹	
平坦	7	7	4	18 病変
陥凹	1	6	3	10
合計	8	13	7	28 病変

表 XVI-12　組織標本所見⇔新鮮肉眼所見の写像関係[11]

組織標本所見	新鮮肉眼所見			合計
	(−)	(+)	陥凹	
平坦	6	7	5	18 病変
陥凹	1	2	7	10
合計	7	9	12	28 病変

表 XVI-13　固定肉眼所見⇔新鮮肉眼所見の写像関係[11]

新鮮肉眼所見	固定肉眼所見			合計
	(−)	(+)	陥凹	
(−)	6	1	0	7 病変
(+)	1	6	2	9
陥凹	1	6	5	12
合計	7	9	12	28 病変

2）各観察方法間の写像関係

IIb 類似の癌で，各観察方法による所見の間での IIb としての一致率をみると，**図 XVI-21** に示すように，IIb 類似の癌における IIb である各所見（組織標本，固定肉眼標本，新鮮肉眼標本，内視鏡写真，X 線写真）の間の一致率は 50～60％ である．ということは，どれか 1 つの観察方法で IIb であったとしても，そのなかの約半数は他の観察方法で IIb とはされていない．このように，IIb としてのとらえ方は，観察者の感性と観察方法とによって大きく影響される．したがって，1 つの観察方法をもって IIb であるとすると，個人の感性による IIb となって，極めて主観的なものとなってしまう恐れがあることになる．

3）術前の IIb 診断と術後の IIb 診断との関係

術前の観察方法（X 線・内視鏡所見）で 2 つとも IIb と診断された 21 症例の術後所見をみると，3 つの術後観察方法（組織，固定・新鮮肉眼所見）とも IIb である症例は 10 例と約半数である．その 21 症例について，X 線・内視鏡所見における面の変化の有無と術後所見が IIb である数をみると，**表 XVI-14** に示すように，術前に X 線・内視鏡的所見が認められている 5 例のうち，2 つ以上の術後所見が IIb であるものは 4 例である．所見の認められない 16 例については，X 線・内視鏡写真の良し悪しを考慮しなければならないが，

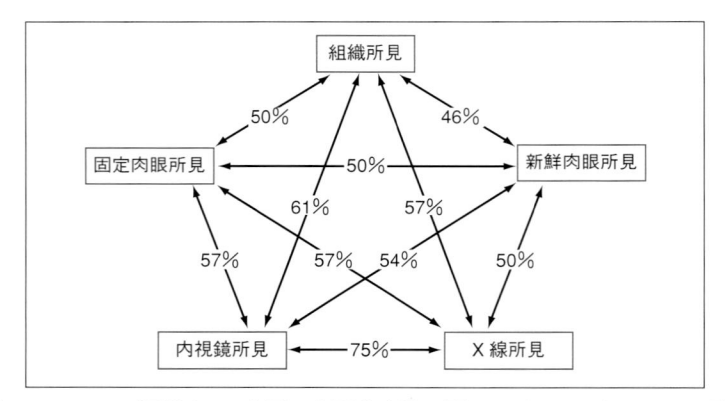

図 XVI-21　IIb 類似癌 28 症例の各観察方法の間における IIb としての一致率

表 XVI-14　X 線・内視鏡で IIb とされた 21 症例の面の変化の所見の有無と術後所見が IIb である数[11]

X 線・内視鏡的に面の変化の所見の有無	術後の所見が IIb である数				合計
	3	2	1	0	
所見なし	9	2	4	1	16 例
所見あり	1	3	1	0	5
合計	10	5	5	1	21 例

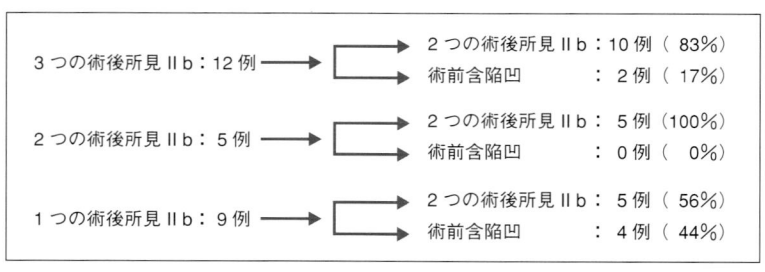

図 XVI-22　術前の IIb 診断と術後の IIb 診断との関係[11]

2つ以上の術後所見が IIb であるものは 11 例 (69%) である．

　逆に，術後所見から術前診断についてみると，図 XVI-22 に示すように，組織，固定，新鮮肉眼所見の 3 つで IIb とされた癌のなかには，術前に陥凹と診断された癌が 17% 含まれているが，約 80% は術前も IIb であって，術前術後の診断の一致率がよい．次に，2つの術後所見が IIb であるものは 5 例で，それらは術前所見も IIb である．また，1 つの術後所見が IIb であるものは 9 例で，術前診断が IIb であるものは 56%（5 例）と一致率は低い．

4）IIb の適用範囲をどうするか

　胃は生理的な収縮状態と拡張状態とを両極として，その間には無数の状態があり，それ

表 XVI-15　すべての観察方法で IIb とされた癌 10 症例の所見[11]

組織標本	固定肉眼標本	新鮮肉眼標本	内視鏡写真	X線写真	病変数
平坦	(−)	(−)	(−)	(−)	5
平坦	(−)	(+)	(−)	(−)	1
平坦	(+)	(+)	(−)	(−)	3
平坦	(+)	(+)	(+)	(+)	1

表 XVI-16　IIb 面の変化の有無と癌組織型との関係[11]

IIb 面の変化	癌組織型		合計
	分化型癌	未分化型癌	
あり	15	8	23 例 (81%)
なし	4	1	5 (19%)
合計	19 (68%)	9 (32%)	28 例 (100%)

面の変化なし：面の変化の認識が困難である．
面の変化あり：面の変化としてとらえられる．

らすべての状態像は胃本来の正常な姿である．胃癌の肉眼観察を行う場合には，病変全体を観察しやすく，また5つの観察方法の間で所見の対応づけが容易であるという点で伸展状態を採用している．したがって，5つの観察方法のうち，ある1つの観察方法を基準としてIIbを規定すると，他の観察方法ではIIbとならない確率が高くなる．

術前の2つの観察方法で IIb であるものを IIb とすると，内視鏡所見と X 線所見との一致率は比較的高いが (75%)，術後において IIb となる率は 1/2 であるから，X 線・内視鏡所見をもって IIb とすることはできない．一方，2つ以上の術後所見が IIb である症例が術前においても IIb である率は高い．また，X 線・内視鏡で面の変化の所見が認められる IIb では，4/5 症例が 2 つ以上の術後観察方法で IIb となっている．

以上のことから，IIb の定義の適用にあたっては，3つ以上の観察方法で IIb であるような症例を IIb とすることが適切であろう．もちろん，5つの観察方法すべてで IIb である癌を IIb とすることが理想であろうが…．

5) IIb の病理組織所見

5つの観察方法で IIb とされた癌は 10 例で (表 XVI-15)，そのうち，面の変化として認識し難い癌は 5 例，他の 5 例は面の模様および色調の変化としてとらえられている．それらはいずれも重複癌症例であり，臨床的には IIb 以外の癌で切除されたものである．それら 10 例の癌の大きさの範囲は 0.7〜1.6 cm で，1 cm 前後の癌が多かった．

IIb 型癌の存在部位は，多くは胃中部 (M 領域) (6/10) であり，癌近傍粘膜は腸上皮化生を伴う萎縮性粘膜である．池園ら (1983)[14] は，随伴 IIb が萎縮性粘膜に多いことから，萎縮性粘膜を場として発育進展する癌が IIb となる可能性が高いとしている．IIb を癌組織型別にみると，その約 70% は分化型癌である (表 XVI-16)．これは，未分化型癌は分化型癌よりもびらん・潰瘍化しやすい傾向があるので (表 III-8, 21 頁参照)，未分化型癌の面に

は微小びらんを伴っている場合が多く，その局面は周囲粘膜面の性状と異なってみえるからであろう．さらには，分化型癌は組織学的に正常粘膜と同じように腺管を形成しているから，腺管を形成していない未分化型癌に比べれば肉眼所見としては周囲粘膜に類似する所見を呈するのであろう．

6) IIbのまとめ

IIb型早期癌の類別が問題とされるのは，ほぼ確立されている早期胃癌診断学にあって，最後に残されている1つの課題，"IIb面の術前診断"があるからである．その課題の解決にあたっては，まず，その出発点となるIIbの定義の適用範囲を明確に条件づけておくことが必要であろう．なぜなら，同じ類の対象を基盤としない限り，議論が成立しないし，たとえIIbの診断について議論したとしても，そこから導かれる結論は無意味なものとなるからである．

パターン認識の基本からは，IIbの定義の適用範囲を条件づけるには観察方法（割面，固定肉眼標本，新鮮肉眼標本，内視鏡写真，X線写真）を考慮することが求められる．各観察方法の間で，IIbの一致率は50～60%であることから，IIb型の癌であるとする場合の条件は"**3つ以上の観察方法でIIbである癌**"とするのが適切と思われる．

【文献】

1) Johansen, AA : Early gastric cancer. Current Topics in Pathology 63. In Morson BC (ed) : Pathology of the Gastrointestinal Tract. pp1-47, Springer-Verlag, Heidelberg, 1976
2) 馬場保昌，二宮　健，大崎康生，他：臨床的IIb病変の検討．X線・内視鏡診断の立場からみたIIb病変の幅．胃と腸 16：1297-1314，1981
3) 胃癌研究会（編）：胃癌取扱い規約，改訂第11版．金原出版，1985
4) 飯田三雄，南部　匠，八尾恒良，他：単独IIb 6例の検討よりみたIIb型早期胃癌の診断限界．胃と腸 16：1283-1295，1981
5) 池園　洋，荒木恒敏，篠原直宏，他：早期胃癌IIb病変の成り立ちに関する病理組織学的研究．胃と腸 18：663-671，1983
6) 熊倉賢二，丸山雅一，杉山憲義，他：IIb型早期胃癌のX線診断．胃と腸 7：21-36，1972
7) 小西宏行：切除胃壁に分布する血管の研究．日外会誌 72：1682-1710，1971
8) 中村恭一：図形認識と分類の基本からみたIIbの幅についての考察．胃と腸 16：1315-1320，1981
9) 中村恭一，加藤　洋，高木国夫，他：微小胃癌の肉眼所見とその臨床診断について．日本癌学会総会記事 36, p195，1977
10) 中村恭一，菅野晴夫，熊倉賢二，他：IIb早期胃癌の病理．胃と腸 7：47-53，1972
11) 中村恭一，松本文和，大倉康男，牧野哲也，他：IIb型早期胃癌の臨床病理，特にIIbの定義の適用条件について．胃と腸 21：379-387，1986
12) 西沢　護，野本一夫，狩谷　淳，他：IIb型早期胃癌の内視鏡診断．胃と腸 7：37-45，1972
13) 鈴木　茂，勝呂　衛，長谷川利弘，他：胃のIIb病変症例，その内視鏡像の特徴と分類の試み．胃と腸 16：1321-1324，1981
14) 竜田正晴，奥田　茂，谷口春生：胃のIIb病変（点状IIbと面状IIb）の2症例，Congo red methylene blue testによるIIbの内視鏡診断．胃と腸 16：1331-1336，1981
15) 政信太郎，江平征郎，中原信昭，他：IIb型早期胃癌のX線診断，レントゲングラムによるIIb X線像の検討．胃と腸 7：9-20，1972
16) Fernando SSE, Nakamura K : Japanese technique of early gastric cancer diagnosis. Am J Gastroenterol 8 : 757-763, 1986
17) Llorens P y Nakamura K (eds) : Diagnostico y Tratamiento del las Afecciones Gastricas. Instituto Chileno-Japones de Enfermedades Digestivas Hospital Clinico San Borja-Arriaran, Santiago, Chile, 1995

3. 胃固有粘膜と胃の腸上皮化生粘膜の癌化率の大小関係

　胃癌の発生頻度は，人種，食習慣を含めた生活環境の違いなどによって異なっている．ある集合においては時代の変遷とともに胃癌の発生頻度が減少し，胃癌の質も変化しているようである．胃癌の組織発生の観点からは，このような胃癌の時代的変遷による事象を利用することによって，胃固有粘膜と腸上皮化生粘膜との癌化率の大小関係を推論することができる．

a. 胃癌発生率は変化しているか？

　胃癌の発生頻度の時代の変遷による減少は，米国にみることができる(Haenszel W, 1958)[2] (図XVI-23)．また，平山(1969)[5]は，1930年と1965年における米国白人の胃癌死亡率について，図XVI-24に示すように，1965年の各年齢層別の胃癌死亡率を1とした場合，年齢層によって減少率は異なるが，1930年からの25年間に1/2～1/5に減少し，特に若年者層でその減少が著しいと報告している．この減少の原因としてWynderら(1963)[20]は，食事内容の変化を挙げている．すなわち，米国では新鮮な野菜・果実および肉類の摂取量が増加しているという．一方，ハワイにおける日系二世の胃癌死亡率は，ハワイ一世および日本人のそれよりも著明に低いことがHaenszel and Kurihara(1968)[3]によって報告されている．

　このように，胃癌の減少傾向は食生活習慣の変化にその原因を求めることができると考えられる．久保(1981)[11]は，高胃癌国(日本，チリ)と低胃癌国(米国，ニュージーランド)の食料供給量の比較を行い，低胃癌国は一般的に高胃癌国よりも動物性食品の量が多く，この食品の差が胃癌や腸上皮化生の発生率に影響を及ぼしているのであろうと述べている．平山(1977, 1978)[6,7]は，日本では胃癌の発生率が減少傾向にあると述べている．一方では，第二次世界大戦から現在に至る間に，日本人の食生活習慣は大きく変化し，高蛋白・ビタミンC食と西欧化の傾向がみられている[4] (図XVI-25)．

　以上のように，日本では胃癌診断学の進歩による胃癌死亡率の減少もさることながら，胃癌の発生率が減少している傾向がみられている．この胃癌発生の減少傾向という数的な変化に対して，胃癌の質的な変化も生じているのであろうか．

　韓国の石東壽(1988)[16]は，韓国，米国および日本の胃癌についての比較検討を報告している．それによると，ソウルの仁済医科大学付属病院で胃癌と診断された症例392例の平均年齢は男性51.1歳，女性50.7歳であり，胃癌診断時の平均年齢を日本のそれと比較すると7年，米国のそれからは14年若年であったと報告している．また，392例中41例の早期癌の平均年齢を日本における早期癌平均年齢と比較すると，韓国では若年者に多い傾向がみられ，高齢者の早期癌は少ないと述べている(表XVI-17)．

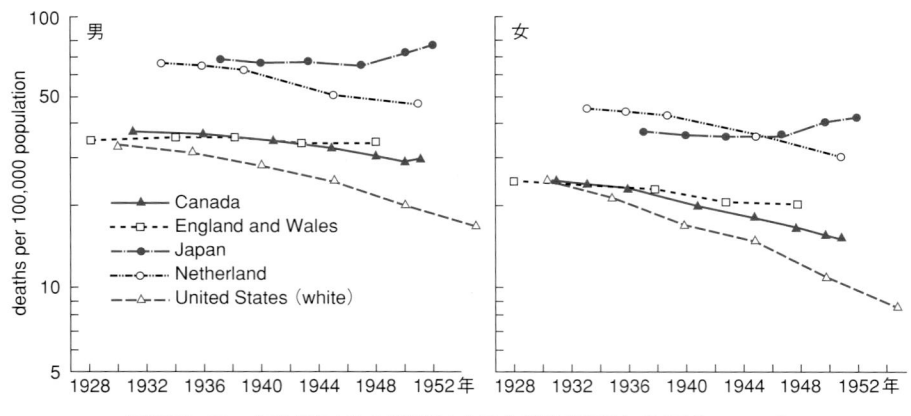

図 XVI-23　年次別にみた胃癌による年齢訂正死亡率(対人口 10 万)

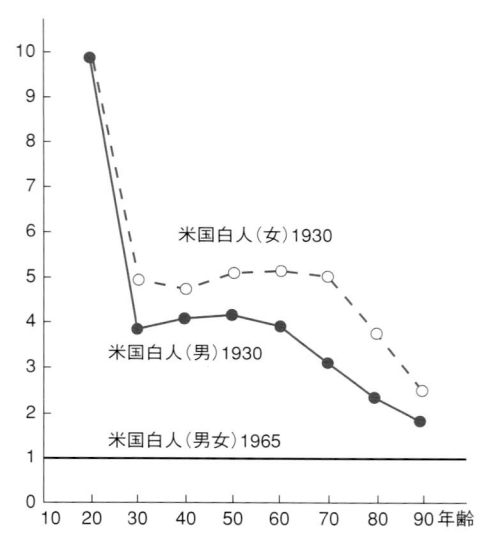

図 XVI-24　性別・年齢別にみた 1930 年の米国白人の胃癌死亡率と
1965 年の米国白人の胃癌死亡率との比
(米国白人の 1965 年の性別・年齢別死亡率を 1.0 とした)(平山原図)[5]

b. 胃癌は質的な面で変化しているか

　菅野ら(1969)[17]は，日本人と米国白人(1965 年)の胃癌死亡率の比較を行い，**図 XVI-26**に示すように，各年齢層で米国白人の胃癌死亡率を 1 とした場合の日本人の胃癌死亡率の所見から，日本人の胃癌死亡率は全体的に高いが，特に若年者に胃癌死亡率が高いことを示している．さらに，日本人の各年齢層別の胃癌死亡率を各年齢層における癌組織型の比率(図 VII-4，113 頁参照)で分割してみると，分化型癌は年齢とは無関係に米国白人のほぼ 5 倍であり，未分化型癌は若年者において著しく高いことを示している．図 XVI-24 の 1930 年における米国白人の年齢別にみた胃癌死亡率と，図 XVI-26 の日本人のそれとを比較すると，頻度は異なるが，類似した曲線を示している．このことから，もし日本人の

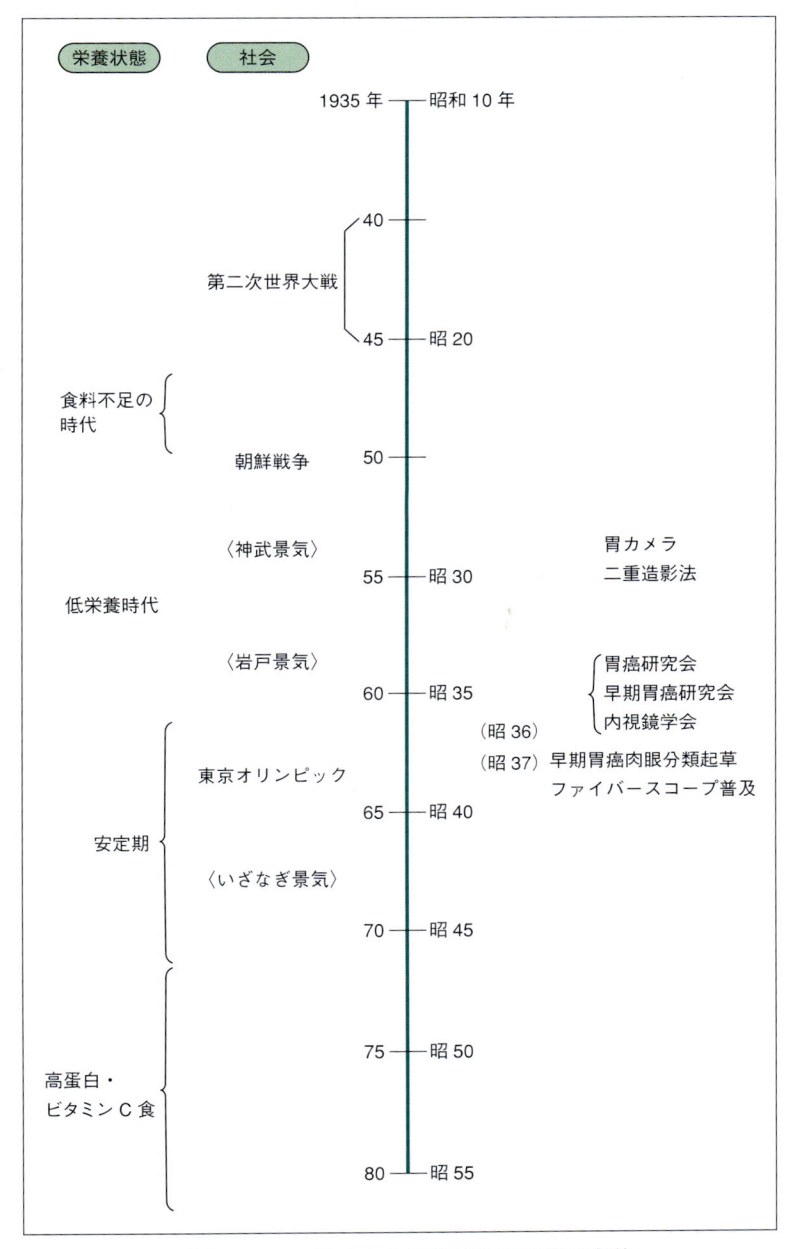

図 XVI-25　日本人の栄養状態の時代的変貌
(「栄養状態」の欄は細谷憲政：日本の栄養計画(政策)の経過より)[4]

　胃癌の死亡率が疫学的に米国白人の胃癌のそれと同じ経過で変化するなら，日本人の若年者の胃癌発生率は著しく減少するであろうとしている．
　長与(1976)[14]は，胃癌の肉眼型に関する経年的変化について，男女ともBorrmann 2型の率が減少し，Borrmann 3, 4型が増加している傾向があると述べている(図 XVI-27)．この傾向を胃癌の組織型に置き換えて，胃癌の組織発生の観点からみると，日本人の胃の腸

表 XVI-17　韓国において推定された早期胃癌の年齢と日本の早期胃癌年齢分布との比較

年代	1974～1987 韓国(ソウル)	1964～1968 日本	1979～1983 日本
早期胃癌症例数	392	221	326
71 歳以上	0.9%	9.0%**	14.5%**
61～70 歳	13.7%	29.0%**	33.6%
51～60	23.7%	25.8%	24.7%
41～50	32.2%	23.5%*	19.6%**
31～40	17.3%	11.8%	6.2%**
21～30	10.1%	0%**	1.2%**
0～20	2.1%	0%*	0%**

*P<0.5, **P<0.01　　　　　　　　　　　　　　　(石東壽：1988)[16]

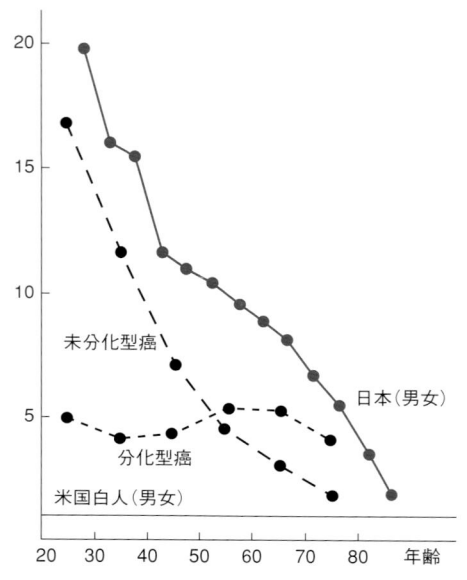

図 XVI-26　年齢別にみた日本の胃癌死亡率と未分化型癌・分化型癌の比率(菅野ら：1969)[17]

上皮化生の程度が一般に軽度となってきているのではないかと考えられる．なぜなら，Borrmann 2 型癌は組織学的に分化型癌で，Borrmann 3，4 型癌の多くは未分化型癌であるから，分化型癌が減少傾向にあり，未分化型癌が増加傾向にあるということは，胃癌の組織発生の観点からは，それらの癌組織型の発生母地である粘膜の腸上皮化生の面積が減少していなければならないからである．

加藤ら(1980)[9]は，日本の食生活の変革は腸上皮化生の減少と分化型癌発生の減少をきたし，それが胃癌死亡率の低下となって表れているとの仮説のもとに，胃癌の組織型の時代的推移(1955～1974 年，癌研付属病院症例)を報告している．すなわち，1955～1974 年の 20 年を二分して，それぞれの期間における胃癌の組織型の比 D/U ― 分化型癌(D)/未分化型癌(U) ― を比較したところ，表 XVI-18 に示すように，胃癌全体としては D/U 比が

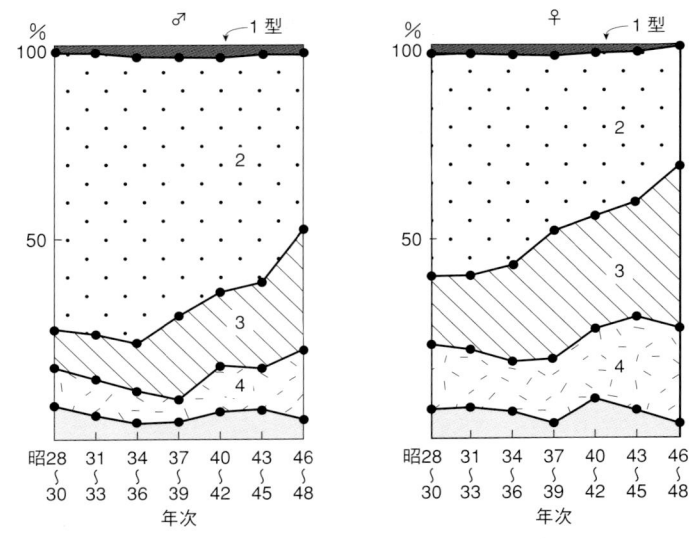

図 XVI-27 Borrmann 分類による肉眼型の経年的変化(菅野ら：1969)[17]

表 XVI-18　年代別にみた胃癌の組織型比
（分化型癌/未分化型癌）

時代区分	性別	
	男性	女性
1955〜1964 年	729/567 = 1.28	310/465 = 0.67
1965〜1974 年	703/597 = 1.18	258/518 = 0.50

(加藤ら：1980)[9]

男性 1.28 → 1.18，女性 0.67 → 0.50 と男女ともに低下がみられたが，推計学的に有意差は認められなかった．

次に，胃癌を発生部位別(図 XVI-28)に分けて D/U 比の時代的推移をみたところ，**表 XVI-19** に示すように，図 XVI-28 の F_L の部位における D/U 比には，男性 1.40 → 0.86，女性 0.71 → 0.36 と著しい変化がみられた．図 XVI-28 の F_L の部位は，腸上皮化生が一般に幽門前庭部よりも遅れて生ずるところであり，しかも腸上皮化生の拡がる先進部位であるということから，日本人の胃粘膜の腸上皮化生の拡がりの程度が軽度となっていると推測している．そして，胃癌全体が減少傾向にあるなかで，分化型癌が未分化型癌よりも相対的に減少しているのは，腸上皮化生の程度が変化していることに原因が求められるであろうと結論している．さらに加藤らは，その文献的考察の中で，このような時代の変遷による分化型癌の減少という現象は，ノルウエーと米国コネチカット州(Muñoz et al, 1971)[12,13]においても認められていることを指摘している．一方，久保(1974)[10]は，米国ミネソタ州においては時代別による癌組織型比の変化が認められないことを取り上げ，これらの成績の不一致は，検索材料の選択の問題，癌組織型の判定の問題などに原因するものであろうと述べている．

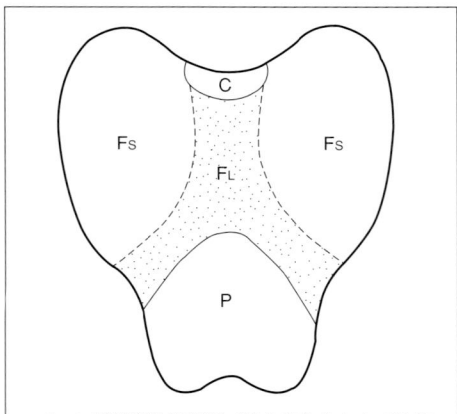

```
      ┌─────────────────────────────────┐
      │            C                    │
      │      Fs        Fs               │
      │          FL                     │
      │                                 │
      │            P                    │
      │                                 │
      │  P  : 幽門腺粘膜領域（腸上皮化生および粘膜      │
      │       萎縮が一般的に一番早く出現する部位）       │
      │  FL : 不安定な胃底腺粘膜領域（P領域に次い       │
      │       で腸上皮化生と粘膜萎縮が生ずる領域）      │
      │  Fs : 安定した胃底腺粘膜領域（腸上皮化生と      │
      │       粘膜萎縮が最も遅れて出現する部位）       │
      │  C  : 噴門腺粘膜領域                   │
      └─────────────────────────────────┘
```

図 XVI-28　腸上皮化生の変化からみた胃粘膜領域の区分
(加藤ら：1980)[9]

表 XVI-19　年代別および部位別(図 XVI-15)にみた癌組織型比
(分化型癌/未分化型癌)

【男性】

時代区分	腸上皮化生の変化からみた胃粘膜領域の区分(図 XVI-28)		
	P	F_L	F_S
1955～1964 年	546/427 (1.28)	143/102 (1.40)	40/38 (1.05)
1965～1974 年	494/363 (1.36)	151/176 (0.86)	58/58 (1.00)

【女性】

時代区分	腸上皮化生の変化からみた胃粘膜領域の区分(図 XVI-28)		
	P	F_L	F_S
1955～1964 年	236/354 (0.67)	62/87 (0.71)	12/24 (0.50)
1965～1974 年	192/329 (0.58)	45/126 (0.36)	12/63 (0.33)

(加藤ら：1980)[9]

c. 胃固有粘膜と胃の腸上皮化生粘膜の癌化率の大小関係は？

"潰瘍・ポリープを母地として発生する癌は少なく，胃癌の大部分は正常胃粘膜あるいはいわゆる慢性胃炎状態の粘膜から発生する"ということからは，胃の腸上皮化生粘膜と胃固有粘膜の癌化率の大小関係が問題となる．この問題に対しては，2つの前提と2つの事象から，その大小関係を推論することができる[15]．それらの前提と事象とは，次のごとくである．すなわち，

前提1：胃癌の組織発生"胃固有粘膜から未分化型癌，腸上皮化生粘膜から分化型癌が発生する"

前提2：ある一定量の発癌原因に対する胃固有粘膜の癌化率(u)と腸上皮化生粘膜の癌化率(d)は一定であって，それらは時代の変遷によって変化していない

事象1：日本における胃癌の発生頻度は減少傾向にある(平山：1977, 1978[6,7]，青木・佐々木：1981[1])

事象2：日本における胃癌の組織型別にみた頻度は，相対的に分化型癌が減少し，未分化型癌が増加傾向にある(長与：1976[14]，加藤ら：1980[9])

胃癌の減少傾向の時期における分化型癌数を D，未分化型癌数を U とし，減少傾向以前の時期の分化型癌数を D'，未分化型癌数を U' とすると，

$$事象1は \quad D+U < D'+U' \quad \cdots\cdots(1)$$
$$事象2は \quad D/U < D'/U' \quad \cdots\cdots(2)$$

となり，(1)，(2)が同時に成り立つ条件としては，次の2つの場合が考えられる．すなわち，分化型癌数の変化量を ΔD，未分化型癌数のそれを ΔU とおくと，

$$D'-D = \Delta D \quad \cdots\cdots(3)$$
$$U'-U = \Delta U \quad \cdots\cdots(3)$$

条件1：分化型癌，未分化型癌ともに減少し，かつ，それら減少した数 ΔD が ΔU よりも大きいことである．

$$\Delta D > \Delta U \quad \cdots\cdots(4)$$

条件2：分化型癌は減少，未分化型癌は増加し，かつ，減少した数 ΔD は未分化型癌の増加した数 $|-\Delta U|$ よりも大きいことである．

$$|+\Delta D| > |-\Delta U| \quad \cdots\cdots(5)$$

したがって，事象1と事象2が同時に成り立つための条件は，(4)と(5)から，

$$|+\Delta D| > |\pm\Delta U|$$

であることである．

次に，胃癌減少傾向の時期における腸上皮化生粘膜の広さを M，胃固有粘膜のそれを O とし，胃癌減少以前の時期のそれぞれを M′，O′ とすると，

$$M+O=M'+O'$$
$$M-M'=O'-O \quad \cdots\cdots\cdots\cdots\cdots\cdots\cdots\cdots\cdots\cdots\cdots\cdots (6)$$

前提1と前提2から，

$$\left.\begin{array}{l} D=M \cdot d \\ D'=M' \cdot d \\ U=O \cdot u \\ U'=O' \cdot u \end{array}\right\} \quad \cdots\cdots\cdots\cdots\cdots\cdots\cdots\cdots\cdots\cdots (7)$$

(3)に(7)を代入すると，

$$\varDelta D = D'-D = (M'-M) \cdot d \quad \cdots\cdots\cdots\cdots\cdots\cdots\cdots (8)$$
$$\varDelta U = U'-U = (O'-O) \cdot u \quad \cdots\cdots\cdots\cdots\cdots\cdots\cdots (9)$$

条件1である(4)の $\varDelta D > \varDelta U$ に，(8)，(9)を代入すると，

$$\varDelta D > \varDelta U$$
$$(M'-M) \cdot d > (O'-O) \cdot u$$
$$-(M-M')/(O'-O) > u/d \quad \cdots\cdots\cdots\cdots\cdots\cdots (10)$$

(6)から(10)は，

$$-1 > u/d \quad \cdots\cdots\cdots\cdots\cdots\cdots\cdots\cdots\cdots\cdots\cdots\cdots (11)$$

u, d は正であるから，(11)には矛盾が生じ，条件1は棄却しなければならない．
　次に，条件2である(5)に(8)，(9)を代入すると，

$$|+\varDelta D| > |-\varDelta U| \quad \cdots\cdots\cdots\cdots\cdots\cdots\cdots\cdots\cdots (5)$$
$$|(M'-M) \cdot d| > |-(O'-O) \cdot u|$$
$$(M'-M) \cdot d > (O-O') \cdot u$$
$$(M'-M)/(O-O') > u/d \quad \cdots\cdots\cdots\cdots\cdots\cdots (12)$$

(6)から(12)は，

$$1 > u/d \quad \cdots\cdots\cdots\cdots\cdots\cdots\cdots\cdots\cdots\cdots\cdots\cdots (13)$$

以上のように，前提1，2のもとに事象1，2が成り立つための条件としては，(13)である

$$d > u$$

でなければならない．すなわち，同一部位におけるある一定面積あたりの腸上皮化生粘膜と胃固有粘膜との癌化率は，腸上皮化生粘膜のほうが胃固有粘膜よりも大であるということになる．しかし，その差は大きくはなく，わずかな差であろうと思われる．

これらのことから，欧米では日本に比べて胃癌が少ないという点に関して，発癌原因が少ないこともさりながら，腸上皮化生の程度が弱いことによるd>uも1つの役割を演じていると思われる．今井ら(1971)[8]は，日本人と米国人の胃の病理組織学的比較において，米国人の腸上皮化生の程度は日本人のそれよりも一般的に軽度であると述べている．また，久保(1961)[11]は，胃癌高頻度国と低頻度国における腸上皮化生の程度の比較から，胃癌高頻度国における胃の腸上皮化生の程度は，低頻度国のそれよりも一般的に軽度であると報告している．竹本(1980)[19]は，日本人の腸上皮化生の時代的変貌についての考察を行ったが，臨床的にその変化をとらえられるような資料を得ることができなかったと述べている．

　日本人の食習慣に西欧化の傾向がみられるようになってから日も浅く，腸上皮化生の時代的変貌があっても，それはわれわれの目にとまるほど顕著なものではないのかも知れない．しかし，日本では胃癌の減少傾向がみられていること，各国における胃癌の頻度と腸上皮化生との関係，およびd>uを考慮するならば，日本人の腸上皮化生の程度は徐々に弱くなっているであろうと思われる．菅野(1980)[18]は，何らかの原因によって癌発生の頻度が変化するような癌に対して，変動癌という名称を与えている．そして，胃癌における変動癌は，腸上皮化生粘膜から発生する分化型癌であるとしている．

【文献】

1) 青木国雄，佐々木隆一郎：胃癌の疫学的考察．臨床科学 17：286-293，1981
2) Haensezel W：Variation in incidence of and mortality from stomach cancer with particular reference to the United States. J Natl Cancer Inst 21：213-262, 1958
3) Haemszel W, Kurihara M：Studies of Japanese migrants；I. Mortality from cancer and other diseases among Japanese in the United States. J Natl Cancer Inst 40：43-68, 1968
4) 細谷憲政：日本の栄養計画(政策)の経過．栄養と食糧 28：468-471，1975
5) 平山　雄：異なった2つの胃癌の提唱．疫学の立場から．医学のあゆみ 71：643-645，1969
6) Hirayama T：Opportunities for stomach cancer control；Project engineering and evaluation. In Hirayama T(ed)：WHO-CC monograph, Key questions and answers. pp117-130, WHO collaborating center for evaluation of methods of diagnosis and treatment of stomach cancer, c/o National Cancer Center, Tokyo, 1977
7) 平山　雄：日本と世界の大腸癌．In 常岡健二(編)：大腸癌のすべて．pp 15-28，南江堂，1978
8) Imai T, Kubo T, Watanabe H：Chronic gastritis in Japanese with reference to high incidence of gastric carcinoma. J Natl Cancer Inst 47：179-195, 1971
9) 加藤　洋，中村恭一，北川知行，菅野晴夫：胃癌組織型の時代的推移．1955年〜1974年の切除胃癌症例の分析．胃と腸 15：19-25，1980
10) Kubo T：Geographical pathology of gastric carcinoma. Acta Pathol Jap 24：465-479, 1974
11) 久保利夫：胃の「腸上皮化生」の疫学．In 竹本忠良，他(編)：胃の腸上皮化生．pp 27-47，医学図書出版，1981
12) Muñoz N, Conelly R：Time trends of intestinal and diffuse types of gastric cancer in the United States. Int J Cancer 8：158-164, 1971
13) Muñoz N, Asvall J：Time trends of intestinal and diffuse types of gastric cancer in Norway. Int J Cancer 8：144-156, 1971
14) 長与健夫：胃癌発生に関する組織学的，実験的研究．日病会誌 65：3-25，1976
15) 中村恭一，加藤　洋，菅野晴夫：胃の腸上皮化生の病理および癌との関係．In 竹本忠良，他(編)：胃の腸上皮化生．pp 48-65，医学図書出版，1981
16) Suk DS, Ko IH：A study on the estimated starting age of stomach cancer；Analysis of 329 cases from Seoul Paik Hospital with the Nakamura's Formula. The Korean Journa of Gastroenterology 20：273-278, 1988
17) 菅野晴夫，他：異なった2つの胃癌の提唱．病理学の立場から．医学のあゆみ 71：641-643，1969

18) 菅野晴夫：ヒト癌の自然史．日病会誌 69：27-57，1980
19) 竹本忠良：腸上皮化生はどう変わったか．胃と腸 15：73-76，1980
20) Wynder EL, Kmet., Dungal N, Segi M：An epidemiological investigation of gastric cnacer. Cancer 16：1461-1496, 1963

4．腸型異型上皮巣（腸型腺腫）の良性悪性組織診断の客観化： 異型度係数と良性悪性振り分けのための判別式

　胃の上皮性ポリープは，良性悪性を含めて，上皮の組織学的な性質から胃固有粘膜上皮系列と腸上皮化生粘膜上皮系列との2つの系列に分けられる（表IV-1，34頁参照）．腸上皮化生粘膜上皮系列の異型上皮巣あるいは腺腫と称されている病変のなかには，大きさ2cm以下の分化型癌と組織学的に鑑別することが難しいものがある．そのような症例では，細胞異型度と構造異型度の点では分化型癌と区別し難いから，他の組織所見によってある程度の鑑別診断をすることになる[9]．すなわち，異型上皮が病変の上半分を占めていて，その下には既存の幽門腺が存在している所見，そして正常粘膜との境界において圧排所見がみられない場合には，一般に良性である．しかし，そうはいっても組織診断が難しい場合がある．そのような場合には，結局は細胞異型と構造異型とに頼らざるを得なくなる．ここにおいて，腸上皮化生上皮系列の異型上皮巣（腸型腺腫）と分化型癌の組織診断におけるパターン認識の客観化が要請される．なぜなら，細胞・構造異型度の判断は経験に基づく直感と主観とによってなされているからである*．

a．ヒトのパターン認識による病理組織診断過程

　パターン認識の客観化を試みる前に，ヒトのパターン認識による病理組織診断過程を眺めてみよう．ヒトのパターン認識による病理組織診断は，図XVI-29に示すように，顕微鏡を通して異型上皮巣が呈する複雑な組織模様を眺め，種々の所見(i)とそれらの異型所見の強さ(x_i)を判断し，各異型所見(i)の間における重み(a_i)を加味し，それらを総合して良性，悪性，あるいは良性悪性境界領域の病変であると判断（Fca）している．以上のようなことが，癌を含む広義の異型上皮巣の組織診断においていは，脳という名のブラックボックスの中でなかば瞬時に行われているのである．このような複雑な組織模様のパターン認識による病理組織診断は，器械にはできないわれわれヒトの最後に残されている特技の1つであろう．しかし，この特技に問題がないわけではない．

　それは図XVI-30に示すように，所見の把握においてはヒトのパターン認識に限界と錯視とがあって，所見の総合は究極においては主観にならざるをえないからである．組織診断の思考過程は目でみることができない．さらに，病理組織診断に至った理由の説明では

---

*この細胞・構造異型の判断とその客観化については拙著『大腸癌の構造』に詳細に記述してあるので，興味を持たれた場合には参考にされたい．

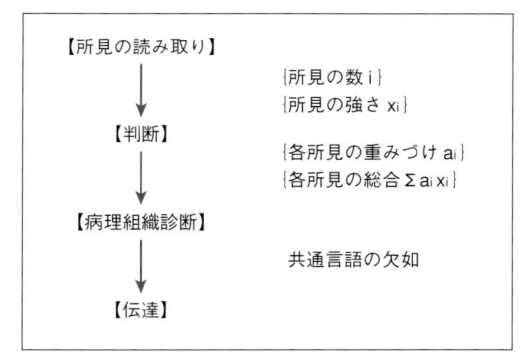

```
【所見の読み取り】         {所見の数 i}
      ↓                   {所見の強さ xi}
   【判断】                {各所見の重みづけ ai}
      ↓                   {各所見の総合 Σ ai xi}
【病理組織診断】
      ↓                   共通言語の欠如
   【伝達】
```

図 XVI-29　複雑な組織模様のパターン認識
　　　　　―病理組織診断に至る過程

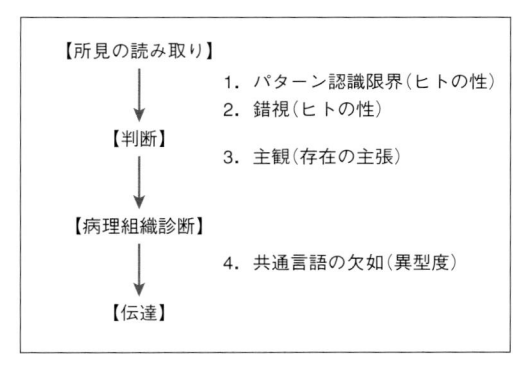

```
【所見の読み取り】
      ↓                1. パターン認識限界(ヒトの性)
   【判断】             2. 錯視(ヒトの性)
      ↓                3. 主観(存在の主張)
【病理組織診断】
      ↓                4. 共通言語の欠如(異型度)
   【伝達】
```

図 XVI-30　病理組織診断に至る過程
　　　　　―そこに介在する性(さが)と問題点

"異型性"という言葉が用いられ，それはなかば抽象的な概念としてとらえられている．そのため，異型度がなぜそうなるのかという問いに対して，具体的に説明できる言葉が不十分である．こうして，行き着く先は"経験によれば，…"ということになる．すなわち，異型度を十分に説明しうる共通言語が欠如しているのである．

1) パターン認識の限界と錯視

ヒトのパターン認識に限界があるというのは，"あれども見えず"ということではなく，生来，ヒトに備わっている能力のことである．所見の読み取りで問題となるもう1つのことは，図 XVI-31 に示すように，錯視ということである．つまり，同じ2本の平行線であっても，それらが置かれた場が異なることによって，平行線であったり，曲がった2本の線となったりもする．このことを実際における病理組織診断に言い換えるならば，分化のよい癌と判断される異型度の腺管群が正常粘膜に存在している場合，躊躇することなく高分化腺癌と診断する．しかし，そうした腺管群が炎症あるいは腺腫という場に存在している場合，それが癌であると診断することに躊躇することがある．異型性は炎症による変性である，異型度著明な腺腫である，あるいは良性悪性境界領域の腺腫である，とかのよう

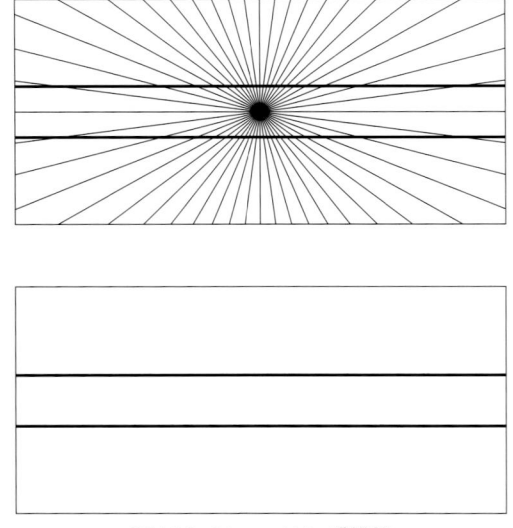

図 XVI-31　ヘリング錯視

にである．このように，異型上皮はその置かれた場の状態によって，異型度の強さの感じ方に差が生じる．

2) 経験に基づく直感と主観，そして共通言語

　所見の読み取りの次には，所見の総合とそれから導かれる組織診断ということになる．ここで，読み取られた各所見を，癌であることの重要度にしたがって重みづけする．重みづけは経験に基づく直感と主観とによるから，所見の総合という過程では，直感に依存する部分が問題となる．主観については，どうしようもない．なぜならば，同一容姿のヒトは存在せず思考もまた決して同一ではありえない，つまりヒトは存在すること自体が主観である，といわれているからである．

　重みづけのための直感についてみると，それはある日突然に閃くものではなく，学習と経験の積み重ねによって獲得されるものである．その獲得過程は正常粘膜，異型上皮巣（腺腫），癌の典型的な組織模様をみつめて，それらのパターンを脳に入力することに始まり，それを繰り返すことによって，明らかな良性と悪性の病変を容易に診断できる直感的回路がブラックボックスの中にでき上がるわけである．この回路の形成過程においては，経験者の主観が付加されれ，また経験と学習の量がヒトそれぞれ異なるから，所見の読み取りとそれらの総合は，結局は主観ということになってしまうのかも知れない．しかし，明らかに良性あるいは明らかに悪性であるような組織は，経験量に左右されずに同じ診断がなされるから主観ではない．良性悪性境界領域病変とされるような部分に主観が入り込むのであり，そのために領域の幅もまたヒトそれぞれによって異なっている．

　次に，病理組織診断の伝達ということについてであるが，異型性，異型度という共通言語あるいは概念があるとはいうものの，異型度という物差しの目盛りは個人よって異なり，異型度に関する議論の行き着く先は「経験によれば，…である」ということになる．つま

り，われわれは直感的判断を異型の概念をもって正確に伝達することができないのである．また，多少正確に伝達することができるとしても，それを受け取る側の異型度の物差しが異なるから，正確には伝達されない．すなわち，異型度を正確に伝達するための共通言語をわれわれは持ち合わせていないということである．

以上のように，病理組織診断の決定に至るまでの過程において問題となるのは，ヒトのパターン認識には限界と錯視とがあり，主観があり，そして直感を十分に伝達するための共通言語がないということが挙げられる．それでは，診断決定に至るまでの個人差によるパターン認識限界と錯視，そして共通言語の欠如に，どのように対処すれば病理組織診断をより統一することができ，共通言語でもって互いに考えの疎通をはかることができるようになるのであろうか．ヒトの性（さが）による個人差については，器械を用いることによってある程度解決することができる．主観はどうしようもない．それは人間存在の主張でもあるからである．また，共通言語については，異型度の概念を十分に説明しうる用語を作ればよいわけである．

b. 複雑な組織模様のパターン認識の客観化

さて，複雑な組織模様のパターン認識における客観化，および共通言語をどのようにすればよいのであろうか．そのためには，病理組織学的に良性悪性に振り分ける物差し"異型 atypia"ということに内在する性質を考えてみる必要がある．それは"連続体 continuum"であることについてはすでに述べてある（Ⅳ-2 異型性とは，36頁参照）．

癌の病理組織診断基準とは，この連続体である異型度線分を良性の組と悪性の組とに分割する1点Pのことである（図Ⅳ-2，37頁参照）．しかし，図Ⅳ-2の異型度線分上のある1点Pで良性の組と悪性の組とに二分割して，そのP点に位置する組織写真を示して説明しても，P点の周辺には無数の異型度があり，実際にはパターン認識の限界と錯視とがあるから，われわれはそれらを明確に区別することができない．すなわち，良性悪性不確実領域の存在は必然であるということである．また，病理組織診断の決定に至るまでの過程で，ブラックボックス内に潜んでいる異型度線分上の分割点Pの位置，良性悪性不確実領域の幅は個々に異なり，さらにその点Pの位置と不確実領域の幅を伝達しうる共通言語がないということでもある．

良性悪性の振り分けのための"異型度"が連続体であるということから，当然のことながら，**図 XVI-32** に示すように，各組織所見（i）の異型度（x_i）を数値に変換すればよいことになり，また，そうすることによって異型度パターン認識の統一をはかることができ，数字という共通言語も生まれてくる．個々のヒトのブラックボックス内で行われている判断は異型度の重みづけとそれらの総和であるから，何らかの方法で重み（a_i）に数字を与えればよいわけである．

それでは，異型度をどのように数値に変換すればよいか，ということになる．それは**図 XVI-33** に示すような癌組織診断に有用な異型とされている組織所見（i）を，何らかの方法で数値（x_i）に変換することである．その場合には，まず，誰しもが明らかに良性とする異

$$\sum_{i=1}^{n} f(a_1 x_1) a_1 x_1 + a_2 x_2 + a_3 x_3 + \ldots a_i x_i$$

ただし，i：異型の組織所見（$i=1, 2, 3, \ldots, n$）
x_i：異型所見 i の異型度
a_i：異型所見 i の重み

図 XVI-32　ブラックボックス内の"異型度の物差し"

異型の組織所見 (i)	異型度 (x_i)	異型度の重み (a_i)
1．核・細胞質比	x_1	a_1
2．腺管密度の増加	x_2	a_2
3．核配列の乱れ	x_3	a_3
4．核の大小不同	x_4	a_4
5．腺管の大小不同	x_5	a_5
6．不規則形腺管の出現	x_6	a_6
⋮	⋮	⋮
n	x_n	a_n

図 XVI-33　胃の腸上皮化生上皮系列の異型上皮巣（腺腫）と
分化型癌とにみられる組織所見と異型度

型上皮巣（腺腫）および明らかに分化型癌とする病変を対象として，それぞれの組織所見の数値化を行い，ある組織所見を数値化して得られた数値が腸上皮化生粘膜，良性腸型異型上皮巣（腸型腺腫），分化型癌の順で大きく，あるいは小さくなった場合には，その組織所見の数値を異型度とすることができる．

　組織所見の数値化に先立ち，数値を得るための対象を，組織学的に明らかな良性異型上皮巣，明らかな分化型癌，そして明らかにそのいずれでもない，いわゆる良性悪性境界領域病変と，3つの群に分類しておく．ここで"明らかな"とは大部分，すなわち95％の病理医が良性あるいは悪性に診断するとみなされる病変のことである．したがって，良性悪性境界領域病変の異型度の幅はかなり広くなっている．なお，対照は腸上皮化生粘膜である．

　複雑な組織模様の数値化は，HE染色あるいはヘマトキシリン単染色組織標本を顕微鏡下で観察し，直接その組織像をコンピュータ画像解析装置に取り出して計測を行う．計測は，異型度が一様均一であるような局面で，少しずつずらした数視野の組織模様を計測し，それらの値の平均値をもってその局面の組織模様の数値とする．なお，癌については粘膜内進展部のみを計測し，粘膜下組織以深への浸潤部は計測しない．

　ここでは，異型性の組織所見とされているもののうち，細胞水準での核細胞質比の増加，および組織（構造）水準での腺管密度の増加，の2つの異型の数値化を示そう．

表 XVI-20　腸上皮化生上皮系列の腫瘍の ING 値：病変別にみた ING の平均値

組織診断	計測数	ING（平均値±標準偏差）
腸上皮化生粘膜	70	25.2±6.2
良性異型上皮巣	223	35.2±5.0
分化型癌	173	50.1±7.8

t 検定（P＜0.05）：有意差あり

表 XVI-21　粘膜内癌と粘膜下組織浸潤癌の粘膜内進展部における ING 値

組織診断	計測数	ING（平均値±標準偏差）
粘膜内癌	126	50.3±7.8
sm 癌の粘膜内進展部	48	48.3±6.7

t 検定（P＜0.05）：有意差なし

1）核細胞質比（N/C）の数値化：核腺管係数（ING）

どの臓器の癌の組織診断においても，細胞水準の異型所見として核細胞質比（N/C）の増加が挙げられている．それを個々の細胞について計測するのではなく，腺管単位でまとめて組織水準での数値として表すように定義したのが核腺管係数 Index of Nucleus-Gland Ratio（ING）である．すなわち，

$$\text{ING} = \frac{\text{核面積}}{\text{腺管細胞面積}} \times 100 \quad (\text{一定面積当たり})$$

この ING の計測は，HE 染色組織標本の顕微鏡像を直接画像解析装置のモニターに取り出して行う．腺管の細胞および核面積の計測は，数個の腺管の核細胞質比の値を 1 回の計測で得ることができる．1 個の腺管は多数の細胞で構成されているから，その値は計測局面の上皮細胞の N/C の増減の傾向を示していることになる．

まずはじめに，腸上皮化生粘膜，明らかに良性の腸型異型上皮巣（腸型腺腫），そして明らかな分化型癌の 3 つの群における ING 値をみると，**表 XVI-20** に示すように，異型度が強くなるにしたがって ING の平均値は大きくなっている[5,6,8]．それら各群における ING 値の分布は，ほぼ正規分布を示している．良性異型上皮巣の ING 値と癌の ING 値との間の *t* 検定では，5％ の危険率で有意である．

さらに，明らかに癌とされた病変を粘膜内癌と粘膜下組織へ浸潤している癌に分けて，それらの粘膜内における ING 値の平均をみると，**表 XVI-21** に示すように，近似した値を示している．

以上のような統計的傾向が ING 値にみられるということから，それは細胞水準におけ

表 XVI-22　視野倍率による ISA 計測値の違い

組織診断	視野倍率	
	×100	×50
良性異型上皮巣	76.9±10.0	70.5±7.2
分化型癌	77.4± 8.4	75.0±7.4
t 検定（P＜0.05）	有意差なし	有意差あり

る1つの異型性である核細胞質比を数値化したものであるといえる．

2）腺管密度の数値化：乱れ係数（ISA）

良性悪性の組織診断は，細胞水準での異型性だけではなく，構造（組織）水準での異型性をも考慮してなされている．その組織水準での異型性の1つの所見として，腺管密度の増加が挙げられている．その密度は，腺管面積と間質との割合によって認識される．それを乱れ係数 Index of Structural Atypia（ISA）として，以下のように定義する．すなわち，

$$\text{ISA} = \frac{（腺管面積）}{（腺管面積）＋（間質面積）} \times 100 \quad （一定面積当たり）$$

この ISA も画像解析装置を用いて計測する．なお，この ISA の計測にあたっては，粘膜部組織の薄切面の方向が問題となる．胃の組織標本は一般的に粘膜面に対して垂直な断面として作製されている．腸上皮化生粘膜の腺管は一般的に楕円として現れ，そのような粘膜の ISA 値は腺管の垂直・水平断の中間の値を示している．異型上皮巣と分化型癌の場合は，その大きさが微小でない限り，切断面の方向による形態の差はあまり認められていない．囊胞化した腺管が存在している場合には，当然のことながら，それを避けた局面で計測を行う．また，ISA の計測値は計測時の倍率によってかなり影響を受ける．すなわち，石堂ら（1987, 1988）[6,8]は，100倍と50倍に拡大した視野における ISA 値の計測を行い，表 XVI-22 に示すように，強拡大（100倍）のばらつきは，弱拡大（50倍）のそれよりも大きくなり，強拡大の組織像からは構造異型を正しく把握することができないとの結果を得ている．組織の拡大倍率によって数値がばらつくのは，われわれが構造異型の有無を知ろうとする場合に組織標本を弱拡大で観察していることの結果であり，数値がまさしくそのことを物語っているのである．ISA 値計測のための適切な倍率は，約40倍（10 × 4倍）である．

各群における ISA の平均値は，表 XVI-23 に示すように，腸上皮化生粘膜，良性異型上皮巣，そして分化型癌と異型度が強くなるにしたがって大きくなる[5,6,8]．また，ISA の分布は ING と同様に各群とも正規分布を示している．明らかな良性腺腫と明らかな分化型癌の ISA の t 検定で有意であり，また，粘膜内癌と粘膜下組織浸潤癌の粘膜内進展部との ISA の平均値は近似している（表 XVI-24）．

表 XVI-23　腸上皮化生上皮系列の腫瘍のISA値：
病変別にみたISAの平均値

組織診断	計測数	ISA（平均値±標準偏差）
腸上皮化生粘膜	30	55.7±11.8
良性異型上皮巣	39	69.9± 7.8
分化型癌	160	74.5± 7.8

t 検定（$P<0.05$）：有意差あり

表 XVI-24　粘膜内癌と粘膜下組織浸潤癌の粘膜内進展部におけるISA値

組織診断	計測数	ISA（平均値±標準偏差）
粘膜内癌	126	74.4±7.9
sm癌の粘膜内進展部	48	75.0±5.5

t 検定（$P<0.05$）：有意差なし

c. 異型度係数 ING と ISA の関係

　以上は，細胞水準における異型度と組織水準における異型度とを，それぞれ ING と ISA と定義して数値化を行ったものであるが，次にそれらの間の関係をみてみよう．ING 値と ISA 値との相関係数は 0.6 と正の相関がある．この相関の強さの程度は，われわれが明らかな癌の組織診断においてしばしば経験する「細胞異型度からは癌であるが，構造異型度は弱い」あるいは「細胞異型度からは明らかな癌であると認識し難いが，構造異型度を考慮すれば癌である」といった実感をよく表しているのではないかと思われる．なぜなら，もし細胞異型度と構造異型度との間にもっと強い相関があるとすると，われわれの日常における癌の組織診断は，細胞異型度あるいは構造異型度のどちらか1つの異型度に着目することですんでしまうことになるからである．実際においては，われわれが組織診断を行う際には，顕微鏡下でとらえた細胞異型と構造異型との両方の強さを考慮しているのである．

d. 明らかな良性異型上皮巣，および癌以外の良性悪性境界領域病変の ING と ISA

　正常粘膜，明らかな良性腺腫，明らかな癌とについて，異型度係数値の傾向を統計的にみてきたが，それ以外の，いわゆる良性悪性境界領域病変の ING 値と ISA 値はどのような傾向にあるのであろうか．この良性悪性境界領域病変は，組織学的に明らかに良性，および明らかに悪性であるものを除外した残りの類であるから，このなかには異型度の点で分化のよい癌，あるいは癌と紛らわしい良性腺腫が含まれていることになる．このような，いわゆる良性悪性境界領域病変とした類の ING 値と ISA 値の分布をみると，ほぼ正規分布である．そして，それらの平均値は，表 XVI-25 に示すように，ING 値，ISA 値ともに，良性異型上皮巣と分化型癌との間の平均値を示している[5,6,8]．

表 XVI-25 いわゆる良性悪性境界領域病変のINGとISAの平均値

異型度係数	計測数	平均値±標準偏差
ING	60	47.6±6.7
ISA	88	71.1±8.8

e. 異型度係数INGとISAのまとめ

異型度係数INGとISAとの結果をまとめると，次のようになる．すなわち，
(1) 異型度係数の単純さ．
(2) 異型度係数の平均値は，腸上皮化生粘膜，良性腸型異型上皮巣（腸型腺腫），そして分化型癌と，異型度の強さの順に並ぶ．
(3) 各群の標本は正規分布を示す．
(4) 腸上皮化生粘膜，良性腸型異型上皮巣（腸型腺腫），分化型癌のINGとISAの平均値間には有意差（5％以下）がある．
(5) 粘膜内癌と粘膜下組織浸潤癌の粘膜内進展部との異型度係数値は近似している．
(6) 良性悪性境界領域病変の異型度係数は，良性腸型腺腫と分化型癌の間に分布している．
(7) ING値とISA値には正の相関関係がある（$r=0.6$）．
(8) 計測機器，測定者が異なっても，上記の傾向は変わらない[1-3,5,6,8]．

以上のことから，異型度係数は良性悪性振り分けのための客観的な基準となりうるものと考えられる．計測に先立ち，組織学的に"明らかな"良性腸型異型上皮巣，分化型癌，良性悪性境界領域病変の3群に分類したが，そこでは95％の病理医はそう診断するであろうと勝手に思い込んでいる部分があり，その"明らかな"には明らかに主観がある．特に，明らかな癌とした類のなかには粘膜内癌が含まれていて，分類の際に粘膜内癌とした組織診断には疑問があるかもしれない．しかしながら，粘膜内癌と粘膜下組織浸潤癌の粘膜内進展部との異型度係数の値は，近似しているのである．このことは，それら2つの組織の異型度が形態的に類似していることを物語っているものであり，分化型の粘膜内癌も癌であることの確たる証拠の1つともなっている．はじめに"明らかな"ということで3つの群に分けたのであるが，以上のような統計的結果からは，逆に，そこには客観性があったということにもなる．

癌組織診断の指標となっている核細胞質比（N/C）および腺管密度の増加という組織模様を数値に変換したのであるが，この異型度指数であるING値とISA値は異型度を具体的に示しているものであり，さらには異型度を表現するための共通言語として用いることができ，これを用いれば良性悪性境界領域病変を確率的に良性と悪性とに振り分けるのに有用であると思われる．

現在得られているINGとISAの平均値は，平均95％信頼区間推定ではかなり狭い範囲を示してはいるものの，まだ計測数が少ないので，母集団における平均値であるとは思

われない．また，はじめの"明らかな"という組織学的類別には人によって多少の幅があるのは必定であるから，その基準から得られる異型度係数値も多少異なることになる．したがって，INGとISAの計測数をより増加させることが必要である．そうすることによって，それらの値に影響を与えている余分な夾雑物，すなわち，計測機器による差，計測者の個人差などは除かれていき，平均値はゆらぎながら母集団におけるより確かな値に近づいてゆくこと[1-3,5-8]，それはチェビシェフの大数法則＊が保証するところである．

f. 異型度係数値から導かれる良性悪性振り分けのための判別式（Fca）

癌の組織診断は，前述したように，脳というブラックボックスの中に良性悪性診断のための異型度の物差しがあって，それによってそれぞれの組織所見の異型度を見積もり，それに重みづけした値を総和することによって良性とか悪性とかの診断がなされている．したがって，客観的に良性と悪性の2つの組に振り分けるための基準，ING値とISA値とから単純に〔平均値±標準偏差〕をもって良性，悪性を決定せずに，ING値とISA値に重みをつけた判別式を用いることが求められる．

良性の腸型異型上皮巣（腸型腺腫）と分化型癌のING値とISA値を用いて，確率的に良性・悪性を振り分けるための判別式（Fca）を求めると，次のようになる．すなわち，

$$\mathbf{Fca} = 0.11(\mathbf{ING}) + 0.02(\mathbf{ISA}) - 6.6$$

ただし，Fca＞0ならば癌，Fca＜0ならば良性異型上皮巣（腺腫）

これが脳内に潜んでいる癌組織診断のための異型度の物差し，

$$\sum_{i=1}^{n} f(a_i x_i) = a_1 x_1 + a_2 x_2 + a_3 x_3 + \cdots\cdots + a_i x_i$$

ただし，a_1：INGの重み，a_2：ISAの重み

の一部なのである．

現在，腸上皮化生上皮系列の腺腫と分化型癌に関する判別式（Fca）はINGとISAの2変量線形判別関数であるが，われわれはこの2変量だけの組織所見をもって癌を診断しているわけではないから，将来においては次式の（$+ a_3 x_3 + \cdots\cdots + a_i x_i$）部分，

$$\sum_{i=1}^{n} f(a_i x_i) = 0.11(\mathbf{ING}) + 0.02(\mathbf{ISA}) - 6.6 + a_3 x_3 + \cdots\cdots + a_i x_i$$

＊チェビシェフの大数法則 law of great number：$n \to \infty$ のとき，X は母平均 μ に確率収束する．ただし，X は正規分布を示す標本平均．

$$\lim_{n \to \infty} P\{|\bar{X} - \mu| \leq \varepsilon\} = 1$$

表 XVI-26　胃・大腸の腺腫と癌にみられる組織所見
　　　　　　―その異型度の数値変換―

異型の組織所見(i)	異型度(x_i)	異型度の重み(a_i)	数値変換
1. 核細胞質比(N/C)	x_1	a_1	ING
2. 腺管密度の増加	x_2	a_2	ISA
3. 核配列の乱れ	x_3	a_3	INA
4. 核の大小不同	x_4	a_4	—
5. 腺管の大小不同	x_5	a_5	IDS
6. 不規則形腺管の出現	x_6	a_6	FCT
⋮			

つまり，他の組織所見の異型度をも数値化して，多変量線形判別関数とすることが必要である．また，そうすることによって，われわれの脳内の組織診断のための異型度の物差しにより近づけることができ，われわれはそれを互いに目でみることができるようになる．日常の病理組織診断においては良性か悪性かが問題となるわけであるから，判別式を用いることによって，組織学的に良性悪性境界領域と判断されるような病変を，良性か悪性かのいずれかの組へ確率的に振り分けることができるのである．

石堂ら(1988, 1990)[7,11]は，構造異型である腺管の大小不同の程度を表す腺管大小不同指数 Index of Dispersion of Tubular Size(IDS)，および不規則形腺管頻度 Frequency of Complicated Tubuli(FCT)の2つの指数は異型度の強さの順に並ぶので，IDS と FCT を ING と ISA に加えて4変量線形判別関数とし(**表 XVI-26**)，それら4つの組織所見の数値変換を行って4変量の判別式を導いている．それは，

$$Fca = 0.1134(ING) + 0.0269(ISA) + 0.0243(FCT) + 0.0282(IDS) - 8.6621$$

ただし，Fca>0 ならば癌，Fca<0 ならば良性異型上皮巣

このようなパターン認識の客観化の試みは[4,10]，病理組織診断分野ではあまり歓迎されないであろう．しかしながら，複雑な組織模様の数値変換の試みの胎動は世界で始まっている．1989年4月にアメリカの病理学会で"The Diagnostic Pattern in Histopathology"[4]と題して講演が行われていることからも，それを窺うことができる．さらに，大腸の腺腫と癌を確率的に振り分ける2変量線形判別関数を導き，それに基づいて大腸癌組織発生を検討したところ，adenoma-carcinoma sequeuce(腺腫-癌連続学説)は誤りであることが明らかにされた[12]．科学の進歩の早い現代では，"ヒトのパターン認識を武器とする病理組織診断の未来は，この複雑な組織模様の数値変換である"と考えるのは，筆者のみの妄想なのであろうか……．

一病理医の嘆き―パターン認識と病理組織診断の詩（うた）

パターン認識の限界と錯視と，
ヒトの"さが"に悩まされ，
あまつさえ主観という味付け，
直感を伝達する共通する言語もなく……，
病理医の嘆き．

ブラックボックス内の異型度の物差し，
ズルズルと白日の下に引き出せば，
連続体，
多次元線形判別関数……，
未来の病理組織診断．

【文献】

1) Akabane H, Kikuchi M, Nakamura K : Objectification of grade of atypicality on dysplasia and differentiated adenocarcinoma of the stomach by morphometric analysis. 14th International Cancer Congress : 74 (No. 271), August 21-27, 1986 (Budapest, Hungary)
2) 赤羽久昌，菊池正教，渋谷　進，中村恭一：胃の分化型癌と異型上皮巣の形態計測分析による病理組織学的検討．日本病理学会誌 74：348, 1985
3) 赤羽久昌，渋谷　進，菊池正教，中村恭一：胃の分化型癌と異型上皮巣の形態計測分析による病理組織学的検討．第44回日本癌学会総会記事, p381, 1985年10月（東京）
4) Bartels PH : The diagnositic pattern in histopathology. AJCP (Suppl 1) : S7-S13, 1989
5) 石堂達也，伴　慎一，大倉康男，他：経過観察の行われた胃異型上皮巣について：異型度係数による病理組織学的検討．日本病理学会誌 77 (Suppl)：41, 1988
6) 石堂達也，伴　慎一，大倉康男，中村恭一：異型度係数による胃腸上皮化生系列隆起性病変の病理組織学的検討：異型度係数自動測定の試み．日本癌治療学会誌 24：1199, 1989
7) 石堂達也，伴　慎一，大倉康男，斉藤　澄，他：新たな2つの異型度係数による胃の腸上皮化生系列隆起性病変の病理組織学的検討．第47回日本癌学会総会記事, p347, 1988年9月（東京）．
8) 石堂達也，大倉康男，他：異型度係数による胃分化型癌と異型上皮の病理組織学的検討：異型度係数自動測定の試み．第46回日本癌学会総会記事, p 509, 1987年9月（東京）．
9) 中村恭一：胃の異型上皮巣および胃生検のグループ分類．In 中村恭一，喜納　勇：消化管の病理と生検組織診断．医学書院, 1980
10) 中村恭一，大倉康男，石堂達也，伴　慎一，西沢　護：大腸の腺腫と癌の異型度の数値変換：癌組織診断基準の客観化のために．癌の臨床（別冊）：第47回日本癌学会／パネル：臓器癌・最近のトピックス．pp 109-126, 篠原出版, 1989
11) 石堂達也，中村恭一，西沢　護：胃の腸型上皮性腫瘍の悪性判別率による客観的組織診断：その生検への応用．胃と腸 25：971-981, 1990

XVII. エピローグ

　胃癌の組織発生と臨床病理学的な研究を始めて，早くも40年の月日が過ぎました．その間，不完全ながらも胃癌の臨床病理学的構造を築くことができました．その出発点となった動機は，至極単純で素朴な疑問から始まっています．一般的に受容されている概念をもって実際の日常診療にみられるいろいろなことを眺めていると，ある矛盾に行き当たりました．それは潰瘍癌学説についてです．
　本書は胃癌に関する臨床病理学的構造の記述ですから，胃癌に関してのいろいろなことについて振り返ってみますと，1970年頃までは，胃潰瘍の三大合併症として，癌化，大出血，穿孔が挙げられていました．それは，学生時代には試験にもでますし，また，大学院時代は知識も乏しいですから胃潰瘍癌学説を批判しようもなく，そのまま受け容れていたわけです．そして，癌研究所病理部では来る日も来る日も潰瘍あるいは癌の切除胃の病理組織検査をしていました．その検索においては，胃潰瘍の手術標本では村上の潰瘍の深さの分類，そして胃癌の手術標本では太田による癌組織型分類と深達度，癌に潰瘍性病変があれば潰瘍癌の組織診断基準のあてはめ，が必須です．多くの胃潰瘍の組織学的検索を行っていくうちに，"潰瘍辺縁における小さな癌の存在"といった症例になかなか出会うことができませんでした．大きな潰瘍癌が存在するからには，潰瘍の一辺縁における小さな癌といったHauser型潰瘍癌症例がある率をもって出現してもいいはずです．それにもかかわらず，そのような癌は現れず，また，文献的にもみることができません．潰瘍癌の大小にかかわらず，癌は潰瘍辺縁の全周の粘膜に存在している症例ばかりでした．そうすると，潰瘍癌の発生は潰瘍辺縁粘膜に癌細胞が多中心性に一斉に発生しているのか，あるいは，癌細胞が一辺縁に発生して癌は潰瘍辺縁に沿って浸潤増殖するということになります．しばらくは，潰瘍癌発生はこの単純素朴な考えのうちどの場合であろうかと，解決のための考えもなくそのままになっていました．
　ある時，再び潰瘍癌発生の問題が思い出され，潰瘍癌の組織学的診断基準は本当に潰瘍が前に存在していて，そこに癌が発生したという因果関係を示しているのであろうか？と自問自答しました．そして，潰瘍癌の潰瘍と癌との関係は因果関係そのものであるからには，組織学的診断基準には，潰瘍が前に存在していて，その後で癌がそこに発生したという時間を指し示す所見が含まれていなければならない，と．そこで既存の潰瘍癌の組織診断基準からは離脱して，客観的に把握できる単純な所見，つまり癌と潰瘍の空間的重なりと，癌発生からの経過時間の指標となる癌の大きさのみに着目して思考をすすめた結果，本書に記述してあるように，潰瘍癌とされた症例のほとんどは癌の二次的潰瘍化によるも

ので，潰瘍癌は極めて少ないという全く逆の学説に到達したわけです．

このようにして，既存の学説とは逆の学説を1966年に発表した後には，いろいろな反論の言葉が雨霰と降り注ぎました．概念の転換は容易ではないようで，反論が下火になるのには10年前後の時間がかかっているように思います．胃癌の構造そして大腸癌の構造を築く過程においてはいろいろと激しい討論をし，また，論理性のない理由なき反論にも出会いました．この過程をトーマス・クーンによる"概念転換を特徴づける一般的パターン"にあてはめてみますと，確かにそのような過程を踏襲していました（表）．ただし，概念転換の段階4である"血みどろの争い"はありませんでした．

このようなことをチリの親友Dr. Pedro Llorensとレストランでワインを飲みながら話しているうちに，次のような2つの標語みたいなものが出来上がりました．"強い問題意識と深い思索と *Conciencia fuerte del problema y pensamiento profundo*"そして"新しいうねりは既存の知識の破壊からはじまる *Todo avance se inicia al momento de derrumbar el muro del presente*"と．

表　概念転換を特徴づける一般的パターン
（トーマス・クーン"科学革命の構造，1962"）

1. 一般的に受け入れられている概念では，説明できない異常の指摘．その変則性は，はじめ，虚偽として無視されるか，あるいは辻褄が合うようにモデルが拡大解釈される．
2. 無視あるいは辻褄を合わせるだけではすまなくなる変則性の数の増加，そして，むしろ概念が誤っていることがわかる．
3. 変則性のない概念の成立．
4. 新しい概念が体制側から議論をはばまれ，時には古い概念に固執する人たちと血みどろの争いにまで発展することもある過渡期．
5. 新しい概念が，その後の報告をさらに説明できるようになり，新たな知見が得られるということで受容される．

多くの論文の主張，学説は表のような過程を経て10年後に残っているか，または，数年以内に消滅してしまうかです．残らない主張の多くは客観的な所見，データに基づいた論理的思考による帰結ではないか，あるいは論理性があったとしても一般的に受容されていることとはかけ離れている主張のために権威によって握り潰されているか，です．この握り潰し『無（論）理が通れば道理（論理）ひっこむ』であってはならず，『論理は権威より強し』なのです．

さて，『胃癌の構造』と題した理由は，次のようなことにあります．すなわち，『複雑な事物を簡単な要素に分析し，見とおしの困難な事象を単純な過程に分割し，それらの要素や過程のあいだの関係を明らかにし，総合することによって，全体の構造や関連を正しく認識していこうとするとき，…………』（中谷太郎：論理．共立出版，昭和47年より引用）とあるように，胃癌にまつわる諸々のことを，胃癌の組織発生を中心として関連づけ，胃癌の姿を浮き彫りにするということにあります．もとよりこの構造は完全ではなく，織り込

まなければならない多くのことがあると思います．しかし，ある程度の構造の骨格はできたと思います．

　ここに一つの『胃癌の構造』が築かれたわけですが，これが実際においてどのように役に立つかということになります．胃癌の診断ということについて考えてみますと，X線・内視鏡検査で正常ではない所見が得られた場合には，そこから生検組織を採取して病理組織学的に検査すればその病変の診断をすることができます．ここにおいては，何も『胃癌の構造』の知識を知っておく必要はなく，検査手技に熟練すれば医学を勉強した医師でなくとも十分に検査の役割を果たすことが可能です．では，何故に，生検組織診断前の病変の詳細な観察とそれから得られる所見に基づいた病変の分析から診断を行うことが必要なのでしょうか？　それはX線・内視鏡検査によって，種々の病変に関する知識のフィルターを通して病変の質を診断し，癌であればその質と拡がりを診断することにあります．X線・内視鏡的に診断した後には，生検を行ってその診断を確認することができます．癌である場合には，『胃癌の構造』のフィルターを通してその癌の胃癌全体のなかにおける位置づけが，そして，その癌の生物学的振る舞いから，以後に起こる可能性のあることをある程度予測することができます．

　以上のように，胃癌の術前診断ということを考えた場合には『生検組織を採取すればわかる』という短絡的発想は，極端に言うならば，医師たることを放棄していることにも通じるのではないかと思います．何故に，このようなことを強調するかというと，『X線・内視鏡的所見を分析して診断し，それを確かめるために生検を行う』ということをせずして，『おかしな所見，即，生検』という考えが蔓延しているという，胃癌のX線・内視鏡診断学を確立した諸先輩の嘆きが耳にこびりついているからです．やはり，病変が呈する所見の依った所以を知らずして，診断能の向上はありえず，手技に熟練していても，病変の所見の知識という名のフィルターがないと，在れども見えずの状態のままにとどまるのではないかと思います．

　2005年9月9日　茅ヶ崎にて

著者

索引

[和文]

あ

アポトーシス　60
アレア模様　250
悪性サイクル　8, 17
淡いバリウム斑　378

い

胃潰瘍
　──の周辺粘膜　354
　──の発生部位　29
　──の発生部位別頻度　251
　──の良性・悪性サイクル　17
胃型異型上皮巣　34
胃型腺腫　34, 35
胃型粘液形質　144
胃型の胃癌　105, 360
胃型分化型癌　144, 216
胃癌
　──の大きさ　267
　──の細胞発生　88, 149, 190
　──の三角　353, 354
　──の増殖関数　175
　──の組織型分類　1
　──の組織発生　9, 87, 186, 360
　──の肉眼型と組織型　229
　──の発育関数　175, 268, 272
　──の発育速度　175, 267
　──の発生母地　8, 13, 185
胃癌学会規約　196
胃癌好発部位　114
胃癌細胞の発生部位　149
胃癌死亡率　394, 396
胃癌集団検診　280
胃癌組織型と肉眼所見　227
胃癌組織型分類　193
胃癌組織発生の仮説　1, 105

胃癌発生の場　59
胃癌発生率　393
胃癌発生論　8
胃固有粘膜　59, 90
　──の癌化率　109, 393, 399
胃小区模様　235, 236
胃生検法　6
胃切除線の決定　225
胃腺窩上皮型管状腺癌　144
胃腺窩上皮系列　34
　──の隆起性病変　39
胃腺窩上皮性腺腫　41
胃底腺管の細胞分裂帯　62
胃底腺粘膜　59, 60, 90
　──から発生した癌　29, 114
　──から発生した癌の診断学　249
　──に存在する癌の組織型　118
　──の消化性潰瘍　249
胃粘膜の経時的変化　87, 90
胃粘膜の老化現象　354
胃ポリープの名称　35
胃幽門腺管の細胞分裂帯　63
異型　405
　──の概念　36
異型上皮　33
異型上皮性隆起病変　33
異型上皮巣　6, 33, 45
　──の組織発生　51
　──の肉眼形態　51
異形成　52
異型性　36, 403
異型増殖　33, 45
異型度　37
　──の物差し　38, 406
異型度係数　402, 409
異型度線分　37
萎縮型　76
萎縮型 F 境界線　355
萎縮性胃炎　141
印環細胞　121
印環細胞癌　143, 212, 213

え・お

エピジェネティック・ランドスケープ的な見方　162
オイラー標数　28
黄疸　228, 241
太田分類　194
重みづけ　404

か

化生　64
加齢　80
仮言三段論法　289, 290
過形成性ポリープ　34, 35, 39
芽細胞　143, 157, 160, 162
　──の癌化　160
開放型 F 境界線　355
潰瘍
　──と癌の因果関係　1, 13, 30
　──と癌の空間的な重なり　22
　──と微小癌　23
　──における線維性組織　17
　──の癌化　8, 13, 14, 19, 186
潰瘍化のない IIc 型早期癌　344
潰瘍癌　8, 13, 96, 186
　──の組織学的判定基準　13, 14
　──の頻度　18
潰瘍随伴性胃炎　354
潰瘍性病変の質的診断　249
潰瘍瘢痕　30
潰瘍瘢痕癌　30
核細胞質比　36
　──の数値化　407
核腺管係数(ING)　407
核の大小不同　36
核配列の乱れ　36
確実事象　117, 188
確率事象　120, 188
滑面小胞体　128
肝転移　228, 240

陥凹縁　229, 235, 236
陥凹型早期胃癌のX線所見
　　　235
陥凹型早期胃癌の癌の大きさの
　変化　279
陥凹型早期癌　229
陥凹型未分化型癌と分化型癌と
　の鑑別　366
陥凹面　235, 236
患者の追跡期間　267
管状狭窄　364
管状収縮　284
管状腺癌　187, 194, 198
癌
　――とF境界線との関係
　　　110
　――の大きさ　18
　――の潰瘍化
　　　8, 14, 15, 19, 186
　――の生物学的な振る舞い
　　　225
　――の発生母地　33
癌細胞
　――と正常細胞との類似性
　　　120
　――の生体生着様式　149
　――の増殖速度　18
　――の腸上皮化生
　　　142, 144, 189, 212
　――の分化勾配　212
癌腫の定義　190
癌性胸膜炎　241
癌性リンパ管炎　242, 243, 313
癌腺管の新生　155
癌組織型と近傍粘膜の性状　98
癌発育速度　89
癌発生からの経過時間　18, 267
癌発生時平均年齢　316
癌発生の場　89
癌発生母地　59, 181

き
ギャップジャンクション　169
基底膜形成能　157
逆追跡 linitis plastica 型癌症例
　　　317
吸収細胞　104, 129, 131, 189
急性胃粘膜病変　29, 362
巨大粘膜ひだ　313
共通言語　404
胸水　241
境界線の定義　71
境界領域　38

け
形成性胃壁炎　283, 338
　――の肉眼標本　339
経験に基づく直感と主観　404
頸部粘液細胞　123
血行性肝転移　225, 240
血行性転移　244
検診開始の平均年齢　267
原発巣
　――の潰瘍化　310, 344
　――の潰瘍底　311
　――の形態変化　312

こ
固定肉眼所見　389
固有胃腺　156
固有筋層の切断　17
固有筋層の粘膜筋板との癒合
　　　17
好発年齢　316
高分化型管状腺癌　200
硬性管状腺癌型　144
硬性小管状腺癌　144, 196, 222
硬性腺癌　194, 195, 198, 209,
　210, 215, 223, 337
構造異型　36, 136
極微小癌　150, 190
極微小分化型癌　154
極微小未分化型癌　151

さ
再生性ポリープ　39
再生粘膜島　231, 232, 236, 327
細胞異型　36
細胞間突起　123
細胞間分泌細管　127
細胞増殖帯　59
細胞内分泌細管　127, 128
細胞分化勾配　89
細胞分裂　149
細胞分裂帯　59, 149, 190, 191
最小二乗法　272
索状腺癌　120, 212, 214
錯視　381, 404
刷子縁　104, 123, 129, 130

し
若年者胃癌　114
主細胞　70, 127, 128
　――の寿命　60, 151
集団検診の間隔　267, 280
充実型低分化腺癌　198
充実型未分化癌　204
絨毛　129, 130, 131

術後生存率　245
術後標本の写像関係　388
所見の写像関係　388
小管状腺癌　144, 195
小皮縁　104, 123
消化性潰瘍　13, 249
　――の発生部位　250
漿膜浸潤　245
上皮細胞
　――の移動　63
　――の寿命　60
　――の若返り　63, 149
上皮細胞新生　149, 190
上皮の流れ　160
浸潤癌　195
　――の組織型　198
深達度診断　261
深達度別術後生存率　245
新鮮肉眼所見　389

す
スキルス　210
スキルス胃癌　195, 283, 336
　――の肉眼形態　338
ストレス潰瘍　29, 249, 362
随伴 IIb　380
随伴性胃炎　84
髄様腺癌
　　　194, 195, 198, 202, 204

せ
生検組織と手術胃　224
正常芽細胞　157
成癌式　223
性別癌組織型の頻度　246
切除時平均年齢　316
腺窩上皮過形成性ポリープ　40
腺窩上皮型管状腺癌
　　　42, 45, 222
腺窩上皮型腺癌　35, 39, 362
腺窩上皮型腺腫　39, 222
　――の癌化　43
腺管
　――の背中合わせ　133
　――の大小不同　36
　――を形成していない癌　97
　――を形成している未分化型
　　癌　218
腺管形成傾向　120, 215
腺管形成の癌　97
腺管形成の頻度　215
腺管頸部　149
腺管大小不同係数　412
腺管密度　408
　――の数値化　408

――の増加　36
腺境界　70
腺頸部の消失　156
腺頸部の崩壊　157
腺腫　35, 45, 51
　――の癌化の頻度　186
腺腫性ポリープ　35, 45
腺扁平上皮癌
　　65, 194, 198, 205, 206, 208
腺房状腺癌　195
線維化　261
線維性組織　17
線維性組織増生　284, 336, 341
線状ニッシェ　378
潜在的 linitis plastica 型癌
　　262, 301, 314, 342
　――の切除胃　303
　――の定義　344
潜在的 linitis plastica 型癌期
　　341
潜在的 linitis plastica 型進行癌
　　225
前 linitis plastica 型癌期　344
前 linitis plastica 状態　312

そ

組織型と肉眼型　361
組織型別 X 線所見　235
組織型別術後生存率　245
組織型別予後　243
組織所見の数値化　406
組織発生と組織型分類　10
粗大顆粒　235
粗面小胞体　128
早期胃癌　229
　――の発育曲線　273
　――の肉眼型と組織型　230
　――の肉眼型分類　7
早期胃癌研究の歴史　5
早期診断の困難な未分化型癌
　　340
増殖関数　171
側枝発生　163, 168

た

タコいぼびらん　370, 372
多細胞性発生　156, 169, 191
多腺管性発生　156, 169, 191
多発癌　169
　――の頻度　169
多発癌症例の頻度　170
多変量線形判別関数　412
褪色斑　378
台状挙上　261
単純閉曲線　75, 220

ち

チェビシェフの大数法則　411
治癒切除術後の生存率　245
中間帯　70
中分化型管状腺癌　144, 222
重複癌　177
腸型異型上皮巣　34, 47, 366
　――の診断　402
　――の組織発生　52
　――の追跡成績　56
腸型腺腫　34, 36, 45, 366
　――と IIa 型分化型癌との鑑
　　別　366
　――の癌化　36, 52-54
　――の癌化の頻度　56
　――の診断　402
　――の組織発生　51, 52
　――の肉眼形態　51
腸型の胃癌　105, 360
腸上皮化生　51, 64, 187
　――と年齢　69
　――の減少　396
　――の時代的変貌　401
　――の程度　189, 401
　――の程度の比　189
　――の発生様式　354
腸上皮化生上皮系列　35
腸上皮化生上皮の発生　67
腸上皮化生腺管の細胞分裂帯
　　64
腸上皮化生粘膜　59, 61, 64, 90
　――の癌化率　393, 399
腸上皮型過形成性ポリープ　46
腸上皮型腺腫　47
直視下胃生検　6

つ

通常型　75
通常型 F 境界線　355

て

デスモゾーム　208
低分化腺癌充実型
　　195, 198, 202, 204
低分化腺癌非充実型
　　195, 198, 210
点状びらん　370
典型的 linitis plastica 型癌
　　302, 314, 315, 364
　――の X 線写真　318
　――の切除胃　305
　――の定義　338
典型的 limitis plastica 型癌期
　　341

と

透亮像　261
突然変異細胞　149

な

内視鏡診断　249
内視鏡的逆追跡　272
内視鏡的逆追跡症例　276

に

二層構造　159
二層構造学説　161
日本人の胃癌死亡率　394
日本人の栄養状態　395
肉眼型と癌組織型　227
肉眼型と 5 年生存率　244
肉眼的 F 境界線　118, 250
乳頭管状腺癌　194, 198

ね・の

年齢層別 F 境界線　79
年齢層別胃癌組織型の比　113
年齢層別胃癌組織型の頻度　113
年齢層別癌組織型比　268
年齢層別進行癌の組織型　112
年齢層別腸上皮化生　69
　――の程度の比　268
年齢訂正死亡率　394
年齢別癌組織型の頻度　246
粘液癌　129, 198
粘液形質　144
粘液結節　201
粘液結節性腺癌
　　129, 194, 198, 200
粘液細胞　104, 189
　――の寿命　60
粘液細胞性腺癌　120, 187, 194,
　　195, 198, 210, 212, 213, 223
粘液腺癌　198, 201
粘液滴　122, 124-126, 130
粘膜萎縮と癌　181
粘膜下組織の浸潤範囲　261
粘膜内癌の組織型　198
粘膜内癌の表面積の大きさ　18
粘膜内進展部の癌組織像　198
粘膜内進展部の癌の大きさ　18
粘膜ひだ　78, 235, 237, 261
　――と F 境界線　78
　――の太まり　261, 341
粘膜ひだ集中　251, 310
　――の有無　309
粘膜表面の形態変化　261
囊胞化腺管癌細胞淀み学説
　　161

は

パターン認識　381, 403
　――の客観化　405
　――の限界　404
パターン認識能　38
パネート細胞　129, 189
パネート細胞様癌細胞　132
杯細胞　127, 129
杯細胞化生　35, 143
杯細胞様癌細胞　131, 132
肺転移　228
肺転移胸水　241
発育関数　268
発育速度関数　299
発育速度係数　272
発芽　168

ひ

ヒダ集中　378
ヒダの中断　378
ヒトのパターン認識　402
びまん性癌　283
びまん性発育　227
びらん形成　231
微小癌　10, 23, 91, 186, 369
　――のX線・内視鏡所見　378
　――の癌細胞数　172
　――の近傍粘膜　91
　――の術前診断　369
　――の術前診断率　374, 375
　――の深達度　373, 374, 378
　――の組織型　98, 375, 378
　――の組織所見　373
　――の肉眼型　371, 374, 375
　――の肉眼所見　370
　――の発育形式　373
　――の臨床病理学的所見　374
微小腸型腺腫　51
微小びらん　370
病理組織診断過程　403

ふ

フィラメント　131
フィラメント構造　123, 129
フロント形成　155, 163
不確実性域　38
不規則形腺管の出現　36
不規則形腺管頻度　412
不整形陥凹　378
不整形ニッシェ　378
腹水　228
腹水貯留　243
腹膜播種　225, 228, 243
吻合部から発生する癌　30
噴門腺粘膜　59, 61, 90
　――の腸上皮化生　68
分化型癌　105, 187, 190, 198, 227, 360
　――の肝転移　240
　――の減少　397
　――の図形認識　221
　――の肺転移　241, 242
　――/未分化型癌の比　188
分化型癌Ⅰ型　34
分化型癌細胞の生体生着様式　168
分化型癌細胞の発生　162, 168
分化型極微小癌　154
分化型早期癌の肝転移　244

へ

ヘリング錯視　404
閉鎖型F境界線　355
壁細胞　27, 70, 127
　――の寿命　60, 151
辺縁透亮　378
辺縁隆起　235
変動癌　401
扁平上皮化生　64, 207
扁平上皮癌　89, 208, 209
扁平腺癌　35, 45

ほ

ポリープ　33
　――と癌の因果関係　1
　――の癌化　33, 36
　――の癌化の頻度　186
　――の癌化率　57
　――の組織学的分類　34
ポリープ癌　9
母地病変　59
発赤　378
発赤びらん　378

ま・み

慢性胃炎　9, 84, 181
ミトコンドリア　127, 128
未分化型癌　105, 187, 190, 198, 227, 360
　――と分化型癌の差異　228
　――と分化型癌の肉眼所見の差異　231
　――の潰瘍化　363
　――の肝転移　240, 241
　――の形態変化　310
　――の浸潤範囲　261
　――の図形認識　221
　――の組織所見　212
　――の肺転移　241, 242
未分化型癌Ⅰ型　34
未分化型癌細胞の勾配　214
未分化型癌細胞の発生　160
未分化型極微小癌　151
未分化型早期癌の潰瘍化率　364
未分化癌充実型　203
溝状ニッシェ　378
乱れ係数(ISA)　408

ゆ・よ

有効数字　70, 267
疣状腺腫　33
幽門腺細胞　104, 123, 189
　――の寿命　60, 151
幽門前庭部のⅡc型癌　337
幽門前庭部のスキルス癌　337
幽門腺粘膜　59, 60, 90, 119
　――の腸上皮化生　67
優勢な癌組織像　195, 225
予後　243

り

リンパ球浸潤を伴う髄様腺癌　225
リンパ行性肝転移　240
隆起型　229
隆起型早期癌　361
良性悪性境界領域　37
良性悪性境界領域病変　35, 409
良性悪性の組織学的鑑別診断　37
良性悪性振り分けの判別式　411
良性潰瘍の潰瘍底　311
良性サイクル　8, 17

る・れ・ろ

類臓器性過形成　52
例外的な linitis plastica 型癌症例　322
老化現象　84

索引

［欧文］

2 変量線形判別関数　411
3 層構造　214
5 年生存率　228, 243, 366
IIa 型分化型癌　49
IIa-subtype　35, 45, 57
IIa 型未分化型癌　230
IIb
　──の適用範囲　380, 391
　──の内視鏡所見　382
　──の認識　382
IIb 型胃癌　380
IIb 型の適用範囲　386
IIc 型分化型癌　233
　──の肉眼所見　231
IIc 型未分化型癌　232
　──の肉眼的特徴　229

A

absorptive cell　104, 129
adenocarcinoma acinosum　195
adenocarcinoma medullare　194, 195
adenocarcinoma microtubulare　144, 195
adenocarcinoma microtubulare scirrhosum　144, 196, 222
adenocarcinoma mucocellulare　194
adenocarcinoma muconodulare　194
adenocarcinoma of foveolar epithelium type　39
adenocarcinoma papillotubulare　194
adenocarcinoma scirrhosum　194, 195
adenocarcinoma tubulare　194
adenoma　35, 51
　──, foveolar epithelium type　34, 39
　──, intestinal type　34, 45
adenomatous polyp　35, 45
adenosquamous carcinoma　65, 194
AMC 領域の癌組織型　112
apoptosis　60
atrophic pattern　76
atypia　36, 405
atypical epithelium lesion　6, 33

B

back-to-back　132
borderline lesion　35
Borrmann 4 型癌　283, 336, 338
Borrmann 分類　227
　──と 5 年生存率　244
brush border　104, 123, 129
budding　168

C

Caminito a la linitis plástica　283
carcinogenesis of the gastric carcinoma　88
carcinoma fibrosum　195, 283, 337
carcinoma scirrhosum　336
carcinosarcoma　66
cardiac gland mucosa　59, 90
chief cell　127
conditional syllogism　289

D

differentiated carcinoma　34, 105, 187, 194
diffuse carcinoma　140, 337
diffuse gastric carcinoma　9, 194
diffuse infiltrative carcinoma　283
dissemination　243
dysplasia　52

E

Euler's characteristic　28
expanding carcinoma　194
expanding type　228

F

F boundary line　71, 354
f boundary line　71
fail safe system　353
flat adenoma　45
foveolar hyperplasia　35
Frequency of Complicated Tubuli (FCT)　412
fundic gland mucosa　59, 90
F 境界線　71, 354
　──と腸上皮化生　76
　──の型　71
　──の経時的移動　64, 80, 90, 117, 354, 355
　──の経時的変化　79
　──の定義　356
F 境界線外部領域の胃癌の三角　365
F 境界線近傍の胃癌の三角　366
F 境界線近傍領域の癌　110
F 境界線内部領域の胃癌の三角　362
f 境界線　71

G

gastric proper mucosa　59, 90
generalized diffuse carcinoma　283
giant folds　313
goblet cell　129
goblet cell metaplasia　35, 143
grade of atypia　36

H

Hauser の組織学的判定基準　13
histogenesis of the gastric carcinoma　88
hyperplasiogenous polyp　35, 39
hyperplastic polyp　39
　──, foveolar epithelium type　34
　──, intestinal type　34

I

Index of Dispersion of Tubular Size (IDS)　412
Index of Nucleus-Gland Ratio (ING)　407
Index of Structural Atypia (ISA)　408
infiltrative carcinoma　194
infiltrative growth　227
infiltrative type　228
interdigitating process　123, 124, 208
intermediate zone　70
intestinal cell carcinoma　9, 194
intestinal metaplasia　64
intestinal-type gastric carcinoma　9, 140, 194

L

La bota del cuero　285
La bota del cuero 状変形　283
latent linitis plastica type of carcinoma　301, 341, 344

leather bottle 285, 364
── の胃 X 線写真 284
leather bottle 状変形 283
linitis plastica 283, 362
linitis plastica type of carcinoma 283
linitis plastica 型癌 283, 336
── の X 線的形態変化 333
── の原発巣 289, 290
── の自然史 333
── の早期発見 329
── の年次別頻度 333
── の発育 293
── の発育時間 306
── の発育進展 299
── の病期 348
── の病期分類 340, 348
── の頻度 334
── の芽 334
lymphangitis carcinomatosa 243, 313

M・N

medullary carcinoma with lymphoid stroma 225
metaplasia 64
metaplastic mucosa of intestinal type 59, 64, 90
microvilli 129
moderately differentiated tubular adenocarcinoma (tub_2) 222
mucinous adenocarcinoma 129
mucocellular adenocarcinoma 120, 212, 213
muconodular adenocarcinoma 129
mucous cell carcinoma 9, 194
mucus droplet 122
N/C の数値化 407

O

ordinary mucosa 59
ordinary pattern 76
organoid hyperplasia 52

P

p53 染色 164
Paneth cell 129
parietal cell 127
peptic ulcer 249
pleuritis carcinomatosa 241
polyp 33
poorly differentiated adenocarcinoma, non-solid type 195
poorly differentiated adenocarcinoma, solid type 195
pre-linitis plastica 312
pre-linitis plastica type of carcinoma 344
primordial cell 143, 162, 160
pyloric gland mucosa 59, 90
pylorocardiac carcinoma 194, 222
pylorocardiac gland cell carcinoma 9

R・S

regenerative polyp 35, 39
scirrhous adenocarcinoma 195, 215, 337
scirrhous carcinoma 336
series of gastric foveolar epithelium 34
series of metaplastic epithelium of intestinal type 35
signet-ring cell 121
signet-ring cell carcinoma 212, 213
skirrhus 195, 283, 336, 337
squamous metaplasia 64
striated border 104, 123, 129

T

trabecular adenocarcinoma 120, 212, 214
tubular adenocarcinoma of foveolar epithelium type 222
typical linitis plastica type of carcinoma 302, 338, 341

U

ulcer-cancer 13, 96
undifferentiated carcinoma 34, 105, 187, 194
undifferentiated solid carcinoma 140

X

X 線診断 249
X 線的 F 境界線 252, 255, 355
X 線的逆追跡症例 278